TABELA DE COMPOSIÇÃO DE ALIMENTOS

SUPORTE PARA DECISÃO NUTRICIONAL

TABELA DE COMPOSIÇÃO DE ALIMENTOS

Suporte para decisão nutricional

7ª ed. revisada e atualizada

Profa. Dra. Sonia Tucunduva Philippi
Nutricionista, professora associada com
mestrado e doutorado pela Universidade de São Paulo

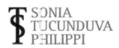

Copyright © Editora Manole Ltda., 2021, por meio de contrato com a autora.

Logotipo: *Copyright* © Sonia Tucunduva Philippi

Editora gestora: Sônia Midori Fujiyoshi
Editora responsável: Ana Maria da Silva Hosaka
Produção editorial: Eliane Usui

Projeto gráfico e editoração eletrônica: JLG
Capa: Departamento de Arte da Editora Manole

CIP-BRASIL, CATALOGAÇÃO NA PUBLICAÇÃO
SINDICATO NACIONAL DOS EDITORES DE LIVROS, RJ

P636t
7. ed.

Philippi, Sonia Tucunduva, 1950-
    Tabela de composição de alimentos : suporte para decisão nutricional / Sonia Tucunduva Philippi. -- 7. ed. rev. e atual. -- Barueri, SP : Manole, 2021.

    Inclui bibliografia e índice.
    ISBN 9786555761566

    1. Alimentos - Composição - Tabelas. 2. Nutrição. I. Título.

| 20-65680 | CDD: 613.2 |
| | CDU: 613.2 |

Leandra Felix da Cruz Candido - Bibliotecária - CRB-7/6135

Todos os direitos reservados.
Nenhuma parte deste livro poderá ser reproduzida, por qualquer processo,
sem a permissão expressa dos editores.
É proibida a reprodução por xerox.

A Editora Manole é filiada à ABDR – Associação Brasileira de Direitos Reprográficos.

3ª edição – 2012
4ª edição – 2013
5ª edição – 2016
6ª edição – 2018; reimpressão – 2019
7ª edição – 2021; reimpressão – 2022

Editora Manole Ltda.
Alameda América, 876
Tamboré – Santana de Parnaíba – SP – Brasil
CEP: 06543-315
Fone: (11) 4196-6000
www.manole.com.br | https://atendimento.manole.com.br/

Impresso no Brasil | *Printed in Brazil*

SOBRE A AUTORA

SONIA TUCUNDUVA PHILIPPI é escritora, docente e pesquisadora do Departamento de Nutrição da Faculdade de Saúde Pública da Universidade de São Paulo. Professora Associada com mestrado e doutorado pela USP. Foi presidente da Associação Paulista de Nutrição (Apan), membro da diretoria da Associação Brasileira de Nutrição (Abran), do Conselho Consultivo da Sociedade Brasileira de Alimentação e Nutrição (Sban) e vice-presidente do Conselho Regional de Nutricionistas (CRN3) no período 2014-2017. Recebeu importantes prêmios na área da saúde e nutrição: Prêmio 100 Mais Influentes da Saúde – Revista *Healthcare Management* (maio 2015); Prêmio Saúde – Editora Abril (novembro 2014); Prêmio Dra. Eliete Salomon Tudisco do CRN3 – destaque profissional na área acadêmica (agosto 2014) e Homenagem LIDE Saúde Nutrição em 2016. Autora do software Web Virtual Nutri Plus. Coordenadora da Coleção Guias de Nutrição e Alimentação e autora dos livros *Frutas: onde elas nascem?* e *Recomendações nutricionais – nos estágios de vida e nas doenças crônicas não transmissíveis*, todos publicados pela Editora Manole.

Durante o processo de edição desta obra, foram tomados todos os cuidados para assegurar a publicação de informações técnicas, precisas e atualizadas conforme lei, normas e regras de órgãos de classe aplicáveis à matéria, incluindo códigos de ética, bem como sobre práticas geralmente aceitas pela comunidade acadêmica e/ou técnica, segundo a experiência do autor da obra, pesquisa científica e dados existentes até a data da publicação. As linhas de pesquisa ou de argumentação do autor, assim como suas opiniões, não são necessariamente as da Editora, de modo que esta não pode ser responsabilizada por quaisquer erros ou omissões desta obra que sirvam de apoio à prática profissional do leitor.

Do mesmo modo, foram empregados todos os esforços para garantir a proteção dos direitos de autor envolvidos na obra, inclusive quanto às obras de terceiros e imagens e ilustrações aqui reproduzidas. Caso algum autor se sinta prejudicado, favor entrar em contato com a Editora.

Finalmente, cabe orientar o leitor que a citação de passagens da obra com o objetivo de debate ou exemplificação ou ainda a reprodução de pequenos trechos da obra para uso privado, sem intuito comercial e desde que não prejudique a normal exploração da obra, são, por um lado, permitidas pela Lei de Direitos Autorais, art. 46, incisos II e III. Por outro, a mesma Lei de Direitos Autorais, no art. 29, incisos I, VI e VII, proíbe a reprodução parcial ou integral desta obra, sem prévia autorização, para uso coletivo, bem como o compartilhamento indiscriminado de cópias não autorizadas, inclusive em grupos de grande audiência em redes sociais e aplicativos de mensagens instantâneas. Essa prática prejudica a normal exploração da obra pelo seu autor, ameaçando a edição técnica e universitária de livros científicos e didáticos e a produção de novas obras de qualquer autor.

APRESENTAÇÃO

A 7ª edição revisada e atualizada da *Tabela de composição de alimentos: suporte para decisão nutricional*, conhecida como Tabela Tucunduva, foi revisada e atualizada incluindo importantes sugestões dos usuários. Apresenta novos alimentos existentes no mercado e incorporados na dieta dos brasileiros. Traz informações básicas sobre a composição dos alimentos e necessárias para o conhecimento de acadêmicos da área de Nutrição e Alimentação e do público em geral.

As informações nutricionais organizadas em tabelas de composição química dos alimentos são instrumentos de apoio ao planejamento dietético, para cálculo do valor nutritivo de alimentos, para diagnóstico efetivo do consumo alimentar e planejamento de políticas públicas.

O conhecimento sobre a composição química dos alimentos é fundamental para as atividades desenvolvidas nas áreas de nutrição e saúde. A evolução dos métodos analíticos aperfeiçoou a qualidade das informações nutricionais e auxiliou na identificação do papel das dietas na prevenção e no controle de doenças crônicas não transmissíveis por meio de dados nutricionais e epidemiológicos.

Os dados da composição química dos alimentos fornecem elementos básicos para ações na área de tecnologia de alimentos, assim como ações para promoção da saúde, como orientação nutricional com base em princípios de desenvolvimento local e diversificação da alimentação, em contraposição à massificação de dietas inadequadas. O conhecimento da energia, dos macro e micronutrientes dos diferentes alimentos possibilita, em conjunto com outras informações, um adequado planejamento da dieta, não só para coletividades sadias, mas também para necessidades específicas.

Apesar da informação do total de quilocalorias de cada alimento nas tabelas de composição química disponíveis, para o cálculo do valor calórico ou energético total de uma dieta é necessária a soma do total de carboidratos, proteínas e lipídios provenientes de todos os alimentos e a multiplicação por seu valor energético, segundo fatores de Atwater.

As tabelas são instrumentos de apoio ao planejamento dietético, ou seja, as informações nutricionais nelas reunidas possibilitam a tomada de decisão sobre os tipos de alimentos que devem compor a dieta, observadas as devidas recomendações nutricionais, necessidades, preferências alimentares e regionais. Além disso, o conhecimento sobre os valores de energia, umidade, proteína, lipídios, carboidratos, vitaminas, minerais, fibras, ácidos graxos, aminoácidos e outros micronutrientes dos alimentos é imprescindível para um diagnóstico eficiente do consumo alimentar e o planejamento de políticas públicas de intervenção nutricional, principalmente em grupos com maior vulnerabilidade. Para a tomada de decisões, as tabelas de composição de alimentos precisam ser confiáveis e apresentar o maior número de informações sobre a composição do alimento *in natura*, industrializado ou como preparações culinárias.

A elaboração da *Tabela de composição de alimentos: suporte para decisão nutricional*, desde sua primeira edição, partiu da necessidade da existência de uma tabela de composição de alimentos atualizada, com os alimentos consumidos em sua forma usual e não apenas como uma lista de alimentos crus, contendo informações sobre os principais nutrientes. Para os profissionais que trabalham com avaliação nutricional e com pesquisas sobre consumo de alimentos em indivíduos e populações, há necessidade de informações sobre os alimentos industrializados, com as respectivas marcas comerciais, e sobre as preparações culinárias mais habitualmente consumidas. A tradução do que é informado pela população em inquéritos dietéticos deve estar contemplada da forma mais próxima possível, evitando cálculos desnecessários para se chegar ao valor realmente consumido. As tabelas de composição de alimentos apresentam-se como material de consulta prático e rápido, com a finalidade de auxiliar na tarefa de cálculo do valor nutritivo de dietas em locais ou situações onde não há a possibilidade de utilização, por exemplo, de um software destinado a este fim.

Para a composição da Tabela foi utilizado também como base o banco de dados do software Web Virtual Nutri Plus (Philippi, 2008). As informações dos alimentos *in natura* foram retiradas de várias tabelas de composição de alimentos (vide Bibliografia). Para conhecer o conteúdo nutricional dos alimentos industrializados, foram realizados trabalho de leitura e interpretação das informações contidas em rótulos/embalagens, fichas técnicas, consultas a Serviços ao Consumidor e sites (período de 1995 a 2020) e a transformação para 100 gramas do alimento.

Como surgiu a primeira tabela?

A *Tabela de composição de alimentos: suporte para decisão nutricional* foi cedida e impressa pela primeira vez pelo Ministério da Saúde em 2001 em parceria entre a Agência Nacional de Vigilância Sanitária (Anvisa), a Fundação de Empreendimentos Científicos e Tecnológicos (Finatec) e os Departamentos de Nutrição da UnB e da Faculdade de Saúde Pública da USP. A Tabela foi utilizada quando da introdução da política de rotulagem obrigatória dos alimentos, para auxílio no cálculo de energia, macro e micronutrientes. A rotulagem nutricional e as informações da Tabela facilitam o conhecimento das propriedades nutricionais dos alimentos, possibilitando melhores escolhas alimentares e um consumo alimentar mais adequado. Em 2002 foi feita uma segunda edição com 1.370 itens alimentares, e agora se somam 7 edições (16 im-

pressões no total) ao longo de quase 19 anos, totalizando mais de 71.000 exemplares distribuídos. A obra passou a ser conhecida como "Tabela Tucunduva", adotada nos cursos de Nutrição de todo o Brasil e consultada por profissionais das áreas de Alimentação e Nutrição.

De 2011 até 2020 foram realizadas revisões e atualizações no banco de dados e em 2020, nesta 7ª edição, foram incluídos 48 novos alimentos, 2 foram excluídos e 6 foram modificados, totalizando 2.626 itens alimentares com valores para energia (kcal) e 33 nutrientes: carboidratos (g), proteína (g), gordura total (g), fibra total (g), fibra solúvel (g), fibra insolúvel (g), colesterol (mg), vitamina A (RE), vitamina C (mg), vitamina B1/tiamina (mg), vitamina B2/riboflavina (mg), vitamina B6/piridoxina (mg), vitamina B12/cobalamina (mcg), vitamina D/calciferol (mcg), niacina/nicotinamida/PP/B3 (mg), folato/folacina/ácido fólico (mcg), ácido pantotênico (mg), vitamina E (mg), iodo (mcg), sódio (mg), cálcio (mg), magnésio (mg), zinco (mg), manganês (mg), potássio (mg), fósforo (mg), ferro (mg), cobre (mg), selênio (mcg) e gordura trans (g).

A Tabela Tucunduva também é composta por alimentos consumidos pela população em forma de preparações, possibilitando a consulta imediata àqueles mais consumidos, como arroz, feijão, pizza, pastel e *fastfood*, trazendo informações sobre o valor nutritivo por 100 gramas do alimento pronto para o consumo. Nas receitas das preparações culinárias foram considerados rendimento, forma de preparo, índice de absorção de óleo e indicadores de parte comestível (IPC) e indicador de conversão (IC) do estado do alimento. Foram desenvolvidas 232 receitas no Laboratório de Técnica Dietética da Faculdade de Saúde Pública da Universidade de São Paulo, com metodologia adequada, quantificação das porções e do valor nutritivo por 100 gramas de preparação.

Algumas preparações regionais também foram incluídas, por exemplo, acarajé, pato no tucupi e feijoada, entre outras, ampliando a possibilidade de utilização da Tabela e abrangendo as variações culinárias das diversas regiões do país.

A Tabela expressa os valores por 100 gramas do alimento/preparação, sendo necessário o ajuste em função da quantidade que o usuário for utilizar.

Para o cálculo de receitas não existentes na tabela, deve-se considerar separadamente todos os ingredientes, para ao final obter o somatório dos valores de energia, dos macro e micronutrientes presentes nos alimentos, por 100 gramas, por quantidade indicada ou no valor de porção do alimento, de acordo com a Resolução RDC n. 360 de 23/12/2003 da Agência Nacional de Vigilância Sanitária – Ministério da Saúde (nutrientes obrigatórios na rotulagem nutricional: valor energético, carboidrato, proteína, gordura total, gordura saturada, gordura trans, fibra alimentar e sódio).

O amplo conhecimento das informações de composição de alimentos de diferentes culturas de diversas regiões e países é importante para garantir a preservação e o uso sustentável da biodiversidade em programas de segurança alimentar e nutrição humana. Portanto, o banco de dados de alimentos de um software ou de uma tabela deve estar sempre em construção, atualização e aperfeiçoamento.

Outras informações importantes

Alimentos cujos conteúdos foram obtidos por meio das tabelas de composição de alimentos consultadas podem não apresentar os valores de alguns nutrientes, sendo que a expressão "não disponível (nd)" representa a falta da informação – quando tratados como valor "0" durante o cálculo de uma dieta, podem resultar em subestimativa da ingestão do nutriente.

As tabelas são instrumentos de apoio ao planejamento dietético, ou seja, as informações nutricionais nelas reunidas possibilitam a tomada de decisão sobre os tipos de alimentos que devem compor a dieta, observadas as devidas recomendações.

A utilização dos dados da Tabela é recomendada no caso de elaboração de dietas para indivíduos saudáveis. No caso de dietas específicas e modificadas para pessoas em condições especiais pode haver necessidade de informações mais precisas sobre determinados macro e micronutrientes.

Considerando que os dados para elaboração da Tabela foram compilados de diversas fontes (tabelas de composição de alimentos, *sites* e informações obtidas junto às empresas, no caso de alimentos industrializados), pode haver inconsistência nos dados, que no decorrer da revisão e atualização da Tabela foram ajustados. As informações dos alimentos industrializados apresentadas podem não ser as mesmas contidas no rótulo dos alimentos, pois os produtos podem ter sofrido modificações em sua composição ou saído da linha de produção da empresa. Em caso de dúvida e para mais informações, deve-se sempre consultar o fabricante do alimento.

As necessidades nutricionais em vitamina A estão expressas em microgramas de equivalente retinol. A denominação "vitamina A" pode ser usada para o retinol, diretamente utilizável pelo organismo, sem transformação e encontrado somente nos produtos animais, e para os carotenos, que o organismo humano transforma em retinol e que são encontrados tanto nos produtos animais como vegetais.

Para os alimentos que apresentarem no rótulo a mensagem de que as quantidades não são significativas, deve-se atentar para o número de porções de alimento consumido, pois no somatório de gramas os nutrientes presentes nos alimentos podem passar a ser significativos.

BIBLIOGRAFIA

ANTONACCIO, C.; MACEDO, S.; GODOY, C. Rótulo de alimentos: as informações e o planejamento dietético. In: PHILIPPI, S.T.; AQUINO, R.C. (Org.) Dietética: princípios para o planejamento de uma alimentação saudável. Barueri: Manole, 2015. (Guias de Nutrição e Alimentação)

BOWES, A.P.; CHURCH H.N.; CHURCH C.F. Food values of portions commonly used. Rev. by JAT Pennington. 15.ed. New York: Lippincott – Raven Publishers, 1989.

BOWES, A.P.; CHURCH H.N.; CHURCH C.F. Food values of portions commonly used. Rev. by JAT Pennington. 17.ed. New York: Lippincott – Raven Publishers, 1998.

BRASIL. Resolução RDC n. 360, de 23 de dezembro de 2003. "A Diretoria Colegiada da ANVISA/MS aprova o regulamento técnico sobre rotulagem nutricional de alimentos embalados". Diário Oficial da União. Brasília, 26/12/2003b, Seção 1.

GELTZ, R.; GELTZ, B. Food processor: nutrition and fitness software. Salem: Esha Research, 1995.

HOLLAND, B.; WELCH, I.D.; et al. McCance and Winddowson's the composition of foods. 5.ed. Cambridge: The Royal Society of Chemistry/Ministry of Agriculture, Fisheries and Food, 1991.

[IBGE] INSTITUTO DE GEOGRAFIA E ESTATÍSTICA. Estudo nacional de despesa familiar – ENDEF: Tabela de composição de alimentos. Rio de Janeiro: IBGE, 1977. (Publicações especiais, v.3)

NEPA/UNICAMP. Tabela brasileira de composição de alimentos. Versão 2. 2.ed. Campinas: Fórmula Editora, 2006.

PHILIPPI, S.T. Nutrição e técnica dietética. 4.ed. Barueri: Manole, 2019. (Guias de Nutrição e Alimentação)

_____. Virtual Nutri Plus Web. São Paulo, 2011. Programa de computador.

PHILIPPI, S.T.; AQUINO, R.C. (Orgs.) Recomendações nutricionais nos estágios de vida e nas doenças crônicas não transmissíveis. Barueri: Manole; 2017. (Série SBAN)

PHILIPPI, S.T.; AQUINO, R.C.; LEAL, G.V.S. Planejamento dietético: princípios, conceitos e ferramentas. In: PHILIPPI, S.T.; AQUINO, R.C. (Org.) Dietética: princípios para o planejamento de uma alimentação saudável. Barueri: Manole, 2015. (Guias de Nutrição e Alimentação)

SESI. Programa Alimente-se Bem: tabela de composição química das partes não convencionais dos alimentos. São Paulo: SESI-SP, 2008.

SOUCI, S.W.; FARCHMAN, W.; KRAUT, K. Food composition and nutrition tables. 5.ed. Stuttgart/Boca Raton/AnnArbor/London/Tokio: Medpharm Scientific Publishers/CRC Press, 1994.

WATT, B.; MERRILL, A.L. Composition of foods: raw, processed, prepared. Washington DC: Consumer and Food Economics Research Division/Agricultural Research Service, 1963. (Agriculture Handbook, 8)

AGRADECIMENTOS

Aos usuários da Tabela que sempre nos enviam sugestões e dúvidas que contribuem em muito para a revisão e atualização do banco de dados a cada nova edição.

Meus agradecimentos a todos que participaram da construção da Tabela, em especial nos trabalhos iniciais, que tiveram um enorme esforço, dedicação e apoio das nutricionistas: Ana Carolina Almada Colucci, Graziela Mantoanelli, Mariana Nogueira Ferreira e Lucimara dos Santos Barbosa.

No processo de apresentação dos dados da Tabela também participaram as nutricionistas: Lysia Duarte Henriques, Michele Yuri Itamoto e Ana Carolina de Castro Teixeira.

Contribuíram intensamente nas últimas edições com extensa e cuidadosa revisão as nutricionistas Leticia Mucci e Larissa Yuko Omae. Todas as nutricionistas citadas estiveram, ao longo dos anos, sob minha orientação acadêmica, como alunas do Curso de Nutrição, como bolsistas de Iniciação Científica ou como orientandas de pós-graduação na Faculdade de Saúde Pública/USP. A essa equipe maravilhosa, minha eterna gratidão.

ABREVIATURAS E SÍMBOLOS UTILIZADOS

*	Preparado conforme a embalagem	G mono	Gordura monoinsaturada (g)
nd	Não disponível	G poli	Gordura poli-insaturada (g)
tr	Traço	G sat	Gordura saturada (g)
A	Vitamina A (RE)	G tot	Gordura total (g)
B1	Vitamina B1 (mg)	G trans	Gordura trans (g)
B2	Vitamina B2 (mg)	I	Iodo (mcg)
B6	Vitamina B6 (mg)	K	Potássio (mg)
B12	Vitamina B12 (mcg)	kcal	quilocaloria
C	Vitamina C (mg)	mcg	micrograma
Ca	Cálcio (mg)	mg	miligrama
Carb	Carboidrato (g)	Mg	Magnésio (mg)
Col	Colesterol (mg)	Mn	Manganês (mg)
Cu	Cobre (mg)	Na	Sódio (mg)
D	Vitamina D (mcg)	Nia	Niacina (mg)
E	Vitamina E (mg)	P	Fósforo (mg)
Fe	Ferro (mg)	Pant	Ácido pantotênico (mg)
Fib ins	Fibra insolúvel (g)	Prot	Proteína (g)
Fib sol	Fibra solúvel (g)	RE	Equivalente retinol
Fib tot	Fibra total (g)	Se	Selênio (mcg)
Fol	Folato (mcg)	Umid	Umidade
g	grama	Zn	Zinco (mg)

TABELA DE COMPOSIÇÃO DE ALIMENTOS

Alimento	Energia (kcal)	Umid (g)	Carb (g)	Prot (g)	G tot (g)	G poli (g)	G mono (g)	G sat (g)	G trans (g)	Col (mg)	Fib tot (g)	Fib sol (g)	Fib ins (g)	A (RE) (mcg)	D (mcg)	E (mg)	Fol (mcg)	C (mg)	B1 (mg)	B2 (mg)	B6 (mg)	B12 (mg)	Nia (mg)	Pant (mg)	Ca (mg)	Cu (mg)	Fe (mg)	I (mcg)	Mg (mg)	Mn (mg)	K (mg)	P (mg)	Se (mcg)	Na (mg)	Zn (mg)
Abacate	161.00	74.3	7.4	1.99	15.3	1.96	9.61	2.44	0	0	4.1	1.7	2.4	61.2	0	2.27	61.9	7.9	0.011	0.12	0.28	0	1.92	0.97	11	0.26	1.03	nd	39	0.23	599	41	0	10	0.42
Abacaxi	49.00	86.5	12.4	0.39	0.43	0.15	0.05	0.03	0	0	1.2	0.1	1.1	2.3	nd	0.11	10.6	15.4	0.09	0.04	0.09	0	0.42	0.16	7	0.11	0.37	nd	14	1.65	113	7	0.55	1	0.08
Abacaxi (casca)	83.00	22	4.07	0.89	0.24	nd	nd	nd	nd	nd	3.1	nd	nd	0.48	nd	nd	nd	16.8	nd	nd	nd	nd	nd	nd	nd	nd	8.1	nd	nd	0.24	20.2	nd	nd	nd	nd
Abacaxi congelado – DeMarchi®	49.00	nd	12	0	0	nd	nd	0	0	nd	1.2	nd	nd	nd	nd	nd	nd	nd	nd	nd	nd	nd	nd	nd	nd	nd	nd	nd	nd	nd	nd	nd	0	0	nd
Abadejo em filé (congelado)	59.00	86.4	0	13.1	0.4	0.1	tr	0.1	nd	31	nd	nd	nd	tr	nd	nd	nd	nd	0.04	tr	nd	nd	4.6	nd	10	0.14	0.1	nd	14	0.01	148	91	nd	79	0.40
Abará	153.61	nd	8.39	6.85	10.86	nd	nd	nd	0	30.21	3.67	nd	nd	4589.71	nd	nd	nd	26.83	nd	nd	nd	nd	nd	nd	57.35	nd	1.92	nd	nd	nd	nd	nd	nd	nd	nd
Abio	95.00	nd	22	2.1	1.1	nd	nd	nd	0	0	3	nd	nd	46	nd	nd	nd	49	nd	nd	nd	nd	nd	nd	96.153	nd	1.8	nd	nd	nd	nd	nd	nd	nd	nd
Abóbora (casca)	87.00	17.26	1.72	1.65	0.42	nd	nd	nd	nd	nd	2.34	nd	nd	3.94	nd	nd	nd	2.16	nd	nd	nd	nd	nd	nd	nd	nd	nd	nd	nd	0.51	nd	nd	nd	nd	nd
Abóbora (semente)	41.00	221.02	1.65	25.39	12.54	nd	nd	nd	nd	nd	29.6	nd	nd	1.57	nd	nd	nd	2.5	nd	nd	nd	nd	nd	nd	nd	nd	0.8	nd	nd	2.41	0.1	nd	0.01	nd	nd
Abóbora-kabotcha (crua)	40.00	nd	9.8	1.2	0.3	nd	nd	nd	0	nd	0.6	nd	nd	350	nd	nd	nd	42	0.05	0.04	nd	nd	nd	nd	12	nd	0.7	nd	nd	nd	nd	27	nd	nd	nd
Abóbora-moranga (crua)	12	95.9	2.7	1.0	0.1	nd	nd	nd	nd	nd	1.7	nd	nd	95.0	nd	nd	nd	6.7	nd	nd	nd	nd	nd	nd	3.0	nd	nd	nd	nd	0.01	125	8.0	nd	nd	0.1
Abóbora-moranga (refogada)	29.00	92.5	6.0	0.4	0.8	nd	nd	nd	nd	nd	1.5	0.39	0.49	278.0	nd	6	nd	nd	nd	nd	nd	nd	nd	0.20	19.0	0.091	0.1	nd	9.272	0.02	183.0	12.0	nd	3.0	0.1
Abobrinha-italiana (cozida)	20.00	93.7	4.32	0.91	0.31	0.13	0.02	0.06	0	0	1.4	0.53	0.87	28.7	0	0.14	20.1	5.5	0.04	0.04	0.07	nd	0.51	0.14	27	0.1	0.36	nd	24	0.21	192	39	2.31	1	0.39
Abobrinha-italiana (crua)	20.00	93.7	4.36	1.19	0.21	0.09	0.02	0.04	0	0	1.9	0.7	1.2	19.6	0	0.25	25.6	9.6	0.06	0.04	0.11	nd	0.75	0.10	20	0.08	0.46	nd	23	0.16	195	35	3.15	2	0.26
Abobrinha-italiana (empanada)	193.89	66.31	15.69	3.78	13.19	6.95	3.21	2.07	0	27.3	1.97	0.45	1.52	24.878	0.148	11.087	23.882	9.507	0.18	0.135	0.096	0.071	1.567	0.20	56.095	0.122	1.471	nd	23.548	0.251	172.069	59.911	10.663	161.644	0.46
Abobrinha-italiana (frita)	146.36	76.73	9.07	1.71	11.98	6.89	2.75	1.74	0	nd	1.77	0.65	1.12	15.824	0	11.303	22.557	11.949	0.105	0.065	0.089	0	0.872	0.11	17.245	0.121	0.71	nd	20.167	0.178	165.206	36.137	5.006	1.76	0.26
Açaí	247.00	45.9	36.6	3.8	12.2	nd	nd	nd	0	nd	16.9	nd	nd	nd	nd	nd	nd	9	0.36	0.01	nd	nd	0.4	nd	118	nd	11.8	nd	nd	nd	nd	58	nd	nd	nd
Açaí com banana – Açaí Frooty®	171.67	nd	33.33	1.17	3.67	nd	nd	1.5	0	nd	2.33	nd	nd	nd	nd	nd	nd	nd	nd	nd	nd	nd	nd	nd	nd	nd	nd	nd	nd	nd	nd	nd	nd	20	nd
Açaí em pó – biO$_2$ Organic®	550.00	nd	0	10.00	50.00	nd	nd	20.00	0	nd	27.00	nd	nd	nd	nd	13.00	nd	nd	nd	nd	nd	nd	nd	nd	nd	nd	nd	nd	nd	nd	nd	nd	nd	64.00	nd
Açaí natural – Açaí Frooty®	163.33	nd	31.67	1	3.67	nd	nd	1.5	0	nd	1.5	nd	nd	nd	nd	nd	nd	nd	nd	nd	nd	nd	nd	nd	nd	nd	nd	nd	nd	nd	nd	nd	nd	10.5	nd
Açaí morango – Açaí Frooty®	106.67	nd	31.67	1	3.83	nd	nd	1.5	0	nd	1.5	nd	nd	nd	nd	nd	nd	nd	nd	nd	nd	nd	nd	nd	nd	nd	nd	nd	nd	nd	nd	nd	nd	11.67	nd

A

Alimento	Energia (kcal)	Umid (g)	Carb (g)	Prot (g)	G tot (g)	G poli (g)	G mono (g)	G sat (g)	G trans (g)	Col (mg)	Fib tot (g)	Fib sol (g)	Fib ins (g)	A (RE) (mcg)	D (mcg)	E (mg)	Fol (mcg)	C (mg)	B1 (mg)	B2 (mg)	B6 (mg)	B12 (mcg)	Nia (mg)	Pant (mg)	Ca (mg)	Cu (mg)	Fe (mg)	I (mcg)	Mg (mg)	Mn (mg)	K (mg)	P (mg)	Se (mcg)	Na (mg)	Zn (mg)
Açaí zero açúcar – Açaí Frooty®	95	nd	18.33	2.5	1	nd	nd	0	0	nd	0.66	nd	nd	nd	nd	nd	nd	11.67	nd	nd	nd	nd	nd	nd	nd	nd	nd	nd	nd	nd	nd	nd	nd	95	nd
Acarajé	278.00	46.5	22.3	13.1	15.6	nd	nd	nd	0	nd	1.8	nd	nd	15	nd	nd	nd	3	0.3	0.13	nd	nd	1.4	nd	51	nd	3.7	nd	nd	nd	nd	224	nd	nd	nd
Acelga (cozida)	20.00	92.7	4.15	1.89	0.08	0.05	0	0.02	0	0	2.1	tr	tr	314	0	1	8.6	18	0.03	0.09	0.09	0	0.36	0.16	58	0.16	2.26	nd	86	0.33	549	33	1	179	0.33
Acelga (crua)	19.00	92.7	3.75	1.81	0.2	0.11	0.01	0.04	0	0	1.6	tr	tr	330	0	2.75	13.8	30	0.04	0.09	0.1	0	0.4	0.17	51	0.18	1.8	nd	81	0.37	379	46	1	213	0.36
Acelga (talo)	0.96	17.716	3.9	0.43	0.044	nd	nd	nd	nd	nd	1.11	nd	nd	0.244	nd	nd	nd	nd	95	nd	nd	nd	nd	nd	nd	nd	0.019	nd	nd	0.25	0.0062	nd	0.00041	nd	nd
Acém moído (cozido) – carne bovina	212.00	61.6	0	26.7	10.9	0.3	4.6	4.8	nd	103	nd	nd	nd	tr	nd	nd	nd	nd	tr	0.32	nd	nd	1.76	nd	4	0.06	2.7	nd	17	0.01	256	164	nd	52	8.10
Acém moído (cru) – carne bovina	137.00	72.7	0	19.4	5.9	0.1	2.4	2.7	nd	58	nd	nd	nd	2	nd	nd	nd	nd	0.15	0.21	nd	nd	4.33	nd	3	0.08	1.8	nd	14	tr	237	158	nd	49	6.30
Acém sem gordura (cozido) – carne bovina	215.00	60.4	0	27.3	10.9	0.3	3.7	5.5	nd	107	nd	nd	nd	tr	nd	nd	nd	nd	tr	0.04	nd	nd	1.63	nd	7	0.07	2.4	nd	14	tr	254	164	nd	56	8.00
Acém sem gordura (cru) – carne bovina	144.00	71.5	0	20.8	6.1	0.2	2.3	2.8	nd	53	nd	nd	nd	2	nd	nd	nd	nd	0.12	0.12	nd	nd	2.33	nd	5	0.04	1.5	nd	13	tr	234	144	nd	50	5.20
Acerola	31.60	91.42	7.6	0.4	0.3	0.1	0.1	0.1	nd	0	1.12	nd	nd	76.5	0	nd	14.2	1677.5	0.02	0.06	0.01	0	0.4	0.30	12.24	0.08	0.2	nd	18.36	nd	145.9	11.22	nd	7.14	0.10
Acerola congelada – DeMarchi®	32.00	nd	7.6	0	0	nd	nd	0	nd	nd	1.1	nd	nd	nd	nd	nd	nd	nd	nd	nd	nd	nd	nd	nd	nd	nd	nd	nd	nd	nd	nd	nd	nd	7.1	nd
Achocolatado em pó diet – Gold®	277.78	nd	63.33	6.67	nd	nd	nd	0	nd	nd	10	nd	nd	1111.11	10	18.89	444.44	83.33	2.22	2.56	2.44	4.44	30	9.78	0	nd	25.56	nd	nd	nd	nd	0	55.56	122.22	14.44
Achocolatado Nescau 3.0 – Nestlé®	355.00	nd	90.00	4.50	0	nd	nd	0	0	nd	12.50	nd	nd	565.00	0.25	nd	nd	2.00	nd	1.25	1.25	2.25	15.00	nd	1780.00	nd	13.00	nd	nd	nd	nd	nd	nd	130.00	nd
Açúcar cristal	387.00	nd	99.9	0	0	nd	nd	0	0	nd	0	0	0	nd	nd	nd	nd	nd	nd	nd	nd	nd	nd	nd	1	0.04	0.06	tr	0	0.01	2	nd	0.3	1	0.03
Açúcar de coco vegano – Farovitta®	380.00	nd	100.00	nd	nd	nd	nd	0	nd	nd	0	nd	nd	nd	nd	nd	nd	nd	nd	nd	nd	nd	nd	nd	nd	nd	nd	nd	nd	nd	nd	nd	nd	130.00	nd
Açúcar de confeiteiro	389.00	nd	99.5	0	0.1	0	0	0	0	nd	0	0	0	nd	nd	nd	nd	nd	nd	nd	nd	nd	nd	nd	1	0.04	0.06	nd	nd	0.01	2	nd	0.3	1	0.03
Açúcar Fit – União®	200.00	nd	500	0	0	nd	nd	0	0	nd	0	nd	nd	nd	nd	nd	nd	nd	nd	nd	nd	nd	nd	nd	nd	nd	nd	nd	nd	nd	nd	nd	nd	0	nd
Açúcar Glaçúcar – União®	400.00	nd	100	nd	nd	nd	nd	0	nd	nd	0	nd	nd	nd	nd	nd	nd	nd	nd	nd	nd	nd	nd	nd	nd	nd	nd	nd	nd	nd	nd	nd	nd	nd	nd
Açúcar mascavo	376.00	nd	97.3	0	0	0	0	0	0	nd	0	0	0	nd	nd	nd	nd	nd	nd	nd	nd	nd	nd	nd	85	0.3	1.92	tr	29	0.32	346	22	0.75	39	0.18
Açúcar orgânico cristal – Native®	400.00	nd	100	0	0.1	nd	nd	0	nd	nd	0	nd	nd	nd	nd	nd	nd	nd	nd	nd	nd	nd	nd	nd	nd	nd	nd	nd	nd	nd	nd	nd	nd	0	nd
Açúcar orgânico demerara – Native®	400.00	nd	100	0	0	nd	nd	0	nd	nd	0	nd	nd	nd	nd	nd	nd	nd	nd	nd	nd	nd	nd	nd	nd	nd	nd	nd	nd	nd	nd	nd	nd	0	nd

Alimento	Energia (kcal)	Umid (g)	Carb (g)	Prot (g)	G tot (g)	G poli (g)	G mono (g)	G sat (g)	G trans (g)	Col (mg)	Fib tot (g)	Fib sol (g)	Fib ins (g)	A (RE) (mcg)	D (mcg)	E (mg)	Fol (mcg)	C (mg)	B1 (mg)	B2 (mg)	B6 (mg)	B12 (mcg)	Nia (mg)	Pant (mg)	Ca (mg)	Cu (mg)	Fe (mg)	I (mcg)	Mg (mg)	Mn (mg)	K (mg)	P (mg)	Se (mcg)	Na (mg)	Zn (mg)
Açúcar orgânico mascavo – Native®	400.00	nd	94	0	0	nd	nd	0	0	nd	0	nd	nd	nd	nd	nd	nd	nd	nd	nd	nd	nd	nd	nd	52	nd	6.4	nd	44	nd	460	18.4	nd	0	nd
Açúcar orgânico – União®	400.00	nd	100	nd	nd	nd	nd	nd	nd	nd	nd	nd	nd	nd	nd	nd	nd	nd	nd	nd	nd	nd	nd	nd	nd	nd	nd	nd	nd	nd	nd	nd	nd	nd	nd
Açúcar refinado – União®	400.00	nd	100	nd	nd	nd	nd	nd	nd	nd	nd	nd	nd	nd	nd	nd	nd	nd	nd	nd	nd	nd	nd	nd	nd	nd	nd	nd	nd	nd	nd	nd	nd	nd	nd
Adoçante em pó – Aspasweet®	397.50	nd	nd	nd	nd	nd	nd	nd	nd	nd	nd	nd	nd	nd	nd	nd	nd	nd	nd	nd	nd	nd	nd	nd	nd	nd	nd	nd	nd	nd	nd	nd	nd	nd	nd
Adoçante em pó – Linea Sucralose®	375.00	nd	100	0	0	nd	nd	0	0	nd	0	nd	nd	nd	nd	nd	nd	nd	nd	nd	nd	nd	nd	nd	nd	nd	nd	nd	nd	nd	nd	nd	nd	0	nd
Adoçante em pó – Tal & Qual®	390.00	nd	95.5	2.5	0	nd	nd	nd	0	nd	0	nd	nd	nd	nd	nd	nd	nd	nd	nd	nd	nd	nd	nd	nd	nd	nd	nd	nd	nd	nd	nd	nd	1250	nd
Adoçante em pó – Zero-Cal®	375.00	nd	100	0	0	nd	nd	0	0	nd	0	nd	nd	nd	nd	nd	nd	nd	nd	nd	nd	nd	nd	nd	nd	nd	nd	nd	nd	nd	nd	nd	nd	0	nd
Adoçante em pó (aspartame) – Finn®	375.00	nd	100	0	0	nd	nd	0	0	nd	0	nd	nd	nd	nd	nd	nd	nd	nd	nd	nd	nd	nd	nd	nd	nd	nd	nd	nd	nd	nd	nd	nd	0	nd
Adoçante em pó (stévia) – Finn®	375.00	nd	100	0	0	nd	nd	0	0	nd	0	nd	nd	nd	nd	nd	nd	nd	nd	nd	nd	nd	nd	nd	nd	nd	nd	nd	nd	nd	nd	nd	nd	0	nd
Adoçante em pó (sucralose) – Finn®	375.00	nd	100	0	0	nd	nd	0	0	nd	0	nd	nd	nd	nd	nd	nd	nd	nd	nd	nd	nd	nd	nd	nd	nd	nd	nd	nd	nd	nd	nd	nd	0	nd
Adoçante granular sucralose – Linea®	416.67	nd	83.33	nd	nd	nd	nd	0	0	nd	0	nd	nd	nd	nd	nd	nd	nd	nd	nd	nd	nd	nd	nd	nd	nd	nd	nd	nd	nd	nd	nd	nd	0	nd
Adoçante líquido – Doce Menor®	0	nd	nd	nd	nd	nd	nd	nd	nd	nd	nd	nd	nd	nd	nd	nd	nd	nd	nd	nd	nd	nd	nd	nd	nd	nd	nd	nd	nd	nd	nd	nd	nd	nd	nd
Adoçante líquido – Linea®	0	nd	nd	0	0	0	0	0	0	0	0	0	0	0	0	0	0	0	0	0	0	0	0	nd	nd	nd	nd	nd	nd	nd	nd	nd	nd	nd	nd
Adoçante líquido – Zero-Cal®	30.77	nd	nd	nd	nd	nd	nd	nd	nd	nd	nd	nd	nd	nd	nd	nd	nd	nd	nd	nd	nd	nd	nd	nd	nd	nd	nd	nd	nd	nd	nd	nd	nd	nd	nd
Agrião	11.00	95.1	1.3	2.31	0.1	0.04	0.01	0.03	0	0	1.7	0.75	0.95	470	0	1	9.02	43	0.09	0.12	0.13	0	0.2	0.31	120	0.08	0.2	nd	21	0.24	330	60	nd	41	0.11
Agrião (talo)	97.00	2.927	0.07	0.52	0.063	nd	nd	nd	nd	nd	0.59	nd	nd	0.85	nd	nd	nd	10.17	nd	nd	nd	nd	nd	nd	nd	nd	12.6	nd	nd	0.26	0.709	nd	11.3	nd	nd
Água	0.00	99.9	0	0	0	0	0	0	0	0	0	0	0	0	0	0	0	0	0	0	0	0	0	0.00	2	0.01	0.01	tr	1	0	0	0	0	3	0.03
Água com gás – Prata®	nd	nd	nd	nd	nd	nd	nd	nd	nd	nd	nd	nd	nd	nd	nd	nd	nd	nd	nd	nd	nd	nd	nd	nd	5.1	nd	nd	nd	2.38	nd	1.26	nd	nd	2.54	nd
Água de coco	19.00	95	3.72	0.72	0.2	0	0.01	0.18	0	0	1.11	tr	nd	0	0	0	2.51	2.41	0.03	0.06	0.03	0	0.08	0.04	24	0.04	0.29	nd	25	0.14	250	20	3.75	105	0.10
Água de coco – Ducôco®	22.00	nd	5.5	nd	0	nd	0	nd	0	nd	0	nd	nd	nd	nd	nd	nd	nd	nd	nd	nd	nd	nd	nd	nd	nd	nd	nd	nd	nd	161	nd	nd	16	nd
Água de coco – Kero Coco®	22.50	nd	5.5	nd	0	nd	nd	nd	0	nd	0	nd	nd	nd	nd	nd	nd	nd	nd	nd	nd	nd	nd		nd	nd	nd	nd	nd	nd	150	nd	nd	20	nd

Alimento	Energia (kcal)	Umid (g)	Carb (g)	Prot (g)	G tot (g)	G poli (g)	G mono (g)	G sat (g)	G trans (g)	Col (mg)	Fib tot (g)	Fib sol (g)	Fib ins (g)	A (RE)	D (mcg)	E (mg)	Fol (mcg)	C (mg)	B1 (mg)	B2 (mg)	B6 (mg)	B12 (mcg)	Nia (mg)	Pant (mg)	Ca (mg)	Cu (mg)	Fe (mg)	I (mcg)	Mg (mg)	Mn (mg)	K (mg)	P (mg)	Se (mcg)	Na (mg)	Zn (mg)
Água de coco – Socôco®	22.00	nd	5.5	0	0	0	0	0	0	0	0	nd	nd	nd	nd	nd	nd	nd	nd	nd	nd	nd	nd	nd	nd	nd	nd	nd	nd	nd	160	nd	nd	15	nd
Água de coco – Trairi®	22.00	nd	4.78	0.3	0.2	nd	nd	nd	0	nd	nd	nd	nd	nd	nd	nd	nd	nd	nd	nd	nd	nd	nd	nd	nd	nd	3	nd	nd	nd	147	13	nd	25	nd
Água tônica – Antartica®	30.00	nd	8	0	0	nd	nd	nd	0	nd	nd	nd	nd	nd	nd	nd	nd	nd	nd	nd	nd	nd	nd	nd	nd	nd	nd	nd	nd	nd	nd	nd	nd	0	nd
Água tônica citrus – Schweppes®	34.48	nd	8.96	0	0	nd	nd	nd	nd	nd	nd	nd	nd	nd	nd	nd	nd	nd	nd	nd	nd	nd	nd	nd	nd	nd	nd	nd	nd	nd	nd	nd	nd	8.62	nd
Água tônica diet – Antartica®	0	nd	nd	nd	nd	nd	nd	nd	nd	nd	nd	nd	nd	nd	nd	nd	nd	nd	nd	nd	nd	nd	nd	nd	nd	nd	nd	nd	nd	nd	nd	nd	nd	13.5	nd
Aipo (cozido)	18.00	94.1	4.02	0.83	0.16	0.08	0.03	0.04	0	0	1.6	0.3	1.3	13.2	0	0.73	22	6.1	0.04	0.05	0.09	0	0.32	0.20	42	0.04	0.42	nd	12	0.11	284	25	0.67	91	0.14
Aipo (cru)	16.00	94.6	3.66	0.75	0.14	0.07	0.03	0.04	0	0	1.5	0.4	1.1	13.4	0	0.73	28	7	0.05	0.05	0.09	0	0.32	0.19	40	0.03	0.4	nd	11	0.1	287	25	0.9	87	0.13
Ajinomoto®	0.00	nd	0	0	0	0	0	0	0	0	0	0	0	nd	nd	nd	nd	nd	nd	nd	nd	nd	nd	nd	nd	nd	nd	nd	nd	nd	nd	nd	nd	12300	nd
Aji-sal®	nd	nd	nd	nd	nd	nd	nd	nd	nd	nd	n	nd	nd	nd	nd	nd	nd	nd	nd	nd	nd	nd	nd	nd	nd	nd	nd	nd	nd	nd	nd	nd	nd	33000	nd
Alcachofra (cozida)	50.00	84	11.2	3.49	0.16	0.07	0.01	0.04	0	0	5.4	0.7	4.7	17.7	0	tr	51	10	0.07	0.07	0.11	0	1	0.34	45	0.23	1.29	tr	60	0.26	354	86	0.7	95	0.49
Alcachofra cozida (coração)	45.00	86.5	9.19	3.12	0.5	0.21	0.02	0.12	0	0	5.27	0.66	4.61	16.4	0	nd	119	5	0.06	0.16	0.09	0	0.92	0.20	21	0.06	0.56	nd	31	0.27	264	61	0.71	53	0.36
Alcaravia seca	333.00	9.87	49.9	19.8	14.6	3.27	7.13	0.62	0	0	38	nd	tr	36.3	0	tr	tr	21	0.38	0.38	tr	0	3.61	tr	689	0.91	16.2	nd	258	1.3	1351	568	9	17	5.50
Alcatra (crua) – carne bovina	283.24	52.44	0	27.42	18.42	0.73	8.26	7.69	0	90.08	0	0	0	0	0.3	0.48	9.01	0	0.11	0.26	0.4	2.67	3.86	0.35	11.01	0.14	3.01	tr	28.02	0.02	359.31	218.19	21.82	62.05	5.74
Alcatra sem capa de gordura (crua) – carne bovina	201.88	61.56	0	30.38	8.01	0.31	3.42	3.12	0	88.95	0	0	0	0	0.3	0.39	9.99	0	0.13	0.29	0.45	2.86	4.28	0.39	10.99	0.15	3.37	tr	31.98	0.02	402.76	243.85	32.88	65.96	6.53
Alecrim seco	331.00	9.31	64.1	4.88	15.2	tr	tr	tr	0	0	35.3	tr	tr	312.8	0	tr	tr	61.2	0.51	tr	tr	0	1	tr	1280	0.55	29.3	tr	220	1.87	955	70	tr	49.5	3.23
Alface-americana	18.00	94	3.51	1.31	0.3	0.16	0.01	0.04	0	0	1.27	0.6	0.67	0	0	1	49.8	18	0.05	0.08	0.06	0	0.4	0.20	68	0.04	1.4	3.3	11	0.75	264	25	0.2	9	0.29
Alface-crespa	13.00	95.9	2.1	1.02	0.19	0.1	0.01	0.03	0	0	1	0.3	0.7	0	0	0.75	56	3.9	0.05	0.03	0.04	0	0.19	0.05	19	0.03	0.5	3.3	9	0.15	158	20	0.2	9	0.22
Alface-lisa	18.00	94	3.51	1.31	0.3	0.16	0.01	0.04	0	0	1.27	0.6	0.67	0	0	1	49.8	18	0.05	0.08	0.06	0	0.4	0.20	68	0.04	1.4	3.3	11	0.75	264	25	0.2	9	0.29
Alface-romana	16.00	94.9	2.28	1.63	0.2	0.11	0.01	0.03	0	0	1.27	0.6	0.67	0	0	0.75	136	24	0.1	0.1	0.05	0	0.5	0.17	36	0.04	1.1	3.3	6	0.64	290	45	0.2	8	0.25
Alga marinha desidratada (hijiki) – Sogobras®	276.00	nd	62	6	0	nd	nd	nd	nd	nd	nd	nd	nd	nd	nd	nd	nd	nd	nd	nd	nd	nd	nd	nd	nd	nd	nd	nd	nd	nd	nd	nd	nd	3400	nd
Alho	149.00	58.6	33.1	6.37	0.5	0.25	0.01	0.09	0	0	2.1	tr	tr	0	0	tr	3.1	31.2	0.2	0.11	1.24	0	0.7	0.60	181	0.3	1.7	tr	25	1.67	401	153	24.9	17	1.17

TABELA DE COMPOSIÇÃO DE ALIMENTOS

Alimento	Energia (kcal)	Umid (g)	Carb (g)	Prot (g)	G tot (g)	G poli (g)	G mono (g)	G sat (g)	G trans (g)	Col (mg)	Fib tot (g)	Fib sol (g)	Fib ins (g)	A (RE) (mcg)	D (mcg)	E (mg)	Fol (mcg)	C (mg)	B1 (mg)	B2 (mg)	B6 (mg)	B12 (mcg)	Nia (mg)	Pant (mg)	Ca (mg)	Cu (mg)	Fe (mg)	I (mcg)	Mg (mg)	Mn (mg)	K (mg)	P (mg)	Se (mcg)	Na (mg)	Zn (mg)
Alho granulado – Liguanotto®	80.00	nd	20	0	0	nd	nd	0	0	nd	0	nd	nd	nd	nd	nd	nd	nd	nd	nd	nd	nd	nd	nd	nd	nd	nd	nd	nd	nd	nd	nd	nd	nd	nd
Alho-poró	61.00	83	14.2	1.51	0.3	0.17	0	0.04	0	0	2.5	1.15	1.35	9.5	nd	0.92	64.1	12	0.06	0.03	0.23	0	0.4	0.14	59	0.12	2.1	tr	28	0.48	180	35	6.73	20	0.12
All Bran – Kellogg's®	270.00	nd	45	15	3.50	2	0.75	0.75	0	0	27.5	nd	nd	212.5	nd	2.75	nd	37.50	0.50	0.50	0.60	1.3	7	nd	nd	nd	11	nd	nd	nd	nd	nd	nd	280	2.50
Almeirão	23.00	92	4.71	1.71	0.3	0.13	0.01	0.07	0	0	3.81	1.67	2.14	400	0	tr	110	24	0.06	0.1	0.11	0	0.5	1.16	100	0.3	0.9	tr	30	0.43	420	47	tr	45	0.42
Almôndega bovina congelada – Sadia®	177.50	nd	10	12	9.88	nd	nd	4.38	0.38	21.25	0	nd	nd	nd	nd	nd	nd	nd	nd	nd	nd	nd	nd	nd	nd	nd	0.9	nd	nd	nd	nd	nd	nd	747.5	nd
Almôndega com molho de tomate – carne bovina	255.96	58.85	7.38	19.5	15.96	2.1	6.37	5.53	0	108.43	0.56	0.17	0.3	39.386	0.324	2.603	18.33	4.248	0.1	0.232	0.232	2.178	4.681	0.44	19.133	0.1	2.456	5.701	19.859	0.1	278.754	153.319	6.04	214.558	3.89
Almôndega (frita) – carne bovina	272.00	48.1	14.3	18.2	15.8	5.5	5	4.2	nd	36	3.6	nd	nd	tr	nd	nd	nd	nd	0.13	0.07	nd	nd	6.6	nd	27	0.19	1.9	nd	48	0.41	536	244	nd	1030	2.60
Aluá de abacaxi	276.86	nd	69.94	1.54	0.84	nd	nd	nd	0	0	0.84	nd	nd	5.88	nd	nd	nd	4.95	nd	nd	nd	nd	nd	nd	17.17	nd	1.63	nd	nd	nd	nd	nd	nd	nd	nd
Aluá goiano	54.80	nd	14	0.11	0.121	nd	nd	nd	0	0	0.54	nd	nd	0.74	nd	nd	nd	4.4	nd	nd	nd	nd	nd	nd	2.18	nd	0.111	nd	nd	nd	nd	nd	nd	nd	nd
Amaciante de carnes – Maggi®	140.00	nd	28	nd	nd	nd	nd	nd	0	nd	nd	nd	nd	nd	nd	nd	nd	nd	nd	nd	nd	nd	nd	nd	nd	nd	nd	nd	nd	nd	nd	nd	nd	23780	nd
Ambrosia	171.84	nd	32.47	4.96	3.74	nd	nd	nd	0	133.74	0	nd	nd	68.66	nd	nd	nd	0.44	nd	0.78	0.11	nd	3.36	0.47	74.85	nd	4.67	nd	nd	nd	nd	nd	4.7	11	2.93
Ameixa-preta seca	239.00	32.4	62.7	2.62	0.52	0.11	0.34	0.04	0	0	9.25	3.85	5.4	199	0	2.5	3.7	3.3	0.08	0.16	0.26	0	1.96	0.46	51	0.43	2.49	tr	45	0.22	745	79	2.62	4	0.53
Ameixa-preta sem caroço – Celmar®	163.33	nd	40	3.33	0	nd	nd	0	0	0	16.66	nd	nd	nd	nd	nd	nd	nd	nd	nd	nd	nd	nd	nd	50	nd	3.333	nd	nd	nd	nd	nd	13.333	nd	nd
Ameixa-vermelha	55.00	85.2	13	0.79	0.62	0.13	0.41	0.05	0	0	1.95	1.1	0	32.3	0	0.86	2.2	9.5	0.04	0.1	0.08	0	0.5	0.18	4	0.04	0.1	nd	7	0.05	172	10	0.7	0	0.10
Amêndoa	589.00	4.43	20.4	20	52.2	11	33.9	4.98	0	0	9.5	1.1	8.4	0	0	24.5	58.7	0.6	0.21	nd	nd	nd	nd	nd	266	0.94	3.67	2	296	2.27	732	520	4.7	11	2.93
Amêndoa sem sal e sem casca – Qualitá®	600.00	nd	10	20	50	nd	nd	0	0	0	20	nd	nd	nd	nd	nd	nd	nd	nd	nd	nd	nd	nd	nd	250	nd	4	nd	nd	nd	nd	nd	nd	nd	nd
Amêndoa torrada com sal	587.00	3.01	24.2	16.3	51.6	10.8	33.5	4.92	0	0	9.95	1.13	8.82	0	0	24.5	63.8	0.7	0.13	0.6	0.07	0	2.82	0.25	282	1.23	3.81	2	304	1.98	770	548	4.7	780	4.91
Amêndoa torrada sem sal	587.00	3.01	24.2	16.3	51.6	10.8	33.5	4.92	0	0	9.95	1.13	8.82	0	0	21	63.8	0.7	0.13	0.6	0.07	0	2.82	0.25	282	1.23	3.81	tr	304	1.98	770	548	4.7	11	4.91
Amêndoas – Mr. Valley Qualitá®	500.00	nd	60	5	22.5	nd	nd	12.5	0	0	0	nd	nd	nd	nd	nd	nd	nd	nd	nd	nd	nd	nd	nd	tr	nd	tr	nd	nd	nd	nd	nd	nd	700	nd
Amendocrem – Fugini®	610.00	nd	27.5	13.5	50	nd	nd	9.5	0	nd	nd	nd	nd	180	0	4.5	nd	nd	0.4	nd	nd	0.7	9	nd	300	nd	4.2	nd	nd	nd	nd	300	nd	200	nd
Amendoim com pele (cru)	570.00	6.4	15.8	26.2	49.6	17.2	22.3	7.64	0	0	6.33	1.9	4.93	0	0	8.36	240	0	0.68	0.14	0.35	0	15.9	1.77	106	0.9	3.92	20	188	2.64	744	388	4.79	22	2.13

Alimento	Energia (kcal)	Umid (g)	Carb (g)	Prot (g)	G tot (g)	G poli (g)	G mono (g)	G sat (g)	G trans (g)	Col (mg)	Fib tot (g)	Fib sol (g)	Fib ins (g)	A (RE) (mcg)	D (mcg)	E (mg)	Fol (mcg)	C (mg)	B1 (mg)	B2 (mg)	B6 (mg)	B12 (mcg)	Nia (mg)	Pant (mg)	Ca (mg)	Cu (mg)	Fe (mg)	I (mcg)	Mg (mg)	Mn (mg)	K (mg)	P (mg)	Se (mcg)	Na (mg)	Zn (mg)
Amendoim tipo japonês – Dori®	468.00	nd	44	18.4	24.8	nd	nd	4	0	nd	6.40	nd	nd	nd	nd	nd	nd	nd	nd	nd	nd	nd	nd	nd	nd	nd	2.8	nd	nd	nd	nd	nd	nd	904	nd
Amendoim torrado com sal	602.00	1.9	7.1	24.5	53	16.5	24.2	9.5	0	0	6	nd	nd	0	0	0.66	52	0	0.18	0.1	0.63	0	13.6	1.70	37	0.54	1.3	19	180	1.9	810	410	4	400	2.90
Amendoim torrado e salgado – Dori®	600.00	nd	10	35.33	46.67	6.67	0	6.67	0	nd	0	nd	nd	nd	nd	nd	nd	nd	nd	nd	nd	nd	nd	nd	nd	nd	4.47	nd	nd	nd	nd	nd	nd	286.67	nd
Amido de batata sem glúten – Bob's Red Mill®	333.33	nd	83.33	0	0	nd	nd	0	0	nd	0	nd	nd	nd	nd	nd	nd	nd	nd	nd	nd	nd	nd	nd	nd	nd	nd	nd	nd	nd	nd	nd	nd	0	nd
Amido de milho – Maizena®	335.00	nd	85.0	nd	nd	nd	nd	nd	nd	nd	nd	nd	nd	nd	nd	nd	nd	nd	nd	nd	nd	nd	nd	nd	nd	nd	nd	nd	nd	nd	nd	nd	nd	nd	nd
Amora	56.55	84.620	14.137	0.690	nd	nd	nd	nd	nd	0	3.03	nd	nd	10.347	nd	nd	6.210	13.105	0.048	0.048	0.323	0	0.347	0.097	6.210	0.511	0.169	nd	4.839	0.282	88.968	10.347	nd	88.968	0.11
Amora congelada – DeMarchi®	70.00	nd	16	2.3	0.6	nd	nd	0	0	nd	2.7	nd	nd	nd	nd	nd	nd	nd	nd	nd	nd	nd	nd	nd	nd	nd	nd	nd	nd	nd	nd	nd	nd	16.30	nd
Anchova	131.00	nd	0	20.35	4.84	1.64	1.18	1.28	0	60	0	0	0	15	nd	nd	9	0	0.06	0.26	0.14	0.62	14.02	0.65	147	0.21	3.25	nd	41	0.07	383	174	36.5	104	1.72
Angu de milho verde	155.34	nd	24.58	3.01	2.62	nd	nd	nd	nd	0	2.09	nd	nd	8.02	nd	nd	nd	43.77	nd	nd	nd	nd	nd	nd	15.2	nd	0.8	nd	nd	nd	nd	nd	nd	nd	nd
Apresuntado	463.00	38.7	1.1	11.9	45.2	nd	nd	nd	nd	nd	0	0	0	0	nd	nd	nd	0	0.31	0.12	nd	nd	5.1	nd	21	nd	2.7	nd	nd	nd	nd	97	nd	nd	nd
Aptamil 1 – Danone®	484.00	nd	53	9.8	26	nd	nd	11	0	nd	5.8	nd	nd	453	8.7	8	nd	68	0.36	0.69	0.26	1.3	3.1	2.4	410	292	6	88	34	73	490	203	11	135	3.9
Aptamil 2 – Danone®	457.00	nd	53.3	14	21	nd	nd	8.1	0	nd	5.4	nd	nd	541	9.5	7.4	nd	68	0.34	1	0.3	1.4	nd	2.23	515	0.33	8.1	145	42	60	620	335	11	237	3.9
Aptamil 3 – Danone®	457.00	nd	14	21	8.6	nd	nd	3.63	0	nd	5.4	0	0	507	0.01	0.03	nd	1.7	0.03	0.34	0.74	0.27	nd	2.5	513	279	8.2	81	42	64	616	329	21	246	6.8
Aptamil sem lactose – Danone®	514.00	nd	57	10	27	nd	nd	12	0	nd	0	nd	nd	428	9.3	9.6	70	65	0.39	0.78	0.31	0.85	nd	2.6	426	326	6.1	93	40	34	506	234	7.6	132	4.4
Aptamil soja 1 – Danone®	523.00	nd	52.8	14.2	28.3	nd	nd	nd	nd	nd	0	nd	nd	630	11.0	7.4	79	63	0.3	0.8	0.3	1.6	nd	2.4	425	320	6.3	102	39	315	512	213	4.9	142	4.9
Arenque (cru)	158.00	72.1	0	18	9.05	2.13	10.74	2.04	0	60	0	0	0	28.2	40.7	1.07	10	0.7	0.09	0.23	0.3	13.7	3.22	0.65	57	0.09	1.11	nd	32	0.04	327	236	40.7	90	0.99
Arenque (defumado)	217.00	59.7	0	24.6	12.4	2.92	5.11	2.79	0	82	0	0	nd	39	3	tr	13.7	1	0.13	0.32	0.41	18.7	4.4	0.88	84	0.14	1.52	tr	46	0.05	447	325	141	918	1.37
Arroz branco (cozido)	124.69	70.11	25.47	2.32	1.18	0.62	0.29	0.2	0	0	0.49	0.13	0.34	0	0	1.075	3.287	0.52	0.183	0.017	0.066	0	1.312	0.32	12.428	0.081	1.372	0.081	9.019	0.359	45.506	38.327	4.941	275.869	0.38
Arroz branco (cru)	365.00	11.6	80	7.14	0.66	0.18	0.21	0.18	0	0	1.3	0.32	0.98	0	0	0.5	8	0	0.58	0.05	0.16	0	4.19	1.01	28	0.22	4.32	tr	25	1.09	115	115	15.1	5	1.10
Arroz com guariroba	126.78	nd	17.41	2	7.2	nd	nd	nd	0	0	1.05	nd	nd	32.61	nd	nd	nd	16.12	nd	nd	nd	nd	nd	nd	30.5	nd	1.88	nd	nd	nd	nd	nd	nd	nd	nd
Arroz com jurubeba	258.48	nd	51.28	4.42	3.44	nd	nd	nd	0	0	1.22	nd	nd	0	nd	nd	nd	2.03	nd	nd	nd	nd	nd	nd	21.31	nd	1.88	nd	nd	nd	nd	nd	nd	nd	nd

TABELA DE COMPOSIÇÃO DE ALIMENTOS

Alimento	Energia (kcal)	Umid (g)	Carb (g)	Prot (g)	G tot (g)	G poli (g)	G mono (g)	G sat (g)	G trans (g)	Col (mg)	Fib tot (g)	Fib sol (g)	Fib ins (g)	A (RE) (mcg)	D (mcg)	E (mg)	Fol (mcg)	C (mg)	B1 (mg)	B2 (mg)	B6 (mg)	B12 (mcg)	Nia (mg)	Pant (mg)	Ca (mg)	Cu (mg)	Fe (mg)	I (mcg)	Mg (mg)	Mn (mg)	K (mg)	P (mg)	Se (mcg)	Na (mg)	Zn (mg)
Arroz com lentilhas	253.94	35.54	47.6	10.98	2.18	1.15	0.51	0.35	0	0	4.49	0.66	3.83	1.133	nd	2.121	130.993	2.565	0.359	0.092	0.231	0	2.349	0.93	28.269	0.345	4.271	0.239	41.842	0.841	324.703	178.876	8.921	314.24	1.49
Arroz com pequi	102.14	nd	20.18	3.57	1.6	nd	nd	nd	0	nd	1.37	nd	nd	3571.43	nd	nd	nd	nd	nd	nd	nd	nd	nd	nd	8.93	nd	0.81	nd	nd	nd	nd	nd	nd	nd	nd
Arroz de cuxá	87.64	nd	3.76	0.6	5.36	nd	nd	nd	0	50.67	0.58	nd	nd	30.28	nd	nd	nd	1.81	nd	nd	nd	nd	nd	nd	58.94	nd	1.62	nd	nd	nd	nd	nd	nd	nd	nd
Arroz de leite	136.10	nd	22.46	4.28	3.2	nd	nd	nd	0	10.56	0.81	nd	nd	25.12	nd	nd	nd	1.09	nd	nd	nd	nd	nd	nd	97.58	nd	0.61	nd	nd	nd	nd	nd	nd	nd	nd
Arroz-doce	169.33	60.12	32.99	3.91	2.32	0.14	0.61	1.43	0	8.8	0.42	0.08	0.34	20.112	0.647	0.175	5.253	0.818	0.167	0.119	0.069	0.231	1.093	0.45	86.054	0.065	1.164	nd	14.958	0.298	127.978	89.201	4.766	33.101	0.52
Arroz-doce – Quase Pronto®*	708.00	nd	117.2	17.6	18.8	nd	nd	nd	0	nd	nd	nd	nd	nd	nd	nd	nd	nd	nd	nd	nd	nd	nd	nd	nd	nd	nd	nd	nd	nd	nd	nd	nd	nd	nd
Arroz integral (cozido)	76.76	81.95	14.56	1.5	1.34	0.65	0.38	0.22	0	0	0.66	0.07	0.59	0	0	1.124	3.772	0	0.076	0.018	0.096	0	0.96	0.28	6.005	0.06	0.287	tr	27.778	0.707	42.086	62.814	4.422	115.891	0.41
Arroz integral (cru)	370.00	10.4	77.2	7.95	2.93	1.04	1.06	0.58	0	0	3.5	0.35	3.15	0	0	2.04	20	0	0.4	0.09	0.51	0	5.09	1.49	23	0.28	1.48	tr	143	3.74	223	333	23.4	7	2.03
Arroz integral (cru) – Tio João®	350.00	nd	72	8.20	2.40	nd	nd	nd	0	0	4.20	nd	nd	nd	nd	nd	nd	nd	nd	nd	nd	nd	nd	nd	16.00	nd	1.20	nd	138.00	nd	142.00	258.00	nd	24.00	nd
Arroz integral orgânico (cru) – Tio João®	334.00	nd	66	8.20	4.40	nd	nd	0	0	0	6.60	nd	nd	nd	nd	nd	nd	nd	0.38	nd	10.00	nd	4.80	146.00	12.60	nd	1.20	nd	128.00	nd	178.00	274.00	22.00	0	1.34
Arroz integral parboilizado – Uncle Ben's®	334.00	nd	72	6.80	2.40	1.00	1.00	0	0	0	6.00	nd	nd	nd	nd	nd	nd	nd	1.64	nd	nd	nd	6.40	nd	nd	nd	nd	nd	nd	nd	nd	nd	nd	nd	nd
Arroz japonês Momiji (cru) – Camil®	342.00	nd	78	7.40	0	nd	nd	nd	nd	nd	1.60	nd	nd	nd	nd	nd	nd	nd	nd	nd	nd	nd	nd	nd	nd	nd	nd	nd	nd	nd	nd	nd	nd	nd	nd
Arroz negro – Fazenda Tamanduá®	383.33	nd	3.33	9	36.67	nd	nd	10.33	0	nd	0	nd	nd	0.558	nd	nd	nd	nd	nd	nd	nd	2.60	15.40	0.78	nd	nd	8.86	nd	nd	1.00	90.00	84.00	nd	18.20	5.08
Arroz parboilizado (cru) – Tio João®	350.00	nd	78	8.20	0	nd	nd	0	0	0	2.20	nd	nd	nd	nd	nd	nd	nd	nd	nd	nd	nd	1.82	0.78	48.00	nd	0.60	nd	24.00	nd	134.00	112.00	nd	17.60	1.10
Arroz primavera legumes – Knorr®*	119.00	nd	24.73	2.73	0.7	nd	nd	nd	nd	nd	nd	nd	nd	nd	nd	nd	nd	nd	nd	nd	nd	nd	nd	nd	nd	nd	nd	nd	nd	nd	nd	nd	nd	nd	nd
Arroz suíço – Knorr®*	125.30	nd	23	3.6	1.73	nd	nd	nd	0	nd	nd	nd	nd	nd	nd	nd	nd	nd	nd	nd	nd	nd	nd	nd	nd	nd	nd	nd	nd	nd	nd	nd	nd	nd	nd
Arroz + Vita (cru) – Tio João®	340.00	nd	76.00	7.00	0	nd	nd	nd	0	0	2.20	nd	nd	0.558	nd	nd	nd	nd	1.08	nd	0.16	nd	nd	nd	nd	nd	nd	nd	nd	nd	nd	nd	nd	nd	nd
Asa de frango com pele (crua)	213.00	67.5	0	18.1	15.1	3	6.6	4.4	0	113	nd	nd	nd	10	nd	nd	nd	nd	0.11	0.04	0.11	nd	nd	nd	11	0.02	0.6	nd	23	0.01	211	155	nd	96	1.20
Aspargo (conserva)	19.00	94	2.49	2.15	0.65	0.28	0.02	0.15	0	0	1.6	0.2	1.4	53.1	0	1	95.6	18.4	0.06	0.1	0.11	0	0.95	0.14	16	0.1	1.83	tr	10	0.17	172	43	0.93	390	0.40
Aspargo (cozido)	24.00	92.2	4.24	2.6	0.31	0.14	0.01	0.07	0	0	2.05	0.82	1.23	53.9	0	1	146	10.8	0.12	0.13	0.12	1	1.08	0.16	20	0.11	0.73	nd	10	0.15	160	54	1.7	11	0.42
Aspargo (cru)	23.00	92.4	4.55	2.29	0.2	0.09	0.01	0.05	0	0	2.1	0.25	1.85	58.3	0	2	128	13.2	0.14	0.13	0.13	0	1.17	0.17	21	0.18	0.87	tr	18	0.26	273	56	2.3	2	0.46

Alimento	Energia (kcal)	Umid (g)	Carb (g)	Prot (g)	G tot (g)	G poli (g)	G mono (g)	G sat (g)	G trans (g)	Col (mg)	Fib tot (g)	Fib sol (g)	Fib ins (g)	A (RE)	D (mcg)	E (mg)	Fol (mcg)	C (mg)	B1 (mg)	B2 (mg)	B6 (mg)	B12 (mcg)	Nia (mg)	Pant (mg)	Ca (mg)	Cu (mg)	Fe (mg)	I (mcg)	Mg (mg)	Mn (mg)	K (mg)	P (mg)	Se (mcg)	Na (mg)	Zn (mg)
Aspargo verde congelado – Daucy®	26.00	nd	2	4	0	nd	nd	0	0	nd	1.4	nd	nd	nd	nd	nd	nd	nd	nd	nd	nd	nd	nd	nd	22	nd	0.8	nd	nd	nd	nd	nd	nd	0	nd
Atum em óleo	166.00	64.5	0	26.2	6	3.2	1.3	1	nd	53	nd	nd	nd	5	nd	nd	nd	nd	0.15	0.03	nd	nd	nd	nd	7	0.04	1.2	nd	29	tr	280	211	nd	362	0.60
Atum em pedaços – Coqueiro®	203.33	nd	1	23.33	11.67	5.83	2.83	2.00	0.16	36.67	0	nd	nd	nd	nd	nd	nd	nd	nd	nd	nd	nd	nd	nd	nd	nd	nd	nd	nd	nd	nd	nd	nd	268.33	nd
Atum em pedaços light – Coqueiro®	65.00	nd	0.16	15.67	0.16	0	0	0	0	23.33	0	nd	nd	nd	nd	nd	nd	nd	nd	nd	nd	nd	nd	nd	nd	nd	nd	nd	nd	nd	nd	nd	nd	241.67	nd
Atum fresco (cru)	118.00	73.1	0	25.7	0.9	tr	0.2	0.5	0	48	nd	nd	nd	20	5.38	tr	1.9	0	tr	0.04	0.46	9.43	8.65	1.05	7	0.09	1.3	tr	32	tr	308	254	80	30	0.40
Atum ralado – Coqueiro®	146.67	nd	1.83	14.50	9.00	4.33	2.17	1.50	0	36.67	0	nd	nd	nd	nd	nd	nd	nd	nd	nd	nd	nd	nd	nd	nd	nd	nd	nd	nd	nd	nd	nd	nd	231.67	nd
Atum ralado em molho com tomate enlatado – Coqueiro®	116.67	nd	3.83	13.33	5.33	2.50	1.33	1.50	0	61.67	0	nd	nd	nd	nd	nd	nd	nd	nd	nd	nd	nd	nd	nd	nd	nd	nd	nd	nd	nd	nd	nd	nd	773.33	nd
Atum ralado light – Coqueiro®	70.00	nd	0.33	14.00	1.33	0.16	0.33	0.66	0	35.00	0	nd	nd	nd	nd	nd	nd	nd	nd	nd	nd	nd	nd	nd	nd	nd	nd	nd	nd	nd	nd	nd	nd	256.67	nd
Atum sólido – Coqueiro®	215.00	nd	2.83	18.33	14.33	7.00	3.17	2.67	0	35.00	0	nd	nd	nd	nd	nd	nd	nd	nd	nd	nd	nd	nd	nd	nd	nd	nd	nd	nd	nd	nd	nd	nd	335.00	nd
Atum sólido ao natural – CPC®	107.20	nd	1.8	23.2	0.9	nd	nd	0	0	53.6	0	nd	nd	nd	nd	nd	nd	nd	nd	nd	nd	nd	nd	nd	0	nd	2	nd	nd	nd	nd	nd	nd	446.4	nd
Atum sólido em óleo vegetal – Gomes da Costa®	175.00	nd	0	25.00	8.50	4.83	1.83	1.33	0	70.00	0	nd	nd	nd	nd	nd	nd	nd	nd	nd	nd	nd	nd	nd	nd	nd	nd	nd	nd	nd	nd	nd	nd	306.67	nd
Atum sólido light – Coqueiro®	83.33	nd	0	20	0.33	0	0	0.16	0	38.33	0	nd	nd	nd	nd	nd	nd	nd	nd	nd	nd	nd	nd	nd	nd	nd	nd	nd	nd	nd	nd	nd	nd	236.67	nd
Aveia em flocos – Quaker®	346.67	nd	56.67	14.30	7.33	nd	nd	1.67	0	nd	9.67	4.00	nd	nd	nd	nd	nd	nd	nd	nd	nd	nd	nd	nd	nd	nd	nd	nd	nd	nd	nd	nd	nd	0	nd
Aveia em flocos finos – Quaker®	346.67	nd	56.67	14.30	7.33	nd	nd	1.67	0	nd	9.67	4.00	nd	nd	nd	nd	nd	nd	nd	nd	nd	nd	nd	nd	nd	nd	nd	nd	nd	nd	nd	nd	nd	0	nd
Aveia integral em farinha – Mãe Terra®	380.00	nd	60	12.00	10.00	nd	nd	1.00	0	nd	10.00	nd	nd	nd	nd	nd	nd	nd	nd	nd	nd	nd	nd	nd	nd	nd	nd	nd	nd	nd	nd	nd	nd	0	nd
Avocado	176.80	72.54	6.94	2.08	17.34	2.02	11.21	2.6	0	0	2.72	nd	nd	61.27	nd	nd	65.32	8.09	0.11	0.12	0.28	0	1.91	0.97	10.98	0.27	1.18	nd	nd	0.24	634.1	42.2	nd	12.14	0.42
Avocado – Jaguacy®	144.00	nd	2.60	2.00	16.00	nd	nd	4.00	0	nd	3.20	0	0	0	0	nd	0	0	0	0	0	0	0	nd	nd	nd	nd	nd	nd	nd	nd	nd	nd	15.00	nd
Avocado Baby – Jaguacy®	144.00	nd	2.60	2.00	16.00	nd	nd	4.00	0	nd	3.20	0	0	0	0	nd	0	0	0	0	0	0	0	nd	nd	nd	nd	nd	nd	nd	nd	nd	nd	15.00	nd
Azeite de dendê	892.31	nd	nd	nd	100	16.6	40.1	43.1	nd	nd	nd	0	0	0	0	nd	0	nd	nd	nd	nd	nd	nd	nd	nd	nd	nd	nd	nd	nd	nd	nd	nd	0	nd
Azeite de oliva	884.00	0	0	0	100	8.4	73.7	13.5	0	0	0	0	0	0	0	12.6	0	0	0	0	0	0	0	0.00	0.18	0.07	0.38	tr	0.01	0.01	0	1.23	0.2	0.4	0.06
Azeite de oliva – Andorinha®	830.77	nd	0	0	92.31	6.15	71.54	14.61	0	0	0	0	0	nd	nd	nd	nd	nd	nd	nd	nd	nd	nd	nd	nd	nd	nd	nd	nd	nd	nd	nd	nd	0	nd

Alimento	Energia (kcal)	Umid (g)	Carb (g)	Prot (g)	G tot (g)	G poli (g)	G mono (g)	G sat (g)	G trans (g)	Col (mg)	Fib tot (g)	Fib sol (g)	Fib ins (g)	A (RE) (mcg)	D (mcg)	E (mg)	Fol (mcg)	C (mg)	B1 (mg)	B2 (mg)	B6 (mg)	B12 (mcg)	Nia (mg)	Pant (mg)	Ca (mg)	Cu (mg)	Fe (mg)	I (mcg)	Mg (mg)	Mn (mg)	K (mg)	P (mg)	Se (mcg)	Na (mg)	Zn (mg)
Azeite de oliva – Carbonell®	830.77	nd	0	0	92.31	nd	nd	11.54	0	nd	nd	nd	nd	nd	nd	nd	nd	nd	nd	nd	nd	nd	nd	nd	nd	nd	nd	nd	nd	nd	nd	nd	nd	0	nd
Azeite de oliva – Casa de Bragança®	692.31	nd	0	0	80	nd	nd	10.77	nd	nd	0	nd	nd	nd	nd	nd	nd	nd	nd	nd	nd	nd	nd	nd	nd	nd	nd	nd	nd	nd	nd	nd	nd	0	nd
Azeite de oliva com alecrim – Borges®	807.69	nd	0	0	92.31	7.69	70.77	10.77	0	0	0	nd	nd	nd	nd	nd	nd	nd	nd	nd	nd	nd	nd	nd	nd	nd	nd	nd	nd	nd	nd	nd	nd	0	nd
Azeite de oliva com manjericão – Borges®	823.07	nd	0	0	92.31	7.69	73.07	10.77	0	0	0	nd	nd	nd	nd	nd	nd	nd	nd	nd	nd	nd	nd	nd	nd	nd	nd	nd	nd	nd	nd	nd	nd	0	nd
Azeite de oliva com molho shoyu e gengibre – Borges®	676.92	nd	0	0	74.62	6.15	59.23	9.23	0	0	0	nd	nd	nd	nd	nd	nd	nd	nd	nd	nd	nd	nd	nd	nd	nd	nd	nd	nd	nd	nd	nd	nd	1384.61	nd
Azeite de oliva condi extra – Pietro Coricelli®	826.67	nd	0	0	93.33	0	66.67	13.33	0	0	0	nd	nd	nd	nd	nd	nd	nd	nd	nd	nd	nd	nd	nd	0	nd	0	nd	nd	nd	nd	nd	nd	0	nd
Azeite de oliva extravirgem	884.00	nd	nd	nd	100	9.5	75.5	14.9	0.14	nd	nd	nd	nd	nd	nd	nd	nd	nd	nd	nd	nd	nd	nd	nd	nd	nd	nd	nd	nd	nd	nd	nd	nd	0	nd
Azeite de oliva extravirgem Amabile – San Giuliano®	923.07	nd	0	0	107.69	7.69	84.61	15.38	nd	0	0	nd	nd	nd	nd	nd	nd	nd	nd	nd	nd	nd	nd	nd	nd	nd	nd	nd	nd	nd	nd	nd	nd	0	nd
Azeite de oliva extravirgem – Andorinha®	830.77	nd	0	0	92.31	6.15	71.54	14.61	0	0	0	nd	nd	nd	nd	nd	nd	nd	nd	nd	nd	nd	nd	nd	nd	nd	nd	nd	nd	nd	nd	nd	nd	0	nd
Azeite de oliva extravirgem arbequina – Oliovita®	830.77	nd	0	0	92.31	9.23	69.23	13.08	0	0	0	nd	nd	nd	nd	nd	nd	nd	nd	nd	nd	nd	nd	nd	nd	nd	nd	nd	nd	nd	nd	nd	nd	0	nd
Azeite de oliva extravirgem – Borges®	830.77	nd	0	0	92.31	nd	nd	14.61	nd	0	0	nd	nd	nd	nd	nd	nd	nd	nd	nd	nd	nd	nd	nd	nd	nd	nd	nd	nd	nd	nd	nd	nd	0	nd
Azeite de oliva extravirgem clássico – Oliovita®	830.77	nd	0	0	92.31	9.23	69.23	13.08	0	0	0	nd	nd	nd	nd	nd	nd	nd	nd	nd	nd	nd	nd	nd	nd	nd	nd	nd	nd	nd	nd	nd	nd	0	nd
Azeite de oliva extravirgem – Cocineiro®	800.00	nd	0	0	93.33	nd	nd	nd	nd	nd	nd	nd	nd	nd	nd	nd	nd	nd	nd	nd	nd	nd	nd	nd	nd	nd	nd	nd	nd	nd	nd	nd	nd	0	nd
Azeite de oliva extravirgem – Colavita®	830.77	nd	0	0	92.31	6.15	71.54	14.61	0	0	0	nd	nd	nd	nd	nd	nd	nd	nd	nd	nd	nd	nd	nd	nd	nd	nd	nd	nd	nd	nd	nd	nd	0	nd
Azeite de oliva extravirgem – Cordovil Esporão®	830.77	nd	0	0	92.31	nd	nd	14.61	nd	nd	0	nd	nd	nd	nd	nd	nd	nd	nd	nd	nd	nd	nd	nd	nd	nd	nd	nd	nd	nd	nd	nd	nd	0	nd
Azeite de oliva extravirgem – Costa D'Oro®	830.77	nd	0	0	92.31	nd	nd	13.08	0	nd	0	nd	nd	nd	nd	nd	nd	nd	nd	nd	nd	nd	nd	nd	nd	nd	nd	nd	nd	nd	nd	nd	nd	0	nd
Azeite de oliva extravirgem – Cremonini®	830.77	nd	0	0	92.31	nd	nd	15.38	0	nd	0	nd	nd	nd	nd	nd	nd	nd	nd	nd	nd	nd	nd	nd	nd	nd	nd	nd	nd	nd	nd	nd	nd	0	nd
Azeite de oliva extravirgem frantoio e arbequina – Oliovita®	830.77	nd	0	0	92.31	9.23	69.23	13.08	0	nd	0	nd	nd	nd	nd	nd	nd	nd	nd	nd	nd	nd	nd	nd	nd	nd	nd	nd	nd	nd	nd	nd	nd	0	nd
Azeite de oliva extravirgem frantoio – Oliovita®	830.77	nd	0	0	92.31	9.23	69.23	13.08	0	0	0	nd	nd	nd	nd	nd	nd	nd	nd	nd	nd	nd	nd	nd	nd	nd	nd	nd	nd	nd	nd	nd	nd	0	nd
Azeite de oliva extravirgem – Gallo®	830.77	nd	0	0	92.31	nd	nd	13.07	0	nd	0	nd	nd	nd	nd	nd	nd	nd	nd	nd	nd	nd	nd	nd	nd	nd	nd	nd	nd	nd	nd	nd	nd	0	nd
Azeite de oliva extravirgem – Hacienda Guzmán®	830.77	nd	0	0	92.31	nd	nd	14.62	0	nd	0	nd	nd	nd	nd	nd	nd	nd	nd	nd	nd	nd	nd	nd	nd	nd	nd	nd	nd	nd	nd	nd	nd	0	nd

Alimento	Energia (kcal)	Umid (g)	Carb (g)	Prot (g)	G tot (g)	G poli (g)	G mono (g)	G sat (g)	G trans (g)	Col (mg)	Fib tot (g)	Fib sol (g)	Fib ins (g)	A (RE) (mcg)	D (mcg)	E (mg)	Fol (mcg)	C (mg)	B1 (mg)	B2 (mg)	B6 (mg)	B12 (mcg)	Nia (mg)	Pant (mg)	Ca (mg)	Cu (mg)	Fe (mg)	I (mcg)	Mg (mg)	Mn (mg)	K (mg)	P (mg)	Se (mcg)	Na (mg)	Zn (mg)
Azeite de oliva extravirgem – Il Grezzo®	830.77	nd	0	0	92.31	nd	nd	13.08	0	nd	0	nd	nd	nd	nd	nd	nd	nd	nd	nd	nd	nd	nd	nd	nd	nd	nd	nd	nd	nd	nd	nd	nd	0	nd
Azeite de oliva extravirgem – Taeq®	830.77	nd	nd	nd	92.31	0	0	0	nd	nd	nd	nd	nd	nd	nd	nd	nd	nd	nd	nd	nd	nd	nd	nd	nd	nd	nd	nd	nd	nd	nd	nd	nd	0	nd
Azeite de oliva extravirgem reserva da família – Borges®	830.77	nd	0	0	92.31	nd	nd	14.61	0	nd	0	nd	nd	nd	nd	nd	nd	nd	nd	nd	nd	nd	nd	nd	nd	nd	nd	nd	nd	nd	nd	nd	nd	0	nd
Azeite de oliva extravirgem – Serrata®	866.67	nd	0	nd	100	nd	nd	nd	nd	nd	0	nd	nd	nd	nd	nd	nd	nd	nd	nd	nd	nd	nd	nd	nd	nd	nd	nd	nd	nd	nd	nd	nd	0	nd
Azeite de oliva extravirgem – Toscano®	830.77	nd	0	0	92.31	nd	nd	15.38	0	nd	0	nd	nd	nd	nd	nd	nd	nd	nd	nd	nd	nd	nd	nd	nd	nd	nd	nd	nd	nd	nd	nd	nd	0	nd
Azeite de oliva extravirgem – Vila Flor®	830.77	nd	0	nd	92.31	6.15	71.54	14.61	0	0	0	nd	nd	nd	nd	nd	nd	nd	nd	nd	nd	nd	nd	nd	nd	nd	nd	nd	nd	nd	nd	nd	nd	0	nd
Azeite de oliva extravirgem – Ybarra®	830.77	nd	0	nd	92.31	11.54	66.92	14.62	0	0	0	nd	nd	nd	nd	nd	nd	nd	nd	nd	nd	nd	nd	nd	nd	nd	nd	nd	nd	nd	nd	nd	nd	0	nd
Azeite de oliva – Figueira da Foz®	830.77	nd	0	nd	92.31	nd	nd	14.61	0	nd	nd	nd	nd	nd	nd	nd	nd	nd	nd	nd	nd	nd	nd	nd	nd	nd	nd	nd	nd	nd	nd	nd	nd	0	nd
Azeite de oliva fruttato gran classe – Pietro Coricelli®	826.67	nd	0	nd	93.33	0	66.67	13.33	0	0	0	nd	nd	nd	nd	nd	nd	nd	nd	nd	nd	nd	nd	nd	0	nd	0	nd	nd	nd	nd	nd	nd	0	nd
Azeite de oliva – Gallo®	830.77	nd	0	nd	92.31	nd	nd	13.07	0	0	0	nd	nd	nd	nd	nd	nd	nd	nd	nd	nd	nd	nd	nd	nd	nd	nd	nd	nd	nd	nd	nd	nd	0	nd
Azeite de oliva – Musa®	800.00	nd	0	0	93.33	6.67	73.33	13.33	nd	0	nd	nd	nd	nd	nd	10	nd	nd	nd	nd	nd	nd	nd	nd	nd	nd	nd	nd	nd	nd	nd	nd	nd	0	nd
Azeitona azapa – La Violetera®	115.00	nd	15.0	1.0	2.0	nd	nd	nd	nd	nd	nd	nd	nd	nd	nd	nd	nd	nd	nd	nd	nd	nd	nd	nd	nd	nd	nd	nd	nd	nd	nd	nd	nd	1250.0	nd
Azeitona preta	115.00	80	6.27	0.84	10.7	0.91	7.89	1.42	0	0	3	0.14	2.86	40.3	0	2.67	0	0.9	0	0	0.01	0	0.04	0.02	88	0.25	3.31	tr	4	0.02	8	3	0.94	872	0.22
Azeitona verde	116.00	78.2	1.3	1.4	12.7	0.89	9.65	1.4	0	0	1	0.1	0.9	30	0	tr	0.87	0	0	0	0.02	0	0	0.02	61	0.34	1.6	tr	22	tr	55.1	17	1.08	2400	0.07
Azeitonas pretas – Rivolli®	225.00	nd	9.50	0	20	nd	nd	7	0	nd	3.5	nd	nd	nd	nd	nd	nd	nd	nd	nd	nd	nd	nd	nd	nd	nd	nd	nd	nd	nd	nd	nd	nd	765.00	nd
Azeitonas verdes – Rivolli®	155.00	nd	4.5	0	16.5	nd	nd	4.5	0	nd	3.5	nd	nd	nd	nd	nd	nd	nd	nd	nd	nd	nd	nd	nd	nd	nd	nd	nd	nd	nd	nd	nd	nd	1330	nd
Babaganush – Derbak®	124.41	nd	9.30	3.15	9.44	nd	nd	1.29	0	nd	3.00	nd	nd	nd	nd	nd	nd	nd	nd	nd	nd	nd	nd	nd	nd	nd	nd	nd	nd	nd	nd	nd	nd	233.09	nd
Bacalhau à ilhéu	330.35	nd	6.64	5.68	31.2	nd	nd	nd	0	40.94	1.11	nd	nd	18.52	nd	nd	nd	4.23	nd	0.21	nd	nd	nd	nd	20.6	nd	0.92	nd	nd	nd	nd	nd	nd	nd	nd
Bacalhau (cru)	136.00	47.9	0	29	1.3	0.2	0.3	0.6	nd	139	nd	nd	nd	tr	nd	nd	nd	nd	tr	0.05	nd	nd	nd	nd	157	0.09	0.9	nd	49	0.03	434	186	nd	13385	0.70
Bacalhau (refogado)	140.00	65.9	1.2	24	3.6	1.2	1.1	0.9	nd	112	0.6	nd	nd	tr	nd	nd	nd	tr	0.03	0.05	nd	nd	5.17	nd	59	0.04	0.2	nd	15	tr	50	51	nd	1256	0.60
Bacalhau seco	290.00	16.1	0	62.8	2.38	0.8	0.34	0.46	0	152	0	0	0	42.3	5.13	0.92	24.7	3.5	0.27	0.24	0.86	nd	7.5	1.68	160	0.18	2.51	tr	133	0.05	1458	950	131	7027	1.60

TABELA DE COMPOSIÇÃO DE ALIMENTOS

Alimento	Energia (kcal)	Umid (g)	Carb (g)	Prot (g)	G tot (g)	G poli (g)	G mono (g)	G sat (g)	G trans (g)	Col (mg)	Fib tot (g)	Fib sol (g)	Fib ins (g)	A (RE) (mcg)	D (mcg)	E (mg)	Fol (mcg)	C (mg)	B1 (mg)	B2 (mg)	B6 (mg)	B12 (mcg)	Nia (mg)	Pant (mg)	Ca (mg)	Cu (mg)	Fe (mg)	I (mcg)	Mg (mg)	Mn (mg)	K (mg)	P (mg)	Se (mcg)	Na (mg)	Zn (mg)
Bacalhoada	169.08	66.93	7.79	11.5	10.3	1.03	7.11	1.5	0	46.71	1.08	0.29	0.48	28.296	0.43	0.426	21.485	0.683	0.212	0.243	0.053	0.203	1.607	0.40	66.534	0.127	1.92	13.315	18.123	0.326	182.587	83.563	11.774	39.932	0.50
Bacon	889.00	0	0	0	98.59	7.56	41.9	44.79	0	100.6	0	0	0	0	0.54	7.14	0	0	0	0	0	0	0	0.00	0.66	0	0	0	0.04	0	0.12	0	0	545.2	0.04
Bacon em cubos – Perdigão®	450.00	nd	1	13	44	nd	nd	18	0	50	0	nd	nd	nd	nd	nd	nd	nd	nd	nd	nd	nd	nd	nd	30	nd	1	nd	nd	nd	nd	nd	nd	1240	nd
Bacon em cubos – Sadia®	370.00	nd	0	15	34	nd	nd	11	0	30	0	nd	nd	nd	nd	nd	nd	nd	nd	nd	nd	nd	nd	nd	nd	nd	0	nd	nd	nd	nd	nd	nd	830	nd
Baconzitos – Elma Chips®	408.00	nd	56	7.2	18	nd	nd	8.8	0	nd	7.6	nd	nd	nd	nd	nd	nd	nd	nd	nd	nd	nd	nd	nd	nd	nd	nd	nd	nd	nd	nd	nd	nd	976	nd
Bagel multigrãos – Wickbold®	292.5	nd	50	10.75	5.25	nd	1.5	1.75	0	1	3	nd	nd	nd	nd	nd	nd	nd	nd	nd	nd	nd	nd	nd	nd	nd	nd	nd	nd	nd	nd	nd	nd	405	nd
Baião de dois	138.00	68	26.2	2.9	2.1	nd	nd	nd	0	nd	0.3	nd	nd	nd	nd	nd	nd	0	0.03	0.01	nd	nd	0.4	nd	7	nd	0.5	nd	nd	nd	nd	15	nd	nd	nd
Bala de gelatina Minhoca – Fini®	325.00	nd	75	7	nd	nd	nd	nd	nd	nd	nd	nd	nd	nd	nd	nd	nd	nd	nd	nd	nd	nd	nd	nd	nd	nd	nd	nd	nd	nd	nd	nd	nd	47	nd
Banana à milanesa	184.95	63.77	23.86	1.21	10.58	5.85	2.45	1.67	0	11.81	1.7	0.56	1.14	11.889	0.037	9.568	17.224	7.486	0.037	0.096	0.479	0.027	0.447	0.26	7.332	0.128	0.378	8.056	24.183	0.133	329.637	21.782	1.725	4.377	0.17
Banana caramelada	228.77	39.79	58.87	0.55	0.26	0.05	0.02	0.1	0	0	1.08	0.35	0.73	4.271	0	0.171	10.197	4.858	0.024	0.062	0.308	0	0.288	0.14	3.668	0.076	0.194	nd	15.481	0.085	212.33	11.605	0.673	0.998	0.10
Banana (casca)	88.00	16.31	2.19	1.1	0.35	nd	nd	nd	nd	nd	1.29	nd	nd	0.008	nd	nd	nd	10.14	nd	nd	0.93	nd	nd	nd	nd	nd	nd	nd	15.9	nd	nd	nd	nd	nd	nd
Banana-da-terra	128.00	63.9	33.7	1.4	0.2	nd	nd	nd	nd	0	1.5	nd	nd	0	0	nd	nd	15.7	0.03	0.02	0.14	nd	nd	nd	nd	0.05	0.3	nd	24	0.16	328	26	nd	tr	0.20
Banana frita	225.53	61.77	19.4	0.86	17.28	9.85	3.97	2.58	0	0	1.68	0.54	1.14	6.631	0	16.085	15.833	7.543	0.038	0.084	0.479	0	0.448	0.22	4.98	0.155	0.261	nd	24.46	0.128	328.279	16.622	0.828	0.828	0.13
Banana-maçã	87.00	75.2	22.3	1.8	0.1	nd	nd	nd	nd	nd	2.6	nd	nd	0	nd	nd	nd	10.5	tr	tr	0.14	nd	nd	nd	3	0.11	0.2	nd	24	0.6	264	29	nd	tr	0.10
Banana-nanica	92.00	74.3	23.4	1.04	0.48	0.09	0.04	0.19	0	0	2.03	0.65	1.38	8	0	0.32	19.1	9.1	0.05	0.1	0.58	0	0.54	0.26	6	0.1	0.31	8	29	0.15	396	20	1	1	0.16
Banana-ouro	112.00	68.2	29.3	1.5	0.2	nd	nd	nd	nd	0	2	nd	nd	0	nd	nd	nd	7.6	tr	tr	0.14	nd	nd	nd	3	0.08	0.3	nd	28	0.09	355	22	nd	tr	0.30
Banana-pacovã	78.00	77.7	20.3	1.2	0.1	nd	nd	nd	0	nd	nd	nd	nd	nd	nd	nd	nd	nd	nd	nd	nd	nd	nd	nd	5.00	0.06	0.40	nd	30	0.41	267.000	20	nd	1	0.10
Banana passa – Banana Brasil®	346.00	nd	88	3.8	1.8	nd	nd	0.6	0	nd	10	nd	nd	nd	nd	nd	nd	nd	nd	nd	nd	nd	nd	nd	nd	nd	nd	nd	nd	nd	1492	nd	nd	0	nd
Banana-prata	98.00	71.9	26	1.3	0.1	nd	nd	nd	nd	0	2	nd	nd	0	nd	nd	nd	nd	tr	0.02	0.1	nd	nd	nd	8	0.05	0.4	nd	26	0.42	358	22	nd	tr	0.10
Banana split (banana, sorvete, calda, chantili, castanha-de-caju)	264.04	45.46	34.82	3.87	13.83	1.55	5.67	5.87	0	25.47	1.18	0.34	0.46	79.648	0.192	1.327	16.538	5.216	0.053	0.151	0.169	0.146	0.382	0.46	63.346	0.35	1.155	27.541	49.605	0.192	251.504	122.008	4.598	73.35	1.04

Alimento	Energia (kcal)	Umid / Carb (g)	Prot / G tot (g)	G poli / G mono (g)	G sat / G trans (g)	Col (mg) / Fib tot (g)	Fib sol / Fib ins (g)	A (RE) / D (mcg)	E (mg) / Fol (mcg)	C / B1 (mg)	B2 / B6 (mg)	B12 (mcg) / Nia (mg)	Pant (mg)	Ca / Cu (mg)	Fe (mg) / I (mcg)	Mg / Mn (mg)	K / P (mg)	Se (mcg) / Na (mg)	Zn (mg)
Bananada cremosa sem glúten, zero adição de açúcares – Flormel®	254.55	nd	5.91	nd	tr	nd	nd	nd	nd	nd	nd	nd	nd	nd	nd	nd	nd	nd	nd
		56.36	tr	nd	tr	11.36	nd	nd	nd	nd	nd	nd		nd	nd	nd	nd	28.64	
Banha de porco	902.00	0	0	13.55	39.56	95	0	0	1.34	0	0	0	0.00	0.07	0	0.02	0.02	0.2	0.11
		0	99.93	42.42	0	0	0	70	0	0	0	0		0.03	tr	0	0	0.01	
Barra de banana, fibras e linhaça dourada light Supino – Banana Brasil®	304.17	nd	5	nd	2.5	nd	nd	nd	nd	nd	nd	nd	nd	nd	nd	nd	766.67	nd	nd
		62.5	5	nd	0	13.33	nd	nd	nd	nd	nd	nd		nd	nd	nd	nd	0	
Barra de banana passa coberta com chocolate branco, Supino – Banana Brasil®	366.96	nd	4.59	nd	5.84	nd	nd	nd	nd	nd	nd	nd	nd	nd	nd	nd	879.87	nd	nd
		70.89	6.26	nd	0	6.67	nd	nd	nd	nd	nd	nd		nd	nd	nd	nd	0	
Barra de banana passa coberta com chocolate branco, Zero, Supino – Banana Brasil®	346.11	nd	4.17	nd	5.42	nd	nd	nd	nd	nd	nd	nd	nd	nd	nd	nd	879.87	nd	nd
		70.89	5.84	nd	0	7.51	nd	nd	nd	nd	nd	nd		nd	nd	nd	nd	0	
Barra de banana passa coberta com chocolate preto, Supino – Banana Brasil®	358.62	nd	4.59	nd	5.84	nd	nd	nd	nd	nd	nd	nd	nd	nd	nd	nd	879.87	nd	nd
		70.89	6.26	nd	0	7.51	nd	nd	nd	nd	nd	nd		nd	nd	nd	nd	0	
Barra de banana passa com ameixa light – Banana Brasil®	337.77	nd	4.17	nd	5.42	nd	nd	nd	nd	nd	nd	nd	nd	nd	nd	nd	600.48	nd	nd
		70.89	6.26	nd	0	7.51	nd	nd	nd	nd	nd	nd		nd	nd	nd	nd	0	
Barra de banana passa com ameixa light – Villefrut®	267.86	nd	4.29	nd	2.86	nd	nd	nd	nd	nd	nd	nd	nd	nd	nd	nd	nd	nd	nd
		50	5	nd	0	16.07	nd	nd	nd	nd	nd	nd		nd	nd	nd	nd	450	
Barra de banana passa com cereja light – Villefrut®	285.71	nd	3.93	nd	3.21	nd	nd	nd	nd	nd	nd	nd	nd	nd	nd	nd	nd	nd	nd
		60.71	5.71	nd	0	11.43	nd	nd	nd	nd	nd	nd		nd	nd	nd	nd	435.714	
Barra de banana passa com coco light – Villefrut®	285.71	nd	5	nd	3.93	nd	nd	nd	nd	nd	nd	nd	nd	nd	nd	nd	nd	nd	nd
		53.57	6.07	nd	0	12.5	nd	nd	nd	nd	nd	nd		nd	nd	nd	nd	421.429	
Barra de banana passa com damasco light – Villefrut®	271.43	nd	4.29	nd	2.86	nd	nd	nd	nd	nd	nd	nd	nd	nd	nd	nd	nd	nd	nd
		57.14	4.64	nd	0	11.07	nd	nd	nd	nd	nd	nd		nd	nd	nd	nd	496.429	
Barra de banana passa com nozes light – Villefrut®	289.29	nd	5	nd	2.86	nd	nd	nd	nd	nd	nd	nd	nd	nd	nd	nd	nd	nd	nd
		57.14	8.57	nd	0	8.93	nd	nd	nd	nd	nd	nd		nd	nd	nd	nd	389.286	
Barra de banana passa light – Villefrut®	285.71	nd	4.29	nd	2.14	nd	nd	nd	nd	nd	nd	nd	nd	nd	nd	nd	nd	nd	nd
		57.14	3.93	nd	0	13.21	nd	nd	nd	nd	nd	nd		nd	nd	nd	nd	400	
Barra de cereais aveia, banana e mel Nutry – Nutrimental®	359.09	nd	4.54	nd	1.36	nd	nd	nd	nd	nd	nd	nd	nd	nd	nd	nd	nd	nd	nd
		77.27	2.27	nd	0	0	nd	nd	nd	nd	nd	nd		nd	nd	nd	nd	186.36	
Barra de cereais chocolate Nutry – Nutrimental®	395.45	nd	4.54	nd	6.82	nd	nd	nd	nd	nd	nd	nd	nd	nd	nd	nd	nd	nd	nd
		77.27	8.18	nd	0	2.73	nd	nd	nd	nd	nd	nd		nd	nd	nd	nd	154.54	
Barra de cereais de castanha-de-caju com cobertura sabor chocolate Nutry – Nutrimental®	413.63	nd	5.91	nd	7.27	nd	nd	nd	nd	nd	nd	nd	nd	nd	nd	nd	nd	nd	nd
		72.73	11.82	nd	0	4.54	nd	nd	nd	nd	nd	nd		nd	nd	nd	nd	77.27	
Barra de cereais frutas vermelhas com biscoito de chocolate Nutry – Nutrimental®	377.27	nd	5.91	nd	1.82	nd	nd	nd	nd	nd	nd	nd	nd	nd	nd	nd	nd	nd	nd
		77.27	4.54	nd	0	0	nd	nd	nd	nd	nd	nd		nd	nd	nd	nd	109.09	
												nd		nd	nd	nd	nd	nd	
														nd					

Alimento	Energia (kcal)	Umid / Carb (g)	Prot (g) / G tot (g)	G poli (g) / G mono (g)	G sat (g) / G trans (g)	Col (mg) / Fib tot (g)	Fib sol (g) / Fib ins (g)	A (RE) / D (mcg)	E (mg) / Fol (mcg)	C (mg) / B1 (mg)	B2 (mg) / B6 (mg)	B12 (mcg) / Nia (mg)	Pant (mg)	Ca (mg) / Cu (mg)	Fe (mg) / I (mcg)	Mg (mg) / Mn (mg)	K (mg) / P (mg)	Se (mcg) / Na (mg)	Zn (mg)
Barra de cereais morango com chocolate Nutry – Nutrimental®	386.36	nd	nd	nd	5.91	nd	nd	nd	nd	nd	nd	nd	nd		nd	nd	nd	195.45	
		nd	6.82	nd	0	2.73	nd	nd	nd	nd	nd	nd			nd	nd	nd		
Barra de cereal ameixa passa e linhaça – Mandara®	344.00	nd	8.8	nd	0.8	0	nd	nd	nd	nd	nd	nd	nd	64	3.2	nd	nd	nd	nd
		68	8	nd	0	8.4	nd	nd	nd	nd	nd	nd		nd	nd	nd	nd	92	
Barra de cereal avelã com cobertura sabor chocolate – Nutry®	395.45	nd	4.54	nd	6.36	nd	nd	nd	nd	nd	nd	nd	nd	nd	nd	nd	nd	nd	
		77.27	7.73	nd	0	3.18	nd	nd	nd	nd	nd	nd		nd	nd	nd	nd	204.54	
Barra de cereal banana, aveia e mel light – Taeq®	322.72	nd	5.45	1.36	0	0	nd	nd	nd	nd	nd	nd	nd	nd	nd	nd	nd	nd	
		63.64	6.36	5	0	5	nd	nd	nd	nd	nd	nd		nd	nd	nd	nd	154.54	
Barra de cereal banana, aveia e mel light – Trio®	345.00	nd	4.5	0.5	1	0	nd	nd	7.5	33	nd	nd	nd	nd	nd	nd	nd	nd	
		75	3	1.5	0	3	nd	nd	nd	nd	nd	nd		nd	nd	nd	nd	270	
Barra de cereal banana e chocolate – Quaker®	436.36	nd	5.91	nd	8.63	nd	nd	nd	nd	nd	nd	nd	nd	nd	nd	nd	nd	nd	
		72.73	14.54	nd	0	2.27	nd	nd	nd	nd	nd	nd		nd	nd	nd	nd	122.73	
Barra de cereal brigadeiro – Trio®	390.00	nd	4.5	0.5	6	0	nd	nd	7.5	33	nd	nd	nd	nd	nd	nd	nd	nd	
		70	7.5	1	0	0	nd	nd	nd	nd	nd	nd		nd	nd	nd	nd	160	
Barra de cereal canela com gengibre Soyos – Woman Care®	360.00	nd	11.6	nd	2	0	nd	120	nd	18	nd	nd	nd	400	5.6	128	380	13.6	nd
		60	8.4	nd	0	9.2	nd	nd	nd	0.24	nd	nd		280	nd	0.48	nd	176.4	
Barra de cereal castanha com chocolate Soyos – Woman Care®	409.09	nd	11.52	nd	6.82	0	nd	136.36	nd	20.455	nd	nd	nd	454.55	6.36	136.36	372.73	15.45	nd
		54.55	16.36	nd	0	9.090	nd	nd	nd	0.273	nd	nd		318.18	nd	0.55	nd	177.27	
Barra de cereal castanha e chocolate – Quaker®	445.45	nd	6.36	nd	9.09	nd	nd	nd	nd	nd	nd	nd	nd	nd	nd	nd	nd	nd	nd
		68.18	15.45	nd	0	2.27	nd	nd	nd	nd	nd	nd		nd	nd	nd	nd	118.18	
Barra de cereal castanha e chocolate light – Taeq®	327.27	nd	5	1.82	0	0	nd	nd	nd	nd	nd	nd	nd	nd	nd	nd	nd	nd	nd
		68.18	8.63	6.82	0	5	nd	nd	nd	nd	nd	nd		nd	nd	nd	nd	150	
Barra de cereal chocolate com cookies – Hershey's®	450.00	nd	3.64	nd	14.09	nd	nd	nd	nd	nd	nd	nd	nd	nd	nd	nd	nd	nd	
		63.63	19.54	nd	0	5.45	nd	nd	nd	nd	nd	nd		nd	nd	nd	nd	104.54	
Barra de cereal chocolate com soja sabor marzipan Soyos – Woman Care®	392.00	nd	13.2	nd	8.4	0	nd	120	nd	18	nd	nd	nd	400	6.8	140	576	13.6	nd
		48	15.6	nd	0	6.4	nd	nd	nd	0.24	nd	nd		400	nd	0.72	180	15.2	
Barra de cereal coco com chocolate light – Trio®	375.00	nd	4	0.5	8	0	nd	nd	7.5	33	nd	nd	nd	nd	nd	nd	nd	nd	nd
		70	10	1	0	0	nd	nd	nd	nd	nd	nd		nd	nd	nd	nd	30	
Barra de cereal coco com cobertura sabor chocolate Nutry – Nutrimental®	409.09	nd	4.54	nd	7.73	nd	nd	nd	nd	nd	nd	nd	nd	nd	nd	nd	nd	nd	
		72.73	10.45	nd	0	2.27	nd	nd	nd	nd	nd	nd		nd	nd	nd	nd	118.18	
Barra de cereal coco e cookies crocantes light – Hersheys®	372.73	nd	3.64	nd	10.91	nd	nd	nd	nd	nd	nd	nd	nd	nd	nd	nd	nd	nd	
		54.54	14.09	nd	0	16.82	nd	nd	nd	nd	nd	nd		nd	nd	nd	nd	113.64	
Barra de cereal cookies com creme – Hershey's®	450.00	nd	2.73	nd	14.09	nd	nd	nd	nd	nd	nd	nd	nd	nd	nd	nd	nd	nd	
		63.64	19.54	nd	0	3.18	nd	nd	nd	nd	nd	nd		nd	nd	nd	nd	140.91	
Barra de cereal laranja com chocolate light – Taeq®	322.73	nd	4.09	1.82	0	0	nd	nd	nd	nd	nd	nd	nd	nd	nd	nd	nd	nd	nd
		72.73	8.18	6.36	0	4.54	nd	nd	nd	nd	nd	nd		nd	nd	nd	nd	159.09	

Alimento	Energia (kcal)	Umid (g)	Carb (g)	Prot (g)	G tot (g)	G poli (g)	G mono (g)	G sat (g)	G trans (g)	Col (mg)	Fib tot (g)	Fib sol (g)	Fib ins (g)	A (RE) (mcg)	D (mcg)	E (mg)	Fol (mcg)	C (mg)	B1 (mg)	B2 (mg)	B6 (mg)	B12 (mcg)	Nia (mg)	Pant (mg)	Ca (mg)	Cu (mg)	Fe (mg)	I (mcg)	Mg (mg)	Mn (mg)	K (mg)	P (mg)	Se (mcg)	Na (mg)	Zn (mg)
Barra de cereal maçã, canela e uva passa light – Taeq®	322.73	nd	68.18	5	5.45	1.36	4.54	0	0	0	4.54	nd	nd	nd	nd	nd	nd	nd	nd	nd	nd	nd	nd	nd	nd	nd	nd	nd	nd	nd	nd	nd	nd	150	nd
Barra de cereal morango com chocolate e soja Soyos – Woman Care®	368.00	nd	60	13.2	9.6	nd	nd	5.6	0	0	6	2.8	3.2	480	nd	nd	nd	18	0.24	nd	nd	nd	nd	nd	400	280	5.6	nd	128	0.48	380	nd	13.6	176.4	nd
Barra de cereal morango e chocolate light – Taeq®	327.27	nd	63.63	4.54	7.27	1.36	5.91	0	0	0	4.09	nd	nd	nd	nd	nd	nd	nd	nd	nd	nd	nd	nd	nd	nd	nd	nd	nd	nd	nd	nd	nd	nd	159.09	nd
Barra de cereal morango light – Taeq®	318.18	nd	68.18	0	6.36	2.27	2.27	0	0	0	5	nd	nd	nd	nd	nd	nd	nd	nd	nd	nd	nd	nd	nd	nd	nd	nd	nd	nd	nd	nd	nd	nd	140.91	nd
Barra de cereal mousse de chocolate light – Trio®	345.00	nd	60	6	8.5	0.5	1	7	0	0	2.5	nd	nd	nd	nd	nd	nd	nd	nd	nd	nd	nd	nd	nd	nd	nd	nd	nd	nd	nd	nd	nd	nd	155	nd
Barra de cereal orgânica – Quinua Real®	356.00	nd	60	9.6	8.8	nd	nd	3.2	0	nd	12.8	nd	nd	nd	nd	nd	nd	nd	nd	nd	nd	nd	nd	nd	nd	nd	nd	nd	nd	nd	nd	nd	nd	52	nd
Barra de cereal pêssego e damasco light – Taeq®	309.09	nd	63.63	5	5	0.91	4.09	0	0	0	5	nd	nd	nd	nd	nd	nd	nd	nd	nd	nd	nd	nd	nd	nd	nd	nd	nd	nd	nd	nd	nd	nd	131.82	nd
Barra de cereal torta de limão – Quaker®	431.82	nd	68.18	6.82	14.09	nd	nd	7.73	0	nd	0	nd	nd	nd	nd	nd	nd	nd	nd	nd	nd	nd	nd	nd	nd	nd	nd	nd	nd	nd	nd	nd	nd	109.09	nd
Barra de cereal torta de morango – Quaker®	431.82	nd	68.18	6.82	14.09	nd	nd	7.73	0	nd	0	nd	nd	nd	nd	nd	nd	nd	nd	nd	nd	nd	nd	nd	nd	nd	nd	nd	nd	nd	nd	nd	nd	109.09	nd
Barra de fruta com castanha, damasco e açaí – Ebar Natural®	340.00	nd	48.8	4.8	14	nd	nd	2.8	0	0	6	nd	nd	nd	nd	nd	nd	nd	nd	nd	nd	nd	nd	nd	nd	nd	nd	nd	nd	nd	nd	nd	nd	6.4	nd
Barra de fruta orgânica açaí – Ebar biO₂®	360.00	nd	72	4	8	nd	nd	2	0	0	12	nd	nd	nd	nd	nd	nd	nd	nd	nd	nd	nd	nd	nd	nd	nd	nd	nd	nd	nd	nd	nd	nd	300	nd
Barra de fruta orgânica açaí – Ebar Organic®	296.00	nd	64	2.8	3.2	nd	nd	0.8	0	0	4	nd	nd	0	nd	nd	nd	nd	nd	nd	nd	nd	nd	nd	nd	nd	nd	nd	nd	nd	nd	nd	nd	3.2	nd
Barra de fruta orgânica acerola – Ebar Organic®	304.00	nd	68.4	2.8	2.4	nd	nd	0.8	0	0	4.8	nd	nd	1	nd	nd	nd	nd	nd	nd	nd	nd	nd	nd	nd	nd	nd	nd	nd	nd	nd	nd	nd	4.8	nd
Barra de fruta orgânica acerola e banana – Ebar biO₂®	334.78	nd	65.22	4.35	6.52	nd	nd	1.74	0	0	6.08	nd	nd	0	nd	nd	nd	0	nd	nd	nd	nd	nd	nd	0	nd	0	nd	nd	nd	nd	nd	nd	0	nd
Barra de fruta orgânica banana – Power®	281.48	nd	66.67	3.70	nd	nd	nd	nd	nd	nd	2.59	nd	nd	nd	nd	nd	nd	nd	nd	nd	nd	nd	nd	nd	28.15	nd	1.85	nd	nd	nd	1118.52	nd	nd	nd	nd
Barra de fruta orgânica banana, abacaxi e maçã – Ebar Organic®	300.00	nd	66.8	3.2	2.4	nd	nd	0.4	0	0	6	nd	nd	3	nd	nd	nd	nd	nd	nd	nd	nd	nd	nd	nd	nd	nd	nd	nd	nd	nd	nd	nd	18.4	nd
Barra de fruta orgânica cupuaçu – Ebar biO₂®	360.00	nd	76	4	8	nd	nd	2	0	0	8	nd	nd	nd	nd	nd	nd	nd	nd	nd	nd	nd	nd	nd	nd	nd	nd	nd	nd	nd	nd	nd	nd	280	nd
Barra de fruta orgânica cupuaçu – Ebar Organic®	312.00	nd	69.6	3.2	2.4	nd	nd	0.8	0	0	4	nd	nd	5	nd	nd	nd	nd	nd	nd	nd	nd	nd	nd	nd	nd	nd	nd	nd	nd	nd	nd	nd	nd	nd
Barra de fruta orgânica goiaba – Ebar biO₂®	320.00	nd	76	4	6	nd	nd	2	0	0	12	nd	nd	nd	nd	nd	nd	nd	nd	nd	nd	nd	nd	nd	nd	nd	nd	nd	nd	nd	nd	nd	nd	260	nd
Barra de fruta orgânica goiaba – Ebar Organic®	320.00	nd	76	4	6	nd	nd	2	0	0	12	nd	nd	7	nd	nd	nd	nd	nd	nd	nd	nd	nd	nd	nd	nd	nd	nd	nd	nd	nd	nd	nd	260	nd

TABELA DE COMPOSIÇÃO DE ALIMENTOS

Alimento	Energia (kcal)	Umid (g)	Carb (g)	Prot (g)	G tot (g)	G poli (g)	G mono (g)	G sat (g)	G trans (g)	Col (mg)	Fib tot (g)	Fib sol (g)	Fib ins (g)	A (RE) (mcg)	D (mcg)	E (mg)	Fol (mcg)	C (mg)	B1 (mg)	B2 (mg)	B6 (mg)	B12 (mcg)	Nia (mg)	Pant (mg)	Ca (mg)	Cu (mg)	Fe (mg)	I (mcg)	Mg (mg)	Mn (mg)	K (mg)	P (mg)	Se (mcg)	Na (mg)	Zn (mg)
Barra de granola crocante com aveia e mel – Nature Valley®	442.86	nd	61.90	8.09	16.19	2.86	10.95	1.90	0	0	6.19	1.90	4.28	nd	nd	nd	nd	nd	nd	nd	nd	nd	nd	nd	nd	nd	nd	nd	nd	nd	nd	nd	nd	338.09	nd
Barra de granola crocante com banana e amêndoas – Nature Valley®	442.86	nd	61.90	8.57	19.05	3.33	12.86	2.38	0	0	6.19	1.43	4.76	nd	nd	nd	nd	nd	nd	nd	nd	nd	nd	nd	nd	nd	nd	nd	nd	nd	nd	nd	nd	280.95	nd
Barra Nuts com sementes – Nutry®	502.83	nd	30.30	15.65	36.63	10.99	18.98	5.00	0	0	10.32	nd	nd	nd	nd	nd	nd	nd	nd	nd	nd	nd	nd	nd	nd	nd	nd	nd	nd	nd	nd	nd	nd	106.56	nd
Barra Nuts sabor damasco – Nutry®	446.22	nd	46.62	12.32	22.98	6.33	13.32	3.33	0	0	8.66	nd	nd	nd	nd	nd	nd	nd	nd	nd	nd	nd	nd	nd	nd	nd	nd	nd	nd	nd	nd	nd	nd	119.88	nd
Barra Nuts sabor morango – Nutry®	446.22	nd	46.62	12.32	22.64	6.66	11.66	4.33	0	0	8.33	nd	nd	nd	nd	nd	nd	nd	nd	nd	nd	nd	nd	nd	nd	nd	nd	nd	nd	nd	nd	nd	nd	136.53	nd
Barra Nuts sabor original – Nutry®	479.52	nd	33.30	17.32	30.64	8.99	14.99	6.66	0	0	9.32	nd	nd	nd	nd	nd	nd	nd	nd	nd	nd	nd	nd	nd	nd	nd	nd	nd	nd	nd	nd	nd	nd	63.27	nd
Barreado	280.50	nd	2.89	37.06	12.63	nd	nd	nd	0	72.7	0.47	nd	nd	nd	nd	3.61	11.44	2.93	0.19	0.33	0.61	4.22	9.1	0.99	34.6	0.2	3.67	nd	35.66	nd	739.79	295.43	2.1	nd	6.71
Batata (cozida)	87.00	77	20.1	1.88	0.1	0.04	0	0.03	0	0	1.8	0.4	1.4	0	0	0.06	10	13	0.11	0.02	0.3	0	1.44	0.52	5	0.19	0.31	3	22	0.14	379	44	0.8	4	0.30
Batata (crua)	79.00	79	18	2.08	0.1	0.04	0	0.03	0	0	1.6	0.38	1.22	0	0	0.07	12.8	19.7	0.09	0.04	0.26	0	1.48	0.38	7	0.26	0.76	tr	21	0.26	543	46	0.3	6	0.39
Batata assada com cream cheese e bacon	232.53	62.7	15.55	2.73	18.05	1.03	6.36	9.81	0	36.85	1.05	0.25	0.8	106.805	0.134	0.73	8.774	8.94	0.076	0.049	0.218	0.079	0.998	0.43	18.45	0.154	0.46	2.095	18.677	0.113	294.928	54.003	1.196	136.227	0.30
Batata chips	126.68	74.36	16.9	1.95	6.04	3.48	1.39	0.88	0	0	1.5	0.36	1.15	0	0	5.632	12.015	18.492	0.084	0.038	0.244	0	1.389	0.36	6.571	0.263	0.713	tr	19.712	0.244	509.696	43.197	0.282	5.632	0.37
Batata-doce (cozida)	105.00	72.8	24.3	1.66	0.3	0.13	0.01	0.08	0	0	2.3	1.1	1.2	1705	0	3.5	11.1	17.1	0.05	0.14	0.24	0	0.64	0.53	21	0.16	0.56	2	10	0.34	184	27	0.7	13	0.27
Batata-doce (frita)	224.49	nd	16.63	1.3	17.4	nd	nd	nd	0	0	2.48	nd	nd	0	0	nd	nd	0.07	nd	nd	nd	nd	nd	nd	24.8	nd	0.51	nd	nd	nd	nd	nd	nd	nd	nd
Batata-doce branca (casca)	88.00	8.24	0.48	1.31	0.12	nd	nd	nd	nd	nd	1.39	nd	nd	0.39	nd	nd	nd	nd	40	nd	nd	nd	nd	nd	nd	nd	0.06	nd	nd	0.96	0.0009	nd	0.0024	nd	nd
Batata-doce palha, vegana – Fhom®	552.00	28.24	68.00	4.00	29.20	nd	nd	14.00	0	nd	3.60	0.36	1.15	0	0	nd	nd	nd	nd	nd	nd	nd	nd	nd	nd	nd	nd	nd	nd	nd	nd	nd	nd	352.00	nd
Batata-doce roxa (casca)	66.00	28.24	3.3	3.04	0.32	0.13	0.01	0.08	0	nd	1.46	nd	nd	1.805	nd	nd	nd	nd	3.4	nd	nd	nd	nd	nd	nd	nd	0.69	nd	nd	6.09	0.1	nd	0.01	nd	nd
Batata frita	139.01	72.32	18.61	1.6	6.77	3.9	1.56	0.98	0	0	1.21	0.47	0.74	0	0	6.306	8.284	6.886	0.09	0.016	0.25	0	1.218	0.47	7.449	0.181	0.292	nd	18.61	0.133	305.208	37.236	0.744	4.653	0.25
Batata frita – Fritex®	550.00	nd	45	5	45	nd	nd	7.5	0	tr	nd	nd	nd	nd	nd	nd	nd	33.75	0.2	0.15	nd	nd	nd	nd	30	nd	1.5	nd	nd	nd	nd	160	nd	600	nd
Batata frita – McDonald's®	282.35	nd	34.31	4.02	14.70	nd	nd	4.51	0	0	4.12	nd	nd	nd	nd	nd	nd	nd	nd	0.15	nd	nd	nd	nd	10.78	nd	0.80	nd	nd	nd	nd	nd	nd	302.94	nd
Batata frita Crocantex – Fritex®	518.80	nd	nd	6.5	nd	nd	nd	nd	0	nd	nd	nd	nd	nd	nd	nd	nd	33.75	0.2	0.15	nd	nd	nd	nd	17.5	nd	3.25	nd	nd	nd	nd	160	nd	nd	nd
Batata frita de creme de cebola – Pringles®	550.00	nd	45	5	35	26.78	nd	15	0	0	3.57	nd	nd	nd	nd	nd	nd	nd	nd	nd	nd	nd	nd	nd	0	nd	1.2	nd	nd	nd	0	nd	nd	600	nd

Alimento	Energia (kcal)	Umid (g)	Carb (g)	Prot (g)	G tot (g)	G poli (g)	G mono (g)	G sat (g)	G trans (g)	Col (mg)	Fib tot (g)	Fib sol (g)	Fib ins (g)	A (RE) (mcg)	D (mcg)	E (mg)	Fol (mcg)	C (mg)	B1 (mg)	B2 (mg)	B6 (mg)	B12 (mcg)	Nia (mg)	Pant (mg)	Ca (mg)	Cu (mg)	Fe (mg)	I (mcg)	Mg (mg)	Mn (mg)	K (mg)	P (mg)	Se (mcg)	Na (mg)	Zn (mg)
Batata frita de queijo – Pringles®	496.00	nd	52	5.2	30	nd	nd	5.6	0	nd	8.8	nd	nd	nd	nd	nd	nd	nd	nd	nd	nd	nd	nd	nd	nd	nd	nd	nd	nd	nd	nd	nd	nd	516	nd
Batata frita original – Pringles®	550.00	nd	45	5	40	30.36	nd	15	0	0	5	nd	nd	nd	nd	nd	nd	nd	nd	nd	nd	nd	nd	nd	0	nd	1.3	nd	nd	nd	nd	nd	nd	550	nd
Batata noisette congelada – McCain®	190.59	nd	25.88	2.94	8.35	nd	nd	0.82	0	nd	2.70	nd	nd	nd	nd	nd	nd	nd	nd	nd	nd	nd	nd	nd	nd	nd	nd	nd	nd	nd	nd	nd	nd	420	nd
Batata palha	181.38	68.24	17.56	1.51	12.06	6.97	2.79	1.75	0	0	1.14	0.44	0.7	0	0	11.273	7.816	6.498	0.087	0.018	0.237	0	1.15	0.45	7.03	0.193	0.275	nd	17.564	0.125	288.014	35.154	0.702	17.25	0.24
Batata palha – Carrefour®	550.00	nd	45	5	45	nd	nd	7.5	0	0	tr	nd	nd	nd	nd	nd	nd	nd	nd	nd	nd	nd	nd	nd	nd	nd	1.5	nd	nd	nd	nd	nd	nd	600	nd
Batata palha – Fritex®	560.00	nd	43.6	5.4	44.3	nd	nd	8.8	0	0	3.2	nd	nd	nd	nd	nd	nd	nd	nd	nd	nd	nd	nd	nd	24	nd	1.5	nd	nd	nd	nd	nd	nd	594	nd
Batata palha – Yoki®	560.00	nd	44	6	40	nd	nd	18.8	0	0	2.8	nd	nd	nd	nd	nd	nd	nd	nd	nd	nd	nd	nd	nd	nd	nd	nd	nd	nd	nd	nd	nd	nd	220	nd
Batata palha extrafina – Yoki®	576.00	nd	44	6	40	nd	nd	20	0	0	2.8	nd	nd	nd	nd	nd	nd	nd	nd	nd	nd	nd	nd	nd	nd	nd	nd	nd	nd	nd	nd	nd	nd	396	nd
Batata palha zero adição de sal – Elma Chips®	592.00	nd	40.00	5.20	44.00	nd	nd	18.00	0	nd	3.60	nd	nd	nd	nd	nd	nd	nd	nd	nd	nd	nd	nd	nd	nd	nd	nd	nd	nd	nd	nd	nd	nd	22.80	nd
Batata palito congelada – McCain®	134.12	nd	21.17	4	3.65	nd	nd	0.35	0	0	4.12	nd	nd	nd	nd	nd	nd	nd	nd	nd	nd	nd	nd	nd	nd	nd	nd	nd	nd	nd	nd	nd	nd	80	nd
Batata palito para forno congelada – McCain®	134.12	nd	21.17	4	3.65	nd	nd	0.35	0	0	4.12	nd	nd	nd	nd	nd	nd	nd	nd	nd	nd	nd	nd	nd	nd	nd	nd	nd	nd	nd	nd	nd	nd	80	nd
Batata palito pré-frita congelada – CAC®	380.00	nd	45	6	19	nd	nd	4	nd	0	6	nd	nd	nd	nd	nd	nd	nd	nd	nd	nd	nd	nd	nd	27	nd	3	nd	nd	nd	nd	nd	nd	0	nd
Batata palito tradicional congelada – Bem Brasil®	117.65	nd	18.82	2.47	3.88	1.41	0.70	1.29	0	0	2.70	nd	nd	nd	nd	nd	nd	nd	nd	nd	nd	nd	nd	nd	nd	nd	nd	nd	nd	nd	nd	nd	nd	80	nd
Batata sauté	114.55	74.03	18.85	1.65	3.87	1.22	1.73	0.74	0	0	1.23	0.47	0.76	46.731	0	2.265	8.413	6.971	0.088	0.02	0.255	0	1.235	0.48	8.579	0.157	0.294	nd	18.914	0.137	309.976	38.279	0.784	369.629	0.26
Batata smiles congelada – McCain®	198.82	nd	30.59	2.82	7.29	nd	nd	0.70	0	nd	2.82	nd	nd	nd	nd	nd	nd	nd	nd	nd	nd	nd	nd	nd	nd	nd	nd	nd	nd	nd	nd	nd	nd	524.70	nd
Bebida à base de soja pêssego – All day®	45.00	nd	11	0.6	0	nd	nd	nd	0	nd	nd	nd	nd	nd	nd	nd	nd	nd	nd	nd	nd	nd	nd	nd	nd	nd	nd	nd	nd	nd	nd	nd	nd	0	nd
Bebida à base de soja sabor abacaxi – Ades®	24.00	nd	4.40	0.60	0.35	0.20	0.05	0	0	0	0.35	nd	nd	nd	nd	nd	nd	3.4	nd	0.10	0.10	0.18	nd	nd	nd	nd	1.05	nd	nd	nd	nd	nd	nd	9.5	0.55
Bebida à base de soja sabor laranja – Ades®	24.00	nd	4.45	0.60	0.35	0.2	0.05	0	0	0	0.35	nd	nd	nd	nd	nd	nd	3.4	nd	nd	0.10	0.18	nd	nd	nd	nd	1.05	nd	nd	nd	nd	nd	nd	9.5	0.55
Bebida à base de soja sabor maçã – Ades®	23.50	nd	4.25	0.6	0.35	0.2	0.05	0	0	0	0.35	nd	nd	nd	nd	nd	nd	3.4	nd	nd	0.10	0.18	nd	nd	nd	nd	1.05	nd	nd	nd	nd	nd	nd	9.5	0.55
Bebida à base de soja sabor morango – Ades®	24.50	nd	4.3	0.65	0.35	0.2	0.05	0	0	0	0.35	nd	nd	nd	nd	nd	nd	3.4	nd	nd	0.10	0.18	nd	nd	nd	nd	1.05	nd	nd	nd	nd	nd	nd	9.5	0.55
Bebida à base de soja sabor pêssego – Ades®	24.50	nd	4.45	0.60	0.35	0.2	0.05	0	0	0	0.35	nd	nd	nd	nd	nd	nd	3.4	nd	nd	0.10	0.18	nd	nd	nd	nd	1.05	nd	nd	nd	nd	nd	nd	9.5	0.55

TABELA DE COMPOSIÇÃO DE ALIMENTOS

B

Alimento	Energia (kcal)	Umid (g)	Carb (g)	Prot (g)	G tot (g)	G poli (g)	G mono (g)	G sat (g)	G trans (g)	Col (mg)	Fib tot (g)	Fib sol (g)	Fib ins (g)	A (RE) (mcg)	D (mcg)	E (mg)	Fol (mcg)	C (mg)	B1 (mg)	B2 (mg)	B6 (mg)	B12 (mcg)	Nia (mg)	Pant (mg)	Ca (mg)	Cu (mg)	Fe (mg)	I (mcg)	Mg (mg)	Mn (mg)	K (mg)	P (mg)	Se (mcg)	Na (mg)	Zn (mg)
Bebida à base de soja sabor uva – Ades®	23.50	nd	4.3	0.6	0.35	0.2	0.1	0	0	0	0.35	nd	nd	nd	nd	nd	nd	3.4	nd	0.10	0.10	0.18	nd	nd	nd	nd	1.05	nd	nd	nd	nd	nd	nd	9.5	0.55
Bebida de arroz com amêndoas sem lactose – Amandin®	76.50	nd	11.50	1.10	3.20	nd	nd	0.75	0	nd	1.40	nd	nd	nd	nd	nd	nd	nd	nd	nd	nd	nd	nd	nd	nd	nd	nd	nd	nd	nd	nd	nd	nd	60.00	nd
Bebida de arroz com cálcio, vitamina A e D, sem lactose – Amandin®	63.00	nd	13.00	0.30	1.00	nd	nd	0.10	0	nd	0.30	nd	nd	120.00	0.75	nd	nd	nd	nd	nd	nd	nd	nd	nd	120.00	nd	nd	nd	nd	nd	nd	nd	nd	36.00	nd
Bebida láctea Choco Milk – Batavo®	73.5	nd	15	3.5	0	nd	nd	0	0	nd	0	nd	nd	nd	1	nd	nd	nd	nd	nd	nd	nd	nd	nd	117	nd	nd	nd	nd	nd	nd	nd	nd	48.5	nd
Bebida láctea Fast Neston – Nestlé®	89.67	nd	13	3.33	2.63	nd	nd	1.43	0	nd	0.73	nd	nd	nd	nd	nd	nd	nd	nd	nd	nd	nd	nd	nd	nd	nd	nd	nd	nd	nd	nd	nd	nd	78.67	nd
Bebida láctea morango e banana Ninho Soleil – Nestlé®	63.00	nd	10	1.95	1.55	nd	nd	1.05	0	nd	0	nd	nd	0.96	1	nd	nd	7	nd	nd	nd	nd	nd	nd	119.5	nd	2.1	nd	nd	nd	nd	65	nd	nd	nd
Bebida láctea sabor baunilha com proteína de soro de leite (whey protein) Natural Whey – Verde Campo®	49.60	nd	6.80	5.60	0	0	0	0	0	0	0	nd	nd	nd	nd	nd	nd	nd	nd	nd	nd	nd	nd	nd	109.60	nd	nd	nd	nd	nd	nd	nd	nd	57.60	nd
Bebida mista Kids de banana, maçã, laranja e quinoa, orgânica, sem glúten – biO2 Organic®	75.00	nd	17.00	1.00	0.30	nd	nd	0.05	nd	nd	1.75	nd	nd	nd	nd	nd	nd	12.00	nd	nd	nd	nd	nd	nd	nd	nd	nd	nd	nd	nd	157.50	nd	nd	nd	nd
Beijinho	420.00	20.88	44.99	7.4	25.22	1.33	3.77	18.71	0	24.24	4.29	0.35	3.93	94.37	0.084	1.724	10.277	2.246	0.08	0.323	0.112	0.319	0.3	0.74	210.209	0.209	0.965	60.814	40.83	0.688	401.342	232.68	4.718	100.111	1.18
Beijinho Moça Doceria – Nestlé®	320.00	nd	55	4.5	8	nd	nd	6	0	nd	0	nd	nd	nd	nd	nd	nd	nd	nd	nd	nd	nd	nd	nd	nd	nd	nd	nd	nd	nd	nd	nd	nd	75	nd
Berinjela (casca)	93.00	7.18	0.71	0.86	0.1	nd	nd	nd	nd	nd	1.37	nd	nd	1.43	nd	nd	nd	nd	nd	nd	nd	nd	nd	nd	nd	nd	nd	nd	nd	0.27	nd	nd	nd	nd	nd
Berinjela (cozida)	28.00	91.8	6.65	0.83	0.23	0.09	0.02	0.04	0	0	2.5	0.4	2.1	6.4	0	0.03	14.4	1.3	0.08	0.02	0.09	0	0.6	0.08	6	0.11	0.35	tr	13	0.14	248	22	0.4	3	0.15
Berinjela (crua)	26.00	92	6.08	1.03	0.18	0.08	0.02	0.03	0	0	2.5	1	1.5	8.4	0	0.06	19	1.7	0.05	0.03	0.08	0	0.6	0.25	7	0.06	0.27	tr	14	0.13	217	22	1.1	3	0.14
Beterraba (casca)	87.00	15.85	1.23	2.26	0.21	0.06	0.04	nd	nd	nd	1.74	nd	nd	6.28	nd	nd	nd	nd	331	nd	nd	nd	nd	nd	nd	nd	0.03	nd	nd	0.66	0.029	nd	0.0065	nd	nd
Beterraba (cozida)	44.00	87.1	9.57	1.69	0.18	0.06	0.03	0.03	0	0	1.7	0.6	1.2	3.5	0	tr	80	3.6	0.03	0.04	0.07	0	0.33	0.15	16	0.07	0.79	tr	23	0.33	305	38	0.4	77	0.35
Beterraba (crua)	43.00	87.6	9.57	1.62	0.17	0.06	0.03	0.03	0	0	2.8	0.8	2	3.8	0	tr	109	4.9	0.03	0.04	0.07	0	0.33	0.16	16	0.08	0.8	tr	23	0.33	325	40	tr	78	0.35
Beterraba (folha)	91.00	16.34	0.68	2.64	0.34	0.06	0.03	nd	nd	nd	1.34	nd	nd	9.25	nd	nd	nd	nd	557	nd	nd	nd	nd	nd	nd	nd	2.91	nd	nd	7.29	0.38	nd	0.02	nd	nd
Beterraba (talo)	92.00	7.75	0.36	0.25	0.59	nd	nd	nd	nd	nd	1.6	nd	nd	0.031	nd	nd	nd	nd	15.21	nd	nd	nd	nd	nd	nd	nd	34.4	nd	nd	0.44	29	nd	nd	nd	nd

Alimento	Energia (kcal)	Umid (g)	Carb (g)	Prot (g)	G tot (g)	G poli (g)	G mono (g)	G sat (g)	G trans (g)	Col (mg)	Fib tot (g)	Fib sol (g)	Fib ins (g)	A (RE) (mcg)	D (mcg)	E (mg)	Fol (mcg)	C (mg)	B1 (mg)	B2 (mg)	B6 (mg)	B12 (mcg)	Nia (mg)	Pant (mg)	Ca (mg)	Cu (mg)	Fe (mg)	I (mcg)	Mg (mg)	Mn (mg)	K (mg)	P (mg)	Se (mcg)	Na (mg)	Zn (mg)
Bife à cavalo – carne bovina	296.68	nd	0.45	20.51	23.15	nd	nd	nd	0	172.5	0	nd	nd	52.33	nd	nd	nd	0.11	nd	nd	nd	nd	nd	nd	21.14	nd	2.27	nd	nd	nd	nd	nd	nd	nd	nd
Bife à milanesa de coxão mole – carne bovina	345.14	44.23	10.98	17.52	25.56	8.48	4.43	6.78	0	127	0.08	0.07	0.01	34.586	0.402	13.076	14	0	0.072	0.239	0.25	1.667	2.16	0.44	17.532	0.136	2.129	nd	17.517	0.027	222.912	154.338	17.824	238.045	3.41
Bife à rolé – carne bovina	174.00	nd	3.5	21.8	10	nd	nd	nd	0	63.9	0.836	nd	nd	439.5	nd	nd	nd	7.445	nd	nd	nd	nd	nd	nd	15.818	nd	2.227	nd	nd	nd	nd	nd	nd	nd	nd
Bife à rolé de contrafilé – carne bovina	354.69	47.55	1.94	17.86	30.22	5	11.91	11.37	0	69.62	0.45	0.15	0.2	391.189	0.257	7.06	11.847	4.475	0.087	0.182	0.28	1.709	2.683	0.26	15.16	0.121	2.144	tr	21.902	0.041	292.438	151.242	13.98	496.158	3.70
Bife frito de contrafilé – carne bovina	297.12	50.73	0.18	26.32	20.46	2.32	8.57	7.77	0	86.34	0.01	0	0	0	0.286	3.088	8.651	0.174	0.107	0.253	0.393	2.56	3.705	0.34	11.683	0.146	2.897	tr	27.009	0.022	346.65	209.982	21.069	277.159	5.51
Bife grelhado de contrafilé – carne bovina	195.00	62.2	nd	30.4	7.21	0.28	3.08	2.81	0	89	nd	nd	nd	nd	tr	tr	10	nd	0.13	0.29	0.45	2.86	4.28	0.39	11	0.15	3.37	tr	32	0.02	403	244	tr	66	6.53
Bifum	180.00	nd	4.7	0	0	nd	nd	0	0	0	2	nd	nd	tr	nd	nd	nd	tr	nd	nd	nd	nd	nd	nd	nd	nd	tr	nd	nd	nd	nd	nd	nd	35	nd
Big Mac – McDonald's®	227.01	nd	20.21	12.22	10.81	nd	nd	4.51	0	31.49	1.22	nd	nd	nd	nd	nd	nd	nd	nd	nd	nd	nd	nd	nd	87.89	nd	1.74	nd	nd	nd	nd	nd	nd	439.45	nd
Biomassa de banana verde integral, orgânica – La Pianezza®	63.33	nd	14.17	1.33	0	0.80	0.40	0.30	0	nd	8.67	nd	nd	nd	nd	nd	nd	nd	nd	nd	nd	nd	nd	nd	nd	nd	1.33	nd	nd	nd	293.33	nd	nd	40.00	nd
Biomassa de banana verde polpa, orgânica – La Pianezza®	91.00	nd	20.00	1.17	0	nd	nd	0	0	nd	7.83	nd	nd	nd	nd	nd	nd	nd	nd	nd	nd	nd	nd	nd	nd	nd	1.17	nd	18.33	0.50	235.00	nd	nd	nd	nd
Biov arroz + cálcio orgânico em pó, sabor chocolate, sem glúten, sem lactose – Jasmine®	386.67	nd	90.00	0	3.00	1	1.33	0.67	0	0	3.00	nd	nd	nd	nd	nd	nd	nd	nd	nd	nd	nd	nd	nd	800.00	nd	nd	nd	nd	nd	nd	nd	nd	120.00	nd
Biov arroz com amêndoas orgânico, vegano, sem glúten – Jasmine®	55.50	nd	10.50	nd	1.50	0.80	0.40	0.30	0	0	0	nd	nd	nd	nd	nd	nd	nd	nd	nd	nd	nd	nd	nd	nd	nd	nd	nd	nd	nd	nd	nd	nd	40.00	nd
Biov arroz original orgânico, vegano, sem glúten – Jasmine®	53.50	nd	10.00	0	1.50	0.80	0.50	0.20	0	0	0.50	nd	nd	nd	nd	nd	nd	nd	nd	nd	nd	nd	nd	nd	120.00	nd	nd	nd	nd	nd	nd	nd	nd	40.00	nd
Biov aveia original orgânico, vegano, sem glúten – Jasmine®	44.50	nd	7.50	0.50	1.40	0.80	0.30	0.30	0	0	0.70	nd	nd	nd	nd	nd	nd	nd	nd	nd	nd	nd	nd	nd	120.00	nd	nd	nd	nd	nd	nd	nd	nd	40.00	nd
Bis Black – Lacta®	483.3	nd	0	6.0	24.0	nd	nd	12.6	0	nd	4.6	nd	nd	nd	nd	nd	nd	nd	nd	nd	nd	nd	nd	nd	nd	nd	nd	nd	nd	nd	nd	nd	nd	320	nd
Bis – Lacta®	503.3	nd	63.3	5	25.0	nd	nd	13.0	0	nd	3.33	nd	nd	nd	nd	nd	nd	nd	nd	nd	nd	nd	nd	nd	nd	nd	nd	nd	nd	nd	nd	nd	nd	196.6	nd
Bis Oreo – Lacta®	513.3	nd	63.3	4.3	26.3	nd	nd	14.3	0	nd	nd	nd	nd	nd	nd	nd	nd	nd	nd	nd	nd	nd	nd	nd	nd	nd	nd	nd	nd	nd	nd	nd	nd	366.6	nd
Biscoito água e gergelim – Piraquê®	450.00	nd	63.33	10.67	17	nd	nd	8	0	nd	4	nd	nd	nd	nd	nd	nd	nd	nd	nd	nd	nd	nd	nd	nd	nd	nd	nd	nd	nd	nd	nd	nd	94.33	nd

TABELA DE COMPOSIÇÃO DE ALIMENTOS

Alimento	Energia (kcal) / Umid / Carb (g)	Prot (g) / G tot (g)	G poli (g) / G mono (g)	G sat (g) / G trans (g)	Col (mg) / Fib tot (g)	Fib sol (g) / Fib ins (g)	A (RE) / D (mcg)	E (mg) / Fol (mcg)	C (mg) / B1 (mg)	B2 (mg) / B6 (mg)	B12 (mcg) / Nia (mg)	Pant (mg)	Ca (mg) / Cu (mg)	Fe (mg) / I (mcg)	Mg (mg) / Mn (mg)	K (mg) / P (mg)	Se (mcg) / Na (mg)	Zn (mg)
Biscoito água e sal – Adria®	453.33 / nd / 70	12 / 14	nd / nd	6 / 0	nd / 3	nd / nd	nd / nd	nd / nd	nd / nd	nd / nd	nd / nd	nd	nd / nd	nd / nd	nd / nd	nd / nd	nd / 936.67	nd
Biscoito água e sal Levíssimo – Bauducco®	450.00 / nd / 63.33	12 / 17	2.33 / 5.33	8 / 0	2 / 4	nd / nd	nd / nd	nd / nd	nd / nd	nd / nd	nd / nd	nd	nd / nd	nd / nd	nd / nd	nd / nd	nd / 576.67	nd
Biscoito água e sal – Triunfo®	423.33 / nd / 66.67	9 / 13.33	nd / nd	6 / 0	nd / 3.67	nd / nd	nd / nd	nd / nd	nd / nd	nd / nd	nd / nd	nd	nd / nd	nd / nd	nd / nd	nd / nd	nd / 630	nd
Biscoito água light – Piraquê®	420.00 / nd / 70	10.33 / 11	nd / nd	6 / 0	nd / 4	nd / nd	nd / nd	nd / nd	nd / nd	nd / nd	nd / nd	nd	nd / nd	nd / nd	nd / nd	nd / nd	nd / 660	nd
Biscoito água Tostines – Nestlé®	416.67 / nd / 66.67	9.67 / 12.33	nd / nd	5.67 / 0	nd / 4.67	nd / nd	nd / nd	nd / nd	nd / nd	nd / nd	nd / nd	nd	nd / nd	nd / nd	nd / nd	nd / nd	nd / 520	nd
Biscoito Amandita – Lacta®	510.00 / nd / 66.67	6.33 / 23.67	nd / nd	11 / 0	nd / 2.33	nd / nd	nd / nd	nd / nd	nd / nd	nd / nd	nd / nd	nd	nd / nd	nd / nd	nd / nd	nd / nd	nd / 76.67	nd
Biscoito aveia e mel Nesfit – Nestlé®	426.67 / nd / 70	10.33 / 12.33	5.33 / 3.33	4 / 0	0 / 5	nd / nd	nd / nd	nd / nd	nd / nd	nd / nd	nd / nd	nd	nd / nd	nd / nd	nd / nd	nd / nd	nd / 180	nd
Biscoito Bits Chipits Original – Nabisco®	400.00 / nd / 65	7.5 / 15	nd / nd	2.5 / 0	0 / tr	nd / nd	nd / nd	nd / nd	nd / nd	nd / nd	nd / nd	nd	12.5 / nd	3 / nd	nd / nd	nd / nd	nd / 1000	nd
Biscoito casadinho de goiabada sem glúten e zero lactose – Seu Divino®	400.00 / nd / 66.67	5.67 / 12.00	nd / nd	6.33 / 0	46.67 / 0	nd / nd	nd / nd	nd / nd	nd / nd	nd / nd	nd / nd		nd / nd	nd / nd	nd / nd	nd / nd	nd / 25.33	nd
Biscoito champanhe açúcar cristal – Bauducco Premium®	376.67 / nd / 80	8 / 3.33	nd / nd	0 / 0	nd / 0	nd / nd	nd / nd	nd / nd	nd / nd	nd / nd	nd / nd	nd	nd / nd	nd / nd	nd / nd	nd / nd	nd / 83.33	nd
Biscoito champanhe açúcar fino – Bauducco Premium®	376.67 / nd / 80	8 / 3.33	0.66 / 1	0 / 0	70 / 0	nd / nd	nd / nd	nd / nd	nd / nd	nd / nd	nd / nd	nd	nd / nd	nd / nd	nd / nd	nd / nd	nd / 83.33	nd
Biscoito chocolate ao leite e chocolate branco Trakinas – Mondelez Brasil®	476.67 / nd / 66.67	6.33 / 19.67	3.33 / 9.67	6 / 0	0 / 3.67	nd / nd	300 / nd	nd / nd	nd / nd	nd / nd	nd / nd	nd	nd / nd	7 / nd	nd / nd	nd / nd	nd / 240	nd
Biscoito chocolate ao leite e morango Trakinas – Mondelez Brasil®	476.67 / nd / 66.67	63.33 / 19.67	3.33 / 9.33	6 / 0	0 / 3.67	nd / nd	10 / nd	nd / nd	nd / nd	nd / nd	nd / nd	nd	nd / nd	7 / nd	nd / nd	nd / nd	nd / 236.67	nd
Biscoito chocolate Calipso – Nestlé®	466.67 / nd / 66.67	7.33 / 19	nd / nd	8.67 / 0	nd / 3	nd / nd	nd / nd	nd / nd	nd / nd	nd / nd	nd / nd	nd	nd / nd	nd / nd	nd / nd	nd / nd	nd / 236.67	nd
Biscoito chocolate Trakinas – Mondelez Brasil®	470.00 / nd / 66.67	6.33 / 19.67	3.33 / 9.33	6 / 0	0 / 4	nd / nd	300 / nd	nd / nd	nd / nd	nd / nd	nd / nd	nd	nd / nd	7 / nd	nd / nd	nd / nd	nd / 260	nd
Biscoito Club Social integral – Mondelez Brasil®	450.00 / nd / 65.38	8.85 / 16.92	6.54 / 4.23	5 / 0	0 / 3.07	nd / nd	nd / nd	nd / nd	nd / nd	nd / nd	nd / nd	nd	nd / nd	nd / nd	nd / nd	nd / nd	nd / 780.77	nd
Biscoito Club Social original – Mondelez Brasil®	465.38 / nd / 65.38	8.46 / 18.46	7.31 / 4.61	5.38 / 0	0 / 2.31	nd / nd	nd / nd	nd / nd	nd / nd	nd / nd	nd / nd	nd	nd / nd	nd / nd	nd / nd	nd / nd	nd / 742.31	nd
Biscoito Club Social recheado de pizza – Mondelez Brasil®	436.00 / nd / 68	8.4 / 15.2	4 / 4.4	6 / 0	0 / 2.4	nd / nd	nd / nd	nd / nd	nd / 0.24	0.28 / nd	nd / 3.2	nd	200 / nd	nd / nd	nd / nd	nd / nd	nd / 1256.00	nd
Biscoito Club Social recheado de queijo – Mondelez Brasil®	476.00 / nd / 68	8.8 / 18	nd / nd	5.6 / 0	0 / 2.4	nd / nd	nd / nd	nd / nd	nd / 0.24	0.28 / nd	nd / 3.2	nd	nd / nd	nd / nd	nd / nd	nd / nd	nd / 688	nd
Biscoito coco Nesfit – Nestlé®	446.67 / nd / 66.67	8.67 / 15.33	6.67 / 3	3.67 / 0	0 / 5.33	nd / nd	nd / nd	nd / nd	nd / nd	nd / nd	nd / nd		nd / nd	nd / nd	nd / nd	nd / nd	nd / 230	nd

Alimento	Energia (kcal)	Umid (g) / Carb (g)	Prot (g) / G tot (g)	G poli (g) / G mono (g)	G sat (g) / G trans (g)	Col (mg) / Fib tot (g)	Fib sol (g) / Fib ins (g)	A (RE) (mcg) / D (mcg)	E (mg) / Fol (mcg)	C (mg) / B1 (mg)	B2 (mg) / B6 (mg)	B12 (mcg) / Nia (mg)	Pant (mg)	Ca (mg) / Cu (mg)	Fe (mg) / I (mcg)	Mg (mg) / Mn (mg)	K (mg) / P (mg)	Se (mcg) / Na (mg)	Zn (mg)
Biscoito cracker original – Adria®	453.33	nd / 70	12 / 14	nd / nd	6 / 0	nd / 3	nd / nd	nd / nd	nd / nd	nd / nd	nd / nd	nd / nd	nd	nd / nd	nd / nd	nd / nd	nd / nd	nd / 626.67	nd
Biscoito crackers reduced fat Ritz – Nabisco®	466.70	nd / 73.33	6.67 / 13.33	nd / nd	nd / 0	nd / nd	nd / nd	nd / nd	nd / nd	nd / nd	nd / nd	nd / nd	nd	nd / nd	nd / nd	nd / nd	nd / nd	nd / nd	nd
Biscoito cream cracker Levíssimo – Bauducco®	450.00	nd / 63.33	12 / 17	2.33 / 5.33	8 / 0	2 / 4	nd / nd	nd / nd	nd / nd	nd / nd	nd / nd	nd / nd	nd	nd / nd	nd / nd	nd / nd	nd / nd	nd / 450	nd
Biscoito cream cracker – Mabel®	450.00	nd / 70	10 / 14.33	nd / nd	2.33 / 1	nd / 0	nd / nd	nd / nd	nd / nd	nd / nd	nd / nd	nd / nd	nd	nd / nd	nd / nd	nd / nd	nd / nd	nd / 926.67	nd
Biscoito cream cracker – Marilan®	423.33	nd / 66.67	12.33 / 12.67	nd / nd	6 / 0	nd / 3.33	nd / nd	nd / nd	nd / nd	nd / nd	nd / nd	nd / nd	nd	nd / nd	nd / nd	nd / nd	nd / nd	nd / 783.33	nd
Biscoito cream cracker – Triunfo®	423.33	nd / 66.67	9 / 13.33	nd / nd	6 / 0	nd / 3.67	nd / nd	nd / nd	nd / nd	nd / nd	nd / nd	nd / nd	nd	nd / nd	nd / nd	nd / nd	nd / nd	nd / 630	nd
Biscoito cream cracker – Zadimel®	400.00	nd / 66.67	12 / 9.67	nd / nd	2.33 / 1.333	nd / 2	nd / nd	nd / nd	nd / nd	nd / nd	nd / nd	nd / nd	nd	nd / nd	nd / nd	nd / nd	nd / nd	nd / 480	nd
Biscoito cream cracker folhata – Adria®	466.67	nd / 63.33	11 / 19	nd / nd	8.33 / 0	nd / 2.67	nd / nd	nd / nd	nd / nd	nd / nd	nd / nd	nd / nd	nd	nd / nd	nd / nd	nd / nd	nd / nd	nd / 760	nd
Biscoito cream cracker integral Levíssimo – Bauducco®	440.00	nd / 60	13 / 17	nd / nd	8.67 / 0	nd / 8.33	nd / nd	nd / nd	nd / nd	nd / nd	nd / nd	nd / nd	nd	nd / nd	nd / nd	nd / nd	nd / nd	nd / 480	nd
Biscoito cream cracker light Levíssimo – Bauducco®	403.33	nd / 60	15 / 12	1.67 / 4	5.33 / 0	2 / 3	nd / nd	nd / nd	nd / nd	nd / nd	nd / nd	nd / nd	nd	nd / nd	nd / nd	nd / nd	nd / nd	nd / 553.33	nd
Biscoito cream cracker Tostines – Nestlé®	416.67	nd / 70	11 / 10.67	nd / nd	4.33 / 0	nd / 3	nd / nd	nd / nd	nd / nd	nd / nd	nd / nd	nd / nd	nd	nd / nd	nd / nd	nd / nd	nd / nd	nd / 1443.33	nd
Biscoito crocante de banana passa com chocolate, sem glúten e zero lactose – Seu Divino®	470.00	nd / 70.00	6.33 / 19.00	nd / nd	10.33 / 0	40.00 / 2.00	nd / nd	nd / nd	nd / nd	nd / nd	nd / nd	nd / nd	nd	nd / nd	nd / nd	nd / nd	nd / nd	nd / 22.00	nd
Biscoito de 5 grãos sem glúten, lactose e zero açúcar – Seu Divino®	380.00	nd / 56.67	7.00 / 14.00	nd / nd	5.33 / 0	63.33 / 2.67	nd / nd	nd / nd	nd / nd	nd / nd	nd / nd	nd / nd	nd	630.00 / nd	0.80 / nd	15.67 / nd	96.67 / 373.33	nd / 30.67	0.40
Biscoito de arroz com gergelim sem glúten, lactose e ovo – Kupiec®	390.00	nd / 80.00	8.67 / 6.33	nd / nd	1.33 / 0	nd / 9.33	nd / nd	nd / nd	nd / nd	nd / nd	nd / nd	nd / nd	nd	nd / nd	nd / nd	nd / nd	nd / nd	nd / 4.00	nd
Biscoito de arroz sem glúten, lactose e ovo – Kupiec®	376.67	nd / 83.33	8.33 / 3.00	nd / nd	0.67 / 0	nd / 8.33	nd / nd	nd / nd	nd / nd	nd / nd	nd / nd	nd / nd	nd	nd / nd	nd / nd	nd / nd	nd / nd	nd / 3.00	nd
Biscoito de aveia	376.12	17.75 / 61.59	7.93 / 11.55	3.47 / 4.92	2.29 / 0	49.5 / 3.35	1.32 / 2.03	134.414 / 0.151	6.065 / 41.683	0.411 / 0.396	0.292 / 0.095	0.123 / 2.29	0.61	27.535 / 0.151	2.625 / nd	37.978 / 0.864	217.606 / 158.997	19.916 / 18.293	0.96
Biscoito de brigadeiro sem glúten e zero lactose – Seu Divino®	453.33	nd / 70.00	6.00 / 17.33	nd / nd	9.67 / 0	60.00 / 0	nd / nd	14.00 / 0.14	nd / nd	nd / nd	nd / nd	nd / nd	nd	536.67 / nd	0.27 / nd	0.93 / nd	103.33 / 290.00	nd / 36.67	nd
Biscoito de cacau com laranja sem glúten, lactose e zero açúcar – Seu Divino®	356.67	nd / 46.67	11.67 / 13.33	nd / nd	6.00 / 0	36.67 / 17.33	nd / nd	nd / nd	nd / nd	nd / nd	nd / nd	nd / nd	nd	nd / nd	nd / nd	nd / nd	nd / nd	nd / 50.00	nd

TABELA DE COMPOSIÇÃO DE ALIMENTOS

Alimento	Energia (kcal)	Umid (g)	Carb (g)	Prot (g)	G tot (g)	G poli (g)	G mono (g)	G sat (g)	G trans (g)	Col (mg)	Fib tot (g)	Fib sol (g)	Fib ins (g)	A (RE) (mcg)	D (mcg)	E (mg)	Fol (mcg)	C (mg)	B1 (mg)	B2 (mg)	B6 (mg)	B12 (mcg)	Nia (mg)	Pant (mg)	Ca (mg)	Cu (mg)	Fe (mg)	I (mcg)	Mg (mg)	Mn (mg)	K (mg)	P (mg)	Se (mcg)	Na (mg)	Zn (mg)
Biscoito de castanha	524.45	nd	47.57	6.77	36.45	nd	nd	nd	0	36.12	3.27	nd	nd	191.34	nd	nd	nd	3.54	nd	nd	nd	nd	nd	nd	104.64	nd	1.29	nd	nd	nd	nd	nd	nd	nd	nd
Biscoito de castanha de caju sem glúten e zero lactose – Seu Divino®	450.00	nd	70.00	7.67	15.33	nd	nd	7.00	0	56.67	0	nd	nd	nd	nd	nd	nd	nd	nd	nd	nd	nd	nd	nd	nd	nd	nd	nd	nd	nd	nd	40.00	nd	31.33	nd
Biscoito de castanha do Brasil e coco sem glúten, lactose e zero açúcar – Seu Divino®	413.33	nd	63.33	7.00	18.00	nd	nd	8.00	0	60.00	0	nd	nd	4.90	nd	nd	nd	nd	nd	nd	nd	0.13	nd	nd	590.00	nd	nd	nd	9.67	nd	60.00	336.67	nd	29.00	nd
Biscoito de chocolate com avelã sem glúten e zero lactose – Seu Divino®	320.00	nd	50.00	8.67	9.33	nd	nd	3.00	0	100.00	0	nd	nd	nd	nd	0.27	nd	nd	0.07	0.13	0.07	nd	nd	0.33	50.00	nd	1.00	nd	nd	nd	nd	73.33	nd	36.67	0.33
Biscoito de chocolate com nozes sem glúten e zero lactose – Seu Divino®	476.67	nd	63.33	6.33	22.00	nd	nd	11.67	0	43.33	2.00	nd	nd	nd	nd	nd	nd	nd	nd	nd	nd	0.10	nd	nd	nd	nd	nd	nd	nd	nd	nd	nd	nd	21.67	nd
Biscoito de chocolate recheado de morango Passatempo – Nestlé®	446.67	nd	73.33	6	14.67	nd	nd	4.33	0	nd	2.33	nd	nd	12	nd	nd	nd	nd	nd	nd	nd	nd	nd	nd	500	nd	1.00	nd	nd	nd	nd	nd	nd	210	3.67
Biscoito de cupuaçu recheado	236.02	nd	52.86	1.95	2.53	nd	nd	nd	0	17.11	0.4	nd	nd	24.6	nd	nd	nd	8.07	nd	nd	nd	nd	nd	nd	41.04	nd	0.86	nd	nd	nd	nd	nd	nd	nd	nd
Biscoito de fécula de batata	451.89	10.19	62.12	5.31	20.86	6.56	9.33	3.91	0	0	2.76	0.32	2.44	251.745	0	12.316	22.756	5.968	0.337	0.181	0.015	0.014	2.599	0.60	18.802	0.382	6.599	nd	33.628	0.523	531.182	87.443	9.726	11.888	0.70
Biscoito de maçã com canela sem glúten, lactose e zero açúcar – Seu Divino®	373.33	nd	56.67	6.33	13.00	nd	nd	8.33	0	73.33	1.67	nd	nd	nd	nd	nd	nd	nd	nd	nd	nd	nd	nd	nd	600.00	nd	0.67	nd	nd	nd	56.67	330.00	nd	33.33	nd
Biscoito de orelha de gato – Da Leth®	472.86	nd	76.59	9.99	13.32	nd	nd	3.33	3.33	nd	3.33	nd	nd	nd	nd	nd	nd	nd	nd	nd	nd	nd	nd	nd	nd	nd	nd	nd	nd	nd	nd	nd	nd	39.96	nd
Biscoito de parmesão Bon Couter – Mondelez Brasil®	440.00	nd	64	10	15.6	5.6	3.6	4.8	0	0	0	nd	nd	nd	nd	nd	nd	nd	nd	nd	nd	nd	nd	nd	nd	nd	nd	nd	nd	nd	nd	nd	nd	1568	nd
Biscoito de pipoca de milho sem glúten, lactose e ovo – Kupiec®	383.33	nd	83.33	11.00	1.67	nd	nd	0.67	0	nd	3.33	nd	nd	nd	nd	nd	nd	nd	nd	nd	nd	nd	nd	nd	nd	nd	nd	nd	nd	nd	nd	nd	nd	3.00	nd
Biscoito de polvilho	292.88	35.15	52.32	2.8	9.04	4.16	2.37	1.89	0	73.42	0.4	0.32	0.08	37.584	0.401	6.476	11.075	0.173	0.02	0.115	0.035	0.233	0.028	0.35	41.78	0.043	1.17	13.085	0.069	0.069	54.609	50.985	5.96	188.058	0.32
Biscoito de polvilho de queijo – Cassini®	460.00	nd	73.33	0	18.33	nd	nd	3.33	6	nd	0	nd	nd	nd	nd	nd	nd	nd	nd	nd	nd	nd	nd	nd	nd	nd	nd	nd	nd	nd	nd	nd	nd	930	nd
Biscoito de polvilho doce – Carrefour®	425.00	nd	82.5	tr	10	nd	nd	6.25	0	87.5	5	nd	nd	nd	nd	nd	nd	nd	nd	nd	nd	nd	nd	nd	45.75	nd	2.75	nd	nd	nd	nd	nd	nd	300	nd
Biscoito de polvilho salgado – Cassini®	460.00	nd	73.33	0	18.33	nd	nd	3.33	6	nd	0	nd	nd	nd	nd	nd	nd	nd	nd	nd	nd	nd	nd	nd	nd	nd	nd	nd	nd	nd	nd	nd	nd	930	nd
Biscoito de polvilho salgado – Qualitá®	460.00	nd	73.33	0	18.33	nd	nd	3.33	6	nd	0	nd	nd	nd	nd	nd	nd	nd	nd	nd	nd	nd	nd	nd	nd	nd	nd	nd	nd	nd	nd	nd	nd	930	nd
Biscoito de presunto – Piraquê®	460.00	nd	60	8	20.8	nd	nd	10.8	0	nd	3.2	nd	nd	nd	nd	nd	nd	nd	nd	nd	nd	nd	nd		nd	nd	nd	nd	nd	nd	nd	nd	nd	1176	nd

Alimento	Energia (kcal)	Umid (g)	Carb (g)	Prot (g)	G tot (g)	G poli (g)	G mono (g)	G sat (g)	G trans (g)	Col (mg)	Fib tot (g)	Fib sol (g)	Fib ins (g)	A (RE) (mcg)	D (mcg)	E (mg)	Fol (mcg)	C (mg)	B1 (mg)	B2 (mg)	B6 (mg)	B12 (mcg)	Nia (mg)	Pant (mg)	Ca (mg)	Cu (mg)	Fe (mg)	I (mcg)	Mg (mg)	Mn (mg)	K (mg)	P (mg)	Se (mcg)	Na (mg)	Zn (mg)
Biscoito de provolone Bon Gouter – Mondelez Brasil®	444.00	nd	64	10.4	16.4	5.6	4	5.2	0	0	0	nd	nd	nd	nd	nd	nd	nd	nd	nd	nd	nd	nd	nd	nd	nd	nd	nd	nd	nd	nd	nd	nd	1568	nd
Biscoito de queijo – Piraquê®	464.00	nd	60	12	20	nd	nd	10.4	0	nd	3.2	nd	nd	nd	nd	nd	nd	nd	nd	nd	nd	nd	nd	nd	nd	nd	nd	nd	nd	nd	nd	nd	nd	1088	nd
Biscoito de queijo e tomate seco Bon Gouter – Mondelez Brasil®	444.00	nd	64	10.4	15.6	nd	nd	6	0	nd	0	nd	nd	nd	nd	nd	nd	nd	nd	nd	nd	nd	nd	nd	nd	nd	nd	nd	nd	nd	nd	nd	nd	1232	nd
Biscoito de queijo suíço Bon Gouter – Mondelez Brasil®	456.00	nd	64	10.4	18.4	nd	nd	7.2	0	nd	0	nd	nd	nd	nd	nd	nd	nd	nd	nd	nd	nd	nd	nd	nd	nd	nd	nd	nd	nd	nd	nd	nd	1764	nd
Biscoito doce de polvilho – Globo®	372.96	nd	68.27	0.67	10.99	nd	nd	7.99	0	9.99	<3.33	nd	nd	nd	nd	nd	nd	nd	nd	nd	nd	nd	nd	nd	36.63	nd	0	nd	nd	nd	nd	nd	nd	123.21	nd
Biscoito gergelim – Adria®	453.33	nd	6.33	13	16.33	nd	nd	5	0	nd	4	nd	nd	nd	nd	nd	nd	nd	nd	nd	nd	nd	nd	nd	nd	nd	nd	nd	nd	nd	nd	nd	nd	490	nd
Biscoito integral com amaranto sem glúten e zero lactose – Seu Divino®	453.33	nd	66.67	8.67	6.33	nd	nd	6.67	0	50.00	3.33	nd	nd	nd	nd	nd	nd	nd	nd	nd	0.07	0.10	nd	nd	60.00	nd	3.00	nd	40.00	nd	173.33	73.33	nd	32.33	0.40
Biscoito integral com cacau e cereais Plus Life – Adria®	419.58	nd	56.61	8.99	17.32	nd	nd	7.99	0	nd	8.99	nd	nd	299.70	2.50	5.00	nd	nd	nd	nd	nd	nd	nd	nd	nd	nd	nd	nd	nd	nd	nd	nd	nd	392.94	nd
Biscoito integral com centeio Nesfit – Nestlé®	450.00	nd	60	12.67	18	8.33	3.33	4.33	0	0	5	nd	nd	nd	nd	nd	nd	nd	nd	nd	nd	nd	nd	nd	nd	nd	nd	nd	nd	nd	nd	nd	nd	546.67	nd
Biscoito integral com frutas vermelhas Plus Life – Adria®	416.25	nd	59.94	8.99	15.65	nd	nd	7.33	0	nd	8.99	nd	nd	299.70	2.50	5.00	nd	nd	nd	nd	nd	nd	nd	nd	nd	nd	nd	nd	nd	nd	nd	nd	nd	316.35	nd
Biscoito integral com leite e cereais Plus Life – Adria®	426.24	nd	56.61	8.99	16.65	nd	nd	7.66	0	nd	8.99	nd	nd	299.70	2.50	5.00	nd	nd	nd	nd	nd	nd	nd	nd	nd	nd	nd	nd	nd	nd	nd	nd	nd	336.33	nd
Biscoito integral Nesfit – Nestlé®	433.33	nd	63.33	12.33	14.33	8	3.33	4	0	0	5.33	nd	nd	nd	nd	nd	nd	nd	nd	nd	nd	nd	nd	nd	nd	nd	nd	nd	nd	nd	nd	nd	nd	483.33	nd
Biscoito leite Passatempo – Nestlé®	426.67	nd	66.67	9.33	13.67	nd	nd	2.33	0	nd	2.67	nd	nd	nd	nd	nd	nd	nd	nd	nd	nd	nd	nd	nd	500	nd	nd	nd	nd	nd	nd	nd	nd	266.67	3.67
Biscoito maisena Tostines – Nestlé®	433.33	nd	70	10.33	12	nd	nd	3.67	0	nd	2.67	nd	nd	nd	nd	nd	nd	nd	nd	nd	nd	nd	nd	nd	nd	nd	nd	nd	nd	nd	nd	nd	nd	363.33	nd
Biscoito maisena chocolate – Triunfo®	430.00	nd	76.67	8	10	nd	nd	4.33	0	nd	3	nd	nd	nd	nd	nd	nd	nd	nd	nd	nd	nd	nd	nd	nd	nd	nd	nd	nd	nd	nd	nd	nd	270	nd
Biscoito mini recheado de chocolate – Trakinas®	476.67	nd	63.33	6.667	22	nd	nd	6.667	0	nd	2.333	nd	nd	nd	nd	nd	nd	nd	0.2	0.2	0.2	nd	2.4	nd	nd	nd	nd	nd	nd	nd	nd	nd	nd	340	nd
Biscoito mini recheado de morango – Trakinas®	493.33	nd	66.667	6	22.667	nd	nd	7	0	nd	0	nd	nd	nd	nd	nd	nd	nd	0.2	0.2	0.2	nd	2.4	nd	nd	nd	nd	nd	nd	nd	nd	nd	nd	350	nd
Biscoito mousse de chocolate – Adria®	486.67	nd	66.67	8.33	21.33	nd	nd	5	6.33	nd	3	nd	nd	nd	nd	nd	nd	nd	nd	nd	nd	nd	nd	nd	nd	nd	nd	nd	nd	nd	nd	nd	nd	363.33	nd
Biscoito pit stop de queijo – Marilan®	406.67	nd	56.67	9.67	15.33	nd	nd	0	0	nd	3	nd	nd	nd	nd	nd	nd	nd	nd	nd	nd	nd	nd	nd	nd	nd	nd	nd	nd	nd	nd	nd	nd	816.67	nd
Biscoito pit stop integral – Marilan®	413.33	nd	56.67	9.67	16.67	nd	nd	7.67	0	nd	3.67	nd	nd	nd	nd	nd	nd	nd	nd	nd	nd	nd	nd	nd	nd	nd	nd	nd	nd	nd	nd	nd	nd	676.67	nd

TABELA DE COMPOSIÇÃO DE ALIMENTOS

Alimento	Energia (kcal)	Umid (g)	Carb (g)	Prot (g)	G tot (g)	G poli (g)	G mono (g)	G sat (g)	G trans (g)	Col (mg)	Fib tot (g)	Fib sol (g)	Fib ins (g)	A (RE) (mcg)	D (mcg)	E (mg)	Fol (mcg)	C (mg)	B1 (mg)	B2 (mg)	B6 (mg)	B12 (mcg)	Nia (mg)	Pant (mg)	Ca (mg)	Cu (mg)	Fe (mg)	I (mcg)	Mg (mg)	Mn (mg)	K (mg)	P (mg)	Se (mcg)	Na (mg)	Zn (mg)
Biscoito pit stop light em gorduras – Marilan®	346.67	nd	53.33	9	10.33	1	4	5	0	nd	2.33	nd	nd	nd	nd	nd	nd	nd	nd	nd	nd	nd	nd	nd	nd	nd	nd	nd	nd	nd	nd	nd	nd	406.67	nd
Biscoito pit stop original – Marilan®	373.33	nd	56.67	9.67	15.67	nd	nd	7.67	0	nd	3	nd	nd	nd	nd	nd	nd	nd	nd	nd	nd	nd	nd	nd	nd	nd	nd	nd	nd	nd	nd	nd	nd	816.67	nd
Biscoito pizzaquê – Piraquê®	452.00	nd	64	8	18.8	nd	nd	9.6	0	nd	3.20	nd	nd	nd	nd	nd	nd	nd	nd	nd	nd	nd	nd	nd	nd	nd	nd	nd	nd	nd	nd	nd	nd	1116	nd
Biscoito recheado chocolate Gulosos – Bauducco®	480.00	nd	66.67	6	21	3.33	4	12	0	0	2.33	nd	nd	90	nd	nd	nd	nd	0.16	0.2	0.2	nd	2.4	nd	150	nd	nd	nd	nd	nd	nd	nd	nd	263.33	nd
Biscoito recheado chocolate Passatempo – Nestlé®	453.33	nd	70	6.67	17.33	nd	nd	5.67	0	nd	3.67	nd	nd	nd	nd	nd	nd	nd	nd	nd	nd	nd	nd	nd	500	nd	nd	nd	nd	nd	nd	nd	nd	200	3.67
Biscoito recheado de choco choco – Triunfo®	470.00	nd	70	5.67	19	nd	nd	10	0	nd	2.67	nd	nd	nd	nd	nd	nd	nd	0.76	0.66	0.66	nd	8	nd	nd	nd	nd	nd	nd	nd	nd	nd	nd	213.33	nd
Biscoito recheado de chocolate Bono – Nestlé®	443.33	nd	70	8.33	9	nd	nd	4.67	0	nd	2.33	nd	nd	nd	nd	nd	nd	nd	nd	nd	nd	nd	nd	nd	nd	nd	nd	nd	nd	nd	nd	nd	nd	210	nd
Biscoito recheado de chocolate branco Teens – Marilan®	446.67	nd	66.67	9.67	16	nd	nd	4	0	nd	2.67	nd	nd	nd	nd	nd	nd	nd	0.36	0.4	0.43	nd	4.8	nd	150	nd	nd	nd	nd	nd	nd	nd	nd	553.33	nd
Biscoito recheado de chocolate Carinhas – Trakinas®	486.67	nd	66.67	5.33	22	nd	nd	10.67	1	nd	2.33	nd	nd	180	1.5	nd	nd	nd	0.36	0.4	nd	0.733	4.667	nd	206.67	nd	nd	nd	nd	nd	10	nd	nd	270	nd
Biscoito recheado de chocolate Chocolícia – Nabisco®	476.67	nd	66.67	6	20.33	2.67	6.33	10.67	0	0	2.67	nd	nd	nd	nd	nd	nd	nd	nd	nd	nd	nd	nd	nd	nd	nd	nd	nd	nd	nd	11	nd	nd	286.666	nd
Biscoito recheado de chocolate Plug@dos – Adria®	480.00	nd	66.67	6	21	2.63	7	10.67	0	0	2.33	nd	nd	nd	nd	nd	nd	nd	0.56	0.56	0.56	nd	nd	nd	150	nd	nd	nd	nd	nd	nd	nd	nd	263.33	nd
Biscoito recheado de chocolate Turmix – Marilan®	466.67	nd	66.67	7.67	18.33	nd	nd	6.67	0	nd	2.33	nd	nd	nd	nd	nd	nd	nd	0.267	0.267	0.26	nd	3.67	nd	210	nd	2.7	nd	nd	nd	nd	nd	nd	316.67	nd
Biscoito recheado de doce de leite Bono – Nestlé®	486.67	nd	63.33	7.67	22	nd	nd	10.67	0	nd	2.33	nd	nd	nd	nd	nd	nd	nd	nd	nd	nd	nd	nd	nd	nd	nd	nd	nd	nd	nd	nd	nd	nd	416.67	nd
Biscoito recheado de flocos Plug@dos – Adria®	490.00	nd	70	5.67	20.67	2.6	6.67	10.33	0	0.8	1.67	nd	nd	nd	nd	nd	nd	nd	0.567	0.567	0.567	nd	nd	nd	150	nd	nd	nd	nd	nd	3	nd	nd	253.33	nd
Biscoito recheado de goiaba – Bauducco®	300.00	nd	53.33	4	8.67	nd	nd	3	0	nd	3	nd	nd	146.67	nd	nd	nd	nd	0.267	0.267	0.3	nd	3.667	nd	210	nd	nd	nd	nd	nd	nd	nd	nd	170	nd
Biscoito recheado de morango – Trakinas Mais®	490.00	nd	70	4.67	21.67	nd	nd	10.67	1	nd	0	nd	nd	180	1.5	nd	nd	nd	0.367	0.4	nd	0.733	4.667	nd	203.33	nd	nd	nd	nd	nd	nd	nd	nd	263.33	nd
Biscoito recheado de morango – Triunfo®	480.00	nd	70	5	20	nd	nd	10.33	0	nd	2	nd	nd	nd	nd	nd	nd	nd	nd	0.66	0.66	nd	8.33	nd	nd	nd	nd	nd	nd	nd	nd	nd	nd	216.67	nd
Biscoito recheado de morango Carinhas – Trakinas®	483.33	nd	70	5.33	20.67	nd	nd	10	1	nd	0	nd	nd	180	1.5	nd	nd	nd	0.367	0.4	nd	0.733	4.667	nd	210	nd	nd	nd	nd	nd	nd	nd	nd	293.33	nd
Biscoito recheado de morango Plug@dos – Adria®	493.33	nd	70	5.67	21	2.63	7	10.33	0	0	1.67	nd	nd	nd	nd	nd	nd	nd	0.567	0.567	0.567	nd	nd	nd	150	nd	nd	nd	nd	nd	nd	nd	nd	263.33	nd

B

Alimento	Energia (kcal)	Umid (g) / Carb (g)	Prot (g) / G tot (g)	G poli (g) / G mono (g)	G sat (g) / G trans (g)	Col (mg) / Fib tot (g)	Fib sol (g) / Fib ins (g)	A (RE) / D (mcg)	E (mg) / Fol (mcg)	C (mg) / B1 (mg)	B2 (mg) / B6 (mg)	B12 (mcg) / Nia (mg)	Pant (mg)	Ca (mg) / Cu (mg)	Fe (mg) / I (mcg)	Mg (mg) / Mn (mg)	K (mg) / P (mg)	Se (mcg) / Na (mg)	Zn (mg)
Biscoito recheado morango Gulosos – Bauducco®	483.33	nd	7	2.67	11	0	nd	90	nd	nd	0.2	nd	nd	150	nd	nd	nd	nd	nd
		66.66	21	6.33	0	2.33	nd	nd	nd	0.16	0.2	2.4		nd	nd	nd	nd	376.67	
Biscoito recheado morango Bonò – Nestlé®	470.00	nd	6.67	0	9.33	0	nd	nd	nd	nd	nd	nd	nd	nd	nd	nd	nd	nd	nd
		70	19	6	0	2.33	nd	nd	nd	nd	nd	nd		nd	nd	nd	nd	293.33	
Biscoito recheado Negresco – Nestlé®	433.33	nd	7.67	nd	4.33	nd	nd	nd	nd	nd	nd	nd	nd	nd	nd	nd	nd	nd	nd
		70	13.33	nd	0	3.67	nd	nd	nd	nd	nd	nd		nd	nd	nd	nd	390	
Biscoito recheado Nescau – Nestlé®	460.00	nd	7.67	nd	9.67	nd	nd	nd	nd	nd	nd	nd	nd	nd	nd	nd	nd	nd	nd
		63.33	19.33	nd	0	4	nd	nd	nd	nd	nd	nd		nd	nd	nd	nd	343.33	
Biscoito recheado Prestígio – Nestlé®	463.33	nd	5.33	nd	5.67	nd	nd	nd	nd	nd	nd	nd	nd	nd	nd	nd	nd	nd	tr
		73.33	16.33	nd	0	2	nd	nd	nd	nd	nd	nd		nd	nd	nd	nd	196.67	
Biscoito roladinho de goiabinha – Piraquê®	373.33	nd	3	nd	5.33	nd	nd	nd	nd	nd	nd	nd	nd	nd	nd	nd	nd	nd	nd
		66.67	10.33	nd	0	1	nd	nd	nd	nd	nd	nd		nd	nd	nd	nd	260	
Biscoito sabor chocolate com recheio sabor chocolate – Oreo, Mondelez®	467.04	nd	5.00	nd	5.84	nd	nd	nd	nd	nd	nd	nd	nd	nd	nd	nd	nd	nd	tr
		69.50	19.46	nd	0	2.78	nd	nd	nd	nd	nd	nd		nd	nd	nd	nd	328.04	
Biscoito salgadinho – Piraquê®	464.00	nd	7.6	nd	10.8	nd	nd	nd	nd	nd	nd	nd	nd	nd	nd	nd	nd	nd	nd
		60	20.8	nd	0	3.2	nd	nd	nd	nd	nd	nd		nd	nd	nd	nd	880	
Biscoito salgadinho gergelim – Piraquê®	496.0	nd	10.0	nd	10.0	nd	nd	nd	nd	nd	nd	nd	nd	nd	nd	nd	nd	nd	nd
		60	24.0	nd	0	2.0	nd	nd	nd	nd	nd	nd		nd	nd	nd	nd	nd	
Biscoito salgado de polvilho – Globo®	369.63	nd	0.67	nd	8.33	10.32	nd	nd	nd	nd	nd	nd	nd	36.63	0	nd	nd	nd	nd
		66.37	11.32	nd	0	<3.33	nd	nd	nd	nd	nd	nd		nd	nd	nd	nd	422.91	
Biscoito salgado de polvilho – Pão de Açúcar®	425.00	nd	2.5	nd	6.25	62.5	nd	nd	nd	nd	nd	nd	nd	30	0.125	nd	nd	nd	nd
		80	10	nd	0	2.5	nd	nd	nd	nd	nd	nd		nd	nd	nd	nd	1125	
Biscoito salgado wind – Panco®	463.33	nd	9.33	nd	10	nd	nd	nd	nd	nd	nd	nd	nd	nd	nd	nd	nd	nd	nd
		63.33	19.33	nd	0	3	nd	nd	nd	nd	nd	nd		nd	nd	nd	nd	583.33	
Biscoito tipo pão de mel sem glúten e zero lactose – Seu Divino®	476.67	nd	7	nd	11.33	46.67	nd	nd	nd	nd	nd	0.10	nd	nd	1.63	nd	nd	nd	nd
		66.67	20.33	nd	0	2.33	nd	nd	nd	nd	nd	nd		nd	nd	nd	nd	26.67	
Biscoito tortinhas de chocolate – Adria®	490.00	nd	7.67	nd	11	nd	nd	nd	nd	nd	nd	nd	nd	nd	nd	nd	nd	nd	nd
		66.67	21	nd	0	2	nd	nd	nd	nd	nd	nd		nd	nd	nd	nd	263.33	
Biscoito tortinhas de chocolate branco – Adria®	493.33	nd	7	nd	5	nd	nd	nd	nd	nd	nd	nd	nd	nd	nd	nd	nd	nd	nd
		66.67	21.33	nd	6.67	2	nd	nd	nd	nd	nd	nd		nd	nd	nd	nd	230	
Biscoito tortinhas de chocolate e avelã – Adria®	496.67	nd	7.33	nd	5.33	nd	nd	nd	nd	nd	nd	nd	nd	nd	nd	nd	nd	nd	nd
		66.67	22.33	nd	7.67	2	nd	nd	nd	nd	nd	nd		nd	nd	nd	nd	230	
Biscoito tortinhas de chocolate suíço – Adria®	490.00	nd	7.33	nd	5.33	nd	nd	nd	nd	nd	nd	nd	nd	nd	nd	nd	nd	nd	nd
		66.67	21.67	nd	6.67	2.67	nd	nd	nd	nd	nd	nd		nd	nd	nd	nd	293.33	
Biscoito tortinhas de limão – Adria®	480.00	nd	7.33	nd	9.67	nd	nd	nd	nd	nd	nd	nd	nd	nd	nd	nd	nd	nd	nd
		70	19	nd	0	2	nd	nd	nd	nd	nd	nd		nd	nd	nd	nd	250	
Biscoito tortinhas de morango – Adria®	483.33	nd	7.33	nd	10.33	nd	nd	nd	nd	nd	nd	nd	nd	nd	nd	nd	nd	nd	nd
		70	19.67	nd	0	2	nd	nd	nd	nd	nd	nd		150	nd	nd	nd	263.33	
Biscoito tortini de chocolate – Triunfo®	503.33	nd	5.33	nd	12.67	nd	nd	nd	nd	nd	nd	nd	nd	nd	nd	nd	nd	nd	nd
		66.67	24	nd	0	2.33	nd	nd	nd	nd	nd	nd		nd	nd	nd	nd	229.67	

Alimento	Energia (kcal)	Umid / Carb (g)	Prot (g) / G tot (g)	G poli (g) / G mono (g)	G sat (g) / G trans (g)	Col (mg) / Fib tot (g)	Fib sol (g) / Fib ins (g)	A (RE) / D (mcg)	E (mg) / Fol (mcg)	C (mg) / B1 (mg)	B2 (mg) / B6 (mg)	B12 (mcg) / Nia (mg)	Pant (mg)	Ca (mg) / Cu (mg)	Fe (mg) / I (mcg)	Mg (mg) / Mn (mg)	K (mg) / P (mg)	Se (mcg) / Na (mg)	Zn (mg)
Biscoito tortini morango – Triunfo®	496.67	nd	5.33	nd	12.67	nd	nd	nd	nd	nd	nd	nd	nd	nd	nd	nd	nd	nd	nd
		66.67	24	nd	0	2.33	nd	nd	nd	nd	nd	nd		nd	nd	nd	nd	226.67	
Biscoito tortini trufa – Triunfo®	496.67	nd	5.33	nd	12.67	nd	nd	nd	nd	nd	nd	nd	nd	nd	nd	nd	nd	nd	nd
		66.67	24	nd	0	2.33	nd	nd	nd	nd	nd	nd		nd	nd	nd	nd	226.67	
Biscoito três cereais – Triunfo®	410.00	nd	11	2.33	3.67	0	nd	nd	nd	nd	nd	nd		nd	nd	nd	nd	nd	nd
		73.33	8	1.33	nd	5.67	nd	nd	nd	nd	nd	nd		nd	nd	nd	nd	1230	
Biscoito wafer brigadeiro – Bauducco®	506.67	nd	4.33	5	13	0	nd	nd	nd	nd	nd	nd	nd	nd	nd	nd	nd	nd	nd
		63.33	26	6.67	nd	3	nd	nd	nd	nd	nd	nd		nd	nd	nd	nd	183.33	
Biscoito wafer chocolate – Bauducco®	523.33	nd	46.67	3.67	9	0	nd	nd	nd	nd	nd	nd		nd	nd	nd	nd	nd	nd
		63.33	28	8	0	0	nd	nd	nd	nd	nd	nd		nd	nd	nd	nd	176.67	
Biscoito wafer chocolate – LU Wafer®	510.00	nd	4	nd	7	0	nd	nd	nd	nd	nd	nd	nd	10	0	nd	nd	nd	nd
		63	27	nd	0	4	nd	nd	nd	nd	nd	nd		nd	nd	nd	nd	110	
Biscoito wafer chocolate Mabel – Pepsico®	496.00	nd	5.4	15.4	nd	nd	nd	nd	nd	nd	nd	nd	nd	17.8	1	nd	nd	nd	nd
		71.6	21	nd	0	0.4	nd	nd	nd	nd	nd	nd		nd	nd	nd	nd	116.2	
Biscoito wafer chocolate com avelã – Bauducco®	163.33	nd	53.33	3.33	12	0	nd	nd	nd	nd	nd	nd	nd	nd	nd	nd	nd	nd	nd
		63.33	24	7.33	0	3	nd	nd	nd	nd	nd	nd		nd	nd	nd	nd	200	
Biscoito wafer chocolate com avelã – LU Wafer®	533.33	nd	6.66	nd	6.66	0	nd	nd	nd	nd	nd	nd	nd	tr	1.8	nd	nd	nd	nd
		63.33	26.66	nd	0	3.33	nd	nd	nd	nd	nd	nd		nd	nd	nd	nd	150	
Biscoito wafer coco Mabel – Pepsico®	496.00	nd	5	15	nd	nd	nd	nd	nd	nd	nd	nd	nd	13.2	0.8	nd	nd	nd	nd
		72.2	20.8	nd	0	0.2	nd	nd	nd	nd	nd	nd		nd	nd	nd	nd	116.2	
Biscoito wafer limão Mabel – Pepsico®	494.00	nd	4.6	15.4	nd	nd	nd	nd	nd	nd	nd	nd	nd	11.6	0.6	nd	nd	nd	nd
		73	20.4	nd	0	0.2	nd	nd	nd	nd	nd	nd		nd	nd	nd	nd	117.4	
Biscoito wafer morango – Bauducco®	530.00	nd	4.67	nd	15	nd	nd	nd	nd	nd	nd	nd	nd	nd	nd	nd	nd	nd	nd
		63.33	29	nd	0	0	nd	nd	nd	nd	nd	nd		nd	nd	nd	nd	170	
Biscoito wafer morango Mabel – Pepsico®	500.00	nd	4	15	nd	nd	nd	nd	nd	nd	nd	nd	nd	tr	0.6	nd	nd	nd	nd
		72	20	nd	0	nd	nd	nd	nd	nd	nd	nd		nd	nd	nd	nd	120	
Bisnaga – Seven Boys®	295.00	nd	9.25	nd	1.75	nd	nd	nd	nd	nd	nd	nd	nd	nd	nd	nd	nd	nd	nd
		52.5	4.5	nd	0	1.75	nd	nd	nd	nd	nd	nd		nd	nd	nd	nd	470.3	
Bisnaga vitaminada – Seven Boys®	295.00	nd	9.25	nd	1.75	nd	nd	nd	nd	0.7	nd	nd	nd	nd	4.9	nd	nd	nd	nd
		52.5	4.25	nd	nd	1.75	nd	nd	nd	0.68	0.7	nd		nd	nd	nd	nd	471.23	
Bisnaguinha – Panco®	308.00	nd	14	1.33	3	9.33	nd	nd	nd	nd	nd	nd	nd	nd	nd	nd	nd	nd	nd
		96.67	7.67	3	0	3.67	nd	nd	nd	nd	nd	nd		nd	nd	nd	nd	626.67	
Bisnaguinha – Pão de Açúcar®	296.00	nd	6.4	nd	0.8	nd	nd	nd	nd	nd	nd	nd	nd	nd	nd	nd	nd	nd	nd
		58	4.2	nd	0.6	2.6	nd	nd	nd	nd	nd	nd		nd	nd	nd	nd	656	
Bisnaguinha Bisnaguito – Pullman®	306.00	nd	9.2	1.2	1.4	2	nd	nd	nd	nd	nd	nd	nd	nd	nd	nd	nd	nd	nd
		54	5.6	3	0	3	nd	nd	nd	nd	nd	nd		nd	nd	nd	nd	366	
Bisnaguinha de leite – Nutrella®	332.00	nd	6.8	nd	2.2	nd	nd	nd	nd	nd	nd	nd	nd	nd	nd	nd	nd	nd	nd
		64	6	nd	0	1.6	nd	nd	nd	nd	nd	nd		nd	nd	nd	nd	356	
Bisnaguinha Scooby-Doo – Wickbold®	304.00	nd	8.2	nd	1	0	nd	nd	nd	nd	nd	nd	nd	nd	nd	nd	nd	nd	nd
		60	3.6	nd	0	2.4	nd	nd	nd	nd	nd	nd		nd	nd	nd	nd	570	
Bisteca de porco (assada)	131.77	73.06	18.91	0.56	1.76	46.7	0.07	1.621	0.447	nd	0.221	0.553	0.56	20.851	0.673	20.842	379.349	23.274	1.43
		1.33	5.14	2.3	0	0.18	0.1	0.255	4.915	0.833	0.424	4.964		0.057	0.186	0.029	186.477	260.615	

Alimento	Energia (kcal)	Umid / Carb (g)	Prot (g) / G tot (g)	G poli (g) / G mono (g)	G sat (g) / G trans (g)	Col (mg) / Fib tot (g)	Fib sol (g) / Fib ins (g)	A (RE) / D (mcg)	E (mg) / Fol (mcg)	C (mg) / B1 (mg)	B2 (mg) / B6 (mg)	B12 (mcg) / Nia (mg)	Pant (mg)	Ca (mg) / Cu (mg)	Fe (mg) / I (mcg)	Mg (mg) / Mn (mg)	K (mg) / P (mg)	Se (mcg) / Na (mg)	Zn (mg)
Bisteca de porco (crua)	164.00	68 / 0	21.5 / 8	1.2 / 3.9	3.5 / nd	56 / nd	nd / nd	tr / nd	nd / nd	nd / 0.9	nd / nd	nd / nd	nd	6 / 0.07	0.5 / nd	24 / tr	335 / 195	nd / 54	1.40
Bisteca de porco (grelhada)	280.00	52 / 0	28.9 / 17.4	1.2 / 7.7	7.5 / nd	82 / nd	nd / nd	tr / nd	nd / nd	nd / 0.77	0.14 / nd	nd / nd	nd	34 / 0.06	0.9 / nd	25 / tr	366 / 229	nd / 51	2.30
Blanquet de peru Califórnia – Sadia®	127.70	nd / nd	19.43 / 4.89	nd / nd	nd / 0	28.1 / nd	nd / nd	nd / nd	nd / nd	nd / nd	nd / nd	nd / nd	nd	30.06 / nd	2 / nd	23.85 / nd	204 / 215	nd / 1017	nd
Bobó de camarão	164.00	nd / 20.93	7.1 / 5.79	nd / nd	nd / 0	nd / nd	nd / nd	1174.2 / nd	nd / nd	27.85 / nd	nd / nd	nd / nd	nd	51.22 / nd	1.61 / nd	nd / nd	nd / nd	nd / nd	nd
Bobó de camarão congelado – Seara®	157.00	nd / 4	8 / 10	nd / nd	3 / 0	nd / 0	nd / nd	nd / nd	nd / nd	nd / nd	nd / nd	nd / nd	nd	nd / nd	nd / nd	nd / nd	nd / nd	nd / 519	nd
Body Protein – Equaliv®	360.00	nd / 0	90.0 / nd	nd / nd	nd / nd	nd / nd	nd / nd	nd / nd	nd / nd	nd / nd	nd / nd	nd / nd	nd	nd / nd	nd / nd	nd / nd	nd / nd	nd / 250.0	nd
Bolacha de araticum	265.82	nd / 35.09	4.14 / 11.95	nd / nd	nd / 0	45.57 / 2.19	nd / nd	76.02 / nd	nd / nd	5.88 / nd	nd / nd	nd / nd	nd	84.26 / nd	1.47 / nd	nd / nd	nd / nd	nd / nd	nd
Bolacha de jatobá	357.45	nd / 83.57	5.83 / 13.2	nd / nd	nd / 0	77.87 / 11.03	nd / nd	80.28 / nd	nd / nd	5.04 / nd	nd / nd	nd / nd	nd	167.84 / nd	0.43 / nd	nd / nd	nd / nd	nd / nd	nd
Bolinha de queijo	273.23	46.11 / 32.96	7.79 / 12.04	4.11 / 3.53	3.73 / 0	14.84 / 1.43	0.52 / 0.88	79.372 / 0.311	7.004 / 14.506	1.646 / 0.323	0.277 / 0.049	0.196 / 2.395	0.29	114.694 / 0.096	1.921 / 11.571	16.566 / 0.285	121.504 / 124.099	16.605 / 190.644	0.72
Bolinho de arroz	355.53	25.13 / 49.54	8.01 / 13.34	6.62 / 3.43	2.33 / 0	94.18 / 1.32	0.41 / 0.86	48.478 / 0.289	10.65 / 21.437	1.576 / 0.423	0.248 / 0.106	0.222 / 3.054	0.78	27.744 / 0.168	3.179 / 11.745	17.818 / 0.598	103.715 / 110.483	20.784 / 1.277.935	0.85
Bolinho de chuva	270.03	42.4 / 42.39	6.11 / 8.31	3.75 / 2.03	1.93 / 0	38.77 / 1.39	0.46 / 0.76	26.423 / 0.463	6.167 / 20.559	0.398 / 0.317	0.298 / 0.048	0.208 / 2.325	0.40	55.079 / 0.089	1.989 / 12.492	14.142 / 0.295	109.935 / 91.271	15.695 / 28.694	0.51
Bolinho de mandioca (frito)	241.12	nd / 20.76	6.6 / 14.97	nd / nd	nd / 0	37.27 / 1.46	nd / nd	25.56 / nd	nd / nd	33.61 / nd	nd / nd	nd / nd	nd	160.23 / nd	2.81 / nd	nd / nd	nd / nd	nd / nd	nd
Bolo branco simples	317.82	29.79 / 55.21	5.94 / 8.36	2.27 / 3.51	1.94 / 0	50.19 / 1.39	0.39 / 1	104.733 / 0.304	4.184 / 43.885	0.167 / 0.294	0.325 / 0.056	0.198 / 2.404	0.49	32.623 / 0.068	1.854 / nd	11.924 / 0.231	103.137 / 87.057	14.576 / 26.291	0.49
Bolo de abacaxi – Pullman®	373.33	nd / 55	5.83 / 14.67	nd / nd	4.17 / 0	nd / 1.17	nd / nd	nd / nd	nd / nd	nd / nd	nd / nd	nd / nd	nd	nd / nd	nd / nd	nd / nd	nd / nd	nd / 328.33	nd
Bolo de aipim	170.61	nd / 23	2.45 / 8.01	nd / nd	nd / 0	25.28 / 1.71	nd / nd	33.56 / nd	nd / nd	19.55 / nd	nd / nd	nd / nd	nd	48.19 / nd	1.75 / nd	nd / nd	nd / nd	nd / nd	nd
Bolo de algaroba	258.87	nd / 29.66	3.73 / 14	nd / nd	nd / 0	61.92 / 0	nd / nd	78.27 / nd	nd / nd	0.45 / nd	nd / nd	nd / nd	nd	68.79 / nd	0.35 / nd	nd / nd	nd / nd	nd / nd	nd
Bolo de arroz	311.55	nd / 55.2	5.77 / 14.84	nd / nd	nd / 0	54.95 / 1.76	nd / nd	71.56 / nd	nd / nd	0.17 / nd	nd / nd	nd / nd	nd	152.88 / nd	0.6 / nd	nd / nd	nd / nd	nd / nd	nd
Bolo de batata-doce	156.31	nd / 23.51	2.15 / 6.12	nd / nd	nd / 0	45.06 / 0.59	nd / nd	304.09 / nd	nd / nd	2.68 / nd	nd / nd	nd / nd	nd	19.02 / nd	0.33 / nd	nd / nd	nd / nd	nd / nd	nd
Bolo de baunilha – Dr. Oetker®*	311.67	nd / 51.67	4 / 10.16	nd / nd	2.5 / 0	nd / 1	nd / nd	nd / 1.25	nd / nd	nd / 0.3	0.33 / 0.33	nd / nd	nd	nd / nd	4.17 / nd	nd / nd	nd / nd	nd / 291.67	nd
Bolo de baunilha – Sol®	394.59	nd / 81.08	4.05 / 5.94	nd / nd	1.89 / 1.89	nd / 0	nd / nd	nd / nd	nd / nd	nd / nd	nd / nd	nd / nd	nd	nd / nd	nd / nd	nd / nd	nd / nd	nd / 294.59	nd
Bolo de cará	170.61	nd / 23	2.45 / 8.01	nd / nd	nd / 0	25.28 / 1.71	nd / nd	33.56 / nd	nd / nd	19.55 / nd	nd / nd	nd / nd	nd	48.19 / nd	1.75 / nd	nd / nd	nd / nd	nd / nd	nd

TABELA DE COMPOSIÇÃO DE ALIMENTOS

Alimento	Energia (kcal)	Umid (g)	Carb (g)	Prot (g)	G tot (g)	G poli (g)	G mono (g)	G sat (g)	G trans (g)	Col (mg)	Fib tot (g)	Fib sol (g)	Fib ins (g)	A (RE) (mcg)	D (mcg)	E (mg)	Fol (mcg)	C (mg)	B1 (mg)	B2 (mg)	B6 (mg)	B12 (mcg)	Nia (mg)	Pant (mg)	Ca (mg)	Cu (mg)	Fe (mg)	I (mcg)	Mg (mg)	Mn (mg)	K (mg)	P (mg)	Se (mcg)	Na (mg)	Zn (mg)
Bolo de carimã	368.75	nd	36.73	4.32	23.21	nd	nd	nd	0	155.5	0.31	nd	nd	109.91	nd	nd	nd	12.14	nd	nd	nd	nd	nd	nd	26.36	nd	0.83	nd	nd	nd	nd	nd	nd	nd	nd
Bolo de cenoura com cobertura de chocolate	372.65	27.19	50.51	4.12	17.83	9.36	4.52	2.91	0	59.76	1.17	0.38	0.58	462.516	0.192	15.223	26.232	1.467	0.179	0.21	0.063	0.151	1.458	0.37	17.647	0.118	1.276	7.659	10.502	0.171	117.862	64.795	10.646	32.688	0.38
Bolo de chocolate	358.49	26.42	52.44	5.36	14.76	4.22	6.45	3.17	0	55.22	1.31	0.29	0.48	184.37	0.288	7.868	50.497	0.221	0.244	0.306	0.067	0.19	2.143	0.52	32.009	0.068	1.665	9.52	13.821	0.21	129.931	92.074	12.38	118.87	0.51
Bolo de chocolate – Dona Benta®	391.86	nd	78.38	5.40	6.48	nd	nd	11.67	11.67	nd	1.08	nd	nd	nd	nd	nd	nd	nd	nd	nd	nd	nd	nd	nd	nd	nd	nd	nd	nd	nd	nd	nd	nd	nd	nd
Bolo de chocolate – Dr. Oetker®*	326.67	nd	53.33	4	11	nd	nd	2.67	0	nd	1.83	nd	nd	nd	1.25	nd	nd	nd	0.3	0.33	0.33	nd	nd	nd	nd	nd	4	nd	nd	nd	nd	nd	nd	465	nd
Bolo de chocolate – Pullman®	370.00	nd	53.33	6.17	14.5	nd	nd	4.17	0	nd	2.17	nd	nd	nd	nd	nd	nd	nd	nd	nd	nd	nd	nd	nd	nd	nd	nd	nd	nd	nd	nd	nd	nd	325	nd
Bolo de chocolate ao leite – Maizena®*	379.31	nd	82.75	3.45	3.45	nd	nd	nd	0	nd	nd	nd	nd	nd	nd	nd	nd	nd	nd	nd	nd	nd	nd	nd	nd	nd	nd	nd	nd	nd	nd	nd	nd	86.2	nd
Bolo de chocolate Casa Suíça – Wickbold®	398.33	nd	53.33	5.83	18.33	nd	nd	3.83	0.83	nd	4	nd	nd	nd	nd	nd	nd	nd	nd	nd	nd	nd	nd	nd	nd	nd	1.43	nd	nd	nd	nd	nd	nd	140	nd
Bolo de chocolate com recheio de baunilha Ana Maria – Pullman®	395.00	nd	56.67	4.5	16.5	nd	nd	9.33	0	nd	1.5	nd	nd	nd	nd	nd	nd	nd	nd	nd	nd	nd	nd	nd	nd	nd	nd	nd	nd	nd	nd	nd	nd	290	nd
Bolo de coco – Dona Benta®	400.00	nd	78.38	4.05	7.84	nd	nd	2.70	2.43	nd	0	nd	nd	nd	nd	nd	nd	nd	nd	nd	nd	nd	nd	nd	nd	nd	nd	nd	nd	nd	nd	nd	nd	443.24	nd
Bolo de coco – Dr. Oetker®*	311.67	nd	51.67	4	10.17	nd	nd	2.5	0	nd	1	nd	nd	nd	1.25	nd	nd	nd	0.3	0.33	0.33	nd	nd	nd	nd	nd	4.17	nd	nd	nd	nd	nd	nd	463.33	nd
Bolo de coco – Maizena®*	379.31	nd	79.31	tr	3.45	nd	nd	nd	0	nd	0	nd	nd	nd	nd	nd	nd	nd	nd	nd	nd	nd	nd	nd	nd	nd	nd	nd	nd	nd	nd	nd	nd	0	nd
Bolo de coco – Pullman®	386.67	nd	51.67	5.67	16.67	nd	nd	7.67	0	nd	2	nd	nd	nd	nd	nd	nd	nd	nd	nd	nd	nd	nd	nd	nd	nd	nd	nd	nd	nd	nd	nd	nd	315	nd
Bolo de coco – Sol®	394.59	nd	81.08	4.05	5.94	nd	nd	1.89	1.89	nd	0	nd	nd	nd	nd	nd	nd	nd	nd	nd	nd	nd	nd	nd	nd	nd	nd	nd	nd	nd	nd	nd	nd	294.59	nd
Bolo de coco e chocolate Casa Suíça – Wickbold®	398.33	nd	53.33	5.83	18.33	nd	nd	3.83	0.83	nd	4	nd	nd	nd	nd	nd	nd	nd	nd	nd	nd	nd	nd	nd	nd	nd	1.43	nd	nd	nd	nd	nd	nd	140	nd
Bolo de farinha de macaúba	382.35	nd	52.3	6.26	16.74	nd	nd	nd	0	108.81	0	nd	nd	99.12	nd	nd	nd	2.59	nd	nd	nd	nd	nd	nd	192.49	nd	0.48	nd	nd	nd	nd	nd	nd	nd	nd
Bolo de festa – Sol®	394.59	nd	81.08	4.05	5.94	nd	nd	1.89	1.89	nd	0	nd	nd	nd	nd	nd	nd	nd	nd	nd	nd	nd	nd	nd	nd	nd	nd	nd	nd	nd	nd	nd	nd	294.59	nd
Bolo de festa (recheio de pêssego e cobertura)	320.14	30.33	53.65	5.06	10.12	2.4	4.13	2.9	0.7	64.22	0.7	0.24	0.46	130.83	0.2	4.376	23.133	0.972	0.145	0.26	0.046	0.236	1.107	0.45	73.417	0.046	0.984	nd	11.183	0.106	136.342	102.767	9.032	46.54	0.50
Bolo de fubá	320.96	37.75	40.95	4.94	15.67	7.85	3.92	2.95	0	67.42	1.8	0.45	1.35	45.378	0.466	12.718	41.996	0.258	0.192	0.265	0.101	0.247	1.491	0.45	41.57	0.088	1.281	nd	14.377	0.038	113.551	83.217	6.952	33.528	0.49
Bolo de jatobá com fubá de milho	207.63	nd	73.42	4.68	7.86	nd	nd	nd	0	83.88	16.42	nd	nd	66.79	nd	nd	nd	5.61	nd	nd	nd	nd	nd	nd	163.2	nd	0.85	nd	nd	nd	nd	nd	nd	nd	nd

Alimento	Energia (kcal)	Umid (g)	Carb (g)	Prot (g)	G tot (g)	G poli (g)	G mono (g)	G sat (g)	G trans (g)	Col (mg)	Fib tot (g)	Fib sol (g)	Fib ins (g)	A (RE) (mcg)	D (mcg)	E (mg)	Fol (mcg)	C (mg)	B1 (mg)	B2 (mg)	B6 (mg)	B12 (mcg)	Nia (mg)	Pant (mg)	Ca (mg)	Cu (mg)	Fe (mg)	I (mcg)	Mg (mg)	Mn (mg)	K (mg)	P (mg)	Se (mcg)	Na (mg)	Zn (mg)
Bolo de laranja – Dr. Oetker®*	311.67	nd	51.67	4	10.17	nd	nd	5.17	0	nd	1.17	nd	nd	nd	1.25	nd	nd	nd	0.3	0.33	0.33	nd	nd	nd	nd	nd	4.17	nd	nd	nd	nd	nd	nd	463.33	nd
Bolo de laranja – Maizena®*	330.34	nd	46.48	7.14	12.95	nd	nd	3.82	0	0	1	nd	nd	nd	nd	nd	nd	nd	nd	nd	nd	nd	nd	nd	398.4	nd	0.25	nd	nd	nd	nd	nd	nd	141.1	nd
Bolo de laranja – Panco®	360.00	nd	58.33	5.67	11.83	nd	nd	4.5	0	nd	2.17	nd	nd	nd	nd	nd	nd	nd	nd	nd	nd	nd	nd	nd	nd	nd	nd	nd	nd	nd	nd	nd	nd	246.67	nd
Bolo de laranja – Pullman®	373.33	nd	55	5.83	14.67	nd	nd	4.17	0	nd	1.17	nd	nd	nd	nd	nd	nd	nd	nd	nd	nd	nd	nd	nd	nd	nd	nd	nd	nd	nd	nd	nd	nd	328.33	nd
Bolo de laranja – Sol®	394.59	nd	81.08	4.05	5.94	nd	nd	1.89	1.89	nd	0	nd	nd	nd	nd	nd	nd	nd	nd	nd	nd	nd	nd	nd	nd	nd	nd	nd	nd	nd	nd	nd	nd	294.59	nd
Bolo de páscoa com frutas – Pão de Açúcar®	320.00	nd	60	8	12	nd	nd	5	0	80	4	nd	nd	nd	nd	nd	nd	nd	nd	nd	nd	nd	nd	nd	30	nd	2	nd	nd	nd	nd	nd	nd	100	nd
Bolo de queijo	271.08	nd	13.47	9.54	21.34	nd	nd	nd	0	197.08	0.31	nd	nd	181.87	nd	nd	nd	0.16	nd	nd	nd	nd	nd	nd	248.28	nd	0.53	nd	nd	nd	nd	nd	nd	nd	nd
Bolo doce de abobrinha-italiana	330.45	33.63	45.84	4.53	14.93	8.06	3.61	2.35	0	49.01	1.79	0.49	0.86	26.55	0.15	13.091	31.121	3.586	0.23	0.221	0.082	0.115	1.818	0.36	42.035	0.193	2.196	6.112	20.519	0.375	211.106	71.16	12.867	92.443	0.45
Bolo suíço de laranja com recheio cremoso Casa Suíça – Wickbold®	400.00	nd	51.67	4.5	20	nd	nd	4.17	0.83	nd	2.67	nd	nd	nd	nd	nd	nd	nd	nd	nd	nd	nd	nd	nd	nd	nd	0.48	nd	nd	nd	nd	nd	nd	108.33	nd
Bomba de chocolate	156.43	72.2	13.11	4.04	9.89	2.3	3.97	3.06	0	32.63	0.58	0.09	0.15	116.133	0.828	4.111	8.293	0.73	0.092	0.19	0.043	0.325	0.538	0.34	94.724	nd	0.549	21.443	13.718	0.078	142.786	118.526	5.297	87.326	0.42
Bombom Cherry Brandy – Kopenhagen®	406.20	nd	56.25	3.75	21.87	nd	nd	14.06	0	nd	3.75	nd	nd	nd	nd	nd	nd	nd	nd	nd	nd	nd	nd	nd	nd	nd	nd	nd	nd	nd	nd	nd	nd	68.75	nd
Bombom chocolate ao leite Alpino – Nestlé®	538.46	nd	60	5.38	3.07	nd	nd	16.92	0	nd	0	nd	nd	nd	nd	nd	nd	nd	nd	nd	nd	nd	nd	nd	nd	nd	nd	nd	nd	nd	nd	nd	nd	67.69	nd
Bombom chocolate ao leite crocante Diamante Negro – Lacta®	508.00	nd	64	5.2	24.8	nd	nd	14.8	0	nd	0	nd	nd	nd	nd	nd	nd	nd	nd	nd	nd	nd	nd	nd	nd	nd	nd	nd	nd	nd	nd	nd	nd	84	nd
Bombom Chokito – Nestlé®	437.5	nd	78.12	3.44	12.81	nd	nd	6.56	0	nd	0	nd	nd	nd	nd	nd	nd	nd	nd	nd	nd	nd	nd	nd	nd	nd	nd	nd	nd	nd	nd	nd	nd	103.12	nd
Bombom de chocolate 70% cacau zero açúcar, glúten e lactose, com Serenzo® – Nutrawell®	429.31	nd	46.15	7.69	38.46	nd	nd	23.08	0	nd	10.77	nd	nd	nd	nd	nd	nd	nd	nd	nd	nd	nd	nd	nd	nd	nd	nd	nd	nd	nd	nd	nd	nd	0	nd
Bombom mousse de chocolate Bom o Bom – Arcor®	526.66	nd	54	5.3	32	nd	nd	14	3.33	nd	0	nd	nd	nd	nd	nd	nd	nd	nd	nd	nd	nd	nd	nd	nd	nd	nd	nd	nd	nd	nd	nd	nd	54	nd
Bombom Ouro Branco – Lacta®	533.33	nd	61.90	5.71	27.61	nd	nd	15.23	0	nd	0	nd	nd	nd	nd	nd	nd	nd	nd	nd	nd	nd	nd	nd	nd	nd	nd	nd	nd	nd	nd	nd	nd	176.19	nd
Bombom Sedução – Nestlé®	463.16	nd	168.42	3.68	19.21	nd	nd	15.58	0	nd	42.10	nd	nd	nd	nd	nd	nd	nd	nd	nd	nd	nd	nd	nd	nd	nd	nd	nd	nd	nd	nd	nd	nd	28.95	nd
Bombom Sonho de Valsa – Lacta®	547.62	nd	61.90	5.71	30	nd	nd	14.76	0	nd	0	nd	nd	nd	nd	nd	nd	nd	nd	nd	nd	nd	nd	nd	nd	nd	nd	nd	nd	nd	nd	nd	nd	100	nd

Alimento	Energia (kcal)	Umid (g)	Carb (g)	Prot (g)	G tot (g)	G poli (g)	G mono (g)	G sat (g)	G trans (g)	Col (mg)	Fib tot (g)	Fib sol (g)	Fib ins (g)	A (RE) (mcg)	D (mcg)	E (mg)	Fol (mcg)	C (mg)	B1 (mg)	B2 (mg)	B6 (mg)	B12 (mcg)	Nia (mg)	Pant (mg)	Ca (mg)	Cu (mg)	Fe (mg)	I (mcg)	Mg (mg)	Mn (mg)	K (mg)	P (mg)	Se (mcg)	Na (mg)	Zn (mg)
Bombom Surreal Amendoim – Garoto®	530.00	nd	65	4	29	nd	nd	14.5		nd	0	nd	nd	nd	nd	nd	nd	nd	nd	nd	nd	nd	nd	nd	nd	nd	nd	nd	nd	nd	nd	nd	nd	190	nd
Braço sem capa de gordura (cru) – carne bovina	250.90	55.38	0	31.09	13.09	0.43	5.66	5.09	0	105.96	0	0	0	0	tr	tr	6	0	0.08	0.28	0.29	2.48	2.67	0.35	12.99	0.15	3.69	tr	22.99	0.02	262.89	234.91	tr	70.97	10.30
Brigadeirão	298.77	41.4	35.03	6.3	15.95	0.98	5.02	8.91	0	120.54	0.66	0	0.66	159.848	0.486	1.066	14.371	1.191	0.057	0.302	0.054	0.411	0.159	0.59	141.597	0.091	0.679	nd	24.314	0.082	251.511	160.666	6.505	100.452	0.81
Brigadeiro	362.50	21.29	55.91	7.1	13.77	1.33	4.59	7.2	0	28.12	0.95	0	0.95	104.622	0.623	2.535	9.765	2.061	0.081	0.362	0.045	0.383	0.242	0.62	240.228	0.121	0.591	nd	35.298	0.104	377.501	227.922	1.489	123.204	1.01
Brigadeiro Moça Doceria – Nestlé®	320.00	nd	60	6.5	6	nd	nd	4	0	nd	0	nd	nd	nd	nd	nd	nd	nd	nd	nd	nd	nd	nd	nd	nd	nd	nd	nd	nd	nd	nd	nd	nd	125	nd
Broa de amendoim	368.29	nd	5.01	10.58	14.86	nd	nd	nd	0	85.6	2.48	nd	nd	50.55	nd	nd	nd	0.12	nd	nd	nd	nd	nd	nd	37.55	nd	1.42	nd	nd	nd	nd	nd	nd	nd	nd
Broa de cará	136.35	nd	28.03	3.16	1.5	nd	nd	nd	0	0.54	2.73	nd	nd	14.06	nd	nd	nd	6.06	nd	nd	nd	nd	nd	nd	34.16	nd	0.73	nd	nd	nd	nd	nd	nd	nd	nd
Broa de fubá	288.57	nd	52.86	3.71	7.14	nd	nd	nd	0	nd	nd	nd	nd	60	nd	nd	nd	nd	nd	nd	nd	nd	nd	nd	64.29	nd	nd	nd	nd	nd	nd	nd	nd	nd	nd
Broa especial	280.91	nd	46.98	3.94	8.43	nd	nd	nd	0	17.62	0.44	nd	nd	75.38	nd	nd	nd	0.25	nd	nd	nd	nd	nd	nd	51.17	nd	0.66	nd	nd	nd	nd	nd	nd	nd	nd
Brócolis (cozido)	28.00	90.7	5.07	2.99	0.35	0.17	0.02	0.05	0	0	3	1.45	1.55	138.8	nd	1.15	50	74.6	0.06	0.11	0.14	0	0.57	0.51	46	0.04	0.84	2	24	0.22	292	59	1.9	26	0.38
Brócolis (cru)	28.00	90.7	5.25	2.99	0.35	0.17	0.02	0.05	0	0	3	0.3	2.7	154.2	nd	0.64	71	93.2	0.07	0.12	0.16	0	0.64	0.54	48	0.05	0.88	2	25	0.23	325	66	3	27	0.40
Brócolis (folha)	79.00	15.99	2.13	0.54	0.59	nd	nd	nd	nd	nd	2.59	nd	nd	23.43	nd	nd	nd	nd	11.8	nd	nd	nd	nd	nd	nd	nd	2.49	nd	nd	7.25	0.24	nd	0.01	nd	nd
Brócolis (talo)	31.00	2.68	0.29	0.11	0.12	nd	nd	nd	nd	nd	1.12	nd	nd	1.009	nd	nd	nd	nd	5.7	nd	nd	nd	nd	nd	nd	nd	3.2	nd	nd	5.34	0.18	nd	0.01	nd	nd
Brócolis congelado – Bonduelle®	27.69	nd	5.38	3.07	0	nd	nd	0	0	nd	3	nd	nd	nd	nd	nd	nd	nd	nd	nd	nd	nd	nd	nd	nd	nd	nd	nd	nd	nd	nd	nd	nd	23.85	nd
Brócolis congelado – Pratigel®	52.86	nd	8.57	4.29	0	nd	nd	0	nd	0	2.86	nd	nd	nd	nd	nd	nd	nd	nd	nd	nd	nd	nd	nd	185.71	nd	1.43	nd	nd	nd	nd	nd	nd	60	nd
Brócolis-ninja – Ki-salada®	24.29	nd	25.714	31.428	0	nd	nd	0	0	nd	6.666	nd	nd	nd	nd	nd	nd	nd	nd	nd	nd	nd	nd	nd	928.571	nd	1.666	nd	nd	nd	nd	nd	nd	128.571	nd
Broto de alfafa (cru)	30.30	91.21	3.64	3.94	0.61	0.3	0	0	0	0	2.42	nd	nd	15.15	nd	nd	36.36	9.09	0.09	0.12	0.03	0	0.61	0.58	33.33	0.16	0.97	nd	27.27	0.19	78.79	69.7	nd	6.06	0.91
Broto de bambu (cru)	27.00	91	5.21	2.61	0.3	0.13	0.01	0.07	0	0	2.2	0.15	2.05	2	0	tr	7.1	4	0.15	0.07	0.24	0	0.6	0.16	13	0.19	0.5	tr	3	0.26	533	59	tr	4	1.11
Broto de feijão (cozido)	21.00	93.4	4.2	2.04	0.09	0.03	0.01	0.03	0	0	0.8	0.2	0.6	1.4	0	0.07	29.3	11.4	0.05	0.1	0.05	0	0.82	0.24	12	0.12	0.65	tr	14	0.14	101	28	0.6	10	0.47
Broto de feijão (cru)	30.00	90.4	5.94	3.05	0.18	0.06	0.02	0.05	0	0	1.8	0.4	1.4	2.1	0	0.2	60.8	13.2	0.08	0.12	0.09	0	0.75	0.38	13	0.16	0.91	tr	21	0.19	149	54	1.05	6	0.41
Buchada de bode	129.07	76.43	4.85	9.79	7.66	3	2.03	2.04	0	60.21	0.33	0.11	0.22	3.948	0.19	4.874	4.766	4.094	0.032	0.114	0.057	0.982	0.285	0.44	9.874	0.095	1.451	0.862	8.454	0.089	207.63	60.815	1.084	521.451	1.66

Alimento	Energia (kcal)	Umid Carb (g)	Prot (g) G tot (g)	G poli (g) G mono (g)	G sat (g) G trans (g)	Col (mg) Fib tot (g)	Fib sol (g) Fib ins (g)	A (RE) D (mcg)	E (mg) Fol (mcg)	C (mg) B1 (mg)	B2 (mg) B6 (mg)	B12 (mcg) Nia (mg)	Pant (mg)	Ca (mg) Cu (mg)	Fe (mg) I (mcg)	Mg (mg) Mn (mg)	K (mg) P (mg)	Se (mcg) Na (mg)	Zn (mg)
Bucho (cozido) – carne bovina	133.00	74.1 / 0	21.6 / 4.5	0.1 / 1.4	2.4 / nd	245 / nd	nd / nd	nd / nd	nd / nd	nd / tr	tr / nd	nd / 2.18	nd	13 / 0.05	0.6 / nd	7 / 0.01	70 / 63	nd / 38	2.50
Bucho (cru) – carne bovina	137.00	75 / 0	20.5 / 5.5	0.1 / 1.4	3.3 / nd	145 / nd	nd / nd	tr / nd	nd / nd	nd / tr	tr / nd	nd / 2.13	nd	9 / 0.06	0.5 / nd	6 / 0.01	85 / 61	nd / 45	2.10
Buri	257.00	nd / 0.3	21.4 / 17.6	3.75 / 4.33	4.4 / 0	72 / 0	0 / 0	50 / 8	2 / 7	2 / 0.23	0.36 / 0.42	3.8 / 9.5	1.01	5 / 0.08	1.3 / nd	26 / 0.01	380 / 130	nd / 32	0.70
Burrata de búfala – Búfalo Dourado®	267.00	nd / 3.70	10.3 / 24.0	nd / nd	nd / nd	nd / nd	nd / nd	nd / nd	nd / nd	nd / nd	nd / nd	nd / nd	nd	nd / nd	nd / nd	nd / nd	nd / nd	nd / 347	nd / nd
Cação em posta (cozido)	116.00	75.9 / 0	25.6 / 0.7	0.2 / 0.1	0.2 / nd	83 / nd	nd / nd	12 / nd	nd / nd	nd / tr	0.04 / nd	nd / 9.77	nd	10 / 0.03	0.3 / nd	21 / tr	249 / 204	nd / 115	0.60
Cação em posta (cru)	83.00	81.4 / 0	17.9 / 0.8	0.2 / 0.1	0.1 / nd	36 / 0	nd / nd	6 / nd	nd / nd	nd / 0.04	tr / nd	nd / nd	nd	9 / 0.02	0.2 / nd	19 / tr	319 / 181	nd / 124	0.30
Cacau em pó – Garoto®	405.00	nd / 50	25 / 0	nd / nd	11 / 0	0 / 21.5	nd / nd	nd / nd	nd / nd	nd / nd	nd / nd	nd / nd	nd	nd / nd	nd / nd	nd / nd	nd / nd	nd / 0	nd
Cachaça da terra	231.00	nd / 0	0 / nd	nd / nd	nd / 0	0 / 0	nd / nd	nd / nd	nd / nd	0 / nd	nd / nd	nd / nd	nd	0 / nd	0 / nd	nd / nd	nd / nd	nd / nd	nd
Cachorro quente completo (1 salsicha)	301.83	47.73 / 20.57	7.46 / 21.63	6.21 / 7.65	6.58 / 0	25.08 / 1.49	0.33 / 0.66	54.654 / 0.246	6.175 / 20.51	11.086 / 0.142	0.139 / 0.198	0.302 / 1.645	0.33	110.499 / 0.139	1.149 / 6.14	21.6 / 0.163	275.153 / 122.668	10.028 / 651.155	0.96
Cachorro quente completo (2 salsichas)	304.10	48.49 / 18.38	7.93 / 22.32	5.65 / 8.4	6.99 / 0	28.13 / 1.3	0.29 / 0.58	47.999 / 0.326	5.475 / 18.5	12.907 / 0.149	0.137 / 0.192	0.424 / 1.765	0.34	98.386 / 0.131	1.149 / 5.393	20.189 / 0.146	262.013 / 118.218	10.489 / 708.436	1.07
Café com açúcar (infusão)	37.21	89.49 / 9.08	0.3 / 0.01	0 / 0	0 / 0	0 / 0	0 / 0	0 / 0	0 / 0	0 / 0	0.004 / 0	0 / 0.698	0.00	5.351 / 0.012	0.123 / nd	8.976 / 0.044	87.543 / 7.651	0.247 / 3.672	0.04
Café em pó	41.00	74.9 / 13.4	5 / 1.7	nd / nd	nd / 0	0 / 0	nd / nd	0 / nd	nd / nd	0 / 0.17	0.17 / nd	nd / 15	nd	84 / nd	3.3 / nd	nd / nd	nd / 84	nd / nd	nd
Café instantâneo em pó	241.00	3.1 / 41.1	12.2 / 0.5	0.2 / 0.04	0.2 / 0	0 / 0	0 / 0	0 / 0	0 / 0	0 / 0.01	0.02 / 0.03	0 / 28.2	0.10	141 / 0.14	4.42 / tr	327 / 1.71	3535 / 303	9 / 37	0.35
Café sem açúcar (infusão)	6.50	97.37 / 1.11	0.33 / 0.01	0 / 0	0 / 0	0 / 0	0 / 0	0 / 0	0 / 0	0 / 0	0.002 / 0	0 / 0.762	0.00	5.75 / 0.09	0.129 / tr	9.794 / 0.047	95.345 / 8.173	0.244 / 0.039	0.04
Café solúvel – Melitta®	0.00	nd / 0	0 / 0	nd / nd	nd / nd	nd / 0	nd / nd	nd / nd	nd / nd	nd / nd	nd / nd	nd / nd	nd	nd / nd	nd / nd	nd / nd	nd / nd	nd / 0	nd
Café solúvel original Nescafé – Nestlé®	0.00	nd / 0	0 / 0	nd / nd	nd / nd	nd / nd	nd / nd	nd / nd	nd / nd	nd / nd	nd / nd	nd / nd	nd	nd / nd	nd / nd	nd / nd	nd / nd	nd / 0	nd
Café torrado e moído – Pelé®	200.00	nd / tr	tr / 10	nd / nd	0 / 0	0 / 60	nd / nd	nd / nd	nd / nd	nd / nd	nd / nd	nd / nd	nd	tr / nd	10.8 / nd	nd / nd	nd / nd	nd / 0	nd
Caipirinha	218.15	62.77 / 26.93	0.33 / 0.09	0.03 / 0	0.01 / 0	0 / 0.83	0.27 / 0.56	0.883 / 0	0.279 / 3.131	15.653 / 0.019	0.009 / 0.028	0 / 0.037	0.06	7.924 / 0.028	0.214 / tr	2.36 / 0.019	42.174 / 7.069	3.614 / 1.301	0.05
Caju	46.00	87.1 / 11.6	0.8 / 0.2	nd / nd	nd / 0	0 / 1.5	nd / nd	40 / nd	nd / nd	219 / 0.03	0.03 / nd	nd / 0.4	nd	4 / nd	1 / nd	nd / nd	nd / 18	nd / nd	nd
Caju (polpa)	86.38	nd / 7.96	3.66 / 0.05	nd / nd	nd / 0	1.09 / 1.24	nd / nd	27.03 / nd	nd / nd	102.28 / nd	nd / nd	nd / nd	nd	140.57 / nd	0.61 / nd	nd / nd	nd / nd	nd / nd	nd
Caju-ameixa	162.89	nd / 41.77	0.66 / 0.22	nd / nd	nd / 0	nd / 0.66	nd / nd	nd / nd	nd / nd	nd / nd	nd / nd	nd / nd	nd	12.44 / nd	2 / nd	nd / nd	nd / 17.777	nd / nd	nd

TABELA DE COMPOSIÇÃO DE ALIMENTOS

Alimento	Energia (kcal)	Umid (g)	Carb (g)	Prot (g)	G tot (g)	G poli (g)	G mono (g)	G sat (g)	G trans (g)	Col (mg)	Fib tot (g)	Fib sol (g)	Fib ins (g)	A (RE) (mcg)	D (mcg)	E (mg)	Fol (mcg)	C (mg)	B1 (mg)	B2 (mg)	B6 (mg)	B12 (mcg)	Nia (mg)	Pant (mg)	Ca (mg)	Cu (mg)	Fe (mg)	I (mcg)	Mg (mg)	Mn (mg)	K (mg)	P (mg)	Se (mcg)	Na (mg)	Zn (mg)
Caldeirada de tucunaré	96.53	nd	3.82	12.5	2.92	nd	nd	nd	0	84.56	0.27	nd	nd	30.73	nd	nd	nd	9.34	nd	nd	nd	nd	nd	nd	44.34	nd	0.61	nd	nd	nd	nd	nd	nd	nd	nd
Caldeirada paraense	190.09	nd	18.37	15.6	6.01	nd	nd	nd	0	nd	nd	nd	nd	nd	nd	nd	nd	nd	nd	nd	nd	nd	nd	nd	nd	nd	nd	nd	nd	nd	nd	nd	nd	nd	nd
Caldo de bacon Maggi – Nestlé®	320.00	nd	24	0	22	nd	nd	16	0	nd	0	nd	nd	nd	nd	nd	nd	nd	nd	nd	nd	nd	nd	nd	nd	nd	nd	nd	nd	nd	nd	nd	nd	18.700	nd
Caldo de camarão à oliveira	73.60	nd	3.41	10.14	2.33	nd	nd	nd	0	58.64	1.01	nd	nd	52.19	nd	nd	nd	10.62	nd	nd	nd	nd	nd	nd	139.88	nd	1.19	nd	nd	nd	nd	nd	nd	nd	nd
Caldo de cana	82.00	78.8	20.5	0.3	0.1	nd	nd	nd	0	nd	0.4	nd	nd	tr	nd	nd	nd	2	0.02	0.01	nd	nd	0.1	nd	13	nd	0.7	nd	nd	nd	nd	12	nd	nd	nd
Caldo de caridade	139.59	nd	20.96	1.28	6.02	nd	nd	nd	0	15.59	0.95	nd	nd	132.38	nd	nd	nd	23.66	nd	nd	nd	nd	nd	nd	58.27	nd	2.13	nd	nd	nd	nd	nd	nd	nd	nd
Caldo de carne Maggi – Nestlé®	300.00	nd	20	0	24	nd	nd	16	0	nd	0	nd	nd	nd	nd	nd	nd	nd	nd	nd	nd	nd	nd	nd	nd	nd	nd	nd	nd	nd	nd	nd	nd	19860	nd
Caldo de carne Sazón – Ajinomoto®	155.56	nd	26.67	0	0	0	0	0	0	0	0	nd	nd	nd	nd	nd	nd	nd	nd	nd	nd	nd	nd	nd	nd	nd	nd	nd	nd	nd	nd	nd	nd	26955.56	nd
Caldo de galinha Maggi – Nestlé®	280.00	nd	18	0	22	nd	nd	16	0	nd	0	nd	nd	nd	nd	nd	nd	nd	nd	nd	nd	nd	nd	nd	nd	nd	nd	nd	nd	nd	nd	nd	nd	20.760	nd
Caldo de galinha em pó (0% de gordura) – Maggi®	62.50	nd	12.5	tr	0	nd	nd	nd	nd	0	0	nd	nd	nd	nd	nd	nd	nd	nd	nd	nd	nd	nd	nd	tr	nd	tr	nd	nd	nd	nd	nd	nd	26.375	nd
Caldo de legumes Sazón – Ajinomoto®	155.56	nd	26.67	0	0	0	0	0	0	0	0	nd	nd	nd	nd	nd	nd	nd	nd	nd	nd	nd	nd	nd	nd	nd	nd	nd	nd	nd	nd	nd	nd	22333.33	nd
Camarão (cozido)	90.00	78.7	0	19	1	0.2	0.2	0.4	0	241	0	nd	nd	tr	nd	nd	nd	nd	tr	tr	nd	nd	1.07	nd	90	0.17	1.3	nd	19	0.06	102	266	nd	367	1.20
Camarão (cru)	47.00	89.1	0	10	0.5	0.2	0.1	0.1	nd	124	0	nd	nd	20	nd	nd	nd	nd	nd	tr	tr	1.160	tr	nd	51	0.11	0.7	nd	27	0.04	72	234	nd	201	0.70
Camarão à milanesa	346.12	nd	23.44	15.83	9.48	nd	nd	nd	0	191	0.81	nd	nd	36.59	nd	nd	nd	nd	nd	nd	nd	nd	nd	nd	79.14	nd	2.35	nd	nd	nd	nd	nd	nd	nd	nd
Camarão frito com casca	184.00	69.64	0	18.8	11.74	6.65	2.72	1.83	0	175.75	0	0	0	59.331	3.258	10.115	3.123	1.969	0	0	0.136	1.358	2.308	0.34	35.164	0.204	2.783	tr	30.616	0	164.009	123.482	35.707	201.889	1.43
Camarão na moranga	50.64	88.71	4.42	4.5	1.81	0.42	0.65	0.62	0	34.14	0.61	0.27	0.34	737	0.75	0.627	7.114	75	0.036	0.086	0.057	0.303	0.742	0.24	35.993	0.094	0.915	3.765	13.797	0.068	206.191	58.145	7.576	45.38	0.47
Canela em pó	261.00	9.52	79.8	3.89	3.19	0.53	0.48	0.65	0	0	54.3	nd	nd	26	0	tr	tr	28.5	0.08	0.14	0.88	0	1.3	tr	1228	0.23	38.2	tr	55.6	16.7	500	61.4	15	26.3	1.97
Canelone à bolonhesa – Nestlé®	168.00	nd	11.2	8.2	10	nd	nd	nd	0	nd	nd	nd	nd	nd	nd	nd	nd	nd	nd	nd	nd	nd	nd	nd	nd	nd	nd	nd	nd	nd	nd	nd	nd	nd	nd
Canelone de ricota – Nestlé®	174.00	nd	12.2	8.4	10.2	nd	nd	nd	0	nd	nd	nd	nd	nd	nd	nd	nd	nd	nd	nd	nd	nd	nd	nd	nd	nd	nd	nd	nd	nd	nd	nd	nd	nd	nd
Canja de galinha	55.22	88.19	67.17	2.74	1.8	0.68	0.59	0.4	0	6.49	0.16	0.05	0.11	2.75	0.031	1.002	1.689	0.389	0.054	0.013	0.071	0.035	1.349	0.19	5.821	0.032	0.443	nd	5.673	0.096	36.778	28.021	3.295	169.026	0.20
Canjica	105.18	75.7	18.84	2.72	2.22	0.13	0.6	1.35	0	8.35	1.06	0.84	0.22	23.438	0.204	0.15	3.274	0.67	0.077	0.134	0.031	0.142	0.475	0.23	74.156	0.015	0.443	nd	9.812	0.039	104.391	67.124	1.923	32.672	0.29

C

C

Alimento	Energia (kcal)	Umid (g)	Carb (g)	Prot (g)	G tot (g)	G poli (g)	G mono (g)	G sat (g)	G trans (g)	Col (mg)	Fib tot (g)	Fib sol (g)	Fib ins (g)	A (RE) (mcg)	D (mcg)	E (mg)	Fol (mcg)	C (mg)	B1 (mg)	B2 (mg)	B6 (mg)	B12 (mcg)	Nia (mg)	Pant (mg)	Ca (mg)	Cu (mg)	Fe (mg)	I (mcg)	Mg (mg)	Mn (mg)	K (mg)	P (mg)	Se (mcg)	Na (mg)	Zn (mg)
Capa de contrafilé com gordura (crua) – carne bovina	217.00	65	0	19	15	0.1	6.2	6.9	0	63	0	nd	nd	4	nd	nd	nd	nd	0.09	0.09	0.12	nd	1.6	nd	6	0.06	1.5	nd	17	tr	267	144	nd	58	3.50
Capa de contrafilé com gordura (grelhada) – carne bovina	312.00	47.9	0	30.7	20	0.3	8.7	8.8	nd	120	nd	nd	nd	tr	nd	nd	nd	nd	tr	0.06	nd	nd	1.74	nd	7	0.13	2.6	nd	18	tr	323	214	nd	81	6.20
Capa de contrafilé sem gordura (crua) – carne bovina	131.00	73	0	22	4	0.1	1.9	1.9	0	58	0	nd	nd	tr	nd	nd	nd	nd	tr	0.04	tr	nd	1.8	nd	6	0.06	2	nd	20	tr	325	178	nd	79	4.60
Capa de contrafilé sem gordura (grelhada) – carne bovina	239.00	53.7	0	35.1	10	0.1	1.9	2	nd	80	nd	nd	nd	tr	nd	nd	nd	0.03	nd	0.08	nd	nd	1.86	nd	9	0.12	2.8	nd	26	0.01	385	287	nd	83	7.60
Capelete de presunto tender com molho branco congelado – Sadia®	163.67	nd	19	5	7.67	nd	nd	4	0.53	24	2.5	nd	nd	nd	nd	nd	nd	nd	nd	nd	nd	nd	nd	nd	54.67	nd	0.4	nd	nd	nd	nd	nd	nd	307	nd
Cappuccino cremoso menta – Cacique®	400.00	nd	63.33	16.67	6.67	nd	nd	0	0	tr	6.67	nd	nd	nd	nd	nd	nd	nd	nd	nd	nd	nd	nd	nd	447.633	nd	1.267	nd	nd	nd	nd	nd	nd	0	nd
Cappuccino em pó	427.97	2.4	43.93	20.9	19.07	0.52	5.64	11.89	0	67.88	0.45	0	0	196.089	5.78	0.077	27.154	6.145	0.209	0.874	0.223	2.274	5.494	1.64	664.977	0.132	1.407	131.479	125.327	0.4	1.608.744	609.973	8.823	687.793	2.53
Cappuccino em pó dietético – Doce Menor®	289.20	nd	48.4	24.8	0.74	nd	nd	nd	nd	nd	nd	nd	nd	nd	nd	nd	nd	nd	nd	nd	nd	nd	nd	nd	nd	nd	nd	nd	nd	nd	nd	nd	nd	nd	nd
Caqui	70.00	80.3	18.6	0.58	0.19	0.1	0.06	0.03	0	0	3.6	0.47	1.23	217	0	nd	7.5	7.5	0.03	0.02	0.1	0	0.1	nd	8	0.11	0.15	nd	9	0.36	161	17	nd	1	0.11
Cará (cozido)	116.00	70.1	27.6	1.5	0.14	0.06	0.01	0.03	0	0	3.9	tr	tr	0	0	tr	16	12.1	0.1	0.03	0.23	0	0.55	0.31	14	0.15	0.52	tr	18	0.37	670	49	0.7	8	0.20
Cará (cru)	118.00	69.6	27.9	1.54	0.17	0.08	0.01	0.04	0	0	4.1	tr	tr	0	0	tr	23	17.1	0.11	0.03	0.29	0	0.55	0.31	17	0.18	0.54	tr	21	0.4	816	55	tr	9	0.24
Carambola	33.00	90.9	7.84	0.54	0.35	tr	tr	tr	0	0	2.7	0.2	2.5	49	0	tr	9.5	21.2	0.03	0.03	0.07	0	0.41	tr	4	0.12	0.26	tr	9	0.08	163	16	tr	2	0.11
Caramelo de goma de liquirizia Dietorelle – Colavita Brasil®	135.00	nd	54	nd	nd	nd	nd	5	0	nd	nd	nd	nd	nd	nd	nd	nd	nd	nd	nd	nd	nd	nd	nd	nd	nd	nd	nd	nd	nd	nd	nd	nd	70	nd
Caranguejo (cozido)	83.00	77	0	18.5	0.4	tr	0.2	0.2	nd	85	nd	nd	nd	tr	nd	nd	nd	tr	0.04	0.31	nd	nd	4.17	nd	357	0.72	2.9	nd	52	0.07	186	154	nd	360	5.70
Caranguejo (cru)	87.00	79.06	0	18.1	1.05	0.35	0.23	0.23	0	77.6	0.08	0	0	2.35	nd	nd	43.52	3.52	0.08	0.03	0.15	9	2.7	0.35	89.4	0.66	0.74	nd	34.1	0.15	329.4	229.4	nd	292.9	3.54
Carcaça de frango	137.00	nd	0	19.56	5.92	1.47	1.84	1.52	0	81	0	nd	nd	30	nd	0.3	9	3.1	0.07	0.16	0.33	0.36	6.67	1.22	17	0.06	1.04	nd	22	0.02	204	151	nd	82	1.85
Caribéu	57.36	nd	2.84	3.59	3.52	nd	nd	nd	nd	nd	nd	nd	nd	nd	nd	nd	nd	nd	nd	nd	nd	nd	nd	nd	nd	nd	nd	nd	nd	nd	nd	nd	nd	nd	nd
Carne bovina assada	270.97	53.68	0.47	25.99	17.55	0.77	7.84	7.29	0	85.14	0.08	0.03	0.04	0	0.284	0.585	9.322	0.371	0.108	0.25	0.388	2.526	3.66	0.34	11.966	0.134	2.863	0.008	27.002	0.026	347.579	208.125	20.746	262.258	5.44
Carne bovina assada com castanha	180.31	nd	5.34	10.31	13.12	nd	nd	nd	0	33.42	0.64	nd	nd	10.48	nd	nd	nd	3.49	nd	nd	nd	nd	nd	nd	38.09	nd	1.3	nd	nd	nd	nd	nd	nd	nd	nd

TABELA DE COMPOSIÇÃO DE ALIMENTOS

Alimento	Energia (kcal)	Umid (g)	Carb (g)	Prot (g)	G tot (g)	G poli (g)	G mono (g)	G sat (g)	G trans (g)	Col (mg)	Fib tot (g)	Fib sol (g)	Fib ins (g)	A (RE)	D (mcg)	E (mg)	Fol (mcg)	C (mg)	B1 (mg)	B2 (mg)	B6 (mg)	B12 (mcg)	Nia (mg)	Pant (mg)	Ca (mg)	Cu (mg)	Fe (mg)	I (mcg)	Mg (mg)	Mn (mg)	K (mg)	P (mg)	Se (mcg)	Na (mg)	Zn (mg)
Carne bovina gorda (crua)	283.24	63.9	0	27.42	18.42	0.73	8.26	7.69	0	90.08	0	0	0	0	0.3	0.48	9.01	0	0.11	0.26	0.4	2.67	3.86	0.35	11.01	0.14	3.01	tr	28.02	0.02	359.31	218.19	21.82	62.05	5.74
Carne bovina magra (crua)	175.18	71.4	0	29.03	5.72	0.18	2.43	2.08	0	69.07	0	0	0	0	0.3	0.2	7.01	0	0.09	0.17	0.38	2.18	3.75	0.46	5.01	0.1	1.96	tr	27.03	0.02	395.4	226.23	27.13	62.06	4.75
Carne moída (crua)	292.50	52.09	0	27.25	19.53	0.73	8.54	7.67	0	101.17	0	0	0	0	0.3	tr	10.02	0	0.04	0.21	0.3	3.3	6.48	0.37	12.02	0.09	2.75	tr	22.04	0.02	327.56	191.32	tr	93.16	5.83
Carne moída (refogada)	293.11	52.15	0.86	24.09	20.83	2.76	8.36	7.27	0	88.94	0.13	0.04	0.06	0	0.264	3.43	10.034	0.699	0.039	0.187	0.284	2.897	5.713	0.34	13.748	0.102	2.453	0.126	20.259	0.044	301.723	171.733	0.298	411.328	5.15
Carne seca bovina (cozida)	313.00	47.2	0	26.9	21.9	0.4	8.3	10.5	nd	100	nd	nd	nd	tr	nd	nd	nd	nd	nd	0.06	nd	nd	nd	nd	13	0.03	1.9	nd	12	0.02	86	82	nd	1943	7.70
Carne seca bovina (crua)	313.00	39.2	0	19.7	25.4	0.3	7.5	8.7	nd	92	nd	nd	nd	tr	nd	nd	nd	nd	tr	0.07	nd	nd	2.83	nd	14	tr	1.3	nd	12	0.01	190	100	nd	4440	3.70
Carpaccio de carne	287.35	51.8	0.79	25.33	19.77	0.96	9.87	6.59	0	82.33	0.08	0.01	0.02	6.517	0.274	0.965	9.527	3.413	0.06	0.214	0.283	2.007	3.108	0.34	54.078	0.107	2.663	tr	20.46	0.017	246.696	231.814	24.743	134.103	4.20
Caruru	215.90	69.25	4.06	6.1	20.05	1.96	7.35	9.8	0	47.04	1.41	0.51	0.9	48.238	0.86	7.559	26.567	9.705	0.08	0.04	0.137	0.362	1.118	0.20	44.869	0.096	1.005	tr	40.285	0.523	225.148	64.601	9.834	56.85	0.69
Caruru engrossado	294.32	nd	45.88	5.17	10.57	nd	nd	nd	0	0	4.88	nd	nd	465.16	nd	nd	nd	30.97	nd	nd	nd	nd	nd	nd	197.83	nd	5.95	nd	nd	nd	nd	nd	nd	nd	nd
Caruru paraense	160.50	nd	38.43	4.66	4.58	nd	nd	nd	0	nd	nd	nd	nd	nd	nd	nd	nd	nd	nd	nd	nd	nd	nd	nd	nd	nd	nd	nd	nd	nd	nd	nd	nd	nd	nd
Casquinha baunilha – McDonald's®	168.96	nd	28.16	4.14	4.66	nd	nd	2.82	0.18	14.08	0.53	1.7	1.5	nd	nd	nd	nd	nd	nd	0.2	0.26	nd	1.4	nd	92.4	nd	0.52	nd	nd	nd	nd	nd	95.04	nd	nd
Casquinha chocolate – McDonald's®	168.96	nd	27.28	4.66	4.58	nd	nd	2.64	0.18	14.08	2.2	1.7	1.5	nd	nd	nd	nd	nd	nd	0.2	0.26	nd	1.4	nd	101.2	nd	1.32	nd	nd	nd	nd	nd	101.2	nd	nd
Casquinha de caranguejo	306.21	nd	60.98	5.95	4.29	nd	nd	nd	0	nd	nd	nd	nd	nd	nd	nd	nd	nd	nd	nd	nd	nd	nd	nd	nd	nd	nd	nd	nd	nd	nd	nd	nd	nd	nd
Casquinha de siri	168.39	73.75	2.18	10	13.45	1.34	8.98	2.28	0	43.58	0.46	0.11	0.35	33.794	0.061	1.872	27.738	9.784	0.076	0.061	0.107	3.043	1.643	0.30	88.539	0.304	0.654	nd	20.024	0.122	234.456	120.948	18.472	177.58	1.89
Casquinha mista – McDonald's®	168.96	nd	27.28	4.4	4.58	nd	nd	2.64	0.18	14.08	1.32	nd	nd	nd	nd	nd	nd	nd	nd	nd	nd	nd	nd	nd	95.80	nd	0.97	nd	nd	nd	nd	nd	96.80	nd	nd
Castanha-de-caju torrada com sal	574.00	1.71	32.7	15.3	46.4	7.84	27.3	9.16	0	0	3.2	1.7	1.5	0	0	11	69.2	0	0.2	0.2	0.26	0	1.4	1.22	45	2.22	6.01	11	260	0.83	565	490	11.4	640	5.61
Castanha-de-caju torrada sem sal	574.00	1.71	32.7	15.3	46.4	7.84	27.3	9.16	0	0	3.02	1.7	1.5	0	0	7.45	69.2	0	0.2	0.2	0.26	0	1.4	1.22	45	2.22	6.01	11	260	0.83	565	490	23.4	16	5.61
Castanha-do-pará sem sal	656.00	3.35	12.8	14.3	66.2	24.1	23	16.2	0	0	5.93	1.3	4.63	0	0	7.64	4.01	0.7	1	0.12	0.25	0	1.62	0.24	176	1.77	3.41	20	225	0.77	600	600	2960	2	4.60
Castanha-portuguesa	214.29	49.29	46.07	2.5	2.14	1.07	0.71	0.36	0	0	8.21	nd	nd	3.57	nd	nd	64.29	42.86	0.25	0.18	0.39	0	1.07	0.50	28.57	0.45	1.04	nd	32.14	0.96	525	92.86	nd	3.57	0.54
Catchup	104.00	66.6	27.3	1.53	0.36	0.15	0.06	0.05	0	0	1.3	0.3	1	101.6	0	tr	15	15.1	0.09	0.07	0.18	0	1.37	0.14	19	0.21	0.7	tr	22	0.14	481	39	7.67	1186	0.23
Catchup tradicional – Só Fruta®	127.10	nd	28.6	1.6	0.7	nd	nd	nd	0	nd	0.6	nd	nd	nd	nd	nd	nd	nd	nd	nd	nd	nd	nd	nd	nd	nd	nd	nd	nd	nd	nd	nd	nd	3	nd

C

Alimento	Energia (kcal)	Umid / Carb (g)	Prot / G tot (g)	G poli / G mono (g)	G sat / G trans (g)	Col (mg) / Fib tot (g)	Fib sol / Fib ins (g)	A (RE mcg) / D (mcg)	E (mg) / Fol (mcg)	C (mg) / B1 (mg)	B12 (mcg) / Nia (mg)	B2 / B6 (mg)	Pant (mg)	Ca / Cu (mg)	Fe (mg) / I (mcg)	Mg / Mn (mg)	K / P (mg)	Se (mcg) / Na (mg)	Zn (mg)
Caviar	252.00	47.5 / 4.01	24.6 / 17.9	7.41 / 4.64	4.06 / 0	588 / 0	0 / 0	560 / 5.8	tr / 50	0 / 0.19	20 / 0.12	0.62 / 0.32	3.50	275 / 0.11	11.9 / tr	300 / 0.05	181 / 356	140 / 1500	0.95
Cebola	38.00	89.7 / 8.64	1.17 / 0.16	0.06 / 0.02	0.03 / 0	0 / 1.68	0.67 / 1.01	0 / 0	0.31 / 19	6.4 / 0.04	0 / 0.15	0.02 / 0.12	0.11	20 / 0.06	0.22 / 2	10 / 0.14	157 / 33	0.6 / 3	0.19
Cebolinha verde	30.00	90.7 / 4.36	3.28 / 0.73	0.27 / 0.1	0.15 / 0	0 / 2.5	0.75 / 1.75	435.3 / 0	tr / 105	58.1 / 0.08	0 / 0.65	0.12 / 0.14	0.32	92 / 0.16	1.6 / tr	42 / 0.37	296 / 58	tr / 3	0.56
Cebolitos Elma Chips – Pepsico®	480.00	nd / 56	5.6 / 26.8	nd / nd	12.4 / 0	nd / 2	nd / nd	nd / nd	nd / nd	nd / nd	nd / nd	nd / nd	nd	nd / nd	nd / nd	nd / nd	48 / 992	nd / nd	nd
Cenoura (casca)	90.00	8.82 / 0.81	0.9 / 0.22	nd / nd	nd / nd	nd / 1.45	nd / nd	24.3 / nd	nd / nd	nd / 2.1	nd / nd	nd / nd	nd	nd / nd	nd / nd	nd / 0.78	0.402 / nd	nd / nd	nd
Cenoura (cozida)	45.00	87.4 / 10.5	1.1 / 0.18	0.09 / 0.01	0.03 / 0	0 / 2.53	1.3 / 1.23	2455 / 0	0.5 / 13.9	2.3 / 0.03	0 / 0.51	0.06 / 0.25	0.30	31 / 0.13	0.62 / tr	13 / 0.75	227 / 30	0.8 / 66	0.30
Cenoura (crua)	43.00	87.8 / 10.1	1.04 / 0.19	0.08 / 0.01	0.03 / 0	0 / 2.6	1.1 / 1.5	2813 / 0	0.6 / 14	9.3 / 0.1	0 / 0.93	0.06 / 0.15	0.20	27 / 0.05	0.5 / tr	15 / 0.14	323 / 44	1.1 / 35	0.20
Cenoura (rama)	82.00	16.82 / 0.5	2.76 / 0.42	nd / nd	nd / nd	nd / 3.19	nd / nd	12.4 / nd	nd / nd	nd / 16.65	nd / nd	nd / nd	nd	nd / nd	68.7 / nd	nd / 1.15	nd / nd	25.5 / nd	nd
Cenoura baby congelada – Daucy®	22.31	nd / 4.54	0.77 / 0	nd / nd	0 / 0	nd / 2.70	nd / nd	nd / nd	nd / nd	nd / nd	nd / nd	nd / nd	nd	29.23 / nd	0.46 / nd	nd / nd	nd / nd	nd / 36.92	nd
Cereal de milho com açúcar – Nutrifoods®	400.00	nd / 90	3.33 / 0	nd / nd	0 / 0	0 / 0	nd / nd	400 / nd	nd / 1	30 / 0.666	0.5 / 9	0.8 / 1	nd	26.666 / nd	6.666 / nd	nd / nd	nd / nd	nd / 266.666	7.33
Cereal infantil de milho Mucilon – Nestlé®	376.19	nd / 85.71	5.24 / 0	nd / nd	0 / 0	nd / 0	nd / nd	1404.76 / 17.62	9.52 / 200	104.76 / 1.05	nd / 13.81	nd / 0.33	6.19	276.19 / nd	31.43 / nd	nd / nd	nd / 204.76	nd / 233.33	14.28
Cereal infantil multicereais Mucilon – Nestlé®	371.00	nd / 80.95	8.09 / 0	nd / nd	0 / 0	nd / 0	nd / nd	1404.76 / 17.62	9.52 / 200	104.76 / 1.05	nd / 13.81	nd / 0.33	6.19	252.38 / nd	31.43 / nd	nd / nd	nd / 18.57	nd / 161.90	14.28
Cereal integral granolas frutas light – Feinkost®	372.5	nd / 65	13.5 / 7	2.5 / 2.75	1 / 0	0 / 10.5	nd / nd	0 / nd	nd / nd	0 / nd	nd / nd	nd / nd	nd	nd / nd	nd / nd	nd / nd	nd / nd	nd / 45	nd
Cereal matinal Corn Flakes – Kellogg's®	360.00	nd / 80	7 / 0	0 / 0	0 / 0	0 / 3	nd / nd	400 / nd	nd / 160	30 / 0.8	1.6 / 10.67	0.86 / 0.86	nd	nd / nd	10 / nd	nd / nd	nd / nd	nd / 680	5
Cereal matinal Corn Flakes – Nutrifoods®	383.33	nd / 90	3.33 / 0	nd / nd	0 / 0	0 / 2.33	nd / nd	nd / nd	nd / nd	nd / nd	nd / nd	nd / nd	nd	26.667 / nd	6.667 / nd	nd / nd	nd / nd	nd / 266.667	nd
Cereal matinal mix chocolate – Quaker®	373.33	nd / 63.33	11 / 9	nd / nd	4 / 0	nd / 8.33	nd / nd	nd / nd	nd / nd	nd / nd	nd / nd	nd / nd	nd	nd / nd	nd / nd	nd / nd	nd / nd	nd / 33.33	nd
Cereal matinal Nescau – Nestlé®	396.67	nd / 76.67	5.67 / 7	nd / nd	2.67 / 0	nd / 4.33	nd / nd	nd / nd	nd / 220	nd / nd	nd / 16	0.87 / 1.1	5	nd / nd	14 / nd	nd / nd	nd / nd	nd / 363.33	4.67
Cereal matinal Nuts Nutry – Nutrimental®	407.50	nd / 57.5	12 / 14.5	6 / 5.75	2.75 / 0	0 / 8.5	4 / 4.5	nd / nd	nd / nd	nd / nd	nd / nd	nd / nd	nd	nd / nd	nd / nd	nd / nd	nd / nd	nd / 90	nd
Cereal matinal sabor banana light Nutry – Nutrimental®	367.50	nd / 72.5	8.25 / 4.75	1.5 / 1.75	1.5 / 0	0 / 8.75	3 / 5.75	nd / nd	nd / nd	nd / nd	nd / nd	nd / nd	nd	nd / nd	nd / nd	nd / nd	nd / nd	nd / 210	nd
Cereal matinal sabor chocolate Nutry – Nutrimental®	412.50	nd / 67.5	1 / 1	4.5 / 3.25	3.5 / 0	0 / 7.25	3.5 / 3.75	nd / nd	nd / nd	nd / nd	nd / nd	nd / nd	nd	nd / nd	nd / nd	nd / nd	nd / nd	nd / 80	nd

TABELA DE COMPOSIÇÃO DE ALIMENTOS

Alimento	Energia (kcal)	Umid (g)	Carb (g)	Prot (g)	G tot (g)	G poli (g)	G mono (g)	G sat (g)	G trans (g)	Col (mg)	Fib tot (g)	Fib sol (g)	Fib ins (g)	A (RE) (mcg)	D (mcg)	E (mg)	Fol (mcg)	C (mg)	B1 (mg)	B2 (mg)	B6 (mg)	B12 (mcg)	Nia (mg)	Pant (mg)	Ca (mg)	Cu (mg)	Fe (mg)	I (mcg)	Mg (mg)	Mn (mg)	K (mg)	P (mg)	Se (mcg)	Na (mg)	Zn (mg)
Cereal matinal sabor morango com gotas sabor chocolate Nutry – Nutrimental®	405.00	nd	70	10	10	4.25	3	2.5	0	0	7	3.25	4	nd	nd	nd	nd	nd	nd	nd	nd	nd	nd	nd	nd	nd	nd	nd	nd	nd	nd	nd	nd	72.5	nd
Cereal shake morango light – Olvebra®	330.00	nd	53	17.5	4	nd	nd	0	0	19	16	nd	nd	480	nd	5	111	7.2	1.1	1.6	nd	0.2	2.4	nd	103	nd	1.5	nd	nd	nd	nd	78.2	nd	80	nd
Cereal shake morango light – Olvebra® (com leite desnatado)*	130.00	nd	19	11	1	nd	nd	0	0	tr	3	nd	nd	96	nd	1	61	9.2	0.3	0.6	nd	0.8	2.6	nd	350	nd	1.1	nd	nd	nd	nd	280	nd	119	nd
Cereja em calda	83.00	77.6	21.3	0.6	0.15	0.05	0.04	0.03	0	0	0.7	0.33	0.37	15.4	nd	nd	4.2	3.6	0.02	0.04	0.03	0	0.4	0.13	9	0.14	0.35	nd	9	0.06	145	18	0.61	3	0.10
Cereja fresca	72.00	80.8	16.6	1.21	0.96	0.29	0.26	0.22	0	0	1.7	0.8	0.9	21.4	0	0.9	4.2	7	0.05	0.06	0.04	0	0.4	0.13	15	0.1	0.39	tr	11	0.09	224	19	1.3	0	0.06
Cerveja	41.00	92.3	3.7	0.3	0	0	0	0	0	0	0.2	tr	tr	0	0	0	6	0	0.01	0.03	0.05	0.02	0.45	0.06	5	0.01	0.03	tr	6	0.01	25	12	1.25	5	0.02
Chá com pêssego Ice Tea Lipton Tea – Pepsico®	30.00	nd	8	0	0	nd	nd	nd	0	nd	nd	nd	nd	nd	nd	nd	nd	nd	nd	nd	nd	nd	nd	nd	nd	nd	nd	nd	nd	nd	nd	nd	nd	0	nd
Chá com pêssego light Ice Tea Lipton Tea – Pepsico®	1.00	nd	0	0	0	nd	nd	nd	0	nd	0	nd	0	nd	nd	nd	nd	nd	nd	nd	nd	nd	nd	nd	nd	nd	nd	nd	nd	nd	nd	nd	nd	nd	nd
Chá em pó	256.00	5.3	57	11.7	0.4	0.12	0.02	0.05	0	0	3.7	tr	tr	0	0	0	103	0	0.05	0.69	0.73	0	12.6	3.67	55	nd	4.05	tr	363	74	6596	442	tr	130	3.21
Chá mate com açúcar (infusão)	9.45	98.58	2.38	0.07	0	0.17	0.01	0.06	0	0	1.3	0.17	1.13	0	0	0	0.622	3.5	0.1	0.005	0.005	0	0.076	0.02	2.296	0.011	0.036	nd	3.164	0.449	39.876	2.71	0.006	3.721	0.05
Chá preto com limão Ice Tea Lipton Tea – Pepsico®	35.00	nd	9	nd	nd	nd	nd	nd	0	nd	2.6	nd	nd	nd	nd	nd	nd	nd	nd	nd	nd	nd	nd	nd	nd	nd	nd	nd	nd	nd	nd	nd	nd	nd	nd
Chá preto sem açúcar (infusão)	1.00	99.7	0.3	0	0	0	0	0	0	0	0	0	0	0	0	0	5.2	0	0	0.01	0	0	0	0.01	0	0.01	0.02	nd	3	0.22	37	1	0.06	3	0.02
Chá verde	0.00	nd	0	0	0	nd	nd	nd	0	nd	nd	nd	nd	nd	nd	nd	nd	nd	nd	nd	nd	nd	nd	nd	nd	nd	nd	nd	nd	nd	nd	nd	nd	0	nd
Champignon (cogumelo paris)	25.00	91.8	4.66	2.1	0.42	0.17	0.01	0.06	0	0	1.3	nd	nd	0	1.9	0.29	21.1	0	0.09	0.45	0.1	0	4.12	2.20	5	0.49	1.24	3	10	0.11	370	104	12.3	4	0.73
Champignon em conserva (cogumelo paris)	24.00	91.1	4.97	1.88	0.29	0.11	0.01	0.04	0	0	2.6	0.2	2.4	0	1	0.2	12.3	0	0.09	0.02	0.06	0	1.59	0.81	11	0.24	0.79	tr	15	0.09	129	66	4.1	425	0.72
Chamyto 1+1 cereais coloridos – Nestlé®	104.61	nd	15.38	2.23	3.85	nd	nd	2.92	0	nd	2.92	nd	nd	nd	nd	nd	nd	nd	nd	nd	nd	nd	nd	nd	120	nd	nd	nd	nd	nd	nd	nd	nd	37.69	nd
Chandelle chocolate ao leite – Nestlé®	150.91	nd	23.64	4.09	4.09	nd	nd	2.36	0	nd	0.91	nd	nd	nd	nd	nd	nd	nd	nd	nd	nd	nd	nd	nd	nd	nd	nd	nd	nd	nd	nd	nd	nd	93.64	nd
Chandelle chocolate branco – Nestlé®	141.82	nd	18.18	3.54	6	nd	nd	3.82	0	nd	0	nd	nd	nd	nd	nd	nd	nd	nd	nd	nd	nd	nd	nd	139.09	nd	nd	nd	nd	nd	nd	nd	nd	49.09	nd
Chantibon para sorvete – Kibon®	183.33	nd	26.67	2.83	7	nd	nd	5.67	0	nd	0	nd	nd	nd	nd	nd	nd	nd	nd	nd	nd	nd	nd	nd	nd	nd	nd	nd	nd	nd	nd	nd	nd	60	nd
Chantili	369.36	50.78	10.52	1.83	36.48	1.35	10.6	22.68	0	130.59	0	0	0	405.762	1.202	0.089	3.357	0.502	0.018	0.1	0.022	0.162	0.037	0.22	57.255	0.011	0.041	12.977	6.212	0	66.815	55.396	0.568	78.239	0.20

Alimento	Energia (kcal)	Umid / Carb (g)	Prot / G tot (g)	G poli / G mono (g)	G sat / G trans (g)	Col (mg) / Fib tot (g)	Fib sol / Fib ins (g)	A (RE) / D (mcg)	E (mg) / Fol (mcg)	C (mg) / B1 (mg)	B2 / B6 (mg)	B12 (mcg) / Nia (mg)	Pant (mg)	Ca / Cu (mg)	Fe (mg) / I (mcg)	Mg / Mn (mg)	K / P (mg)	Se (mcg) / Na (mg)	Zn (mg)
Chantilly spray – Polenghi®	300.00	nd / 19.5	0 / 24.5	nd / nd	24.5 / 0	nd / nd	nd / nd	nd / nd	nd / nd	nd / nd	nd / nd	nd / nd	nd	nd / nd	nd / nd	nd / nd	nd / nd	nd / nd	nd
Charque (cozido) – carne bovina	263.00	45.8 / 0	36.4 / 11.9	0.4 / 5.4	4.8 / nd	113 / nd	nd / nd	tr / nd	nd / nd	nd / 0.05	0.07 / nd	nd / 1.5	nd	9 / 0.07	3.5 / nd	13 / 0.02	90 / 101	nd / 1443	6.10
Charque (cru) – carne bovina	249.00	44.5 / 0	22.7 / 16.8	0.2 / 6.6	8.7 / nd	81 / nd	nd / nd	tr / nd	nd / nd	nd / 0.12	0.07 / nd	nd / 1.63	nd	15 / 0.03	1.5 / nd	13 / tr	236 / 122	nd / 5875	3.90
Cheddar McMelt – McDonald's®	265.64	nd / 16.82	15.66 / 15.08	nd / nd	7.54 / 0.58	36.54 / 1.28	nd / nd	nd / nd	nd / nd	nd / nd	nd / nd	nd / nd	nd	84.1 / nd	2.9 / nd	nd / nd	nd / nd	nd / 480.24	nd
Cheeseburguer – McDonald's®	251.12	nd / 25.80	12.90 / 10.32	nd / nd	4.64 / 0	31.82 / 2.06	nd / nd	nd / nd	nd / nd	nd / nd	nd / nd	nd / nd	nd	133.3 / nd	0.68 / nd	nd / nd	nd / nd	nd / 602	nd
Cheetos bola Elma Chips – Pepsico®	464.00	nd / 72	6.4 / 17.20	2 / 10.8	3.6 / 0	0 / 0	nd / nd	nd / nd	nd / nd	nd / nd	nd / nd	nd / nd	nd	nd / nd	nd / nd	nd / nd	124 / nd	nd / 676	nd
Cheetos mix Elma Chips – Pepsico®	476.00	nd / 60	5.6 / 24.4	nd / nd	5.2 / 0	nd / 0	nd / nd	nd / nd	nd / nd	nd / nd	nd / nd	nd / nd	nd	nd / nd	nd / nd	nd / nd	104 / nd	nd / 692	nd
Chicken fillet tradicional congelado Mini Chicken – Perdigão®	223.85	nd / 17.69	11.54 / 12.31	nd / nd	3.31 / 0	nd / nd	nd / nd	nd / nd	nd / nd	nd / nd	nd / nd	nd / nd		nd / nd	nd / nd	nd / nd	nd / nd	nd / 431.54	nd
Chicken popcorn congelado – Perdigão®	239.23	nd / 16.92	13.85 / 12.31	nd / nd	3.85 / 0.61	nd / 2.31	nd / nd	nd / nd	nd / nd	nd / nd	nd / nd	nd / nd	nd	nd / nd	nd / nd	nd / nd	nd / nd	nd / 707.69	nd
Chips de batata-doce, vegano – Fhom®	552.00	nd / 68.00	4.00 / 29.20	nd / nd	14.00 / 0	nd / 3.60	nd / nd	nd / nd	nd / nd	nd / nd	nd / nd	nd / nd	nd	nd / nd	nd / nd	nd / nd	nd / nd	nd / 352.00	nd
Chips de batata rústica com alecrim – Pic-Me®	448.00	nd / 52.00	5.60 / 24.00	nd / nd	4.00 / 0	nd / 2.40	nd / nd	nd / nd	nd / nd	nd / nd	nd / nd	nd / nd	nd	nd / nd	nd / nd	nd / nd	nd / nd	nd / 480.00	nd
Chips de côco – Flormel®	405.00	nd / 10.50	0 / 42.00	nd / nd	30.00 / 0	nd / 5.50	nd / nd	nd / nd	nd / nd	nd / nd	nd / nd	nd / nd	nd	nd / nd	nd / nd	nd / nd	nd / nd	nd / 0	nd
Chips de mandioquinha e batata-doce, vegano – Fhom®	572.00	nd / 64.00	4.00 / 33.20	nd / nd	18.00 / 0	nd / 3.60	nd / nd	nd / nd	nd / nd	nd / nd	nd / nd	nd / nd	nd	nd / nd	nd / nd	nd / nd	nd / nd	nd / 352.00	nd
Chips de mandioquinha, vegano – Fhom®	572.00	nd / 64.00	4.00 / 33.20	nd / nd	18.00 / 0	nd / 3.60	nd / nd	nd / nd	nd / nd	nd / nd	nd / nd	nd / nd	nd	nd / nd	nd / nd	nd / nd	nd / nd	nd / 352.00	nd
Chips mix de batatas-doces, vegano – Fhom®	552.00	nd / 68.00	4.00 / 29.20	nd / nd	14.00 / 0	nd / 6.4	nd / nd	nd / nd	nd / nd	nd / nd	nd / nd	nd / nd	nd	nd / nd	nd / nd	nd / nd	nd / nd	nd / 352.00	nd
Chocolate Amaro – Lacta®	504.00	nd / 56	6 / 27.6	nd / nd	16.8 / 0	nd / 6.4	nd / nd	nd / nd	nd / nd	nd / nd	nd / nd	nd / nd	nd	nd / nd	nd / nd	nd / nd	nd / nd	nd / 40	nd
Chocolate ao leite – Lacta®	524.00	nd / 60	6 / 28	nd / nd	17.2 / 0	nd / 0	nd / nd	nd / nd	nd / nd	nd / nd	nd / nd	nd / nd	nd	nd / nd	nd / nd	nd / nd	nd / nd	nd / 100	nd
Chocolate ao leite Bis – Lacta®	500.00	nd / 63.33	6 / 23.67	nd / nd	13 / 0	nd / 3.33	nd / nd	nd / nd	nd / nd	nd / nd	nd / nd	nd / nd	nd	nd / nd	nd / nd	nd / nd	nd / nd	nd / 230	nd
Chocolate ao leite Classic – Nestlé®	533.33	nd / 60	6.67 / 30	nd / nd	16.67 / 0	16.67 / tr	nd / nd	nd / nd	nd / nd	nd / nd	nd / nd	nd / nd	nd	146.666 / nd	1.633 / nd	nd / nd	nd / nd	nd / 0	nd
Chocolate ao leite com avelãs – Lindt®	556.0	nd / 48.0	7.6 / 36.0	nd / nd	16.8 / 0	nd / 2.8	nd / nd	nd / nd	nd / nd	nd / nd	nd / nd	nd / nd	nd	nd / nd	0.33 / nd	nd / nd	nd / nd	nd / 76.0	nd

Alimento	Energia (kcal)	Umid Carb (g)	Prot (g) G tot (g)	G poli (g) G mono (g)	G sat (g) G trans (g)	Col (mg) Fib tot (g)	Fib sol (g) Fib ins (g)	A (RE) D (mcg)	E (mg) Fol (mcg)	C (mg) B1 (mg)	B2 (mg) B6 (mg)	B12 (mcg) Nia (mg)	Pant (mg)	Ca (mg) Cu (mg)	Fe (mg) I (mcg)	Mg (mg) Mn (mg)	K (mg) P (mg)	Se (mcg) Na (mg)	Zn (mg)
Chocolate ao leite com passas ao rum – Diatt®	46.67	nd 56.67	9 28.33	nd nd	16.67 nd	m 6	nd nd	nd nd	nd nd	nd nd	nd nd	nd nd	nd	nd nd	nd nd	nd nd	nd nd	nd 126.67	nd
Chocolate Raisin & Nuts – Milka®	497.0	nd 58.0	6.1 26.0	nd nd	14.0 nd	nd 2.9	nd nd	nd nd	nd nd	nd nd	nd nd	nd nd	nd	nd nd	nd nd	nd nd	nd nd	nd 0.29	nd
Chocolate ao leite Kinder Ovo – Kinder®	560.00	nd 52	8.8 34.8	nd nd	22.4 0	nd 0	nd nd	nd nd	nd nd	nd nd	nd nd	nd nd	nd	nd nd	nd nd	nd nd	nd nd	nd 124	nd
Chocolate ao leite M&M – M&M's®	492.00	nd 72	5.2 22	nd nd	24 0	nd 3.2	nd nd	nd nd	nd nd	nd nd	nd nd	nd nd	nd	nd nd	nd nd	nd nd	nd nd	nd 64	nd
Chocolate ao leite para cobertura – Nestlé®	540.00	nd 56	6 31.2	nd nd	18.8 0	nd 2.4	nd nd	nd nd	nd nd	nd nd	nd nd	nd nd	nd	nd nd	nd nd	nd nd	nd nd	nd 48	nd
Chocolate ao leite Suflair – Nestlé®	528.00	nd 60	5.2 29.2	nd nd	17.2 0	nd 2.4	nd nd	nd nd	nd nd	nd nd	nd nd	nd nd	nd	nd nd	nd nd	nd nd	nd nd	nd 44	nd
Chocolate branco Laka – Lacta®	536.00	nd 60	8.4 29.6	nd nd	18 0	nd 0	nd nd	nd nd	nd nd	nd nd	nd nd	nd nd	nd	nd nd	nd nd	nd nd	nd nd	nd 136	nd
Chocolate Charge – Nestlé®	748.00	nd 96	13.6 35.2	nd nd	16.4 0	nd 9.2	nd nd	nd nd	nd nd	nd nd	nd nd	nd nd	nd	nd nd	nd nd	nd 35.2	nd nd	nd 340	nd
Chocolate Chokito – Nestlé®	437.50	nd 78.12	3.44 12.81	nd nd	6.56 0	nd 0	nd nd	nd nd	nd nd	nd nd	nd nd	nd nd	nd	nd nd	nd nd	nd nd	nd nd	nd 103.12	nd
Chocolate com leite e avelãs Classic – Nestlé®	571.10	nd 51	9.5 36.61	nd nd	nd 0	nd nd	nd nd	nd nd	nd nd	nd nd	nd nd	nd nd	nd	nd nd	nd nd	nd 36.61	nd nd	nd nd	nd
Chocolate com leite e caju Classic – Nestlé®	544.00	nd 56	7.6 32.8	nd nd	16.8 0	nd 2.8	nd nd	nd nd	nd nd	nd nd	nd nd	nd nd	nd	nd nd	nd nd	nd nd	nd nd	nd 36.4	nd
Chocolate com leite e castanha de caju – Nestlé®	557.00	nd 51.3	6.7 35.6	nd nd	16.1 0	nd 2.1	nd nd	nd nd	nd nd	nd nd	nd nd	nd nd	nd	nd nd	nd nd	nd nd	nd nd	nd 170	nd
Chocolate Crunch – Nestlé®	516.00	nd 64	5.6 27.2	nd nd	15.6 0	nd 0	nd nd	nd nd	nd nd	nd nd	nd nd	nd nd	nd	nd nd	nd nd	nd nd	nd nd	nd 112	nd
Chocolate Diamante Negro – Lacta®	508.00	nd 64	5.2 24.8	nd nd	14.8 0	nd 0	nd nd	nd nd	nd nd	nd nd	nd nd	nd nd	nd	nd nd	nd nd	nd nd	nd nd	nd 84	nd
Chocolate Diplomata – Nestlé®	532.00	nd 56	7.6 10	nd nd	17.6 0	nd 0	nd nd	nd nd	nd nd	nd nd	nd nd	nd nd	nd	nd nd	nd nd	nd nd	nd nd	nd 100	nd
Chocolate duo Suflair – Nestlé®	556.00	nd 56	5.2 34.4	nd nd	19.2 0	nd 0	nd nd	nd nd	nd nd	nd nd	nd nd	nd nd	nd	nd nd	nd nd	nd nd	nd nd	nd 68	nd
Chocolate em pó – Garoto®	410.00	nd 80	9.5 9.5	nd nd	3 0	nd 8.5	nd nd	nd nd	nd nd	nd nd	nd nd	nd nd	nd	nd nd	nd nd	nd nd	nd nd	nd 0	nd
Chocolate em pó Dois Frades – Nestlé®	350.00	nd 60	11.5 7.5	nd nd	4.5 0	nd 14.5	nd nd	nd nd	nd nd	nd nd	nd nd	nd nd	nd	nd nd	nd nd	nd nd	nd nd	nd 0	nd
Chocolate Galak – Nestlé®	556.00	nd 56	7.6 34	nd nd	20 0	nd 0	nd nd	nd nd	nd nd	nd nd	nd nd	nd nd	nd	nd nd	nd nd	nd nd	nd nd	nd 124	nd
Chocolate Gianduia – Perugina®	552.60	nd 55.26	5.26 34.21	23.68 nd	nd 0	nd 2.63	nd nd	nd nd	nd nd	nd nd	nd nd	nd nd	nd	nd nd	nd nd	nd nd	nd nd	nd nd	nd
Chocolate Kit Kat – Nestlé®	515.56	nd 62.22	7.11 27.56	nd nd	15.56 0	nd 0	nd nd	nd nd	nd nd	nd nd	nd nd	nd nd	nd	nd nd	nd nd	nd nd	nd nd	nd 93.33	nd

Alimento	Energia (kcal)	Umid (g)	Carb (g)	Prot (g)	G tot (g)	G poli (g)	G mono (g)	G sat (g)	G trans (g)	Col (mg)	Fib tot (g)	Fib sol (g)	Fib ins (g)	A (RE) (mcg)	D (mcg)	E (mg)	Fol (mcg)	C (mg)	B1 (mg)	B2 (mg)	B6 (mg)	B12 (mcg)	Nia (mg)	Pant (mg)	Ca (mg)	Cu (mg)	Fe (mg)	I (mcg)	Mg (mg)	Mn (mg)	K (mg)	P (mg)	Se (mcg)	Na (mg)	Zn (mg)
Chocolate Lajotinha tablete – Kopenhagen®	532.00	nd	52	6.8	32	nd	nd	18	0	nd	nd	nd	nd	nd	nd	nd	nd	nd	nd	nd	nd	nd	nd	nd	nd	nd	nd	nd	nd	nd	nd	nd	nd	108	nd
Chocolate Lancy – Lacta®	533.33	nd	60	6.66	30	nd	nd	11.66	0	16.66	3.83	nd	nd	nd	nd	nd	nd	nd	nd	nd	nd	nd	nd	nd	116.666	nd	1.666	nd	nd	nd	nd	nd	nd	116.666	nd
Chocolate meio amargo e meio branco – Nestlé®	516.00	nd	56	6	28.4	nd	nd	17.2	0	nd	4.4	nd	nd	nd	nd	nd	nd	nd	nd	nd	nd	nd	nd	nd	nd	nd	nd	nd	nd	nd	nd	nd	nd	72	nd
Chocolate Milkybar – Nestlé®	464.00	nd	73.2	2.8	18	nd	nd	nd	0	nd	nd	nd	nd	nd	nd	nd	nd	nd	nd	nd	nd	nd	nd	nd	nd	nd	nd	nd	nd	nd	nd	nd	nd	nd	nd
Chocolate negresco Galak – Nestlé®	533.33	nd	56.667	10	30	nd	nd	20	0	16.667	0	nd	nd	nd	nd	nd	nd	nd	nd	nd	nd	nd	nd	nd	260	nd	1.1	nd	nd	nd	nd	nd	nd	200	nd
Chocolate nuts ao leite – Kopenhagen®	500.00	nd	52	7.6	31.6	nd	nd	12.4	0	nd	3.64	nd	nd	nd	nd	nd	nd	nd	nd	nd	nd	nd	nd	nd	204	nd	nd	nd	nd	nd	nd	nd	nd	72	nd
Chocolate Prestígio – Nestlé®	466.67	nd	66.67	3.03	21.21	nd	nd	14.24	0	nd	3.64	nd	nd	nd	nd	nd	nd	nd	nd	nd	nd	nd	nd	nd	nd	nd	nd	nd	nd	nd	nd	nd	nd	24.54	nd
Chocolate Sensação – Nestlé®	463.16	nd	68.42	3.68	19.21	nd	nd	11.58	0	nd	4.21	nd	nd	nd	nd	nd	nd	nd	nd	nd	nd	nd	nd	nd	nd	nd	nd	nd	nd	nd	nd	nd	nd	28.95	nd
Chocolate Smarties – Nestlé®	462.00	nd	76.2	3.71	15.71	nd	nd	nd	0	nd	nd	nd	nd	nd	nd	nd	nd	nd	nd	nd	nd	nd	nd	nd	nd	nd	nd	nd	nd	nd	nd	nd	nd	nd	nd
Chocolate Smash – Nestlé®	426.00	nd	78.7	5.2	10.2	nd	nd	nd	0	nd	nd	nd	nd	nd	nd	nd	nd	nd	nd	nd	nd	nd	nd	nd	nd	nd	nd	nd	nd	nd	nd	nd	nd	nd	nd
Chocotone – Bauducco®	462.50	nd	52.5	6.25	25	nd	nd	7.5	0	112.5	tr	nd	nd	nd	nd	nd	nd	nd	nd	nd	nd	nd	nd	nd	6	nd	15.5	nd	nd	nd	nd	nd	nd	262.5	nd
Chuchu (casca)	90.00	6.76	0.46	0.96	0.12	nd	nd	nd	nd	nd	1.66	nd	nd	1.4	nd	nd	nd	nd	5.81	nd	nd	nd	nd	nd	nd	nd	nd	nd	nd	0.17	nd	nd	nd	nd	nd
Chuchu (cozido)	24.00	93.4	5.1	0.62	0.48	tr	tr	tr	0	0	0.58	tr	tr	4.7	0	tr	18.1	8	0.03	0.04	0.12	0	0.42	0.41	13	0.11	0.22	tr	12	0.17	173	29	tr	1	0.31
Chuchu (cru)	24.00	93	5.41	0.9	0.3	tr	tr	tr	0	0	3	tr	tr	5.6	nd	tr	27.6	11	0.03	0.04	0.13	0	0.5	0.48	19	0.12	0.4	tr	14	0.19	150	26	tr	4	0.35
Chucrute com salsicha	194.00	nd	3.93	8.85	12.61	nd	nd	nd	0	30.37	1.37	nd	nd	8.66	nd	nd	nd	26.7	nd	nd	nd	nd	nd	nd	59.86	nd	0.24	nd	nd	nd	nd	nd	nd	nd	nd
Chuleta com osso (crua) – carne bovina	298.42	52.87	0	25.04	21.23	0.8	8.91	8.56	0	83.12	0	0	0	0	0.3	0.55	7.01	0	0.1	0.22	0.34	2.16	4.09	0.30	8.01	0.13	2.66	tr	25.04	0.01	355.5	184.26	25.94	61.09	4.70
Churros com doce de leite	322.08	35.27	43.58	5.62	14.45	3.91	3.87	5.91	0	49.86	0.38	0.14	0.23	82.778	0.197	5.928	11	1.204	0.139	0.278	0.035	0.266	0.787	0.48	137.558	0.058	0.729	41.916	15.284	0.081	192.477	141.055	6.206	104.523	0.59
Cidra	40.00	88.7	10.2	0.6	0.1	nd	nd	nd	0	0	1.4	nd	nd	nd	nd	nd	nd	32	0.06	0.04	nd	nd	0.2	nd	42	nd	0.4	nd	nd	nd	nd	20	nd	nd	nd
Ciriguela	83.00	nd	22	0.923	0.076	nd	nd	nd	0	0	0.384	nd	nd	0.1	nd	nd	nd	0.45	nd	nd	nd	nd	nd	nd	21.769	nd	0.615	nd	nd	nd	nd	nd	nd	nd	nd
Clara de ovo de galinha	50.00	87.8	1.04	10.5	0	0	0	0	0	0	0	0	0	0	0	0	3	0	0.01	0.45	0	0.2	0.09	0.12	6	0.01	0.03	55	11	0	143	13	17.6	164	0.01
Coalhada seca – Alibey®	123.21	nd	5.00	5.99	8.66	nd	nd	5.66	nd	nd	nd	nd	nd	nd	nd	nd	nd	nd	nd	nd	nd	nd	nd	nd	nd	nd	nd	nd	nd	nd	nd	nd	nd	159.84	nd

TABELA DE COMPOSIÇÃO DE ALIMENTOS

Alimento	Energia (kcal)	Umid (g)	Carb (g)	Prot (g)	G tot (g)	G poli (g)	G mono (g)	G sat (g)	G trans (g)	Col (mg)	Fib tot (g)	Fib sol (g)	Fib ins (g)	A (RE) (mcg)	D (mcg)	E (mg)	Fol (mcg)	C (mg)	B1 (mg)	B2 (mg)	B6 (mg)	B12	Nia (mg)	Pant (mg)	Ca (mg)	Cu (mg)	Fe	I (mcg)	Mg	Mn (mg)	K (mg)	P (mg)	Se (mcg)	Na (mg)	Zn (mg)
Coalhada seca light – Alibey®	89.91	nd	7.992	8.66	2.66	nd	nd	1.67	nd	nd	nd	nd	nd	nd	nd	nd	nd	nd	nd	nd	nd	nd	nd	nd	nd	nd	nd	nd	nd	nd	nd	nd	nd	199.80	nd
Coca-Cola®	42.57	nd	10.57	nd	nd	nd	nd	nd	0	nd	nd	nd	nd	nd	nd	nd	nd	nd	nd	nd	nd	nd	nd	nd	nd	nd	nd	nd	nd	nd	nd	nd	nd	5.14	nd
Coca-Cola® light	nd	nd	nd	nd	nd	nd	nd	nd	nd	nd	nd	nd	nd	nd	nd	nd	nd	nd	nd	nd	nd	nd	nd	nd	nd	nd	nd	nd	nd	nd	nd	nd	nd	11.5	nd
Coca-Cola® zero	nd	nd	nd	nd	nd	nd	nd	nd	nd	nd	nd	nd	nd	nd	nd	nd	nd	nd	nd	nd	nd	nd	nd	nd	nd	nd	nd	nd	nd	nd	nd	nd	nd	14	nd
Cocada	370.00	23.96	56.82	1.7	17.07	0.19	0.73	15.13	0	0	4.79	0.51	4.28	0	0	0	13.45	1.687	0.033	0.02	0.027	0	0.275	0.15	7.624	0.242	1.272	0.509	16.304	0.768	182.359	58.554	10.235	10.599	0.58
Cocada sem glúten – Flormel®	412.00	nd	48.00	2.40	23.60	nd	nd	20.00	0	0	15.20	nd	nd	nd	nd	nd	nd	nd	nd	nd	nd	nd	nd	nd	1132.00	nd	nd	nd	nd	nd	nd	nd	nd	25.60	nd
Coco fresco	354.00	47	15.2	3.34	33.5	0.37	1.43	29.7	0	0	9.4	1	8.4	0	0	tr	26.4	3.31	0.07	0.02	0.05	0	0.54	0.30	14	0.44	2.44	1	32	1.5	356	113	19.8	20	1.11
Coco fresco ralado	354.00	47	15.2	3.34	33.5	0.37	1.43	29.7	0	0	9.4	2	7.4	0	0	tr	26.4	3.31	0.07	0.02	0.05	0	0.54	0.30	14	0.44	2.44	nd	32	1.5	356	113	19.8	20	1.11
Coco seco ralado	660.00	3.01	24.4	6.89	64.5	0.71	2.75	57.2	0	0	17.23	1.4	15.8	0	0	tr	9.01	1.51	0.06	0.1	0.3	0	0.6	0.80	26	0.8	3.33	2.98	90	2.75	543	206	16	37	2.02
Coco seco ralado – Socôco®	600.00	nd	20	8.33	60	nd	nd	55.8	0	0	10	nd	nd	nd	nd	nd	nd	nd	nd	nd	nd	nd	nd	nd	nd	nd	nd	nd	nd	nd	nd	nd	nd	nd	2.28
Coelho (assado)	197.00	60.6	0	29.1	8.06	1.57	2.18	2.41	0	82	0	0	0	0	0.3	tr	11	0	0.09	0.21	0.47	8.31	8.43	0.93	19	0.19	2.28	tr	21	0.03	383	263	1	47	2.28
Coelho (cozido)	173.00	61.4	0	33	3.52	0.68	0.95	1.06	0	123	0	0	0	0	0.3	tr	4	0	0.02	0.07	0.3	7	6.4	tr	18	0.26	4.86	tr	31	tr	343	240	tr	45	2.13
Coelho (cru)	151.78	69.6	0	20.8	7.62	0	0	0	0	83	nd	nd	nd	0	nd	nd	nd	0	0.11	0.66	0.3	nd	8.6	nd	14	nd	3.5	nd	29	nd	382	224	nd	47	nd
Coelho com molho	126.69	70.38	3.01	14.42	6.17	2.06	1.57	1.49	0	39.26	0.61	0.16	0.38	24.336	0.144	2.373	13.656	8.2	0.069	0.12	0.273	3.978	4.274	0.55	16.284	0.136	1.366	0.245	16.127	0.084	285.048	139.474	0.887	573.061	1.16
Coentro seco	279.00	7.3	51.9	21.9	4.78	tr	2.18	tr	0	0	10.4	tr	tr	2000	0	tr	tr	569	1.26	1.51	tr	0	10.8	tr	1251	1.79	42.7	tr	697	6.36	4486	483	tr	212	tr
Cogumelo seco (shiitake)	296.00	9.51	75.4	9.59	0.99	0.14	0.31	0.25	0	0	11.5	tr	tr	0	41.5	tr	163	3.5	0.3	1.27	0.97	0	14.1	21.90	11	5.17	1.72	tr	132	1.18	1534	294	tr	13	7.67
Colomba Pascal – Bauducco®	350.00	nd	56.25	5	11.25	nd	nd	4.375	0	75	5	nd	nd	nd	nd	nd	nd	nd	nd	nd	nd	nd	nd	nd	166.25	nd	2	nd	nd	nd	nd	nd	nd	168.75	nd
Colorau	334.00	5.6	78.2	6.6	4.6	tr	tr	nd	0	0	14.5	nd	nd	60	nd	nd	nd	7	0.09	0.19	nd	nd	1.7	tr	120	0.87	5.6	nd	nd	nd	nd	116	nd	nd	4.80
Cominho em pó	375.00	8.06	44.2	17.8	22.3	tr	tr	tr	0	0	10.5	tr	tr	127	0	tr	tr	7.71	0.63	0.33	tr	nd	4.58	tr	931	0.87	66.4	nd	366	3.33	1787	499	tr	168	nd
Compota de ananás	169.33	nd	41.47	0.86	0.6	nd	nd	nd	0	0	1.9	nd	nd	2.58	nd	nd	nd	15.4	nd	nd	nd	nd	nd	nd	7.09	nd	0.37	nd	nd	nd	nd	nd	nd	nd	nd
Compota de araticum	198.73	nd	50.16	0.22	0.79	nd	nd	nd	0	0	1.9	nd	nd	24.87	nd	nd	nd	13.12	nd	nd	nd	nd	nd	nd	26.84	nd	1.16	nd	nd	nd	nd	nd	nd	nd	nd

Alimento	Energia (kcal)	Umid Carb (g)	Prot (g) G tot (g)	G poli (g) G mono (g)	G sat (g) G trans (g)	Col (mg) Fib tot (g)	Fib sol (g) Fib ins (g)	A (RE) D (mcg)	E (mg) Fol (mcg)	C (mg) B1 (mg)	B2 (mg) B6 (mg)	B12 (mcg) Nia (mg)	Pant (mg)	Ca (mg) Cu (mg)	Fe (mg) I (mcg)	Mg (mg) Mn (mg)	K (mg) P (mg)	Se (mcg) Na (mg)	Zn (mg)
Compota de cagaita	198.73	nd 50.16	0.22 0.79	nd nd	nd 0	0 1.9	nd nd	24.87 nd	nd nd	13.12 nd	nd nd	nd nd	nd	26.84 nd	1.16 nd	nd nd	nd nd	nd nd	nd
Compota de goiaba	99.33	nd 25.24	0.82 0.36	nd nd	nd 0	0 4.8	nd nd	23.52 nd	nd nd	nd nd	nd nd	nd nd	nd	20.57 nd	0.65 nd	nd nd	nd nd	nd nd	nd
Compota de jenipapo	288.48	nd 73.63	1.84 1.06	nd nd	nd 0	0 3.33	nd nd	10.64 nd	nd nd	11.71 nd	nd nd	nd nd	nd	15.16 nd	1.31 nd	nd nd	nd nd	nd nd	nd
Compota de lobeira	198.73	nd 50.16	0.22 0.79	nd nd	nd 0	0 1.9	nd nd	24.87 nd	nd nd	13.12 nd	nd nd	nd nd	nd	26.84 nd	1.16 nd	nd nd	nd nd	nd nd	nd
Compota de mama-cadela	198.73	nd 50.16	0.22 0.79	nd nd	nd 0	0 1.9	nd nd	24.87 nd	nd nd	13.12 nd	nd nd	nd nd	nd	26.84 nd	1.16 nd	nd nd	nd nd	nd nd	nd
Conhaque	231.00	66.6 0	0 0	0 0	0 0	0 0	0 0	0 0	0 0	0 0.01	0 0	0 0.01	0.00	0 0.02	0.04 tr	0 0.02	2 4	tr 1	0.04
Contrafilé (cru) – carne bovina	297.82	52.77 0	24.99 21.19	0.8 8.89	8.54 0	82.95 0	0 0	0 0.3	0.55 7	0 0.1	0.22 0.34	2.16 4.08	0.30	8 0.12	2.66 tr	24.99 0.01	354.79 183.89	25.88 60.96	4.69
Contrafilé com gordura (cru) – carne bovina	206.00	65.7 0	21.2 12.8	0.2 5.5	5.6 nd	73 nd	nd nd	4 nd	nd nd	nd 0.11	0.08 nd	nd 3.79	nd	4 0.04	1.3 nd	18 0.01	285 164	nd 44	2.80
Contrafilé com gordura (grelhado) – carne bovina	278.00	51.7 0	32.4 15.5	0.2 6.3	7.4 nd	144 nd	nd nd	tr nd	nd nd	nd tr	0.18 nd	nd 4.91	nd	4 0.09	2.4 nd	19 tr	352 219	nd 57	4.80
Contrafilé de costela (cru) – carne bovina	202.00	66.4 0	19.8 13.1	0.1 4.6	6.7 nd	52 nd	nd nd	3 nd	nd nd	nd 0.14	0.08 nd	nd 2.68	nd	3 0.04	1.6 nd	14 tr	245 164	nd 39	4.40
Contrafilé de costela (grelhado) – carne bovina	275.00	52.2 0	29.9 16.3	0.2 5.6	8.8 nd	98 nd	nd nd	tr nd	nd nd	nd tr	0.19 nd	nd 2.75	nd	4 0.08	2.8 nd	24 0.01	383 252	nd 51	6.70
Contrafilé sem gordura (cru) – carne bovina	157.00	69.1 0	24 6	0.1 2.6	2.7 nd	59 nd	nd nd	tr nd	nd nd	nd tr	0.2 nd	nd 4.64	nd	4 0.05	1.7 nd	21 tr	335 184	nd 53	3.20
Contrafilé sem gordura (grelhado) – carne bovina	194.00	57.5 0	35.9 4.5	0.1 1.9	2 nd	102 nd	nd nd	tr nd	nd nd	nd tr	0.17 nd	nd 4.93	nd	5 0.09	2.4 nd	21 tr	386 241	nd 58	5.10
Cookies de baunilha com gotas de chocolate light – Good Pure®	376.67	nd 36.67	5.33 22	nd nd	11.33 0	nd 2	nd nd	nd nd	nd nd	nd nd	nd nd	nd nd	nd	nd nd	nd nd	nd nd	nd nd	nd 293.33	nd
Cookies integrais com castanha de caju – Vitao®	436.67	nd 66.67	7.67 15.33	7 5.33	2.67 0	0 4.33	nd nd	nd nd	nd nd	nd nd	nd nd	nd nd	nd	nd nd	nd nd	nd nd	nd nd	nd 230	nd
Coração bovino (cru)	108.00	76.3 0	18.9 3.6	0.1 0.9	1.7 0	140 0	nd nd	tr nd	0.45 4	7 0.45	0.8 0.23	13 6.3	2.40	5 0.43	4.9 nd	25 0.04	320 230	3 95	2.00
Coração de frango (cru)	222.00	69.1 0	12.6 18.6	3.4 6.3	4.9 nd	159 nd	nd nd	9 nd	nd nd	nd 0.23	0.35 nd	nd nd	nd	6 0.2	4.1 nd	20 0.05	220 193	nd 95	2.00
Coração de frango (grelhado)	207.00	63.5 0	22.4 12.1	1.6 4.3	3.5 nd	280 nd	nd nd	tr nd	nd nd	nd 0.2	0.19 nd	nd 9.7	nd	8 0.3	6.5 nd	20 0.06	243 276	nd 128	3.40
Cordon bleu de presunto e queijo congelado – Perdigão®	206.92	nd 12.31	15.38 10.77	nd nd	3.08 0.69	nd 0.77	nd nd	nd nd	nd nd	nd nd	nd nd	nd nd	nd	nd nd	nd nd	nd nd	nd nd	nd 707.69	nd
Corimba (cru)	128.00	75.6 0	17.4 6	0.3 2.3	2.5 nd	40 nd	nd nd	tr nd	nd nd	nd tr	tr nd	nd nd	nd	40 0.03	0.5 nd	23 0.02	317 190	nd 47	0.40

Alimento	Energia (kcal)	Umid (g)	Carb (g)	Prot (g)	G tot (g)	G poli (g)	G mono (g)	G sat (g)	G trans (g)	Col (mg)	Fib tot (g)	Fib sol (g)	Fib ins (g)	A (RE)	D (mcg)	E (mg)	Fol (mcg)	C (mg)	B1 (mg)	B2 (mg)	B6 (mg)	B12 (mcg)	Nia (mg)	Pant (mg)	Ca (mg)	Cu (mg)	Fe (mg)	I (mcg)	Mg (mg)	Mn (mg)	K (mg)	P (mg)	Se (mcg)	Na (mg)	Zn (mg)
Corvina de água doce (crua)	101.00	79.2	0	18.9	2.2	0.1	0.7	1.2	nd	73	nd	nd	nd	8	nd	nd	nd	nd	tr	0.08	nd	nd	nd	nd	39	0.02	0.3	nd	25	0.02	293	154	nd	45	0.40
Corvina do mar (crua)	94.00	79.4	0	18.6	1.6	0.1	0.5	0.7	nd	67	nd	nd	nd	65	nd	nd	nd	nd	0.12	0.05	nd	nd	nd	nd	nd	0.03	0.4	nd	24	0.01	339	183	nd	68	0.40
Costela (assada) – carne bovina	373.00	43.2	0	28.8	27.7	0.3	12.1	11.8	nd	95	nd	nd	nd	tr	nd	nd	nd	nd	tr	0.08	0.23	nd	0.56	nd	nd	0.08	2.2	nd	20	tr	270	179	nd	92	5.50
Costela (crua) – carne bovina	358.00	52.7	0	16.7	31.8	0.3	12.7	14.9	0	44	0	0	0	0	0	0.3	7	0	0.07	0.17	0.23	2.53	3.36	0.31	11	0.08	2.32	tr	19	0.01	296.06	172.03	23.5	63.01	5.25
Costela de porco (assada)	402.00	37	0	30.2	30.3	3.1	13.9	11.8	0	113	0	nd	nd	tr	nd	nd	nd	nd	0.71	0.05	nd	nd	10.63	nd	17	0.07	1	nd	14	tr	246	201	nd	63	3.10
Costela de porco (crua)	256.00	61	0	18	19.8	2.3	8.3	7.4	nd	69	nd	nd	nd	tr	nd	nd	nd	nd	0.62	tr	nd	nd	8.27	nd	15	0.05	0.9	nd	18	tr	248	159	nd	88	2.30
Costela de porco com chucrute	173.46	nd	2.13	11.99	12.38	nd	nd	nd	nd	18.65	0.48	nd	nd	2.05	nd	nd	nd	0.37	nd	nd	nd	nd	nd	nd	13.43	nd	1.28	nd	nd	nd	nd	nd	nd	nd	nd
Couve (talo)	92.00	16.52	3.33	0.17	0.28	nd	nd	nd	nd	nd	1.72	nd	nd	1.338	nd	nd	13.3	nd	5.4	nd	nd	nd	nd	nd	nd	nd	4.2	nd	nd	7.34	0.22	nd	0.01	nd	nd
Couve-de-bruxelas (crua)	43.00	86	8.97	3.39	0.3	0.15	0.03	0.06	0	0	4.95	2.6	2.35	88.3	0	0.88	61.1	85	0.14	0.09	0.22	0	0.75	0.31	42	0.07	1.4	tr	23	0.34	389	69	18	25	0.42
Couve-flor (cozida)	23.00	93	4.12	1.85	0.45	0.22	0.05	0.08	0	0	1.73	0.56	1.17	1.7	0	0.08	44	44.3	0.04	0.05	0.17	0	0.41	0.51	16	0.03	0.33	tr	9	0.14	142	32	0.51	15	0.18
Couve-flor (crua)	25.00	91.9	5.21	1.99	0.21	0.11	0.02	0.03	0	0	1.95	0.7	1.25	1.9	0	0.09	57	46.4	0.06	0.06	0.22	0	0.53	0.65	22	0.04	0.44	tr	15	0.16	303	44	0.6	30	0.28
Couve-flor (talo)	91.00	14.61	1.61	1.21	0.37	nd	nd	nd	nd	nd	1.25	nd	nd	0.692	nd	nd	nd	nd	5.7	nd	nd	nd	nd	nd	nd	nd	1.28	nd	nd	2.83	0.008	nd	0.0021	nd	nd
Couve-flor congelada – Pratigel®	31.43	nd	4.29	2.86	0	nd	nd	nd	nd	0	1.43	nd	nd	nd	nd	nd	nd	nd	nd	nd	nd	nd	nd	nd	21.43	nd	0.71	nd	nd	nd	nd	nd	nd	0	nd
Couve-flor florete congelada – Daucy®	15.38	nd	2	1.69	0	nd	nd	0	0	nd	2.31	nd	nd	nd	nd	nd	nd	nd	nd	nd	nd	nd	nd	nd	22.31	nd	4.61	nd	nd	nd	nd	nd	nd	23.85	nd
Couve-flor gratinada	87.57	82.81	7.09	2.91	5.71	0.29	1.64	3.51	0	16.57	1.2	0.43	0.77	52.088	0.417	0.205	34.785	26.383	0.071	0.111	0.141	0.137	0.526	0.49	64.086	0.033	0.435	7.8	14.185	0.113	227.481	66.748	2.105	374.334	0.33
Couve-manteiga (cozida)	32.00	91.2	5.64	1.91	0.4	0.19	0.03	0.05	0	0	2	0.9	1.1	740	0	tr	13.3	41	0.05	0.07	0.14	0	0.5	0.05	72	0.16	0.9	tr	18	0.42	228	28	0.19	23	0.24
Couve-manteiga (crua)	50.00	84.5	10	3.31	0.7	0.34	0.06	0.09	0	0	3	1.2	1.8	890	0	8	29.3	120	0.11	0.13	0.27	0	1	0.09	135	0.29	1.7	tr	34	0.77	447	56	0.19	43	0.44
Couve-manteiga (refogada)	117.11	76.22	9.05	2.81	8.78	5.02	1.96	1.26	0	0	2.58	1.02	1.54	716.352	0	14.144	25.249	97.382	0.094	0.107	0.238	0	0.823	0.09	112.266	0.274	1.404	0.172	28.465	0.651	376.611	49.129	0.453	802.078	0.38
Couve-manteiga congelada – Pratigel®	35.71	nd	7.14	1.43	0	nd	nd	nd	nd	nd	1.43	nd	nd	nd	nd	nd	nd	nd	nd	nd	nd	nd	nd	nd	471.43	nd	2.86	nd	nd	nd	nd	nd	nd	348.57	nd
Couve-manteiga fatiada congelada – Super Chef®	28.57	nd	5.71	1.43	0	nd	nd	0	0	nd	1.43	nd	nd	tr	nd	nd	nd	nd	nd	nd	nd	nd	nd	nd	72	nd	0.857	nd	nd	nd	nd	nd	nd	0	nd
Coxa de frango (frita)	283.00	42.2	34.5	9.6	11.8	4.7	3.4	2.6	nd	15	5	nd	nd	tr	nd	nd	nd	tr	0.09	tr	tr	tr	2.3	nd	18	0.09	1.3	nd	17	0.28	166	93	nd	532	0.50

Alimento	Energia (kcal)	Umid (g)	Carb (g)	Prot (g)	G tot (g)	G poli (g)	G mono (g)	G sat (g)	G trans (g)	Col (mg)	Fib tot (g)	Fib sol (g)	Fib ins (g)	A (RE) (mcg)	D (mcg)	E (mg)	Fol (mcg)	C (mg)	B1 (mg)	B2 (mg)	B6 (mg)	B12 (mcg)	Nia (mg)	Pant (mg)	Ca (mg)	Cu (mg)	Fe (mg)	I (mcg)	Mg (mg)	Mn (mg)	K (mg)	P (mg)	Se (mcg)	Na (mg)	Zn (mg)
Coxa de frango com pele (assada)	215.00	59.8	0.1	28.5	10.4	2.2	3.8	3.1	nd	145	nd	nd	nd	6	nd	nd	nd	nd	nd	0.05	nd	nd	10.4	nd	8	0.05	1.2	nd	14	tr	318	251	nd	95	2.60
Coxa de frango com pele (crua)	161.00	72.9	0	17.1	9.8	2.2	4.1	3	nd	97	nd	nd	nd	10	nd	nd	nd	nd	0.16	0.05	nd	nd	nd	nd	8	0.03	0.7	nd	26	0.02	275	185	nd	95	2.00
Coxa de frango inteira (assada)	234.69	60.79	0.71	23.64	14.55	3.22	5.78	4.07	0	87.22	0.16	0.04	0.06	45.058	0.281	1.15	7	0.431	0.067	0.2	0.3	0.272	5.986	1.11	12	0.08	1.35	0.111	22	0.02	222	174	23.9	84	2.37
Coxa de frango inteira (crua)	211.00	67.7	0	17.3	15.3	3.32	6.29	4.35	0	84	0	0	0	42	0.3	1	7	0	0.06	0.15	0.26	0.3	5.43	1.03	10	0.06	0.99	tr	20	0.02	192	145	21	76	1.61
Coxa de frango sem pele (assada)	199.05	64.08	0.71	24.39	10.24	2.34	3.91	2.85	0	89.09	0.16	0.04	0.06	18.8	0.281	1.094	7.615	0.431	0.071	0.219	0.339	0.29	5.986	1.05	13.899	0.081	1.35	0.111	21.698	0.044	220.747	165.774	22.533	213.042	2.24
Coxa de frango sem pele (cozida)	167.00	66.7	0	26.9	5.8	1.1	2.1	2	nd	133	nd	nd	nd	tr	nd	nd	nd	nd	0.07	tr	nd	nd	8.2	nd	12	0.03	0.8	nd	11	tr	191	187	nd	64	2.80
Coxa de frango sem pele (crua)	120.00	75.8	0	17.8	3.92	0.97	1.22	1.01	0	83	0	0	0	20	0.3	0.28	10	0	0.08	0.19	0.33	0.35	6.33	1.23	10	0.07	1.05	tr	24	0.02	231	168	21	86	1.92
Coxa de peru cozida à rolê Califórnia – Sadia®	105.50	nd	nd	20.72	1.68	nd	nd	nd	0	32.9	0	nd	nd	nd	nd	nd	nd	nd	nd	nd	nd	nd	nd	nd	25.82	nd	1.89	nd	22.19	nd	286	259	nd	1130	2.40
Coxa de peru sem pele (crua)	114.49	74.7	0	20.5	3.61	nd	nd	nd	nd	75	nd	nd	nd	nd	nd	nd	nd	nd	0.09	0.18	nd	nd	4.7	1.13	nd	0.16	2	nd	17	0.05	289	nd	nd	86	2.20
Coxa e sobrecoxa de frango sem pele e sem osso (crua)	120.00	76	0	18	5	0.8	2.1	1.6	0	91	0	nd	nd	12	nd	nd	nd	nd	0.17	0.05	tr	nd	nd	nd	8	0.03	0.8	nd	27	tr	291	196	nd	98	5.00
Coxão duro sem gordura (cozido) – carne bovina	217.00	58.5	0	31.9	8.9	0.2	4.1	3.5	nd	71	nd	nd	nd	2	nd	nd	nd	nd	tr	tr	tr	nd	nd	nd	4	0.07	1.7	nd	14	tr	252	189	nd	41	2.80
Coxão duro sem gordura (cru) – carne bovina	148.00	69.8	0	21.5	6.2	0.1	2.4	3	nd	60	nd	nd	nd	2	nd	nd	nd	nd	0.12	0.2	nd	nd	nd	nd	3	0.05	1.9	nd	21	tr	358	189	nd	49	4.70
Coxão mole sem gordura (cozido) – carne bovina	219.00	58	0	32.4	8.9	0.2	3.4	4.3	nd	84	nd	nd	nd	2	nd	nd	nd	nd	tr	tr	tr	nd	nd	nd	4	0.11	2.6	nd	13	tr	239	183	nd	44	2.60
Coxão mole sem gordura (cru) – carne bovina	169.00	68.6	0	21.2	8.7	0.1	3.7	3.9	nd	84	nd	nd	nd	3	nd	nd	nd	nd	0.12	0.19	nd	nd	nd	nd	3	0.05	1.9	nd	21	tr	335	175	nd	61	0.50
Coxinha de frango (frita)	374.44	67.38	42.02	9.1	18.62	7.64	6.72	3.22	0	7.37	1.88	0.71	1.18	143.998	0.026	13.283	18.199	2.118	0.445	0.288	0.105	0.078	4.602	0.39	22.2	0.105	2.667	0.078	18.957	0.392	124.151	92.46	20.422	1.301.367	
Cranberry – Brasil Frutt®	31.00	nd	82.00	0	0	nd	nd	0	0	nd	6.00	nd	nd	nd	nd	nd	nd	nd	nd	nd	nd	nd	nd	nd	nd	nd	nd	nd	nd	nd	nd	nd	nd	nd	
Cravo-da-índia	323.00	6.86	61.2	5.98	20.1	6.06	7.58	4.39	0	0	34.2	tr	nd	53	0	tr	tr	80.8	0.12	0.27	tr	0	1.46	tr	646	0.35	8.68	nd	264	30	1101	105	tr	243	1.09
Cream cheese light – Danúbio®	183.33	nd	3.33	8.33	15	0.66	4.33	10	0	66.6	0	63.33	0	nd	nd	nd	nd	nd	nd	nd	nd	nd	nd	nd	nd	nd	nd	nd	nd	nd	nd	nd	nd	nd	400	nd
Cream cheese tradicional – Danúbio®	250.00	nd	3.33	6.67	23.33	nd	nd	14.33	0	nd	nd	nd	nd	nd	nd	nd	nd	nd	nd	nd	nd	nd	nd	nd	nd	nd	nd	nd	nd	nd	nd	nd	nd	34.67	nd
Creme de amendoim com whey – Holy Nuts®	565.00	nd	20.50	28.50	51.50	nd	nd	6.50	0	nd	7.00	nd	nd	nd	nd	nd	nd	nd	nd	nd	nd	nd	nd	nd	nd	nd	nd	nd	nd	nd	nd	nd	nd	20.00	nd
Creme de amendoim original – Holy Nuts®	545.00	nd	36.50	19.00	40.00	nd	nd	5.50	0	nd	6.50	nd	nd	nd	nd	nd	nd	nd	nd	nd	nd	nd	nd		nd	nd	nd	nd	nd	nd	nd	nd	nd	160.00	nd

Alimento	Energia (kcal)	Umid Carb (g)	Prot (g) G tot (g)	G poli (g) G mono (g)	G sat (g) G trans (g)	Col (mg) Fib tot (g)	Fib sol (g) Fib ins (g)	A (RE) D (mcg)	E (mg) Fol (mcg)	C (mg) B1 (mg)	B2 (mg) B6 (mg)	B12 (mcg) Nia (mg)	Pant (mg)	Ca (mg) Cu (mg)	Fe (mg) I (mcg)	Mg (mg) Mn (mg)	K (mg) P (mg)	Se (mcg) Na (mg)	Zn (mg)
Creme de amendoim zero açúcar – Holy Nuts®	585.00	nd 21.00	23.50 50.00	nd nd	7.00 0	nd 8.00	nd nd	nd nd	nd nd	nd nd	nd nd	nd nd	nd	nd nd	nd nd	nd nd	nd nd	nd 120.00	nd
Creme de arroz – Colombo®	353.00	nd 79.7	7.2 0.6	nd nd	nd 0	nd nd	nd nd	nd nd	nd nd	nd 0.72	nd nd	nd 12	nd	9 nd	1.3 nd	nd nd	nd 104	nd nd	nd
Creme de arroz (cozido)	52.00	87.5 11.5	0.9 0.1	0.03 0.03	0.03 0	0 0.1	nd nd	0 nd	0.03 3	0 nd	0 0.03	0 0.4	0.08	3 0.03	0.2 nd	3 0.14	20 17	3.54 1	0.16
Creme de avelã – Ritter®	555.0	nd 55.00	4.5 34.5	nd nd	4.5 0	nd 3.0	nd nd	nd nd	nd nd	nd nd	nd nd	nd nd	nd	nd nd	nd nd	nd nd	nd nd	nd 39.00	nd
Creme de cupuaçu	297.01	nd 59.92	6.99 6.01	nd nd	nd 0	nd nd	nd nd	nd nd	nd nd	nd nd	nd nd	nd nd	nd	nd nd	nd nd	nd nd	nd nd	nd nd	nd
Creme de espinafre	160.32	72.74 9.49	3.95 12.01	2.96 4.89	3.56 0	10.78 0.49	0.15 0.25	157.786 0.704	5.507 10.613	1.359 0.088	0.164 0.049	0.278 0.497	0.27	115.506 0.03	0.54 16.122	15.555 0.101	143.438 91.961	3.68 510.335	0.41
Creme de graviola	241.89	nd 29.21	4.43 12.15	nd nd	nd 0	0 0.24	nd nd	0.44 nd	nd nd	5.33 nd	nd nd	nd nd	nd	5.33 nd	0.11 nd	nd nd	nd nd	nd nd	nd
Creme de leite fresco	292.00	63.5 2.97	2.18 30.9	0.88 9.09	19.3 0	111 0	0 0	295 0.18	tr 3.7	0.61 0.02	0.13 0.03	0.2 0.04	0.26	69.4 nd	0.03 16	7.24 0	96.8 61.1	0.59 34.3	0.25
Creme de leite Glória – Quatá®	193.33	nd 3.87	0 2	nd nd	12 0	nd 0	nd nd	nd nd	nd nd	nd nd	nd nd	nd nd	nd	100 nd	nd nd	nd nd	nd nd	nd 40.67	nd
Creme de leite – Itambé®	233.33	nd 10	2.67 20	nd nd	8.67 0	nd 0	nd nd	nd nd	nd nd	nd nd	nd nd	nd nd	nd	nd nd	nd nd	nd nd	nd nd	nd 86.67	nd
Creme de leite – Nestlé®	253.33	nd 0	0 25.33	nd nd	16 0	nd 0	nd nd	nd nd	nd nd	nd nd	nd nd	nd nd	nd	nd nd	nd nd	nd nd	nd nd	nd 44.67	nd
Creme de leite light – Nestlé®	160.00	nd 0	0 15.33	0 4.67	10 0	43.33 nd	nd nd	nd nd	nd nd	nd nd	nd nd	nd nd	nd	nd nd	nd nd	nd nd	nd nd	nd 60	nd
Creme de milho	84.33	80.94 10.92	3.2 3.81	0.79 1.31	1.5 0	7.25 1.2	0.04 1.15	47.732 0.533	1.223 22.975	3.517 0.109	0.113 0.047	0.192 0.799	0.51	64.785 0.03	0.258 12.26	23.58 0.074	201.188 89.479	0.995 255.385	0.40
Creme vegetal com sal – Claybom®	450.00	nd 0	0 50	nd nd	15 0	nd 0	nd nd	450 nd	nd nd	nd nd	nd nd	nd nd	nd	nd nd	nd nd	nd nd	nd nd	nd 710	nd
Creme vegetal com sal e iogurte Yofresh – Doriana®	360.00	nd nd	nd 40	21 8	11 nd	nd nd	nd nd	450 nd	nd nd	nd nd	nd nd	nd nd	nd	nd nd	nd nd	nd nd	nd nd	nd 520	nd
Creme vegetal com sal original – Becel®	320.00	nd 0	0 35	19 7	9 0	0 0	nd nd	1600 15	40 nd	nd nd	nd nd	nd nd	nd	nd nd	nd nd	nd nd	nd nd	nd 70	nd
Creme vegetal extracremoso com sal Doriana – Seara®	590.00	nd 0	0 65	30 14	21 0	0 0	nd nd	1380 7.5	15 nd	nd nd	nd nd	nd nd	nd	nd nd	nd nd	nd nd	nd nd	nd 550	nd
Creme vegetal extracremoso sem sal Doriana – Seara®	590.00	nd 0	0 65	30 14	21 0	0 0	nd nd	1380 7.5	15 nd	nd nd	nd nd	nd nd	nd	nd nd	nd nd	nd nd	nd nd	nd 0	nd
Creme vegetal Proactiv – Becel®	320.0	nd 0	0 35	nd nd	9 0	nd 0	nd nd	800 7.5	20 nd	nd nd	nd nd	nd nd	nd	nd nd	nd nd	nd nd	nd nd	nd 350	nd
Creme vegetal sem sal original – Becel®	320.00	nd 0	0 35	19 7	9 0	0 0	nd nd	1600 15	40 2000	nd nd	nd 10	10 nd	nd	nd nd	nd nd	nd nd	nd nd	nd 0	nd
Creme vegetal Vital – Doriana Vital®	320.00	nd nd	nd 35	nd nd	9 nd	nd nd	nd nd	900 15	33 nd	nd 1.8	nd 4.3	nd nd	nd	nd nd	nd nd	nd nd	nd nd	nd 700	nd

C

Alimento	Energia (kcal)	Umid (g)	Carb (g)	Prot (g)	G tot (g)	G poli (g)	G mono (g)	G sat (g)	G trans (g)	Col (mg)	Fib tot (g)	Fib sol (g)	Fib ins (g)	A (RE) (mcg)	D (mcg)	E (mg)	Fol (mcg)	C (mg)	B1 (mg)	B2 (mg)	B6 (mg)	B12 (mcg)	Nia (mg)	Pant (mg)	Ca (mg)	Cu (mg)	Fe (mg)	I (mcg)	Mg (mg)	Mn (mg)	K (mg)	P (mg)	Se (mcg)	Na (mg)	Zn (mg)
Cremogema chocolate – Maizena®*	327.27	nd	81.82	nd	nd	nd	nd	nd	nd	nd	nd	nd	nd	1172.73	nd	nd	468.18	86.36	nd	nd	2.54	4.54	nd	nd	595.45	nd	27.73	nd	nd	nd	nd	nd	nd	nd	13.64
Cremogema tradicional – Maizena®*	363.64	nd	90.91	nd	nd	nd	nd	nd	nd	nd	nd	nd	nd	1172.73	nd	nd	468.18	86.36	nd	nd	2.54	4.54	nd	nd	586.36	nd	27.73	nd	nd	nd	nd	nd	nd	nd	13.64
Crispy de grão de bico com ervas finas, vegano – Flormel®	356.67	nd	46.67	23.33	10.33	nd	nd	nd	nd	nd	11.67	nd	nd	nd	nd	nd	nd	nd	nd	nd	nd	nd	nd	nd	nd	nd	nd	nd	nd	nd	nd	nd	nd	196.67	nd
Crispy de grão de bico com pimenta, vegano – Flormel®	356.67	nd	46.67	23.33	10.33	nd	nd	0	0	nd	11.67	nd	nd	nd	nd	nd	nd	nd	nd	nd	nd	nd	nd	nd	nd	nd	nd	nd	nd	nd	nd	nd	nd	133.33	nd
Crispy de grão de bico com tomate e orégano, vegano – Flormel®	356.67	nd	46.67	23.33	10.33	nd	nd	0	0	nd	11.67	nd	nd	nd	nd	nd	nd	nd	nd	nd	nd	nd	nd	nd	nd	nd	nd	nd	nd	nd	nd	nd	nd	300.00	nd
Croc Apple (maçã crocante) – Flora Frutt®	320.00	nd	50.00	14.50	0	0	0	0	0	nd	12.50	4.00	8.50	nd	nd	nd	nd	nd	nd	nd	nd	nd	nd	nd	nd	nd	2.00	nd	nd	nd	nd	nd	nd	37.50	nd
Croissant	406.00	23.2	45.8	8.2	21	1.31	5.71	11.7	0	75	2.12	1.18	0.59	137	0.15	0.87	28	0.2	0.39	0.24	0.06	0.3	2.19	0.86	37	0.08	2.04	tr	16	0.33	118	105	8.77	744	0.75
Croissant de chocolate	416.00	21.62	41.81	9.28	25.05	1.32	7.44	14.66	0	100	2.9	0.71	2.33	187.2	nd	tr	34.6	0.15	0.33	0.37	0.08	0.17	3.52	tr	54.6	0.34	3	tr	49.31	tr	202.4	145.7	tr	459.2	1.09
Croissant de queijo	414.00	21	47	9.2	20.9	2.72	6.57	9.63	0	64	3.8	1.3	2.5	157	tr	tr	33	0.2	0.52	0.33	0.07	0.32	2.16	0.84	53	0.1	tr	tr	24	0.34	132	130	tr	555	0.94
Croissant manteiga	46.67	nd	8.66	1	0.83	nd	nd	0.3333	0	nd	nd	nd	nd	nd	nd	nd	nd	nd	nd	nd	nd	nd	nd	nd	17.36	nd	4.2	nd	nd	nd	nd	nd	nd	90	nd
Croquete de miolo	201.82	59.17	22.07	6.57	10.01	2.91	2.87	2.12	0	769.91	0.59	0.23	0.28	65.79	0.232	4.307	13.842	11.733	0.102	0.171	0.085	3.404	1.321	0.57	19.344	0.117	1.432	5.132	10.395	0.117	144.14	151.519	5.286	625.263	0.70
Croquete de ora-pro-nóbis	315.36	nd	17.88	3.11	26.4	nd	nd	nd	0	2.66	1.31	nd	nd	25.2	nd	nd	nd	3.69	nd	nd	nd	nd	nd	nd	61.92	nd	3.55	nd	nd	nd	nd	nd	nd	nd	nd
Cupim (cru) – carne bovina	221.00	64.8	0	19.5	15.3	0.2	6.4	6.8	nd	51	nd	nd	nd	3	nd	nd	0.02	nd	0.11	0.05	nd	nd	3.33	nd	4	0.03	1.1	nd	13	tr	151	220	nd	47	2.40
Cupuaçu	72.00	81.3	14.7	1.7	1.6	nd	nd	nd	nd	0	0.5	nd	nd	30	nd	nd	nd	33	0.04	0.04	nd	nd	0.5	nd	23	nd	2.6	nd	nd	nd	nd	26	nd	nd	nd
Curau	116.27	71.13	23.53	2.82	2.02	0.29	0.54	1.07	0	6.35	1.07	0.04	1.03	25.581	0.467	0.299	20.438	3.127	0.096	0.102	0.041	0.166	0.711	0.45	56.49	0.032	0.237	10.739	20.868	0.067	177.972	79.066	0.901	28.946	0.36
Cúrcuma	354.00	11.4	64.9	7.83	9.88	tr	tr	tr	0	0	21.1	tr	tr	0	0	tr	0.02	25.9	0.15	0.23	tr	nd	5.14	tr	183	0.6	41.4	nd	193	7.83	2525	268	tr	37.8	4.35
Curry	325.00	9.52	58.2	12.7	13.8	1.43	10.8	0.79	0	0	33.2	tr	nd	98.6	0	tr	tr	11.4	0.25	0.28	nd	nd	3.47	0.00	478	0.81	29.6	nd	254	4.29	1543	349	tr	52	4.05
Cuscuz com coco ralado	225.22	nd	36.21	4.17	6.75	nd	nd	nd	0	nd	0.6	nd	nd	42.34	nd	nd	nd	nd	nd	nd	nd	nd	nd	nd	4.83	nd	0.78	nd	nd	nd	nd	nd	nd	nd	nd
Cuscuz com leite de coco e queijo	234.60	nd	32.58	6.75	8.27	nd	nd	nd	0	6.35	0.53	nd	nd	50.33	nd	nd	nd	0.07	nd	nd	nd	nd	nd	nd	21.96	nd	0.78	nd	nd	nd	nd	nd	nd	nd	nd
Cuscuz paulista	184.68	62.01	23.13	5.18	8.34	4.23	2.24	1.28	0	33.87	4.27	1.03	3.21	44.027	0.612	6.828	18.033	3.702	0.097	0.081	0.147	0.772	1.09	0.35	42.064	0.13	1.159	3.031	32.968	0.194	179.702	133.478	9.657	244.994	0.75

TABELA DE COMPOSIÇÃO DE ALIMENTOS

D

Alimento	Energia (kcal)	Umid (g)	Carb (g)	Prot (g)	G tot (g)	G poli (g)	G mono (g)	G sat (g)	G trans (g)	Col (mg)	Fib tot (g)	Fib sol (g)	Fib ins (g)	A (RE)	D (mcg)	E (mg)	Fol (mcg)	C (mg)	B1 (mg)	B2 (mg)	B6 (mg)	B12 (mcg)	Nia (mg)	Pant (mg)	Ca (mg)	Cu (mg)	Fe (mg)	I (mcg)	Mg (mg)	Mn (mg)	K (mg)	P (mg)	Se (mcg)	Na (mg)	Zn (mg)
Dadinho®	418.00	nd	70.5	7.4	14.1	nd	nd	nd	0	nd	1	nd	nd	2	nd	nd	nd	1	0.25	0.08	nd	nd	4.9	nd	45	nd	2.3	nd	nd	nd	nd	147	nd	nd	nd
Damasco	48.00	86.4	11.1	1.41	0.39	0.08	0.17	0.03	0	0	1.8	1	0.8	261	0	0.89	8.6	10	0.03	0.04	0.05	0	0.6	0.24	14	0.09	0.54	nd	8	0.08	296	19	1.3	1	0.26
Damasco seco	238.00	31.1	61.8	3.66	0.46	0.09	0.2	0.03	0	0	7.8	4.5	3.3	724	0	2	10.3	2.4	0.01	0.15	0.16	0	3	0.75	45	0.43	4.71	tr	47	0.28	1378	117	3.09	10	0.74
Damasco seco turco – Estrela do Oriente®	266.66	nd	63.33	3.33	0	nd	nd	0	0	0	10	nd	nd	nd	nd	nd	nd	nd	nd	nd	nd	nd	nd	nd	45	nd	4.666	nd	nd	nd	nd	nd	nd	0	nd
Danette chocolate ao leite – Danone®	150.91	nd	22.73	3.09	5.18	0	0	3.18	0	0	0	nd	nd	nd	nd	nd	nd	nd	nd	nd	nd	nd	nd	nd	109.09	nd	nd	nd	nd	nd	nd	nd	nd	47.27	nd
Danette chocolate branco – Danone®	134.54	nd	20.91	2.82	4.36	0	0	2.82	0	0	0	nd	nd	nd	nd	nd	nd	nd	nd	nd	nd	nd	nd	nd	111.82	nd	nd	nd	nd	nd	nd	nd	124.54	nd	nd
Dextrose de milho – Dextrosol®	400.00	nd	80	0	0	nd	nd	nd	0	nd	nd	nd	nd	nd	nd	nd	nd	nd	nd	nd	nd	nd	nd	nd	nd	nd	nd	nd	nd	nd	nd	nd	nd	0	nd
Diet Shake® tradicional morango	342.86	nd	68.57	13.14	0	nd	nd	0	0	nd	3.14	nd	nd	685.71	2.86	11.43	228.57	34.28	0.91	1.37	2.28	1.14	12.57	3.43	354.28	1714.28	18.28	160	328.57	1.14	1.11	374.28	62.86	628.57	6.86
Dobradinha	43.50	91.5	1.63	3.71	2.53	0.79	0.68	0.85	0	19.81	0.34	0.08	0.26	21.82	0.068	1.401	5.937	7.089	0.018	0.051	0.035	0.325	0.183	0.18	25.269	0.049	0.603	nd	6.308	0.04	118.651	33.56	0.318	195.537	0.59
Doce de abóbora	406.00	8.3	73.8	4.4	12.3	nd	nd	nd	0	nd	0.3	nd	nd	6	nd	nd	nd	tr	0.09	0.09	nd	nd	1.2	nd	74	nd	1.3	nd	nd	nd	nd	99	nd	nd	nd
Doce de abóbora com coco	241.78	nd	53.26	0.8	4.06	nd	nd	nd	0	0	3.61	nd	nd	958.17	nd	nd	nd	2.22	nd	nd	nd	nd	nd	nd	14.82	nd	0.86	nd	nd	nd	nd	nd	nd	nd	nd
Doce de abóbora com coco cremoso – Flormel®	180.00	nd	33.00	nd	3.00	nd	nd	nd	0	nd	0.2	nd	nd	0	nd	nd	nd	8	nd	nd	nd	nd	nd	nd	9.16	nd	1.28	nd	nd	nd	nd	nd	nd	nd	nd
Doce de amendoim	418.00	6.5	70.5	7.4	14.1	nd	nd	nd	0	0	1	nd	nd	2	nd	nd	nd	1	0.25	0.08	nd	nd	4.9	nd	45	nd	2.3	nd	nd	nd	nd	147	nd	nd	nd
Doce de batata-doce	406.00	8.3	73.8	4.4	12.3	nd	nd	nd	0	nd	0.3	nd	nd	6	nd	nd	nd	tr	0.09	0.09	nd	nd	1.2	nd	74	nd	1.3	nd	nd	nd	nd	99	nd	nd	nd
Doce de buriti	305.00	nd	70.06	6	27	nd	nd	nd	0	0	32	nd	nd	1368	nd	nd	nd	8.66	nd	nd	nd	nd	nd	nd	53	nd	17	nd	nd	nd	nd	nd	nd	nd	nd
Doce de casca de jabuticaba	162.53	nd	40.53	0.66	0.06	nd	nd	nd	0	0	0.2	nd	nd	0	nd	nd	nd	8	nd	nd	nd	nd	nd	nd	9.16	nd	1.28	nd	nd	nd	nd	nd	nd	nd	nd
Doce de cupuaçu	280.67	nd	71.57	0.57	0.53	nd	nd	nd	0	0	0.17	nd	nd	10	nd	nd	nd	11	nd	nd	nd	nd	nd	nd	8.67	nd	0.9	nd	nd	nd	nd	nd	nd	nd	nd
Doce de frutas cristalizadas industrializado	306.00	20	78.9	0.7	0.1	nd	nd	nd	0	nd	1.1	nd	nd	1	nd	nd	nd	2	0.01	0.03	nd	nd	0.2	nd	23	nd	1.1	nd	nd	nd	nd	10	nd	nd	nd
Doce de guapeva	257.40	nd	65.76	0.36	0.52	nd	nd	nd	0	0	0.88	nd	nd	2.8	nd	nd	nd	33.6	nd	nd	nd	nd	nd	nd	14.1	nd	0.83	nd	nd	nd	nd	nd	nd	nd	nd
Doce de guariroba	195.25	nd	38.88	3.21	3.66	nd	nd	nd	0	0.125	0.19	nd	nd	40.27	nd	nd	nd	8.35	nd	nd	nd	nd	nd	nd	53.66	nd	1.3	nd	nd	nd	nd	nd	nd	nd	nd
Doce de jambo	218.42	nd	56.57	0.42	0.17	nd	nd	nd	0	0	0.58	nd	nd	12.59	nd	nd	nd	11.2	nd	nd	nd	nd	nd	nd	15.85	nd	0.75	nd	nd	nd	nd	nd	nd	nd	nd

Alimento	Energia (kcal)	Umid / Carb (g)	Prot / G tot (g)	G poli / G mono (g)	G sat / G trans (g)	Col (mg) / Fib tot (g)	Fib sol / Fib ins (g)	A (RE) / D (mcg)	E (mg) / Fol (mcg)	C (mg) / B1 (mg)	B2 / B6 (mg)	B12 (mcg) / Nia (mg)	Pant (mg)	Ca / Cu (mg)	Fe (mg) / I (mcg)	Mg / Mn (mg)	K / P (mg)	Se (mcg) / Na (mg)	Zn (mg)
Doce de leite – Majestic®	115.67	nd / 13.67	2.83 / 5.33	nd / nd	2.3 / nd	6.67 / 0.96	nd / nd	nd / nd	nd / nd	nd / nd	nd / nd	nd / nd	nd	12 / nd	0.33 / nd	nd / nd	nd / nd	nd / 510	nd
Doce de leite com coco cremoso, zero adição de açúcares – Flormel®	330.00	nd / 43.00	8.00 / 9.00	nd / nd	4.00 / 0	nd / 15.50	nd / nd	nd / nd	nd / nd	nd / nd	nd / nd	nd / nd	nd	nd / nd	nd / nd	nd / nd	nd / nd	nd / 130.00	nd
Doce de leite com zero adição de açúcares, sem glúten – Flormel®	380.00	nd / 56.00	12.00 / 11.92	nd / nd	6.40 / 0	nd / 10.00	nd / nd	nd / nd	nd / nd	nd / nd	nd / nd	nd / nd	nd	nd / nd	nd / nd	nd / nd	nd / nd	nd / 288.00	nd
Doce de leite cremoso – Moça Nestlé®	309.00	nd / 57.6	6.4 / 5.9	nd / nd	nd / 0	nd / nd	nd / nd	nd / nd	nd / nd	nd / nd	nd / nd	nd / nd	nd	nd / nd	nd / nd	nd / nd	nd / nd	nd / nd	nd
Doce de mamão	195.00	nd / 47.32	0.5 / 0.45	nd / nd	nd / 0	nd / nd	nd / nd	122 / nd	nd / nd	6.6 / nd	nd / nd	nd / nd	nd	22 / nd	0.72 / nd	nd / nd	nd / nd	nd / nd	nd
Doce de murici	257.40	nd / 65.76	0.36 / 0.52	nd / nd	nd / 0	0 / 0.88	nd / nd	2.8 / nd	nd / nd	33.6 / nd	nd / nd	nd / nd	nd	14.1 / nd	0.83 / nd	nd / nd	nd / nd	nd / nd	nd
Donuts de chocolate congelados – Melhor Bocado®	362.50	nd / 45	4.25 / 12.5	nd / nd	0 / 5	nd / 0.99	nd / nd	nd / nd	nd / nd	nd / nd	nd / nd	nd / nd	nd	nd / nd	nd / nd	nd / nd	nd / nd	nd / 960	nd
Donuts de creme congelados – Melhor Bocado®	275.00	nd / 35.5	3.5 / 12.5	nd / nd	0 / 5	nd / 3	nd / nd	nd / nd	nd / nd	nd / nd	nd / nd	nd / nd	nd	nd / nd	nd / nd	nd / nd	nd / nd	nd / 420	nd
Donuts de doce de leite congelados – Melhor Bocado®	350.00	nd / 47.5	4.25 / 12.5	nd / nd	1.25 / 5	nd / 0.99	nd / nd	nd / nd	nd / nd	nd / nd	nd / nd	nd / nd	nd	nd / nd	nd / nd	nd / nd	nd / nd	nd / 917.5	nd
Doritos original Elma Chips – Pepsico®	476.00	nd / 60	7.6 / 23.2	nd / nd	10 / 0	nd / 6.8	nd / nd	nd / nd	nd / nd	nd / nd	nd / nd	nd / nd	nd	nd / nd	nd / nd	nd / nd	nd / nd	nd / 352	nd
Doritos queijo nacho Elma Chips – Pepsico®	496.00	nd / 60	7.6 / 25.6	nd / nd	11.6 / 0	nd / 4.8	nd / nd	nd / nd	nd / nd	nd / nd	nd / nd	nd / nd	nd	nd / nd	nd / nd	nd / nd	nd / nd	nd / 496	nd
Drageado de grão de café com cobertura de chocolate – Nutrawell®	544.00	nd / 40.00	8.40 / 38.40	nd / nd	21.20 / 0	nd / 18.40	nd / nd	nd / nd	nd / nd	nd / nd	nd / nd	nd / nd	nd	nd / nd	nd / nd	nd / nd	nd / nd	nd / 0	nd
Drink Herbalife – Skin®	360.00	nd / 0	90 / nd	nd / nd	nd / nd	nd / nd	nd / nd	nd / 125.0	33.3 / nd	116.6 / nd	nd / nd	nd / nd	nd	1.291.6 / 2.250.0	nd / nd	66.6 / nd	nd / nd	83.3 / 250.00	17.5
Drops de laranja Vita C – Adams®	380.00	nd / 95	0 / 0	nd / nd	nd / 0	0 / 0	nd / nd	nd / nd	nd / nd	3.78 / nd	nd / nd	nd / nd	nd	nd / nd	nd / nd	nd / nd	nd / nd	nd / nd	nd
Empadão de palmito	189.16	61.17 / 24.13	4.55 / 8.73	2.67 / 3.65	1.82 / 0	36.38 / 1.86	0.37 / 1.49	121.323 / 0.201	4.88 / 24.062	5.911 / 0.192	0.196 / 0.22	0.123 / 1.528	0.28	31.969 / 0.22	1.672 / nd	14.227 / 0.205	522.797 / 91.498	8.722 / 307.947	1.24
Empadão goiano	128.56	nd / 8.77	6.09 / 7.55	nd / nd	nd / 0	38.34 / 0.41	nd / nd	39.4 / nd	nd / nd	3.72 / nd	nd / nd	nd / nd	nd	41.79 / nd	0.5 / nd	nd / nd	nd / nd	nd / nd	nd
Empadinha de camarão	175.19	65.1 / 15.49	10.49 / 7.76	2.42 / 3.16	1.63 / 0	97.53 / 1.3	0.32 / 0.95	124.42 / 1.393	4.151 / 17.796	4.49 / 0.165	0.145 / 0.092	0.613 / 2.022	0.35	37.098 / 0.13	2.16 / 5.669	21.814 / 0.186	164.354 / 98.059	20.94 / 335.807	0.88
Empadinha de frango congelada – Forno de Minas®	267.50	nd / 27.5	9.25 / 13.75	nd / nd	6 / 0	nd / 1.5	nd / nd	nd / nd	nd / nd	nd / nd	nd / nd	nd / nd	nd	nd / nd	nd / nd	nd / nd	nd / nd	nd / 370	nd
Empadinha de palmito	235.00	62.43 / 26.1	6.12 / 11.8	nd / nd	nd / 0	nd / 2.24	nd / nd	214.8 / nd	2.68 / 30	15.3 / 0.259	0.207 / 0.132	0.249 / 2.19	0.48	46 / 0.18	2.09 / nd	23.1 / 10.15	249 / 93.5	12.7 / 362	0.78

Alimento	Energia (kcal)	Umid (g)	Carb (g)	Prot (g)	G tot (g)	G poli (g)	G mono (g)	G sat (g)	G trans (g)	Col (mg)	Fib tot (g)	Fib sol (g)	Fib ins (g)	A (RE) (mcg)	D (mcg)	E (mg)	Fol (mcg)	C (mg)	B1 (mg)	B2 (mg)	B6 (mg)	B12 (mcg)	Nia (mg)	Pant (mg)	Ca (mg)	Cu (mg)	Fe (mg)	I (mcg)	Mg (mg)	Mn (mg)	K (mg)	P (mg)	Se (mcg)	Na (mg)	Zn (mg)
Endívia	16.00	93.6	3.2	1.2	0.4	0	0	0	0	0	3.2	nd	nd	204	nd	0.44	144	8	0.08	0.08	0.04	0	0.4	0.92	52	0.1	0.84	nd	16	0.42	316	28	nd	24	0.80
Endro fresco	43.00	86	7.03	3.46	1.12	0.1	0.8	0.06	0	0	3	tr	tr	772	0	tr	150	85	0.06	0.3	0.19	0	1.57	0.40	208	0.15	6.59	tr	55	1.26	738	66	tr	61	0.91
Endro seco	253.00	7.3	55.8	20	4.36	tr	tr	tr	0	0	23.8	tr	tr	0	0	1.61	tr	tr	0.42	0.28	1.46	0	2.81	tr	1784	0.49	48.8	tr	451	3.95	3307	543	1.61	208	3.30
Enfamil A.R. Premium – Mead Johnson®	500.00	nd	55	13	26	nd	nd	11	0.3	nd	0	nd	nd	450	7.5	6.7	80	60	0.4	0.45	0.3	1.5	5	2.50	410	0.33	5.7	75	40	0.05	630	330	nd	175	5.00
Enfamil H.A. – Mead Johnson®	529.00	nd	55	12	29	nd	nd	12	0	nd	0	0	0	468	7.8	6.4	84	63	0.42	0.74	0.32	1.6	5.2	2.60	350	0.4	6.2	75	42	0.06	610	230	nd	160	5.30
Enfamil Premium 1 – Mead Johnson®	525.00	nd	55	11	29	5.8	11	12	0	18	0	nd	nd	413	6.5	3.3	65	65	0.17	0.52	0.24	1.1	5.2	2.6	350	0.23	6.2	65	42	0.04	575	225	nd	136	5.2
Enfamil Premium 2 – Mead Johnson®	479.00	nd	58	13	22	4.3	3.8	9.6	0	6.7	0	nd	nd	360	6	3	77	60	0.36	0.48	0.29	0.86	4.8	2.4	556	0.36	8.6	60	43	0.04	551	340	nd	192	4.8
Enfamil ProSobree Premium – Mead Johnson®	520.00	nd	47	16	28	nd	nd	11	0	nd	0	0	0	470	7.8	7	84	63	0.42	0.47	0.31	1.6	5.2	2.60	500	0.39	9.4	79	58	0.13	630	390	nd	189	6.30
Enfamil Sem Lactose Premium – Mead Johnson®	520.00	nd	56	11	28	nd	nd	12	0	nd	0	0	0	470	7.8	7	83	62	0.42	0.47	0.31	1.6	5.2	2.60	430	0.39	9.4	130	42	0.14	570	290	nd	156	5.20
Entrecot Angus – Frigorífico Silva®	90.0	nd	nd	21.0	12.0	nd	nd	5.0	0	nd	0	nd	nd	nd	nd	nd	nd	nd	nd	nd	nd	nd	nd	nd	nd	nd	nd	nd	nd	nd	nd	nd	nd	nd	nd
Erva cidreira (folha)	68.00	14.9	0.36	1.88	0.66	nd	nd	nd	nd	nd	10.2	nd	nd	8.984	nd	nd	nd	nd	347	nd	nd	nd	nd	nd	nd	nd	0.13	nd	nd	0.63	0.045	nd	0.003	nd	nd
Erva cidreira (talo)	79.00	9.5	1.1	0.78	0.22	nd	nd	nd	nd	nd	3.38	nd	nd	0.57	nd	nd	nd	nd	42	nd	nd	nd	nd	nd	nd	nd	0.15	nd	nd	0.48	0.019	nd	0.0012	nd	nd
Erva doce seca	350.00	10	50	20	15	nd	10	0	0	0	0	nd	nd	50	0	nd	0	0	0.5	0.5	0.5	0	5	0.10	650	0.9	37	nd	150	2.3	1450	450	nd	0	5.50
Ervilha congelada – Boduelle®	76.00	nd	13.8	5.2	0	nd	nd	0	0	nd	4.8	nd	nd	nd	nd	nd	nd	nd	nd	nd	nd	nd	nd	nd	nd	nd	nd	nd	nd	nd	nd	nd	nd	112	nd
Ervilha em conserva – Jurema®	110.00	nd	21	6.5	1	nd	nd	nd	0	nd	nd	nd	nd	nd	nd	nd	nd	nd	nd	nd	nd	nd	nd	nd	nd	nd	nd	nd	nd	nd	nd	nd	nd	174	nd
Ervilha fina congelada – Daucy®	83.07	nd	12.31	7	0.77	nd	nd	0	0	nd	8.46	nd	nd	nd	nd	nd	nd	nd	nd	nd	nd	nd	nd	nd	24	nd	1.54	nd	nd	nd	nd	nd	nd	2.54	nd
Ervilha fresca	81.00	78.9	14.5	5.43	0.4	0.19	0.04	0.07	0	0	5.1	1.2	3.9	64	0	1.4	65	40	0.27	0.13	0.17	0	2.09	0.10	25	0.18	1.47	tr	33	0.41	244	108	1.7	5	1.25
Ervilha seca	343.00	12	61	22.5	2	nd	nd	nd	0	nd	4.7	nd	nd	8	nd	nd	nd	1	0.57	0.17	nd	nd	3	nd	80	nd	5.8	nd	nd	nd	nd	290	nd	nd	nd
Ervilha seca (cozida)	81.00	nd	14.42	5.32	0.47	nd	nd	nd	0	0	1.11	nd	nd	10.63	nd	nd	nd	2.12	0.134	0.04	nd	nd	0.71	nd	18.912	nd	1.371	nd	nd	nd	68.557	nd	nd	nd	nd
Ervilha seca – Supergrão®	343.00	nd	61	22.5	2	nd	nd	nd	0	nd	4.7	nd	nd	8	nd	nd	nd	nd	nd	nd	nd	nd	nd	nd	80	nd	nd	nd	nd	nd	nd	nd	nd	nd	nd
Ervilha torta fresca	118.00	69	20.3	9.3	0.4	nd	nd	nd	0	0	3.8	nd	nd	8	nd	nd	nd	28	0.28	0.17	nd	nd	1.7	nd	31	nd	2.3	nd	nd	nd	nd	140	nd	nd	nd

Alimento	Energia (kcal)	Umid (g)	Carb (g)	Prot (g)	G tot (g)	G poli (g)	G mono (g)	G sat (g)	G trans (g)	Col (mg)	Fib tot (g)	Fib sol (g)	Fib ins (g)	A (RE) (mcg)	D (mcg)	E (mg)	Fol (mcg)	C (mg)	B1 (mg)	B2 (mg)	B6 (mg)	B12 (mcg)	Nia (mg)	Pant (mg)	Ca (mg)	Cu (mg)	Fe (mg)	I (mcg)	Mg (mg)	Mn (mg)	K (mg)	P (mg)	Se (mcg)	Na (mg)	Zn (mg)
Escarola	17.00	93.8	3.36	1.26	0.2	0.09	0	0.05	0	0	2.07	0.9	1.17	205	0	0.4	142	6.5	0.08	0.08	0.02	0	0.4	0.90	52	0.1	0.83	tr	15	0.42	314	28	5.36	22	0.79
Escarola (refogada)	224.40	83.9	9.86	2.49	20.49	11.81	4.71	2.98	0	0	3.84	1.62	2.19	286.69	0	19.58	208.98	13.01	0.14	0.12	0.11	0	0.65	1.32	86.13	0.26	1.31	1.09	26.78	0.69	530.21	59.3	8.17	32.64	1.22
Esfiha de carne	286.63	37.96	38.99	12.25	8.84	2.5	2.93	2.5	0	21.24	2.87	0.6	1.01	15.052	0.233	4.408	121.077	2.455	0.493	0.547	0.161	0.681	5.788	0.85	34.888	0.125	3.53	4.112	21.888	0.358	241.895	162.228	16.512	363.151	1.77
Esfiha de carne aberta congelada – Liban®	240.00	nd	29.4	7.4	10	nd	nd	2.8	0	nd	1.4	nd	nd	nd	nd	nd	nd	nd	nd	nd	nd	nd	nd	nd	nd	nd	nd	nd	nd	nd	nd	nd	nd	610	nd
Esfiha de carne fechada assada – Arabia®	197.50	nd	24.25	11.00	6.25	nd	nd	2.50	0	nd	1.5	nd	nd	nd	nd	nd	nd	nd	nd	nd	nd	nd	nd	nd	nd	nd	nd	nd	nd	nd	nd	nd	nd	581.25	nd
Esfiha de queijo	302.14	36.73	25.26	12.56	11.42	2.46	3.25	4.99	0	25.96	2.61	0.54	0.9	83.951	0.218	4.316	113.59	0.17	0.456	0.55	0.109	0.258	4.319	0.74	185.672	0.105	2.811	14.423	21.705	0.327	177.725	229.938	21.9	388.83	1.31
Espetinho de carne bovina com cebola e tomate	206.49	63.83	1.94	19.48	12.96	0.55	5.78	5.39	0	62.95	0.4	0.1	0.23	12.519	0.21	0.542	10.932	4.473	0.094	0.196	0.312	1.868	2.841	0.31	12.396	0.12	2.254	0.152	23.184	0.054	314.625	161.127	15.553	224.281	4.07
Espinafre (cozido)	23.00	91.2	3.76	2.98	0.26	0.11	0.01	0.04	0	0	2.3	0.7	1.6	819	nd	2	146	9.8	0.1	0.24	0.24	0	0.49	0.15	136	0.17	3.57	2	87	0.94	466	56	1.5	70	0.76
Espinafre (cru)	22.00	91.6	3.51	2.87	0.35	0.15	0.01	0.06	0	0	2.7	0.7	2	671.5	nd	2.73	194	28.1	0.08	0.19	0.2	0	0.72	0.07	99	0.13	2.71	2	79	0.9	558	49	1	79	0.53
Espinafre (talo)	89.00	11.38	0.48	1.78	0.26	nd	nd	nd	nd	nd	1.97	nd	nd	0.213	nd	nd	nd	nd	nd	nd	nd	nd	nd	nd	nd	nd	2.59	nd	nd	1.04	39.8	nd	0.91	nd	nd
Espinafre picado congelado – Daucy®	19.23	nd	1.54	2.38	0.77	nd	nd	tr	0	nd	3.15	nd	nd	nd	nd	nd	nd	nd	nd	nd	nd	nd	nd	nd	156.15	nd	1.92	nd	nd	nd	nd	nd	nd	23.08	nd
Estragão	295.00	7.74	50.2	22.8	7.24	tr	tr	tr	0	0	7.4	tr	tr	420	0	tr	tr	tr	0.25	1.34	tr	0	8.95	tr	1139	0.68	32.3	tr	347	7.97	3019	313	2.08	62.3	3.90
Estrogonofe de carne bovina molho champignon – Swift Premium®	134.50	nd	nd	12.8	7.7	3.08	nd	nd	0	37	nd	nd	nd	nd	nd	nd	nd	nd	nd	nd	nd	nd	nd	nd	nd	nd	nd	nd	nd	nd	nd	nd	nd	nd	nd
Estrogonofe de filé mignon	214.09	63.93	2.99	16.5	14.78	1.17	5.2	6.76	0	70.68	0.39	0.08	0.31	98.09	0.087	1.463	7.587	1.322	0.089	0.2	0.272	1.477	2.337	0.32	23.72	0.131	2.121	nd	21.53	0.043	297.782	154.349	0.848	185.06	3.24
Estrogonofe de frango congelado – Sadia®	101.00	nd	3.33	8.33	6	nd	nd	3.3	0.3	25.67	5	nd	nd	nd	nd	nd	nd	nd	nd	nd	nd	nd	nd	nd	22.33	nd	nd	nd	nd	nd	nd	nd	nd	343.33	nd
Estrogonofe de frango congelado – Seara®	117.20	nd	4	1.2	7.2	nd	nd	3.2	0.16	nd	0.32	nd	nd	nd	nd	nd	nd	nd	nd	nd	nd	nd	nd	nd	nd	nd	nd	nd	nd	nd	nd	nd	nd	513.2	nd
Estrudel de maçã	274.00	43.5	41.1	3.3	11.2	1.43	6.16	2.93	0	28	tr	tr	tr	9	tr	tr	6	1.7	0.04	0.03	0.04	0.15	0.33	0.18	15	0.03	tr	tr	9	0.19	97	33	tr	269	0.19
Extrato de tomate Elefante – Cica®	66.67	nd	14	3	0	nd	nd	0	0	nd	3	nd	nd	133.33	nd	3.33	nd	nd	nd	nd	nd	nd	nd	nd	nd	nd	nd	nd	nd	nd	nd	nd	nd	433.33	nd
Fandangos de presunto Elma Chips – Pepsico®	456.00	nd	72	6.8	16	nd	nd	2.8	0	nd	2.8	nd	nd	nd	nd	nd	nd	nd	nd	nd	nd	nd	nd	nd	nd	nd	nd	nd	nd	nd	nd	204	nd	688	nd
Fandangos de queijo Elma Chips – Pepsico®	456.00	nd	68	7.2	16.8	nd	nd	3.2	0	nd	3.6	nd	nd	nd	nd	nd	nd	nd	nd	nd	nd	nd	nd	nd	nd	nd	nd	nd	nd	nd	nd	220	nd	628	nd

TABELA DE COMPOSIÇÃO DE ALIMENTOS

Alimento	Energia (kcal)	Umid (g)	Carb (g)	Prot (g)	G tot (g)	G poli (g)	G mono (g)	G sat (g)	G trans (g)	Col (g)	Fib tot (g)	Fib sol (g)	Fib ins (g)	A (RE) (mcg)	D (mcg)	E (mg)	Fol (mcg)	C (mg)	B1 (mg)	B2 (mg)	B6 (mg)	B12 (mcg)	Nia (mg)	Pant (mg)	Ca (mg)	Cu (mg)	Fe (mg)	I (mcg)	Mg (mg)	Mn (mg)	K (mg)	P (mg)	Se (mcg)	Na (mg)	Zn (mg)
Fanta laranja – Coca-Cola®	45.00	nd	11	nd	nd	nd	nd	nd	nd	nd	nd	nd	nd	nd	nd	nd	nd	nd	nd	nd	nd	nd	nd	nd	nd	nd	nd	nd	nd	nd	nd	nd	nd	8.5	nd
Farelo de aveia Oat Bran – Quaker®	340.00	nd	42	18	11	nd	nd	0	0	nd	15	8	nd	nd	nd	nd	nd	nd	nd	nd	nd	nd	nd	nd	nd	nd	nd	nd	nd	nd	nd	nd	nd	0	nd
Farelo de trigo	216.00	9.9	64.5	15.6	4.26	2.21	0.64	0.63	0	nd	41.9	3.1	38.8	0	0	9.12	79	0	0.52	0.58	1.3	0	13.6	2.18	73	1	10.6	tr	611	11.5	1182	1013	77.7	2	7.28
Farinha de amêndoa sem glúten, vegana – Holy Nuts®	620.00	nd	20.00	20.00	53.00	nd	nd	7.00	0	nd	13.00	nd	nd	nd	nd	nd	nd	nd	nd	nd	nd	nd	nd	nd	nd	nd	nd	nd	nd	nd	nd	nd	nd	0	nd
Farinha de amendoim sem glúten – Holy Nuts®	585.00	nd	21.00	24.00	50.00	nd	nd	7.00	0	nd	8.00	nd	nd	nd	nd	nd	nd	nd	nd	nd	nd	nd	nd	nd	nd	nd	nd	nd	nd	nd	nd	nd	nd	6.00	nd
Farinha de arroz – Mococa®	379.00	nd	86.7	6.7	0.6	nd	nd	nd	0	nd	nd	nd	nd	476	400	7	75	45	0.9	1.1	1.1	2	12	3.00	230	nd	10	nd	nd	nd	nd	200	nd	13.00	nd
Farinha de arroz marrom sem glúten – Bob's Red Mill®	350.00	nd	77.33	7.33	2.67	nd	nd	0	0	nd	5.00	nd	nd	nd	nd	nd	nd	nd	nd	nd	nd	nd	nd	nd	nd	nd	nd	nd	nd	nd	nd	nd	nd	13.33	nd
Farinha de arroz tradicional Arrozina – Maizena®	345.45	nd	86.36	nd	nd	nd	nd	nd	0	nd	nd	nd	nd	1172.73	nd	nd	468.18	86.36	nd	nd	2.54	4.54	nd	nd	nd	nd	28.18	nd	nd	nd	nd	nd	nd	nd	nd
Farinha de aveia – Ferla®	372.00	nd	56	15.4	9.2	nd	nd	1.8	0	nd	10.4	nd	nd	nd	nd	nd	nd	nd	nd	nd	nd	nd	nd	nd	nd	nd	nd	nd	nd	nd	nd	nd	nd	0	nd
Farinha de aveia – Quaker®	380.00	nd	66	12.8	7.6	nd	nd	1.6	0	nd	4.6	nd	nd	nd	nd	nd	nd	nd	nd	nd	nd	nd	nd	nd	nd	nd	nd	nd	nd	nd	nd	nd	nd	0	nd
Farinha de castanha de caju sem glúten, vegano – Holy Nuts®	545.00	nd	33.00	20.00	47.00	nd	nd	7.00	0	nd	3.00	nd	nd	nd	nd	nd	nd	nd	nd	nd	nd	nd	nd	nd	nd	nd	nd	nd	nd	nd	nd	nd	nd	13.00	nd
Farinha de castanha-do-pará sem glúten, vegano – Holy Nuts®	680	nd	13.00	14.00	66.00	nd	nd	12.00	0	nd	14.00	nd	nd	nd	nd	nd	nd	nd	nd	nd	nd	nd	nd	nd	nd	nd	nd	nd	nd	nd	nd	nd	nd	nd	nd
Farinha de centeio	324.00	11.1	68.7	0.14	2.7	1.2	0.33	0.31	0	nd	22.6	3.7	18.9	0	0	6.68	60	0	0.32	0.25	0.44	0	4.27	1.46	56	0.75	6.46	tr	248	6.73	730	632	35.2	1	5.63
Farinha de chia vegana – Farovitta®	176.67	nd	<0.01	28.00	7.33	nd	nd	0	0	nd	52.00	2.00	50.00	nd	nd	nd	nd	nd	nd	nd	nd	nd	nd	nd	nd	nd	nd	nd	nd	nd	nd	nd	nd	90.00	nd
Farinha de coco sem glúten, vegana – Holy Nuts®	540.00	nd	5.00	13.00	52.00	nd	nd	39.00	0	nd	25.00	nd	nd	nd	nd	nd	nd	nd	nd	nd	nd	nd	nd	nd	nd	nd	nd	nd	nd	nd	nd	nd	nd	70.00	nd
Farinha de macadâmia sem glúten, vegana – Holy Nuts®	720.00	nd	20.00	8.00	68.00	nd	nd	12.00	0	nd	7.00	nd	nd	nd	nd	nd	nd	nd	nd	nd	nd	nd	nd	nd	nd	nd	nd	nd	nd	nd	nd	nd	nd	5.00	nd
Farinha de mandioca (crua)	354.00	10.4	86.4	1.7	0.3	nd	nd	nd	0	0	1.8	nd	nd	nd	nd	nd	nd	14	0.08	0.07	nd	nd	1.6	nd	61	nd	3.1	nd	nd	nd	nd	48	nd	nd	nd
Farinha de mandioca (torrada)	354.00	10.4	86.4	1.7	0.3	nd	nd	nd	0	0	1.8	nd	nd	nd	nd	nd	nd	14	0.08	0.07	nd	nd	1.6	nd	61	nd	3.1	nd	nd	nd	nd	48	nd	nd	nd
Farinha de milho	361.00	10.9	77.9	6.94	3.87	1.76	1.02	0.54	0	0	13.4	3.4	10	47	0	5.05	25	0	0.25	0.08	0.37	0	1.9	0.66	7	0.23	2.39	tr	93	0.46	315	272	15	5	1.74
Farinha de painço sem glúten – Bob's Red Mill®	366.67	nd	73.33	10.00	3.33	nd	nd	0	0	nd	13.33	nd	nd	nd	nd	nd	nd	nd	nd	nd	nd	nd	nd	nd	nd	nd	nd	nd	nd	nd	nd	nd	nd	0	nd

Alimento	Energia (kcal)	Umid / Carb (g)	Prot (g) / G tot (g)	G poli (g) / G mono (g)	G sat (g) / G trans (g)	Col (mg) / Fib tot (g)	Fib sol (g) / Fib ins (g)	A (RE) (mcg) / D	E (mg) / Fol (mcg)	C (mg) / B1 (mg)	B2 (mg) / B6 (mg)	B12 (mcg) / Nia (mg)	Pant (mg)	Ca (mg) / Cu (mg)	Fe (mg) / I (mcg)	Mg (mg) / Mn (mg)	K (mg) / P (mg)	Se (mcg) / Na (mg)	Zn (mg)
Farinha de quinoa vegana – Farovitta®	330.00	nd	16.00	3.00	0.67	0	nd	nd	nd	nd	nd	nd	nd	nd	nd	nd	nd	nd	nd
		54.00	5.67	1.33	0	10.00	nd	nd	nd	nd	nd	nd		nd	nd	nd	nd	100.00	
Farinha de rosca	395.00	6.2	12.5	0.83	1.08	0	tr	0.1	0.52	0	0.44	0.02	0.31	227	6.13	46	221	37.7	1.23
		72.5	5.15	1.54	0	4.2	tr	0.36	25	0.77	0.1	6.85		0.17	tr	0.82	147	862	
Farinha de semolina	360.00	12.7	12.7	0.43	0.15	0	1.4	0	tr	0	0.57	0	0.58	17	4.37	47	186	12	1.06
		72.8	1.06	0.12	0	3.9	2.5	0	72	0.81	0.1	5.99		0.19	tr	0.62	136	1	
Farinha de soja	433.00	5.16	37.8	11.7	3.01	0	0.11	12	8.41	0	1.16	0	1.59	206	6.36	428	2514	7.41	3.92
		31.9	20.7	4.56	0	1.98	1.87	0	3.45	0.58	0.46	4.32		2.92	tr	2.27	493	13.1	
Farinha de sorgo branco doce sem glúten – Bob's Red Mill®	350.00	nd	11.67	nd	0	nd	nd	nd	nd	nd	nd	nd	nd	nd	nd	nd	nd	nd	nd
		73.33	3.00	nd	0	8.67	nd	nd	nd	nd	nd	nd		nd	nd	nd	nd	0	
Farinha de trigo – Renata®	344.00	nd	10	nd	0	nd	nd	nd	nd	nd	nd	nd	nd	nd	4.2	nd	nd	nd	nd
		76	0	nd	0	2	nd	nd	150	nd	nd	nd		nd	nd	nd	nd	0	
Farinha de trigo – Sol®	352.00	nd	10	nd	nd	nd	nd	nd	nd	nd	nd	nd	nd	nd	4.2	nd	nd	nd	nd
		76	1.4	nd	0	2.8	nd	nd	150	nd	nd	nd		nd	nd	nd	nd	0	
Farinha de trigo com fermento – Dona Benta®	352.00	nd	10	nd	0	nd	nd	nd	nd	nd	nd	nd	nd	nd	4.2	nd	nd	nd	nd
		76	1.4	nd	0	2.8	nd	nd	150	nd	nd	nd		nd	nd	nd	nd	474	
Farinha de trigo especial – Buquê®	340.00	nd	12	nd	0	0	nd	nd	nd	nd	nd	nd	nd	16	4.2	nd	nd	nd	nd
		70	1	nd	0	4	nd	nd	nd	nd	nd	nd		nd	nd	nd	nd	0	
Farinha de trigo especial com fermento Qualitá – Pão de Açúcar®	330.00	nd	nd	nd	0	nd	nd	nd	nd	nd	nd	nd	nd	nd	4.2	nd	nd	nd	nd
		70	1.4	nd	nd	2.8	nd	nd	150	nd	nd	nd		nd	nd	nd	nd	580	
Farinha de trigo especial com ferro – Rosa Branca®	340.00	nd	10	nd	0	0	nd	nd	nd	nd	nd	nd	nd	30	5.6	nd	nd	nd	nd
		72	2	nd	nd	2	nd	nd	nd	nd	nd	nd		nd	nd	nd	nd	0	
Farinha de trigo especial Qualitá – Pão de Açúcar®	350.00	nd	10	nd	0	nd	nd	nd	nd	nd	nd	nd	nd	nd	4.2	nd	nd	nd	nd
		72	1.4	nd	0	2.8	nd	nd	150	nd	nd	nd		nd	nd	nd	nd	0	
Farinha de trigo integral – Mais Vita®	360.00	nd	12	nd	0	0	nd	nd	nd	nd	nd	nd	nd	30	2.96	nd	nd	nd	nd
		74	1	nd	0	4	nd	nd	nd	nd	nd	nd		nd	nd	nd	nd	0	
Farinha de trigo integral orgânica – Jasmine®	340.00	nd	14	nd	0	0	nd	nd	nd	nd	nd	nd	nd	34	4	nd	nd	nd	nd
		72	2	nd	0	12	nd	nd	nd	nd	nd	nd		nd	nd	nd	nd	0	
Farinha de trigo reserva especial – Dona Benta®	360.00	nd	10	nd	0	nd	nd	nd	nd	nd	nd	nd	nd	nd	4.2	nd	nd	nd	nd
		76	0	nd	0	2	nd	nd	150	nd	nd	nd		nd	nd	nd	nd	0	
Farinha láctea – Nestlé®	396.67	nd	12.67	nd	3	nd	nd	443.33	3	29.67	0.9	1.2	2.97	293.33	6	nd	nd	nd	nd
		73.33	9.5	nd	0	2.67	nd	5	116.67	0.9	0.5	0.8		nd	nd	nd	303.33	126.67	
Farofa d'água	350.63	nd	1.99	nd	nd	34.76	nd	190.47	nd	27.49	nd	nd	nd	85.49	3.3	nd	nd	nd	nd
		57.22	13.22	nd	0	1.69	nd	nd	nd	nd	nd	nd		nd	nd	nd	nd	nd	
Farofa de carne seca	489.93	nd	14.87	nd	nd	nd	nd	19.58	nd	14.67	nd	nd	nd	78.55	5.27	nd	nd	nd	nd
		56.67	22.48	nd	0	1.38	nd	nd	nd	nd	nd	nd		nd	nd	nd	nd	nd	
Farofa de farinha de mandioca	386.10	11.65	0.22	3.32	1.74	0	0.49	101.938	6.044	0.009	0	0.009	0.12	19.46	1.404	1.044	12.258	0.016	0.10
		78.43	9.56	4.07	0	0.62	0.13	0	3.605	0	0.009	0		0.019	nd	0.095	2.552	1.11	
Farofa de mandioca pronta – Yoki®	408.57	nd	1.14	1.14	61.14	0	nd	nd	nd	nd	nd	nd	nd	nd	nd	nd	nd	nd	nd
		80	9.14	4	0	8	nd	nd	nd	nd	nd	nd		nd	nd	nd	nd	522.86	

TABELA DE COMPOSIÇÃO DE ALIMENTOS

Alimento	Energia (kcal)	Umid (g)	Carb (g)	Prot (g)	G tot (g)	G poli (g)	G mono (g)	G sat (g)	G trans (g)	Col (mg)	Fib tot (g)	Fib sol (g)	Fib ins (g)	A (RE mcg)	D (mcg)	E (mg)	Fol (mcg)	C (mg)	B1 (mg)	B2 (mg)	B6 (mg)	B12 (mcg)	Nia (mg)	Pant (mg)	Ca (mg)	Cu (mg)	Fe (mg)	I (mcg)	Mg (mg)	Mn (mg)	K (mg)	P (mg)	Se (mcg)	Na (mg)	Zn (mg)
Farofa doce crocante de amendoim – Linguanotto®	500.00	nd	50	20	25	nd	nd	0	0	0	0	nd	nd	nd	nd	nd	nd	nd	nd	nd	nd	nd	nd	nd	233	nd	4	nd	nd	nd	nd	nd	nd	0	nd
Farofa mineira	283.00	nd	28	5	17	nd	nd	nd	0	104	2.3	nd	nd	390	nd	nd	nd	nd	nd	nd	nd	nd	nd	nd	60	nd	1.5	nd	nd	nd	nd	nd	nd	nd	nd
Fécula de araruta sem glúten – Bob's Red Mill®	343.33	nd	87.33	0	0	nd	nd	nd	0	nd	3.00	nd	nd	nd	nd	nd	nd	nd	nd	nd	nd	nd	nd	nd	nd	nd	nd	nd	nd	nd	nd	nd	nd	nd	nd
Fécula de batata	351.00	7.61	79.9	8.01	0.8	0.35	0.02	0.22	0	0	6.1	nd	nd	0	0	0.17	50.6	19	0.42	0.14	0.01	0	3.4	1.50	33	1.08	17.2	13	88	1.1	1588	178	2.79	34	1.64
Fécula de batata – Colombo®	329.00	nd	82.1	0.1	0.1	nd	nd	nd	nd	nd	nd	nd	nd	nd	nd	nd	nd	nd	nd	nd	nd	nd	nd	nd	10	nd	1.5	nd	nd	nd	nd	38	nd	nd	nd
Feijão (cru)	337.00	11.8	61.3	22.5	1.07	0.59	0.08	0.15	0	0	19.1	6.9	12.2	0.8	0	2.09	394	4.5	0.61	0.22	0.4	0	2.11	0.78	83	0.7	6.7	tr	138	1.11	1359	406	7.28	12	2.80
Feijão branco (cru)	336.00	11.7	62.3	21.1	1.19	0.51	0.1	0.3	0	0	18.9	5.47	13.43	0	0	2.58	386	0	0.74	0.21	0.44	0	1.34	0.73	173	0.64	7.74	tr	183	1.28	1542	445	5.26	12	2.82
Feijão branco com dobradinha	77.78	86.58	10.78	5.46	1.57	0.4	0.62	0.42	0	8.76	2.69	0.78	1.91	13.081	0.028	0.629	34.546	0.523	0.051	0.036	0.047	0.144	0.069	0.15	40.347	0.133	1.744	0.065	27.869	0.272	264.886	55.77	0.037	229.441	0.83
Feijão branco cozido (só grãos)	142.00	63.2	25.8	8.98	0.64	0.28	0.06	0.17	0	0	7.88	2.28	5.6	0	0	1.12	137	0	0.24	0.06	0.13	0	0.27	0.25	73	0.15	2.85	tr	68	0.51	463	169	2.1	2	1.20
Feijão branco enlatado – Bonduelle®	96.15	nd	12.31	7.15	0.61	nd	nd	0.08	0	nd	6.31	nd	nd	nd	nd	nd	nd	nd	nd	nd	nd	nd	nd	nd	nd	nd	nd	nd	nd	nd	nd	nd	nd	180	nd
Feijão branco – Yoki®	333.33	nd	60	23.33	0	nd	nd	0	0	0	3.33	nd	nd	nd	nd	nd	nd	nd	nd	nd	nd	nd	nd	nd	186.666	nd	3.36	nd	nd	nd	nd	nd	nd	150	nd
Feijão com charque	92.30	nd	13.93	6.45	1.41	nd	nd	nd	0	nd	0.98	nd	nd	20.51	nd	nd	nd	3.85	nd	nd	nd	nd	nd	nd	24.36	nd	2	nd	nd	nd	nd	nd	nd	nd	nd
Feijão cozido (50% grão/caldo)	61.00	nd	8.3	3.34	1.6	nd	nd	nd	0	0	4.2	nd	nd	0.32	nd	0.984	20.51	0.55	0.1	0.03	0.069	0	0.354	0.11	18.15	0.115	1.034	nd	23.1	0	185.9	62.7	0.655	191.4	0.04
Feijão cozido (só caldo)	11.10	nd	1.51	0.61	0.29	nd	nd	0.73	0	0	0.76	nd	nd	0	nd	0.179	3.73	0.1	0.018	0.005	0.012	0	0.064	0.02	3.3	0.02	0.188	nd	4.2	0	33.8	11.4	0.119	34.8	0.08
Feijão cozido (só grãos)	111.00	nd	15.1	6.08	2.91	nd	nd	nd	0	0	7.65	nd	nd	0.59	nd	1.79	37.3	1	0.185	0.056	0.127	0	0.645	0.20	33	0.209	1.88	nd	42	0	338	114	1.19	348	0.79
Feijão cru carioca – Camil®	205.00	nd	28.33	18.33	2.17	nd	nd	0.5	nd	nd	33.33	nd	nd	nd	nd	nd	nd	nd	nd	nd	nd	nd	nd	nd	nd	nd	nd	nd	nd	nd	nd	nd	nd	nd	nd
Feijão sertanejo	134.37	nd	15.46	4.93	6.53	nd	nd	nd	0	9.42	2.5	nd	nd	0.19	nd	nd	nd	0.33	nd	nd	nd	nd	nd	nd	70.43	nd	0.61	nd	nd	nd	nd	nd	nd	nd	nd
Feijão tropeiro	330.65	24.73	49.24	14.43	9.09	2.12	3.19	3.02	0	62.76	12.68	4.22	8.42	42.881	0.203	4.091	206.665	3.855	0.367	0.195	0.31	0.136	1.519	0.72	51.371	0.408	4.109	7.333	92.162	0.665	768.526	290.301	11.433	202.222	1.96
Feijão verde (cozido)	51.10	92.81	1.57	0.39	5.03	2.91	1.17	0.73	0	0	0.7	0.27	0.39	16.645	0	4.691	8.432	4.266	0.017	0.02	0.017	0	0.152	0.02	9.922	0.04	0.257	0.048	5.985	0.046	46.773	8.262	0.132	39.402	0.08
Feijão verde com farofa de manteiga	179.73	nd	30.74	5.07	4.66	nd	nd	nd	0	nd	0.94	nd	nd	50	nd	nd	nd	5.4	nd	nd	nd	nd	nd	nd	33.11	nd	1.42	nd	nd	nd	nd	nd	nd	nd	nd
Feijoada	172.31	71.09	6.67	8.32	12.55	1.28	5.3	4.95	0	33.04	2.07	0.56	1.46	29.271	0.486	0.242	36.112	2.617	0.179	0.119	0.101	0.386	1.475	0.22	24.098	0.093	1.242	0.056	22.836	0.132	180.069	88.518	5.069	380.824	1.06

F

Alimento	Energia (kcal)	Umid / Carb (g)	Prot / G tot (g)	G poli / G mono (g)	G sat / G trans (g)	Col / Fib tot (mg)(g)	Fib sol / Fib ins (g)	A (RE) / D (mcg)	E / Fol (mg)(mcg)	C / B1 (mg)	B2 / B6 (mg)	B12 / Nia (mcg)(mg)	Pant (mg)	Ca / Cu (mg)	Fe / I (mg)(mcg)	Mg / Mn (mg)	K / P (mg)	Se / Na (mcg)(mg)	Zn (mg)
Feijoada – Swift Premium®	96.00	nd / nd	10.9 / 3.1	1.98 / nd	nd / 0	20 / nd	nd / nd	nd / nd	nd / nd	nd / nd	nd / nd	nd / nd	nd	nd / nd	nd / nd	nd / nd	nd / nd	nd / nd	nd
Feno grego	323.00	8.84 / 58.3	23 / 6.41	tr / tr	tr / 0	0 / 20.3	tr / tr	0 / nd	tr / 57	3 / 0.32	0.37 / tr	0 / 1.64	tr	176 / 1.11	33.5 / tr	191 / 1.23	770 / 296	tr / 67.3	2.50
Fermento biológico	53.00	70 / 1.1	11.4 / 0.4	nd / nd	nd / 0	0 / 0	0 / 0	0 / 0	tr / 1250	tr / 0.71	1.7 / 0.6	tr / 11	3.50	25 / 1.6	5 / nd	59 / nd	610 / 390	nd / 16	3.20
Fermento biológico fresco – Fleischmann®	126.90	nd / 11.06	19.2 / 0.6	nd / nd	nd / 0	nd / nd	nd / nd	nd / nd	nd / nd	nd / nd	nd / nd	nd / nd	nd	nd / nd	nd / nd	nd / nd	nd / nd	nd / nd	nd
Fermento biológico seco – Fleischmann®	346.00	nd / 30.2	52.4 / 1.7	nd / nd	nd / 0	nd / nd	nd / nd	nd / nd	nd / nd	nd / nd	nd / nd	nd / nd	nd	nd / nd	nd / nd	nd / nd	nd / nd	nd / nd	nd
Fermento químico em pó	163.00	6.3 / 37.8	5.2 / tr	0 / 0	0 / 0	0 / nd	0 / 0	0 / 0	tr / tr	0 / tr	tr / tr	nd / tr	tr	1130 / tr	tr / nd	9 / tr	49 / 8430	tr / 11800	2.80
Fiber mais suplemento de fibras – Nestlé®	0	nd / 0	0 / 0	nd / nd	nd / 0	nd / 86	nd / nd	nd / nd	tr / nd	nd / nd	nd / nd	nd / nd	nd	nd / nd	nd / nd	nd / nd	nd / nd	nd / 0	nd
Fibersource – Nestlé®	122.00	nd / 16.8	4.4 / 4	nd / nd	2.3 / 0	nd / 1.5	nd / nd	nd / nd	nd / nd	nd / nd	nd / nd	nd / nd	nd	100 / nd	1.2 / nd	26 / nd	164 / 70	3.6 / 120	0.80
Fibrax® natural	411.76	nd / 47.05	11.76 / 20.58	nd / nd	2.94 / 0	0 / 23.52	nd / nd	nd / nd	nd / nd	nd / nd	nd / nd	nd / nd	nd	64.705 / nd	5.882 / nd	nd / nd	nd / nd	nd / 382.352	nd
Fibre 1 – Nestlé®	225.00	nd / 42.5	7.5 / 2.5	nd / nd	0 / 0	0 / 40	nd / nd	nd / nd	nd / 170	19.1 / 0.6	1.05 / 1.3	0.65 / 18	3.80	240 / nd	10 / nd	nd / nd	nd / 680	nd / 325	8.50
Fígado bovino (cozido)	211.40	54.78 / 8.16	25.79 / 7.71	1.66 / 1.57	2.58 / 0	463.57 / 0.04	0 / 0	10.318.764 / 0.288	1.558 / 211.645	22.684 / 0.206	3.984 / 1.408	107.717 / 13.862	5.71	118.54 / 4.304	6.082 / tr	22.608 / 0.439	357.476 / 446.139	54.845 / 802.844	5.27
Fígado bovino (cru)	141.00	71.3 / 1.1	20.7 / 5.4	0.1 / 1.5	3 / nd	393 / nd	nd / nd	7937 / nd	nd / nd	nd / 0.14	0.9 / nd	nd / nd	nd	4 / 9.01	5.6 / nd	12 / 0.26	265 / 334	nd / 76	3.50
Fígado bovino (frito)	226.89	54.2 / 7.97	25.43 / 9.73	2.86 / 2.04	2.85 / 0	457.26 / 0.03	0 / 0	10.178.192 / 0.285	3.522 / 208.756	22.298 / 0.2	3.931 / 1.387	106.247 / 13.673	5.63	13.596 / 4.254	5.996 / tr	22.236 / 0.432	351.62 / 439.701	54.029 / 698.269	5.20
Fígado bovino (grelhado)	225.00	55 / 4.2	29.9 / 9	1.1 / 2.2	4.7 / nd	601 / nd	nd / nd	14574 / nd	tr / nd	nd / 0.21	2.69 / nd	nd / nd	nd	6 / 12.58	5.8 / nd	10 / 0.22	309 / 420	nd / 82	4.00
Fígado de frango (cru)	106.00	77.8 / 0	17.6 / 3.5	0.6 / 0.7	1.3 / nd	341 / nd	nd / nd	3863 / nd	nd / nd	nd / 0.62	0.56 / nd	nd / nd	nd	6 / 0.26	9.5 / nd	28 / 0.35	281 / 344	nd / 82	3.70
Figo	74.00	79.1 / 19.2	0.75 / 0.3	0.14 / 0.07	0.06 / 0	0 / 3.3	0.65 / 2.65	14 / 0	tr / 3	2 / 0.06	0.05 / 0.11	0 / 0.4	0.30	35 / 0.07	0.37 / tr	17 / 0.13	232 / 14	2.26 / 1	0.15
Figo seco	255.00	28.4 / 65.4	3.06 / 1.18	0.56 / 0.26	0.23 / 0	0 / 9.3	4 / 5.3	13.3 / 0	tr / 7.5	0.8 / 0.07	0.09 / 0.22	0 / 0.69	0.44	144 / 0.31	2.24 / tr	59 / 0.39	712 / 68	5.99 / 11	0.51
Filé de frango (cozido)	163.67	64.77 / 0.25	30.59 / 3.53	0.76 / 1.23	1 / 0	83.73 / 0.02	0 / 0	5.91 / 0.295	0.261 / 3.963	0.238 / 0.069	0.115 / 0.602	0.333 / 13.499	0.95	16.347 / 0.05	1.046 / tr	28.773 / 0.031	255.302 / 225.759	27.401 / 370.125	1.00
Filé de frango (grelhado)	183.63	62.89 / 0.31	29.66 / 6.22	2.36 / 1.84	1.38 / 0	81.15 / 0.02	0 / 0	5.729 / 0.285	2.873 / 3.85	0.289 / 0.07	0.109 / 0.582	0.324 / 13.086	0.93	16.222 / 0.061	1.02 / tr	27.938 / 0.035	248.23 / 219.118	26.611 / 410.303	0.98
Filé de frango à milanesa	221.00	54.9 / 7.5	28.5 / 7.8	3.3 / 2.4	1.6 / nd	84 / 1.1	nd / nd	7 / nd	nd / nd	nd / 0.05	0.04 / nd	nd / 11.07	nd	9 / 0.05	1.1 / nd	35 / 0.06	408 / 249	nd / 122	0.80
Filé de frango à parmegiana – Sadia®	115.56	nd / 6.48	9.36 / 5.76	nd / nd	2.56 / 0	nd / 1.12	nd / nd	nd / nd	nd / nd	nd / nd	nd / nd	nd / nd	nd	nd / nd	nd / nd	nd / nd	nd / nd	nd / 316.80	nd

TABELA DE COMPOSIÇÃO DE ALIMENTOS

Alimento	Energia (kcal)	Umid (g) / Carb (g)	Prot (g) / G tot (g)	G poli (g) / G mono (g)	G sat (g) / G trans (g)	Col (mg) / Fib tot (g)	Fib sol / Fib ins	A (RE) / D (mcg)	E (mg) / Fol (mcg)	C (mg) / B1 (mg)	B2 (mg) / B6 (mg)	B12 (mcg) / Nia (mg)	Pant (mg)	Ca (mg) / Cu (mg)	Fe (mg) / I (mcg)	Mg (mg) / Mn (mg)	K (mg) / P (mg)	Se (mcg) / Na (mg)	Zn (mg)
Filé de frango crispy – Sadia®	152.46	nd / 13.86	19.25 / 2.39	nd / nd	0.92 /	nd / 1.16	nd / nd	nd / nd	nd / nd	nd / nd	nd / nd	nd / nd	nd	nd / nd	nd / nd	nd / nd	nd / nd	nd / 280.28	nd
Filé de frango crocante com parmesão – Sadia®	93.48	nd / 5.07	13.68 / 2.05	nd / nd	0.97 / 0	nd / 1.14	nd / nd	nd / nd	nd / nd	nd / nd	nd / nd	nd / nd	nd	nd / nd	nd / nd	nd / nd	nd / nd	nd / 325.47	nd
Filé mignon – carne bovina – Pão de Açúcar®	290.00	nd / 0	16 / 24	nd / nd	9 / 0	95 / 0	nd / nd	nd / nd	nd / nd	nd / nd	nd / nd	nd / nd	nd	11 / nd	3 / nd	nd / nd	nd / nd	nd / 130	nd
Filé mignon sem gordura (cru) – carne bovina	143.00	71.9 / 0	21.6 / 5.6	0.2 / 1.9	2.9 / nd	55 / nd	nd / nd	4 / nd	nd / nd	nd / 0.12	0.1 / nd	nd / 1.78	nd	3 / 0.08	1.9 / nd	21 / 0.01	322 / 193	nd / 49	2.80
Filé mignon sem gordura (grelhado) – carne bovina	220.00	57 / 0	32.8 / 8.8	0.2 / 3.1	4.5 / nd	103 / nd	nd / nd	tr / nd	nd / nd	nd / 0.03	0.08 / nd	nd / 4.27	nd	4 / 0.14	2.9 / nd	28 / 0.02	326 / 308	nd / 58	4.10
Filezinho de frango congelado Chikenitos Tradicional Turma da Mônica – Perdigão®	220.00	nd / 23.08	12.31 / 8.46	nd / nd	2.61 / 0	nd / 0.23	nd / nd	nd / nd	nd / nd	nd / 0.14	0.15 / 0.15	0.55 / nd	nd	nd / nd	1.61 / nd	nd / nd	nd / nd	nd / 340	0.85
Flan chocolate – Royal®	340.42	nd / 69.15	7.45 / nd	nd / nd	nd / nd	nd / 11.70	nd / nd	nd / nd	nd / nd	nd / nd	nd / nd	nd / nd	nd	nd / nd	nd / nd	nd / nd	nd / nd	nd / 606.38	nd
Flanco sem gordura (cozido) – carne bovina	196.00	62 / 0	29.4 / 7.8	0.1 / 2.8	3.9 / nd	nd / nd	nd / nd	2 / nd	nd / nd	nd / tr	tr / nd	nd / nd	nd	4 / 0.07	2.8 / nd	14 / tr	249 / 181	nd / 42	5.60
Flanco sem gordura (cru) – carne bovina	141.00	72.1 / 0	20 / 6.2	0.1 / 2.3	3.1 / nd	50 / nd	nd / nd	2 / nd	nd / nd	nd / 0.11	0.16 / nd	nd / nd	nd	3 / 0.05	1.6 / nd	18 / tr	324 / nd	nd / 54	4.50
Flocos de milho	360.00	nd / 84	7 / 0.00	nd / nd	nd / 0	nd / 3	nd / nd	667 / nd	nd / 667	50 / 1.17	1.33 / 1.67	0.83 / 15	nd	nd / nd	11.67 / nd	nd / nd	nd / nd	nd / nd	7.50
Flocos de trigo integral, arroz, milho e frutas Nesfit & Frutas – Nestlé®	326.67	nd / 66.67	8.33 / 2.67	nd / nd	1.33 / 0	0 / 11	nd / nd	nd / nd	nd / 173.33	nd / nd	0.66 / 0.83	nd / 12	2.67	500 / nd	10.33 / nd	nd / nd	nd / nd	nd / 320	5.67
FM 85 – Nestlé®	347.00	nd / 66	20 / 0.5	nd / nd	nd / nd	nd / 0	nd / nd	3645 / 60	47 / 1008	216 / 1.3	2.5 / 1.3	2.6 / 21	9.40	1423 / 9.5	28 / 386	51 / 137	828 / 856	29 / 420	17.00
Folhado de banana com canela congelado – Forno de Minas®	307.50	nd / 32.5	3.5 / 18.25	nd / nd	5.75 / 0	nd / 1.75	nd / nd	nd / nd	nd / nd	nd / nd	nd / nd	nd / nd		nd / nd	nd / nd	nd / nd	nd / nd	nd / 212.50	nd
Folhado de frango congelado – Forno de Minas®	272.50	nd / 23	9.75 / 15.75	nd / nd	8.25 / 0	nd / 0	nd / nd	nd / nd	nd / nd	nd / nd	nd / nd	nd / nd	nd	nd / nd	nd / nd	nd / nd	nd / nd	nd / 340	nd
Folhado de presunto e queijo congelado – Forno de Minas®	287.50	nd / 23.5	7.75 / 18	nd / nd	10 / 0	nd / 0	nd / nd	nd / nd	nd / nd	nd / nd	nd / nd	nd / nd	nd	nd / nd	nd / nd	nd / nd	nd / nd	nd / 483.33	nd
Fondue de chocolate – Serrabella®	350.00	nd / 50	0 / 20	nd / nd	10 / 0	tr / 0	nd / nd	nd / nd	nd / nd	nd / nd	nd / nd	nd / nd	nd	nd / nd	4 / nd	nd / nd	nd / nd	nd / nd	nd
Fondue de queijo – Serrabella®	266.67	nd / 0	16.67 / 20	nd / nd	13.33 / 0	53.33 / 0	nd / nd	nd / nd	nd / nd	nd / nd	nd / nd	nd / nd	nd	566.67 / nd	0 / nd	nd / nd	nd / nd	nd / 1100	nd
Fondue de queijo suíço – Tigre®	218.18	1.82 / 0	14.54 / 16.36	nd / nd	14.54 / 0	45.45 / 0	nd / nd	nd / nd	nd / nd	nd / nd	nd / nd	nd / nd	nd	901.82 / nd	0 / nd	nd / nd	nd / nd	nd / 472.73	nd
Fraldinha (crua) – carne bovina	221.00	65.4 / 0	17.6 / 16.1	0.3 / 6.5	7.3 / 0	54 / 0	0 / 0	0 / 0.3	tr / 8.01	0 / 0.11	0.19 / 0.34	3.26 / 5.04	0.36	3 / 0.1	2.58 / tr	24.02 / 0.02	414.41 / 236.24	tr / 83.08	4.81

Alimento	Energia (kcal)	Umid (g)	Carb (g)	Prot (g)	G tot (g)	G poli (g)	G mono (g)	G sat (g)	G trans (g)	Col (mg)	Fib tot (g)	Fib sol (g)	Fib ins (g)	A (RE) (mcg)	D (mcg)	E (mg)	Fol (mcg)	C (mg)	B1 (mg)	B2 (mg)	B6 (mg)	B12 (mcg)	Nia (mg)	Pant (mg)	Ca (mg)	Cu (mg)	Fe (mg)	I (mcg)	Mg (mg)	Mn (mg)	K (mg)	P (mg)	Se (mcg)	Na (mg)	Zn (mg)
Fraldinha com gordura (cozida) – carne bovina	338.00	49.7	0	24.2	26	0.5	10.4	12.1	0	65	0	0	0	tr	0	0	0	0	tr	0.05	0	0	1.61	0	3	0.07	2	0	14	tr	207	161	0	39	6.50
Framboesa congelada – DeMarchi®	48.95	nd	11.61	0.91	0.56	nd	nd	0	0	nd	3.98	nd	nd	nd	nd	nd	nd	nd	nd	nd	nd	nd	nd	nd	nd	nd	nd	nd	nd	nd	nd	nd	nd	0	nd
Framboesa fresca	49.00	86.6	11.6	0.91	0.55	0.31	0.05	0.02	0	0	3.97	0.7	3.27	13	0	tr	26	25	0.03	0.09	0.06	0	0.9	0.24	22	0.07	0.57	tr	18	1.01	152	12	0.5	0	0.46
Frango à passarinho	250.00	nd	0.69	31	12.1	7.79	nd	nd	0	107	0.13	nd	nd	17.3	0	1.89	11.1	0.76	0.09	0.27	0.45	0.37	7.22	1.42	18.7	0.11	1.52	nd	28.7	0	290	212	15.8	361	3.31
Frango à passarinho com alho e óleo	408.57	nd	1.6	16.15	37.76	nd	nd	nd	0	48.95	0.18	nd	nd	13.33	nd	nd	nd	4.48	nd	nd	nd	nd	nd	nd	16.25	nd	0.77	nd	nd	nd	nd	nd	nd	nd	nd
Frango ao molho de açafrão	277.00	nd	1.23	27.52	14.45	nd	nd	nd	0	74.3	0.18	nd	nd	43.67	nd	nd	nd	3.43	nd	nd	nd	nd	nd	nd	14.15	nd	1.16	nd	nd	nd	nd	nd	nd	nd	nd
Frango ao molho mediterrâneo – Sadia®	38.67	nd	0.33	7	1.03	nd	nd	0.26	0	nd	0.33	nd	nd	nd	nd	nd	nd	nd	nd	nd	nd	nd	nd	nd	nd	nd	nd	nd	nd	nd	nd	nd	nd	70.33	nd
Frango ao molho rôti com jardineira de legumes e arroz congelado – Taeq®	134.67	nd	14.67	5.67	6	nd	nd	1.67	0.07	nd	1	nd	nd	nd	nd	nd	nd	nd	nd	nd	nd	nd	nd	nd	nd	nd	nd	nd	nd	nd	nd	nd	nd	437.67	nd
Frango caipira inteiro com pele (cozido)	243.00	59.7	0	23.9	15.6	2.3	7.5	4.4	nd	110	nd	nd	nd	16	nd	nd	nd	nd	0.03	tr	nd	nd	6.33	nd	17	0.08	1.7	nd	18	0.01	210	162	nd	56	1.70
Frango caipira inteiro sem pele (cozido)	196.00	61.4	0	29.6	7.7	1.2	3.4	2.2	nd	106	nd	nd	nd	6	nd	nd	nd	nd	0.03	0.03	nd	nd	9.2	nd	66	0.15	2.1	nd	23	0.02	224	210	nd	53	2.70
Frango com feijão guandú	177.32	nd	16.77	15.14	5.4	nd	nd	nd	0	nd	nd	nd	nd	2.12	nd	nd	nd	0.32	nd	nd	nd	nd	nd	nd	42.04	nd	1.79	nd	nd	nd	nd	nd	nd	nd	nd
Frango com quiabo	169.03	65.43	13.16	15.03	3.54	1.57	2.35	1.64	0	47	2.63	0.74	1.89	36.316	0.175	1.306	18.842	4.378	0.102	0.106	0.276	0.155	4.569	0.62	24.656	0.087	1.016	tr	41.728	0.323	243.101	145.241	15.696	42.651	1.16
Frango crocante com cream cheese – Sadia®	150.92	nd	13.86	16.94	3.16	nd	nd	1.54	0	nd	1.16	nd	nd	nd	nd	nd	nd	nd	nd	nd	nd	nd	nd	nd	nd	nd	nd	nd	nd	nd	nd	nd	nd	253.33	nd
Frango ensopado com jambu	109.04	nd	1.83	10.6	8.44	nd	nd	nd	0	32.83	0.41	nd	nd	52.83	nd	nd	nd	7.19	nd	nd	nd	nd	nd	nd	18.82	nd	0.88	nd	nd	nd	nd	nd	nd	nd	nd
Frango inteiro com pele (cru)	226.00	66.5	0	16.4	17.3	3.9	7.2	5.2	nd	85	nd	nd	nd	7	nd	nd	nd	nd	0.08	0.03	nd	nd	nd	nd	6	0.04	0.6	nd	24	0.01	217	174	nd	63	1.10
Frango inteiro sem pele (assado)	187.00	63.2	0	28	7.5	1.8	2.6	2.1	nd	111	nd	nd	nd	tr	nd	nd	nd	nd	0.09	tr	nd	tr	11.2	nd	9	0.03	0.6	nd	14	tr	283	233	nd	70	1.60
Frango inteiro sem pele (cozido)	170.00	67.5	0	25	7.1	1.5	2.5	2.2	nd	99	nd	nd	nd	tr	nd	nd	nd	nd	0.1	tr	nd	nd	12.83	nd	8	0.04	0.5	nd	12	tr	217	194	nd	51	1.20
Frango inteiro sem pele (cru)	129.00	74.9	0	20.6	4.6	1	1.9	1.4	nd	78	nd	nd	nd	4	nd	nd	nd	nd	0.12	0.03	nd	nd	nd	nd	7	0.03	0.5	nd	27	0.01	238	190	nd	73	1.20
Frango molho paris – Swift Premium®	104.50	nd	nd	13.3	4.1	2.05	nd	nd	0	70	nd	nd	nd	nd	nd	nd	nd	nd	nd	nd	nd	nd	nd	nd	nd	nd	nd	nd	nd	nd	nd	nd	nd	nd	nd
Frango no tucupi	124.85	nd	14.96	9.14	2.94	nd	nd	nd	0	nd	nd	nd	nd	nd	nd	nd	nd	nd	nd	nd	nd	nd	nd	nd	nd	nd	nd	nd	nd	nd	nd	nd	nd	nd	nd

Alimento	Energia (kcal)	Umid (g) / Carb (g)	Prot (g) / G tot (g)	G poli (g) / G mono (g)	G sat (g) / G trans (g)	Col (mg) / Fib tot (g)	Fib sol (g) / Fib ins (g)	A (RE) (mcg) / D (mcg)	E (mg) / Fol (mcg)	C (mg) / B1 (mg)	B2 (mg) / B6 (mg)	B12 (mcg) / Nia (mg)	Pant (mg)	Ca (mg) / Cu (mg)	Fe (mg) / I (mcg)	Mg (mg) / Mn (mg)	K (mg) / P (mg)	Se (mcg) / Na (mg)	Zn (mg)
Frango xadrez congelado – Sadia®	80.67	nd / 4.67	8.33 / 3.17	nd / nd	0.73 / 0.2	24 / 0.2	nd / nd	nd / nd	nd / nd	nd / nd	nd / nd	nd / nd	nd	nd / nd	0.3 / nd	nd / nd	nd / nd	nd / 384.67	nd
Fritada de maturi	345.93	nd / 6.31	17.52 / 28.44	nd / nd	nd / 0	570.15 / 1.13	nd / nd	nd / nd	nd / nd	nd / nd	nd / nd	nd / nd	nd	130.15 / nd	3.07 / nd	nd / nd	nd / nd	nd / nd	nd
Frozen iogurte	159.00	65.3 / 24.2	4 / 5.6	0.21 / 1.6	3.43 / —	2 / 0	0 / 0	57 / 0.04	tr / 6	0.8 / 0.04	0.22 / 0.08	0.29 / 0.29	0.65	143 / 0.04	0.3 / tr	14 / 0.01	211 / 129	1.8 / 87	0.42
Frozen mousse de chocolate com raspas Miss Daisy – Sadia®	295.00	nd / 36.67	0 / 16.17	nd / nd	5.5 / 2.33	11.33 / 0	nd / nd	nd / nd	nd / nd	nd / nd	nd / nd	nd / nd	nd	nd / nd	1.83 / nd	nd / nd	nd / nd	nd / 116.67	nd
Frozen mousse sabor chocolate com coco e coco ralado Miss Daisy – Sadia®	295.00	nd / 36.67	0 / 16.17	nd / nd	5.5 / 2.33	5.67 / 0	nd / nd	nd / nd	nd / nd	nd / nd	nd / nd	nd / nd	nd	nd / nd	1.83 / nd	nd / nd	nd / nd	nd / 116.67	nd
Frozen mousse sabor maracujá Miss Daisy – Sadia®	228.33	nd / 35	3.33 / 8	nd / nd	2.83 / 0.67	5.83 / 0	nd / nd	nd / nd	nd / nd	nd / nd	nd / nd	nd / nd	nd	nd / nd	nd / nd	nd / nd	nd / nd	nd / 126.67	nd
Fruta-do-conde	96.00	72.8 / 24.6	1.6 / 0.2	nd / nd	nd / 0	nd / 1.6	nd / nd	tr / nd	nd / nd	35 / 0.11	0.15 / nd	nd / 0.9	nd	28 / nd	1.8 / nd	nd / nd	nd / 36	nd / nd	nd
Fruta pão (crua com casca)	96.00	nd / 24.7	1.299 / 0.299	nd / nd	nd / 0	0 / 1.299	nd / nd	2 / nd	nd / nd	12 / nd	nd / nd	nd / nd	nd	28.957 / nd	0.7 / nd	nd / nd	nd / nd	nd / nd	nd
Frutas vermelhas orgânicas congeladas – Fruta Fina®	57.0	nd / 12.0	1.0 / 0	nd / nd	0 / 0	nd / 3.0	nd / nd	nd / nd	nd / nd	nd / nd	nd / nd	nd / nd	nd	nd / nd	nd / nd	nd / nd	nd / nd	0 /	nd
Fubá	362.00	10.3 / 76.9	8.13 / 3.6	1.64 / 0.95	0.51 / 0	0 / 7.3	4.2 / 3.1	47 / 0	4.5 / 25.4	0 / 0.39	0.2 / 0.3	0 / 3.63	0.43	6 / 0.19	3.46 / 2.7	127 / 0.5	287 / 241	8.03 / 35	1.83
Fubá de milho escaldado	198.27	nd / 19.65	18.4 / 9.89	nd / nd	nd / 0	185.14 / 1.86	nd / nd	nd / nd	nd / nd	nd / nd	nd / nd	nd / nd	nd	28.7 / nd	0.85 / nd	nd / nd	nd / nd	nd / nd	nd
Fundo de alcachofra congelado – Daucy®	30.00	nd / 4	1.8 / 0	nd / nd	0 / 0	nd / 10	nd / nd	nd / nd	nd / nd	nd / nd	nd / nd	nd / nd	nd	44 / nd	1 / nd	nd / nd	nd / nd	nd / 15	nd
Funghi	354.00	9.26 / 49.09	30.8 / 3.84	1.53 / 1.88	0.43 / 0	nd / 16.1	nd / nd	nd / nd	nd / nd	0.5 / nd	nd / nd	nd / nd	nd	26.8 / nd	20.8 / nd	nd / nd	nd / nd	nd / 38.5	nd
Furrundu	226.58	nd / 58.42	0.38 / 0.31	nd / nd	nd / 0	0 / 1.29	nd / nd	nd / nd	nd / nd	nd / nd	nd / nd	nd / nd	nd	43.09 / nd	0.66 / nd	nd / nd	nd / nd	nd / nd	nd
Galinha à cabidela	178.11	67.33 / 1.42	22.85 / 8.47	1.57 / 4.03	1.97 / 0	69.66 / 0.31	0.09 / 0.16	21.73 / 0.235	0.855 / 9.47	3.553 / 0.064	0.147 / 0.388	0.258 / 7.253	0.89	16.456 / 0.069	1.12 / 0.188	22.286 / 0.045	229.935 / 158.81	22.318 / 68.847	1.69
Galinha ao molho pardo	137.71	nd / 2.13	20.01 / 5.13	nd / nd	nd / 0	60.74 / 0.45	nd / nd	27.21 / nd	nd / nd	11.43 / nd	nd / nd	nd / nd	nd	15.62 / nd	1.06 / nd	nd / nd	nd / nd	nd / nd	nd
Garoupa em posta	117.76	nd / 0.32	18.25 / 4.46	nd / nd	nd / 0	89.63 / 0.15	nd / nd	41.3 / nd	nd / nd	0.54 / nd	nd / nd	nd / nd	nd	104.43 / nd	0.93 / nd	nd / nd	nd / nd	nd / nd	nd
Gatorade de laranja – Pepsico®	23.5	nd / 6	nd / nd	nd / nd	nd / 0	nd / nd	nd / nd	nd / nd	nd / nd	nd / nd	nd / nd	nd / nd	nd	nd / nd	nd / nd	nd / nd	10 / 14	nd / 52	nd
Gatorade de limão – Pepsico®	23.5	nd / 6	nd / nd	nd / nd	nd / 0	nd / nd	nd / nd	nd / nd	nd / nd	nd / nd	nd / nd	nd / nd	nd	nd / nd	nd / nd	nd / nd	10 / 14	nd / 52	nd
Gelatina em pó sem sabor branca ou vermelha – Royal®*	350.00	nd / nd	83.33 / nd	nd / nd	nd / 0	nd / nd	nd / nd	nd / nd	nd / nd	nd / nd	nd / nd	nd / nd	nd	nd / nd	nd / nd	nd / nd	nd / nd	nd / nd	nd

Alimento	Energia (kcal)	Umid (g) / Carb (g)	Prot (g) / G tot (g)	G poli (g) / G mono (g)	G sat (g) / G trans (g)	Col (mg) / Fib tot (g)	Fib sol (g) / Fib ins (g)	A (RE) / D (mcg)	E (mg) / Fol (mcg)	C (mg) / B1 (mg)	B2 (mg) / B6 (mg)	B12 (mcg) / Nia (mg)	Pant (mg)	Ca (mg) / Cu (mg)	Fe (mg) / I (mcg)	Mg (mg) / Mn (mg)	K (mg) / P (mg)	Se (mcg) / Na (mg)	Zn (mg)
Gelatina limão – Royal®	371.79	nd / 73.08	17.95 / nd	nd / nd	nd / nd	nd / nd	nd / nd	nd / nd	nd / nd	205.13 / nd	nd / nd	nd / nd	nd	nd / nd	nd / nd	nd / nd	nd / nd	nd / 1217.95	nd
Gelatina (qualquer sabor) – Royal®*	371.79	nd / 73.08	17.95 / nd	nd / nd	nd / nd	nd / nd	nd / nd	nd / nd	nd / nd	205.13 / nd	nd / nd	nd / nd	nd	nd / nd	nd / nd	nd / nd	nd / nd	nd / 1217.95	nd
Gelatina Zero (qualquer sabor) – Royal®	321.43	nd / 17.86	53.57 / nd	nd / nd	nd / nd	nd / nd	nd / nd	nd / nd	nd / nd	nd / nd	nd / nd	nd / nd	nd	nd / nd	nd / nd	nd / nd	nd / nd	nd / 3250.00	nd
Geleia de amora – Vermont®	100.0	nd / 40.0	nd / nd	nd / nd	nd / nd	nd / nd	nd / nd	1.43 / nd	nd / nd	nd / nd	nd / nd	nd / nd	nd	3.3 / nd	nd / nd	nd / nd	nd / nd	nd / nd	nd
Geleia de cagaita	121.07	nd / 31.28	0.29 / 0.3	nd / nd	nd / 0	0 / 2.26	nd / nd	1.43 / nd	nd / nd	2.99 / nd	nd / nd	nd / nd	nd	8.89 / nd	0.2 / nd	nd / nd	nd / nd	nd / nd	nd
Geleia de lobeira	121.07	nd / 31.28	0.29 / 0.3	nd / nd	nd / 0	0 / 2.26	nd / nd	1.43 / nd	nd / nd	2.99 / nd	nd / nd	nd / nd	nd	8.89 / nd	0.2 / nd	nd / nd	nd / nd	nd / nd	nd
Geleia de mangaba	97.15	nd / 24.69	0.57 / 0.24	nd / nd	nd / 0	0 / 0.65	nd / nd	24.04 / nd	nd / nd	28.19 / nd	nd / nd	nd / nd	nd	33.18 / nd	2.25 / nd	nd / nd	nd / nd	nd / nd	nd
Geleia de maracujá light – Doce Menor®	44.00	nd / 10.5	0.5 / nd	nd / nd	nd / 0	nd / 1.5	nd / nd	nd / nd	nd / nd	nd / nd	nd / nd	nd / nd	nd	nd / nd	nd / nd	nd / nd	nd / nd	nd / nd	nd
Geleia de mocotó	147.00	61.8 / 35	3 / nd	nd / nd	nd / nd	nd / nd	nd / nd	nd / nd	nd / nd	nd / 0.32	0.34 / nd	nd / 1.2	nd	18 / nd	1.3 / nd	nd / nd	nd / 6	nd / nd	nd
Geleia de morango – Ritter®	242.88	nd / 59.42	0 / 0	nd / nd	nd / 0	nd / 0	nd / nd	nd / nd	nd / nd	nd / nd	nd / nd	nd / nd	nd	nd / nd	nd / nd	nd / nd	nd / nd	nd / nd	nd
Geleia de morango com pedaços – Ritter®	242.88	nd / 59.72	0 / 0	nd / nd	nd / 0	nd / 0	nd / nd	nd / nd	nd / nd	nd / nd	nd / nd	nd / nd	nd	nd / nd	nd / nd	nd / nd	nd / nd	nd / nd	nd
Geleia de pera do cerrado	121.07	nd / 31.28	0.29 / 0.3	nd / nd	nd / 0	0 / 2.26	nd / nd	1.43 / nd	nd / nd	2.99 / nd	nd / nd	nd / nd	nd	8.89 / nd	0.2 / nd	nd / nd	nd / nd	nd / nd	nd
Gema de ovo de galinha	358.00	48.8 / 1.79	16.8 / 30.9	4.2 / 11.7	9.55 / 0	1281 / 0	0 / 0	584 / 3.7	tr / 146	0 / 0.17	0.64 / 0.39	3.11 / 0.02	3.31	137 / 0.03	3.53 / 154	9.01 / 0.07	94 / 488	45.2 / 43	3.12
Gemada com leite	113.12	79.1 / 8.84	4.8 / 6.53	0.63 / 2.14	2.94 / 0	167.8 / 0	0 / 0	97.111 / 1.284	0.066 / 21.992	0.782 / 0.052	0.215 / 0.082	0.676 / 0.072	0.73	115.69 / 0.014	0.475 / 37.929	12.239 / 0.012	137.911 / 137.339	6.783 / 46.026	0.70
Gemada sem leite	368.51	30.79 / 37.97	10.59 / 19.48	2.66 / 7.37	6.02 / 0	807.83 / 0	0 / 0	368.275 / 2.326	0 / 92.077	0 / 0.099	0.412 / 0.247	1.963 / 0.016	2.41	86.765 / 0.033	2.243 / 97.108	5.674 / 0.049	60.01 / 308.479	28.619 / 27.481	1.98
Gengibre	70.83	81.66 / 15	1.67 / 0.83	nd / nd	nd / 0	0 / 2.08	nd / nd	0 / nd	nd / 12.5	4.17 / 0.04	0.04 / 0.17	0 / 0.83	0.21	16.67 / 0.22	0.5 / nd	41.67 / 0.23	416.67 / 25	nd / 12.5	0.33
Gengibre em pó	347.00	9.38 / 70.8	9.12 / 5.95	1.31 / 1	1.94 / 0	0 / 12.5	tr / tr	14.7 / 0	tr / 18.5	0 / 0.05	0.19 / tr	0 / 5.16	tr	116 / 0.48	11.5 / tr	184 / 26.5	1342 / 148	tr / 32.5	4.72
Gergelim semente seca	573.00	4.7 / 23.5	17.7 / 49.7	21.8 / 18.8	6.96 / 0	0 / 9.1	1.9 / 7.2	0.9 / 0	2.27 / 96.7	0 / 0.79	0.25 / 0.79	0 / 4.52	0.05	975 / 4.08	14.6 / tr	351 / 2.46	468 / 629	5.35 / 11	7.76
Glucose de milho	286.00	25 / 73.8	0 / 0	nd / nd	nd / nd	0 / 0	nd / nd	0 / nd	nd / nd	0 / 0.06	0.02 / nd	nd / 0	nd	53 / nd	3.9 / nd	nd / nd	nd / 29	nd / nd	nd
Goiaba	51.00	86.1 / 11.9	0.82 / 0.6	0.25 / 0.06	0.17 / 0	0 / 5.4	2.7 / 2.7	79 / 0	tr / 14	184 / 0.05	0.05 / 0.14	0 / 1.2	0.15	20 / 0.1	0.31 / tr	10 / 0.14	284 / 25	tr / 3	0.23
Goiaba (casca)	82.00	16.11 / 2.23	1.01 / 0.35	nd / nd	nd / nd	nd / 3.85	nd / nd	3.55 / nd	nd / nd	nd / 31.2	nd / nd	nd / nd		nd / 0.1	nd / nd	nd / 0.21	nd / nd	nd / nd	nd

TABELA DE COMPOSIÇÃO DE ALIMENTOS

Alimento	Energia (kcal)	Umid (g)	Carb (g)	Prot (g)	G tot (g)	G poli (g)	G mono (g)	G sat (g)	G trans (g)	Col (mg)	Fib tot (g)	Fib sol (g)	Fib ins (g)	A (RE) (mcg)	D (mcg)	E (mg)	Fol (mcg)	C (mg)	B1 (mg)	B2 (mg)	B6 (mg)	B12 (mcg)	Nia (mg)	Pant (mg)	Ca (mg)	Cu (mg)	Fe (mg)	I (mcg)	Mg (mg)	Mn (mg)	K (mg)	P (mg)	Se (mcg)	Na (mg)	Zn (mg)
Goiabada	249,00	35	64.1	0.5	0.1	nd	nd	nd	0	0	0.9	nd	nd	1	nd	nd	nd	4	0.01	0.03	nd	nd	0.2	nd	18	nd	0.9	nd	nd	nd	nd	8	nd	nd	nd
Goiabada – Doces da Christy®	203.51	nd	6.666	7.018		nd	nd	0	0	0	nd	nd	nd	nd	nd	nd	nd	nd	nd	nd	nd	nd	nd	nd	nd	nd	nd	nd	nd	nd	nd	nd	nd	nd	nd
Goiabada cascão – Zélia®	305,00	nd	7.50	1.5	0.5			0	0	nd	7.50	nd	nd	nd	nd	nd	nd	nd	nd	nd	nd	nd	nd	nd	nd	nd	nd	nd	nd	nd	nd	nd	nd	nd	nd
Goiabada cremosa – Flormel®	195,00	nd	48.50	tr	tr	nd	nd	tr	tr	nd	12.50	nd	nd	nd	nd	nd	nd	nd	nd	nd	nd	nd	nd	nd	nd	nd	nd	nd	nd	nd	nd	nd	nd	tr	nd
Goiabada sem glúten – Flormel®	304,00	nd	76.00	tr	tr	nd	nd	tr	tr	nd	10.00	nd	nd	nd	nd	nd	nd	nd	nd	nd	nd	nd	nd	nd	nd	nd	nd	nd	nd	nd	nd	nd	nd	11.40	nd
Gordura vegetal – Mesa®	900,00	nd	nd	nd	100	23	30	22	7	nd	nd	nd	nd	nd	nd	nd	nd	nd	nd	nd	nd	nd	nd	nd	nd	nd	nd	nd	nd	nd	nd	nd	nd	nd	nd
Gordura vegetal – Saúde®	900,00	nd	0	0	100	nd	nd	25	37	nd	0	nd	nd	nd	nd	nd	nd	nd	nd	nd	nd	0	0	nd	nd	nd	nd	nd	nd	nd	nd	nd	nd	0	nd
Gordura vegetal hidrogenada	885.71	0	0	0	100	37.86	42.86	15	0	0	0	nd	nd	0	nd	0	0	0	0	0	0	0	0	0.00	0	0	0	nd	0	0	0	0	nd	0	0.00
Granola	487,00	3.3	55.5	12.3	27.2	14.1	7.69	4.8	0	0	10.5	nd	nd	3.5	0	nd	81	1	0.6	0.25	0.35	0	1.76	0.60	62	0.57	3.98	nd	116	nd	502	405	20	10	3.67
Grão-de-bico (cozido)	164,00	60.2	27.4	8.87	2.6	1.16	0.58	0.27	0	0	4.9	1.5	3.4	2.7	0	1.17	172	1.3	0.12	0.06	0.14	0	0.53	0.29	49	0.35	2.9	tr	48	1.03	291	168	3.72	7	1.54
Grão-de-bico (cru)	364,00	11.5	60.7	19.3	6.05	2.69	1.36	0.63	0	0	12	4.3	7.7	6.7	0	3.11	557	4	0.48	0.21	0.54	0	1.54	1.59	105	0.85	6.25	tr	115	2.2	875	366	9	24	3.44
Grão-de-bico com linguiça	352.42	26.46	36.58	16.98	15.97	4.14	6.54	3.87	0	21.62	7.14	2.56	4.58	69.244	0.36	5.022	329.872	3.242	0.456	0.192	0.413	0.367	2.07	1.07	70.995	0.523	4.106	0.102	73.25	1.326	608.521	264.857	9.922	979.741	2.70
Grão-de-bico enlatado – Bonduelle®	116.15	nd	15.07	6.92	1.92	nd	nd	0.23	0	nd	5.61	nd	nd	nd	nd	nd	nd	nd	nd	nd	nd	nd	nd	nd	nd	nd	nd	nd	nd	nd	nd	nd	nd	240	nd
Grapefruit branco	33,00	90.5	8.42	0.69	0.1	0.02	0.01	0.01	0	0	1.37	0.85	0.52	1	0	0.26	10	33.3	0.04	0.02	0.04	0	0.27	0.28	12	0.05	0.06	tr	9	0.01	148	8	0.88	0	0.07
Grapefruit rosa	30,00	91.4	7.69	0.55	0.1	0.02	0.01	0.01	0	0	1.37	0.85	0.52	26	0	0.26	12.2	38.1	0.03	0.02	0.04	0	0.19	0.28	11	0.04	0.12	tr	8	0.01	129	9	0.86	0	0.07
Graviola	66,00	81.2	16.8	1.01	0.3	tr	tr	tr	0	0	3.3	tr	tr	0.2	0	tr	14	20.6	0.07	0.05	0.06	0	0.9	0.25	14	0.09	0.6	tr	21	tr	278	27	tr	14	0.10
Groselha vermelha fresca	56,00	84	13.8	1.41	0.2	0.09	0.03	0.02	0	0	4.3	0.7	3.6	12	0	tr	3.48	41	0.04	0.05	0.07	0	0.1	0.06	33	0.11	1.01	tr	13	0.19	275	44	0.42	1	0.23
Guabiroba	64,00	82.8	13.9	1.6	1	nd	nd	nd	0	0	0.8	nd	nd	30	nd	nd	nd	33	0.04	0.04	nd	nd	0.5	nd	38	nd	3.2	nd	nd	nd	nd	29	nd	nd	nd
Guara Power® (energético)	36.67	nd	8.44	0.66	nd	nd	nd	nd	0	nd	nd	nd	nd	nd	nd	nd	nd	9.11	nd	nd	nd	nd	nd	nd	nd	nd	nd	nd	nd	nd	6.667	nd	nd	12.667	nd
Guaraná – Antarctica®	41.5	nd	10	nd	nd	nd	nd	nd	0	nd	nd	nd	nd	nd	nd	nd	nd	nd	nd	nd	nd	nd	nd	nd	nd	nd	nd	nd	nd	nd	nd	nd	nd	5.5	nd
Guaraná diet – Antarctica®	0	nd	0	nd	nd	nd	nd	nd	0	nd	nd	nd	nd	nd	nd	nd	nd	nd	nd	nd	nd	nd	nd	nd	nd	nd	nd	nd	nd	nd	nd	nd	nd	5.5	nd

Alimento	Energia (kcal)	Umid / Carb (g)	Prot / G tot (g)	G poli / G mono (g)	G sat / G trans (g)	Col (mg) / Fib tot (g)	Fib sol / Fib ins (g)	A (RE) / D (mcg)	E (mg) / Fol (mcg)	C (mg) / B1 (mg)	B2 / B6 (mg)	B12 (mcg) / Nia (mg)	Pant (mg)	Ca / Cu (mg)	Fe (mg) / I (mcg)	Mg / Mn (mg)	K / P (mg)	Se (mcg) / Na (mg)	Zn (mg)
Guariroba ao molho	70.90	nd / 14.04	1.57 / 3.64	nd / nd	nd / 0	0 / 0.89	nd / nd	29.46 / nd	nd / nd	31.1 / nd	nd / nd	nd / nd	nd	41.48 / nd	2.83 / nd	nd / nd	nd / nd	nd / nd	nd
Gyoza	500.00	nd / 80	10 / 0	0 / 0	0 / 0	0 / 0	0 / 0	nd / nd	nd / nd	nd / nd	nd / nd	nd / nd	nd	110 / nd	1.6 / nd	nd / nd	nd / nd	nd / 300	nd
Hadoque (cru)	87.00	79.9 / 0	18.9 / 0.72	0.24 / 0.12	0.13 / 0	57 / 0	0 / 0	16.5 / 1	0.39 / 11.5	0 / 0.04	0.04 / 0.3	1.2 / 3.8	0.13	33 / 0.03	1.06 / tr	39 / 0.03	311 / 188	30.2 / 68	0.37
Hambúrguer – McDonald's®	235.20	nd / 28.42	12.74 / 7.64	nd / nd	2.55 / 0	25.48 / 2.35	nd / nd	nd / nd	nd / nd	nd / nd	nd / nd	nd / nd	nd	74.48 / nd	0.73 / nd	nd / nd	nd / nd	nd / 529.20	nd
Hambúrguer bovino (cru)	215.00	63.6 / 4.2	13.2 / 16.2	0.8 / 5.8	5.7 / nd	70 / 2.3	nd / nd	nd / nd	nd / nd	nd / 0.06	0.08 / nd	nd / 3.53	nd	34 / 0.16	1.9 / nd	25 / 0.36	383 / 141	nd / 869	1.70
Hambúrguer bovino (frito)	258.00	52.5 / 6.3	20 / 17	3.7 / 6	5.9 / nd	49 / 3	nd / nd	tr / nd	nd / nd	nd / 0.13	0.06 / nd	nd / 2.73	nd	62 / 0.17	3 / nd	60 / 0.52	660 / 324	nd / 1252	3.20
Hambúrguer bovino (grelhado)	210.00	59.2 / 11.3	13.2 / 12.4	1.2 / 4.8	5.1 / nd	59 / 2.9	nd / nd	nd / nd	nd / nd	nd / 0.18	0.06 / nd	nd / 5.77	nd	56 / 0.18	2.6 / nd	48 / 0.4	538 / 263	nd / 1090	3.00
Hambúrguer bovino – Sadia®	177.5	nd / 3	20 / 9.5	nd / nd	5.12 / 0	nd / 1.25	nd / nd	nd / nd	nd / nd	nd / nd	nd / nd	nd / nd	nd	nd / nd	nd / nd	nd / nd	nd / nd	nd / 663.75	nd
Hambúrguer bovino com tempero de churrasco – Sadia®	186.25	nd / 3	16.25 / 12.12	nd / nd	42.5 / 0	22.5 / 0	nd / nd	nd / nd	nd / nd	nd / nd	nd / nd	nd / nd	nd	nd / nd	1.5 / nd	nd / nd	nd / nd	nd / 773.75	nd
Hambúrguer bovino de fraldinha – Wessel®	207.27	nd / 0	27.27 / 10.3	nd / nd	4.36 / nd	nd / 0	nd / nd	nd / nd	nd / nd	nd / nd	nd / nd	nd / nd	nd	nd / nd	nd / nd	nd / nd	nd / nd	nd / 83.03	nd
Hambúrguer bovino de picanha – Wessel®	258.79	nd / 0	29.09 / 15.15	nd / nd	5.7 / nd	nd / 0	nd / nd	nd / nd	nd / nd	nd / nd	nd / nd	nd / nd	nd	nd / nd	nd / nd	nd / nd	nd / nd	nd / 49.7	nd
Hambúrguer bovino sabor suave – Perdigão®	200.00	nd / 2.5	16.25 / 13.75	nd / nd	7.5 / 0	nd / 0	nd / nd	nd / nd	nd / nd	nd / nd	nd / nd	nd / nd	nd	nd / nd	nd / nd	nd / nd	nd / nd	nd / 786.25	nd
Hambúrguer bovino Tennessee – Sadia®	281.25	nd / 3.75	18.75 / 21.88	nd / nd	6.38 / 0	nd / 1.63	nd / nd	nd / nd	nd / nd	nd / nd	nd / nd	nd / nd	nd	nd / nd	nd / nd	nd / nd	nd / nd	nd / 581.25	nd
Hambúrguer bovino Texas burguer – Seara®	221.25	nd / 3	18.75 / 15	nd / nd	6.25 / 0	22.5 / nd	nd / nd	nd / nd	nd / nd	nd / nd	nd / nd	nd / nd	nd	62.5 / nd	1.87 / nd	nd / nd	nd / nd	nd / 946.25	nd
Hambúrguer de churrasco – Sadia®	281.25	nd / 3.75	18.75 / 21.88	nd / nd	11.13 / nd	nd / 1	nd / nd	nd / nd	nd / nd	nd / nd	nd / nd	nd / nd	nd	nd / nd	nd / nd	nd / nd	nd / nd	nd / 456.25	nd
Hambúrguer de filé mignon – Wessel®	210.91	nd / 0	28.48 / 10.3	nd / nd	3.76 / 0	nd / 0	nd / nd	nd / nd	nd / nd	nd / nd	nd / nd	nd / nd	nd	nd / nd	nd / nd	nd / nd	nd / nd	nd / 63.03	nd
Hambúrguer de frango – Perdigão®	182.50	nd / 3	17.5 / 11.25	nd / nd	4 / 0	35 / 0	nd / nd	nd / nd	nd / nd	nd / nd	nd / nd	nd / nd	nd	nd / nd	nd / nd	nd / nd	nd / nd	nd / 786.25	nd
Hambúrguer de frango – Sadia®	226.25	nd / 2.62	15 / 17.5	nd / nd	4.5 / 0.87	35 / 0	nd / nd	nd / nd	nd / nd	nd / nd	nd / nd	nd / nd	nd	nd / nd	nd / nd	nd / nd	nd / nd	nd / 961.25	nd
Hambúrguer de frango – Seara®	191.25	nd / nd	16.25 / 12.5	nd / nd	36.25 / 0	nd / 0	nd / nd	nd / nd	nd / nd	nd / nd	nd / nd	nd / nd	nd	nd / nd	nd / nd	nd / nd	nd / nd	nd / 625	nd
Hambúrguer de frango – Wessel®	210.91	nd / 0	17.58 / 15.15	nd / nd	4.36 / nd	nd / 0	nd / nd	nd / nd	nd / nd	nd / nd	nd / nd	nd / nd	nd	nd / nd	nd / nd	nd / nd	nd / nd	nd / 75.76	nd

TABELA DE COMPOSIÇÃO DE ALIMENTOS

Alimento	Energia (kcal)	Umid (g)	Carb (g)	Prot (g)	G tot (g)	G poli (g)	G mono (g)	G sat (g)	G trans (g)	Col (mg)	Fib tot (g)	Fib sol (g)	Fib ins (g)	A (RE)	D (mcg)	E (mg)	Fol (mcg)	C (mg)	B1 (mg)	B2 (mg)	B6 (mg)	B12 (mcg)	Nia (mg)	Pant (mg)	Ca (mg)	Cu (mg)	Fe (mg)	I (mcg)	Mg (mg)	Mn (mg)	K (mg)	P (mg)	Se (mcg)	Na (mg)	Zn (mg)
Hambúrguer de peru – Sadia®	172.50	nd	2.12	16.25	10.75	nd	nd	2.62	1	2.87	0	nd	nd	nd	nd	nd	nd	nd	nd	nd	nd	nd	nd	nd	nd	nd	nd	nd	nd	nd	nd	nd	nd	720	nd
Hambúrguer grelhado	174.87	66.67	5.71	17.67	8.47	0.77	3.49	3.13	0	65.78	0.37	0.11	0.26	26.174	0.37	0.705	16.217	2.642	0.112	0.291	0.242	1.835	4.252	0.48	14.745	0.08	2.215	nd	20.637	0.058	274.889	144.775	5.052	231.53	3.68
Homus – Alibey®	158.65	nd	21.71	6.68	5.01	nd	nd	0.67	nd	0	1.67	nd	nd	nd	nd	nd	nd	nd	nd	nd	nd	nd	nd	nd	43.42	nd	1.84	nd	nd	nd	nd	nd	nd	207.08	nd
Hondashi	340.00	nd	3	82	66	nd	nd	nd	0	nd	nd	nd	nd	nd	nd	nd	nd	nd	nd	nd	nd	nd	nd	nd	nd	nd	nd	nd	nd	nd	nd	nd	nd	790	nd
Hortelã	43.00	86.4	5.3	3.8	0.7	nd	nd	nd	0	0	nd	nd	nd	0	0	5	110	31	0.12	0.33	nd	0	1.1	nd	210	nd	9.5	nd	nd	1.4	260	75	nd	15	nd
Hot pocket x-frango – Sadia®	268.27	nd	25.51	13.10	13.10	nd	nd	3.79	0	nd	1.31	nd	nd	nd	nd	nd	nd	nd	nd	nd	nd	nd	nd	nd	nd	nd	nd	nd	nd	nd	nd	nd	nd	629.65	nd
Hot pocket x-picanha – Sadia®	251.72	nd	23.45	13.1	11.72	nd	nd	4.55	0.34	nd	1.17	nd	nd	nd	nd	nd	nd	nd	nd	nd	nd	nd	nd	nd	nd	nd	nd	nd	nd	nd	nd	nd	nd	598.62	nd
Impact frutas vermelhas pó – Nestlé®	406.76	nd	54.05	22.97	10.95	nd	nd	5.95	0	nd	4.05	nd	nd	nd	nd	nd	nd	nd	nd	nd	nd	nd	nd	nd	324.32	nd	5	nd	93.24	nd	543.24	291.89	18.92	429.73	6.08
Impact líquido – Nestlé®	100.00	nd	13.2	5.6	2.8	nd	nd	1.6	0	nd	0	nd	nd	nd	nd	nd	nd	nd	nd	nd	nd	nd	nd	nd	61.2	nd	1.2	nd	22.8	nd	97.2	80	10	156	1.50
Impact pêssego pó – Nestlé®	371.62	nd	44.59	22.97	10.95	nd	nd	5.95	0	nd	4.05	nd	nd	nd	nd	nd	nd	nd	nd	nd	nd	nd	nd	nd	324.32	nd	5	nd	93.24	nd	543.24	291.89	18.92	429.73	6.08
Ingá	60.00	83	15.5	1	0.1	nd	nd	nd	0	0	1.2	nd	nd	0	0	nd	nd	9	0.04	0.06	nd	nd	0.4	nd	21	nd	0.9	nd	nd	nd	nd	20	nd	nd	nd
Inhame (cozido)	116.00	70.1	27.6	1.5	0.14	0.06	0.01	0.03	0	0	3.9	tr	tr	0	0	tr	16	12.1	0.1	0.03	0.23	0	0.55	0.31	14	0.15	0.52	tr	18	0.37	670	49	0.7	8	0.20
Inhame (cru)	118.00	69.6	27.9	1.54	0.17	0.08	0.01	0.04	0	0	4.1	tr	tr	0	0	tr	23	17.1	0.11	0.03	0.29	0	0.55	0.31	17	0.18	0.54	tr	21	0.4	816	55	tr	9	0.24
Iogurte batido açúcar e mel – Parmalat®	82.20	nd	14.99	2.78	1.24	nd	nd	nd	0	nd	nd	nd	nd	nd	nd	nd	nd	nd	nd	nd	nd	nd	nd	nd	108	nd	nd	nd	nd	nd	128.6	86.6	nd	61.7	nd
Iogurte com açúcar e cereais – Vigor®	119.39	nd	22.42	3.33	1.70	nd	nd	1.03	0	nd	0	nd	nd	43.63	nd	nd	17.57	3.27	0.09	0.09	0.09	0.17	1.21	nd	100.61	nd	1.03	nd	nd	nd	nd	nd	nd	102.42	0.54
Iogurte com ameixa Corpus – Danone®	42.94	nd	5.06	3.23	1.06	nd	nd	0.65	0	nd	nd	nd	nd	nd	nd	nd	nd	nd	nd	nd	nd	nd	nd	nd	124.70	nd	nd	nd	nd	nd	nd	nd	nd	53.53	nd
Iogurte com granola e mel – Paulista®	99.41	nd	16.47	2.29	2.70	nd	nd	1.70	nd	nd	nd	nd	nd	nd	nd	nd	nd	nd	nd	nd	nd	nd	nd	nd	89.41	nd	nd	nd	nd	nd	nd	nd	nd	37.65	nd
Iogurte com laranja, cenoura e mel – Danone®	100.59	nd	14.70	3.47	3.12	nd	nd	2	nd	nd	nd	nd	nd	nd	nd	nd	nd	nd	nd	nd	nd	nd	nd	nd	125.29	nd	nd	nd	nd	nd	nd	nd	nd	57.06	nd
Iogurte Danio tradicional – Danone®	68.82	nd	7.65	5.88	1.65	0.06	0.47	1.12	0	76.47	0	nd	nd	nd	nd	nd	nd	nd	nd	nd	nd	nd	nd	nd	747.06	nd	nd	nd	nd	nd	nd	nd	nd	48.82	nd
Iogurte de araticum	82.96	nd	13.17	2.21	2.57	nd	nd	nd	0	8.8	1.03	nd	nd	nd	nd	nd	nd	nd	nd	nd	nd	nd	nd	nd	92.22	nd	0.79	nd	nd	nd	nd	nd	nd	nd	nd
Iogurte de frutas vermelhas tipo islandês – Moo®	78.0	nd	7.70	10	0.8	nd	nd	0.8	nd	nd	0	nd	nd	nd	nd	nd	nd	nd	nd	nd	nd	nd	nd	nd	116.0	nd	nd	nd	nd	nd	nd	nd	nd	29.0	nd

Alimento	Energia (kcal)	Umid (g)	Carb (g)	Prot (g)	G tot (g)	G poli (g)	G mono (g)	G sat (g)	G trans (g)	Col (mg)	Fib tot (g)	Fib sol (g)	Fib ins (g)	A (RE)	D (mcg)	E (mg)	Fol (mcg)	C (mg)	B1 (mg)	B2 (mg)	B6 (mg)	B12 (mcg)	Nia (mg)	Pant (mg)	Ca (mg)	Cu (mg)	Fe (mg)	I (mcg)	Mg (mg)	Mn (mg)	K (mg)	P (mg)	Se (mcg)	Na (mg)	Zn (mg)
Iogurte de morango – Parmalat®	80.00	nd	16	2	1	nd	nd	0.5	0	3	0	nd	nd	nd	nd	nd	nd	nd	nd	nd	nd	nd	nd	nd	90	nd	nd	nd	nd	nd	nd	nd	nd	50	nd
Iogurte de morango Corpus – Danone®	40.59	nd	4.76	3.06	1.06	nd	nd	0.65	0	nd	0	nd	nd	nd	nd	nd	nd	nd	nd	nd	nd	nd	nd	nd	124.12	nd	nd	nd	nd	nd	nd	nd	nd	60	nd
Iogurte desnatado de frutas	102.00	74.5	19.1	4.38	1.09	0.03	0.3	0.7	0	4.2	0.1	tr	tr	11	0.03	tr	9.3	0.66	0.04	0.18	0.04	0.47	0.1	0.49	152	0.08	0.07	18.5	14.6	0.07	195	119	1.5	58.4	0.74
Iogurte desnatado natural	63.30	85.1	7.05	5.26	1.43	0.06	0.35	0.95	0	6.1	0	0	0	16	0.04	tr	11.2	0.8	0.04	0.21	0.05	0.56	0.11	0.59	183	0.01	0.08	35.6	17.5	0	234	144	1.5	70.2	0.89
Iogurte grego baunilha – Vigor®	150.00	nd	16	5	7.4	nd	nd	5	0	nd	0	nd	nd	nd	nd	nd	nd	nd	nd	nd	nd	nd	nd	nd	199	nd	nd	nd	nd	nd	nd	nd	nd	41	nd
Iogurte grego com frutas vermelhas – Nestlé®	119.00	nd	19	3.7	3.2	nd	nd	1.9	0	nd	0	nd	nd	nd	nd	nd	nd	nd	nd	nd	nd	nd	nd	nd	nd	nd	nd	nd	nd	nd	nd	nd	nd	60	nd
Iogurte grego com pedaços de abacaxi – Nestlé®	135.00	nd	20	4.7	4.2	nd	nd	2.3	0	nd	0	nd	nd	nd	nd	nd	nd	nd	nd	nd	nd	nd	nd	nd	170	nd	nd	nd	nd	nd	nd	nd	nd	70	nd
Iogurte grego tradicional – Nestlé®	113.00	nd	15	4.6	4	nd	nd	2.3	0	nd	0	nd	nd	nd	nd	nd	nd	nd	nd	nd	nd	nd	nd	nd	nd	nd	nd	nd	nd	nd	nd	nd	nd	75	nd
Iogurte grego tradicional – Vigor®	151.00	nd	16	5.1	7.5	nd	nd	5.1	0	nd	0	0	0	nd	nd	nd	nd	nd	nd	nd	nd	0	0	nd	203	nd	nd	nd	nd	nd	nd	nd	nd	42	nd
Iogurte integral com cenoura, suco de laranja e mel – Nestlé®	101.76	nd	15.88	3.12	2.94	nd	nd	1.59	0.12	nd	0	nd	nd	nd	nd	nd	nd	nd	nd	nd	nd	nd	nd	nd	100	nd	nd	nd	nd	nd	nd	35.88	nd	nd	nd
Iogurte integral com mel – Batavo®	101.17	nd	14.70	3.06	3.35	nd	nd	2	0	nd	0	nd	nd	nd	nd	nd	nd	nd	nd	nd	nd	nd	nd	nd	104.70	nd	nd	nd	nd	nd	nd	nd	nd	41.17	nd
Iogurte integral com mel – Nestlé®	98.82	nd	14.70	3.59	2.82	nd	nd	1.65	0.12	nd	0.53	nd	nd	nd	nd	nd	nd	nd	nd	nd	nd	nd	nd	nd	121.17	nd	nd	nd	nd	nd	nd	nd	nd	45.29	nd
Iogurte integral natural	61.40	87.9	4.67	3.48	3.26	0.09	0.89	2.1	0	12.7	0	0	0	30	0.04	tr	7.4	0.53	0.03	0.14	0.03	0.37	0.08	0.39	121	0.01	0.05	29	11.6	0	155	94.9	1.4	46.4	0.59
Iogurte integral natural – Batavo®	60	nd	5.12	3.53	2.82	nd	nd	1.70	0	nd	0	nd	nd	nd	nd	nd	nd	nd	nd	nd	nd	nd	nd	nd	135.29	nd	nd	nd	nd	nd	nd	nd	nd	55.88	nd
Iogurte integral natural – Nestlé®	74.12	nd	5.35	4	4.12	nd	nd	2.59	0	nd	0	nd	nd	nd	nd	nd	nd	nd	nd	nd	nd	nd	nd	nd	145.29	nd	nd	nd	nd	nd	nd	nd	nd	57.05	nd
Iogurte natural – Moo®	65.0	nd	4.2	12.0	1.3	nd	nd	0.7	nd	nd	0	nd	nd	nd	nd	nd	nd	nd	nd	nd	nd	nd	nd	nd	106.0	nd	nd	nd	nd	nd	nd	nd	nd	30	nd
Iogurte natural – Parmalat®	61.70	nd	5.1	4.03	2.8	nd	nd	nd	0	nd	0	nd	nd	nd	nd	nd	nd	nd	nd	nd	nd	nd	nd	nd	154.6	nd	nd	nd	nd	nd	177.2	97.8	nd	67.7	nd
Iogurte natural desnatado – Batavo®	42.35	nd	5.53	3.82	0.52	nd	nd	0.29	0	nd	0	nd	nd	180	1.53	3	nd	13.53	nd	nd	nd	nd	nd	nd	164.70	nd	nd	nd	nd	nd	nd	nd	nd	60	nd
Iogurte natural desnatado – Danone®	61.76	nd	10.58	4.82	0	nd	nd	0	nd	nd	0	nd	nd	nd	nd	nd	nd	nd	nd	nd	nd	nd	nd	nd	192.35	nd	nd	nd	nd	nd	nd	nd	nd	192.35	nd
Iogurte natural desnatado – Nestlé®	42.5	nd	5.75	4.12	0	0	0	0.18	0	3.5	0	nd	nd	nd	nd	nd	nd	nd	nd	nd	nd	nd	nd	nd	151.25	nd	nd	nd	nd	nd	nd	nd	nd	61.25	nd

Alimento	Energia (kcal)	Umid / Carb (g)	Prot / G tot (g)	G poli / G mono (g)	G sat / G trans (g)	Col (mg) / Fib tot (g)	Fib sol / Fib ins (g)	A (RE) / D (mcg)	E (mg) / Fol (mcg)	C (mg) / B1 (mg)	B2 (mg) / B6 (mg)	B12 (mcg) / Nia (mg)	Pant (mg)	Ca (mg) / Cu (mg)	Fe (mg) / I (mcg)	Mg (mg) / Mn (mg)	K (mg) / P (mg)	Se (mcg) / Na (mg)	Zn (mg)
Iogurte natural desnatado enriquecido com vitamina E – Parmalat®	42.00	nd	3.8	nd	nd	nd	nd	70	3	9	nd	nd	nd	152	0.62	nd	nd	nd	nd
		5.2	0.4	nd	0	0	nd	0.8	nd	nd	0.3	nd		nd	nd	nd	113	nd	
Iogurte natural parcialmente desnatado – Paulista®	62.94	nd	4.65	nd	1	nd	nd	nd	nd	nd	nd	nd	nd	165.88	nd	nd	nd	nd	nd
		7.65	1.53	nd	nd	nd	nd	nd	nd	nd	nd	nd		nd	nd	nd	nd	80	
Iogurte natural tradicional – Paulista®	71.76	nd	2.94	nd	2.29	nd	nd	nd	nd	nd	nd	nd	nd	117.06	nd	nd	nd	nd	nd
		7.06	3.47	nd	nd	nd	nd	nd	nd	nd	nd	nd		nd	nd	nd	nd	50	
Iogurte limonada suíça Dan'up – Danone®	78.33	nd	2.37	nd	1.53	nd	nd	nd	nd	nd	nd	nd	nd	94	nd	nd	nd	nd	nd
		12	2.33	nd	nd	nd	nd	nd	nd	nd	nd	nd		nd	nd	nd	nd	41.33	
Iogurte líquido maçã e banana Ninho – Nestlé®	59.41	nd	2.29	nd	0.88	nd	nd	66.47	nd	nd	nd	nd	nd	110.59	nd	nd	nd	nd	1.53
		8.82	1.59	nd	0	0	nd	0.55	nd	nd	nd	nd		nd	nd	nd	nd	44.70	
Iogurte líquido morango Ninho – Nestlé®	59.41	nd	2.29	nd	0.88	nd	nd	66.47	nd	nd	nd	nd	nd	110.59	nd	nd	nd	nd	1.53
		8.82	1.59	nd	0	0	nd	0.55	nd	nd	nd	nd		nd	nd	nd	nd	447.05	
Iogurte polpa de fruta coco – Danone®	89.00	nd	2.35	nd	1.55	nd	nd	nd	nd	nd	nd	nd	nd	93	0.17	nd	nd	nd	nd
		14.5	2.4	nd	nd	nd	nd	nd	nd	nd	nd	nd		nd	nd	nd	40	nd	
Iogurte polpa de fruta coco – Nestlé®	102.22	nd	2	nd	1.44	nd	nd·	nd	nd	nd	nd	nd	nd	190	nd	nd	nd	nd	nd
		17.78	2.44	nd	0	0	nd	nd	nd	nd	nd	nd		nd	nd	nd	nd	40	
Iogurte polpa de fruta frutas vermelhas Dan'up – Danone®	78.67	nd	2.27	nd	2.15	nd	nd	nd	nd	nd	nd	nd	nd	136	nd	nd	nd	nd	nd
		12.33	3.35	nd	nd	nd	nd	nd	nd	nd	nd	nd		nd	nd	nd	nd	58.5	
Iogurte polpa de fruta morango – Batavo®	102.22	nd	2.33	nd	1.44	7.33	nd	nd	nd	nd	nd	nd	nd	83.33	nd	nd	nd	nd	nd
		17.78	2.44	nd	0	0	nd	nd	nd	nd	nd	nd		nd	nd	nd	34.44	nd	
Iogurte polpa de fruta morango – Danone®	90.5	nd	2.35	nd	1.55	nd	nd	nd	nd	nd	nd	nd	nd	93.5	nd	nd	nd	nd	nd
		15	2.35	nd	nd	nd	nd	nd	nd	nd	nd	nd		nd	nd	nd	nd	39	
Iogurte polpa de fruta morango – Nestlé®	95.56	nd	1.89	nd	1.33	nd	nd	nd	nd	nd	nd	nd	nd	208.89	nd	nd	nd	nd	nd
		16.67	2.33	nd	0	0	nd	nd	nd	nd	nd	nd		nd	nd	nd	nd	44.44	
Iogurte polpa de fruta morango – Paulista®	93.33	nd	2.11	nd	1.67	nd	nd	nd	nd	nd	nd	nd	nd	74.44	nd	nd	nd	nd	nd
		15.56	2.56	nd	nd	nd	nd	nd	nd	nd	nd	nd		nd	nd	nd	nd	38.89	
Iogurte polpa de fruta morango e coco – Batavo®	102.22	nd	2.33	nd	1.44	7.33	nd	nd	nd	nd	nd	nd	nd	83.33	nd	nd	nd	nd	nd
		17.78	2.44	nd	0	0	nd	nd	nd	nd	nd	nd		nd	nd	34.44	nd	nd	
Iogurte polpa de frutas sortidas – Paulista®	88.89	nd	2.11	nd	1.67	nd	nd	nd	nd	nd	nd	nd	nd	73.33	nd	nd	nd	nd	nd
		14.44	2.56	nd	nd	nd	nd	nd	nd	nd	nd	nd		nd	nd	nd	nd	38.89	
Iogurte vitamina de banana Dan'up – Danone®	79.00	nd	2.2	nd	1.4	nd	nd	nd	nd	nd	nd	nd	nd	87	nd	nd	nd	nd	nd
		12.67	2.17	nd	nd	0.46	nd	nd	nd	nd	nd	nd		nd	nd	nd	nd	39.67	
Ioiô Nut® cream com avelã	530.00	nd	5	nd	nd	nd	nd	nd	nd	nd	nd	nd	nd	70	0.35	nd	nd	nd	nd
		60	31.5	nd	0	nd	nd	nd	nd	nd	nd	nd		nd	nd	nd	nd	75	nd
Ioiô Nut® cream com leite e avelã	525.00	nd	4.7	nd	nd	nd	nd	nd	nd	nd	nd	nd	nd	95	0.2	nd	nd	nd	nd
		60	31	nd	0	nd	nd	nd	nd	nd	nd	nd		nd	nd	nd	nd	84	nd
Isca de frango picante – Sadia®	143.37	nd	11.86	nd	2.16	nd	nd	nd	nd	nd	nd	nd	nd	nd	nd	nd	nd	nd	nd
		10.09	5.93	nd	0	1.23	nd	nd	nd	nd	nd	nd		nd	nd	nd	nd	291.45	
Isca de frango tradicional – Sadia®	124.97	nd	11.86	nd	1.23	nd	nd	nd	nd	nd	nd	nd	nd	152	nd	nd	nd	nd	nd
		10.09	4.16	nd	0	0.77	nd	nd	nd	nd	nd	nd		nd	nd	nd	nd	346.50	

Alimento	Energia (kcal)	Umid (g)	Carb (g)	Prot (g)	G tot (g)	G poli (g)	G mono (g)	G sat (g)	G trans (g)	Col (mg)	Fib tot (g)	Fib sol (g)	Fib ins (g)	A (RE)	D (mcg)	E (mg)	Fol (mcg)	C (mg)	B1 (mg)	B2 (mg)	B6 (mg)	B12 (mcg)	Nia (mg)	Pant (mg)	Ca (mg)	Cu (mg)	Fe (mg)	I (mcg)	Mg (mg)	Mn (mg)	K (mg)	P (mg)	Se (mcg)	Na (mg)	Zn (mg)
Isca de pirarucu	228.07	nd	15.07	8.16	15.25	nd	nd	nd	0	10.96	0.51	nd	nd	19.99	nd	nd	nd	17.56	nd	nd	nd	nd	nd	nd	130.17	nd	1.02	nd	nd	nd	nd	nd	nd	nd	nd
Isca de pirarucu ao molho	283.32	nd	7.73	12.27	23.23	nd	nd	nd	0	49.82	0.17	nd	nd	39.52	nd	nd	nd	3.21	nd	nd	nd	nd	nd	nd	161.9	nd	0.94	nd	nd	nd	nd	nd	nd	nd	nd
Isosource 1,5 – Nestlé®	152.00	nd	17	6.8	6.4	nd	nd	2.5	0	nd	0.8	nd	nd	nd	nd	nd	nd	nd	nd	nd	nd	nd	nd	nd	107	nd	1.9	nd	43	nd	214	107	7.6	129	3.20
Isosource 1,5 sem sacarose – Nestlé®	148.00	nd	15.3	6.5	6.7	nd	nd	2.8	0	nd	0.8	nd	nd	nd	nd	nd	nd	nd	nd	nd	nd	nd	nd	nd	107.2	nd	1.9	nd	42.8	nd	214.4	107.2	7.6	128.8	3.20
Isosource HN – Nestlé®	120.00	nd	15.7	5.3	4	nd	nd	2.3	0	nd	0	nd	nd	nd	nd	nd	nd	nd	nd	nd	nd	nd	nd	nd	100	nd	1.2	nd	26	nd	164	70	3.6	120	0.80
Isosource soya – Nestlé®	122.7	nd	17	4.4	4.1	nd	nd	2.3	0	nd	0	nd	nd	nd	nd	nd	nd	nd	nd	nd	nd	nd	nd	nd	100	nd	1.2	nd	26	nd	164	70	3.6	120	0.80
Isosource standard – Nestlé®	122.00	nd	16.8	4.4	4	nd	nd	2.3	0	nd	0	nd	nd	nd	nd	nd	nd	nd	nd	nd	nd	nd	nd	nd	100	nd	1.2	nd	26	nd	164	70	3.6	120	0.08
Itokonyaku	0.00	nd	2.2	0.1	0	0	0	0	0	nd	0.1	nd	nd	0	nd	nd	nd	0	nd	0	nd	nd	0	nd	43	nd	0.4	nd	nd	nd	60	5	nd	10	nd
Jabuticaba	51.30	87.7	10.8	1	0.1	nd	nd	nd	0	0	0.3	nd	nd	nd	nd	nd	nd	12	0.06	0.16	nd	nd	2.5	nd	13	nd	1.9	nd	nd	nd	nd	14	nd	nd	nd
Jaca	94.00	73.2	24	1.48	0.3	tr	tr	tr	0	0	1.6	2.7	nd	29.7	0	tr	14	6.7	0.03	0.11	0.11	nd	0.4	tr	34	0.19	0.6	nd	37	0.2	303	36	tr	3	0.42
Jaca (casca)	87.00	64	14.71	1.02	0.12	nd	nd	nd	0	nd	3.4	nd	nd	0.634	nd	nd	nd	403	nd	nd	nd	nd	nd	nd	nd	nd	0.04	nd	nd	0.31	0.01	nd	0.0009	nd	nd
Jaca (semente)	88.00	15.13	0.82	2.49	0.21	nd	nd	nd	0	nd	2.25	nd	nd	0.545	nd	nd	nd	4.4	nd	nd	nd	nd	nd	nd	nd	nd	0.76	nd	nd	5.67	0.19	nd	tr	nd	nd
Jambo	50.00	nd	12.805	0.805	0.194	nd	nd	nd	0	nd	1.103	nd	nd	25	nd	nd	nd	22	nd	nd	nd	nd	nd	nd	25.974	nd	1.402	nd	nd	nd	nd	nd	nd	nd	nd
Jaraqui (frito)	300.32	nd	7.4	14.87	24.25	nd	nd	nd	0	0	0	nd	nd	18.75	nd	nd	nd	0	nd	nd	nd	nd	nd	nd	209.26	nd	0.9	nd	nd	nd	nd	nd	nd	nd	nd
Jardineira	167.77	nd	13.39	7.41	9.47	nd	nd	nd	0	nd	2.06	nd	nd	600.57	nd	nd	nd	10.84	nd	nd	nd	nd	nd	nd	34.47	nd	2.02	nd	nd	nd	nd	nd	nd	nd	nd
Jatobá	115.00	nd	29.4	1	0.7	nd	nd	nd	0	0	10.4	nd	nd	30	nd	nd	nd	33	nd	nd	nd	nd	nd	nd	31	nd	0.8	nd	nd	nd	nd	nd	nd	nd	nd
Jenipapo	130.14	nd	25.7	5.2	0.3	nd	nd	nd	0	nd	9.4	nd	nd	30	nd	nd	nd	33	nd	nd	nd	nd	nd	nd	40	nd	3.6	nd	nd	nd	nd	nd	nd	nd	nd
Jiló	38.00	89.8	7	1.4	1.1	nd	nd	nd	0	0	1.2	nd	nd	66	nd	nd	nd	27	0.07	0.07	nd	nd	1	nd	22	nd	1	nd	nd	nd	nd	34	nd	nd	nd
Jiló (casca)	86.00	10.14	0.91	0.95	0.3	nd	nd	nd	0	nd	4.76	nd	nd	0.055	nd	nd	nd	3.9	nd	nd	nd	nd	nd	nd	nd	nd	0.39	nd	nd	5.85	0.16	nd	tr	nd	nd
Juice 3 Teas – biO₂ Organic®	64.00	nd	15.00	0.30	0	nd	nd	nd	0	nd	1.30	nd	nd	nd	nd	nd	nd	nd	nd	nd	nd	nd	nd	nd	nd	nd	nd	nd	nd	nd	nd	nd	nd	0	nd
Juice Banana orgânico – biO₂ Organic®	75.00	nd	17.00	1.00	0.30	nd	nd	0.05	0	nd	1.75	nd	nd	nd	nd	nd	nd	12.00	nd	nd	nd	nd	nd	nd	nd	nd	nd	nd	nd	nd	157.50	nd	nd	0	nd

TABELA DE COMPOSIÇÃO DE ALIMENTOS

Alimento	Energia (kcal)	Umid (g)	Carb (g)	Prot (g)	G tot (g)	G poli (g)	G mono (g)	G sat (g)	G trans (g)	Col (mg)	Fib tot (g)	Fib sol (g)	Fib ins (g)	A (RE) (mcg)	D (mcg)	E (mg)	Fol (mcg)	C (mg)	B1 (mg)	B2 (mg)	B6 (mg)	B12 (mg)	Nia (mg)	Pant (mg)	Ca (mg)	Cu (mg)	Fe (mg)	I (mcg)	Mg (mg)	Mn (mg)	K (mg)	P (mg)	Se (mcg)	Na (mg)	Zn (mg)
Juice Beta orgânico – biO₂ Organic®	43.00	nd	10.00	0.50	0	nd	nd	0	0	nd	1.10	nd	nd	299.00	nd	nd	nd	22.50	nd	nd	nd	nd	nd	nd	nd	nd	nd	nd	nd	nd	nd	nd	nd	8.50	nd
Juice Tangerina orgânico – biO₂ Organic®	44.00	nd	10.00	1.00	0	nd	nd	0	0	nd	0.90	nd	nd	nd	nd	nd	nd	22.50	nd	nd	nd	nd	nd	nd	nd	nd	nd	nd	nd	nd	nd	nd	nd	0	nd
Kamaboko rosa	106.00	nd	7.4	16.2	0.8	nd	nd	0	0	0	0.1	nd	nd	nd	nd	nd	nd	nd	nd	0.1	nd	nd	0.5	nd	300	nd	1	nd	nd	nd	100	230	nd	1200	nd
Kani kama (cru)	80.00	nd	10.00	10.5	0.3	nd	nd	nd	0	nd	nd	nd	nd	nd	nd	nd	nd	nd	nd	nd	nd	nd	nd	nd	nd	nd	nd	nd	nd	nd	nd	nd	nd	nd	nd
Katsuo bushi (casca de peixe desidratada)	340.00	nd	1.25	78.5	2.5	nd	nd	nd	0	nd	nd	nd	nd	nd	nd	nd	nd	nd	nd	nd	nd	nd	nd	nd	nd	nd	nd	nd	nd	nd	nd	nd	nd	460	nd
Kibe bovino – Perdigão®	196.25	nd	13.75	16.25	8.75	nd	nd	3.75	0.625	nd	6.25	nd	nd	nd	nd	nd	nd	nd	nd	nd	nd	nd	nd	nd	nd	nd	nd	nd	nd	nd	nd	nd	nd	1180	nd
Kibe bovino – Sadia®	235.00	nd	12.5	11	15.75	nd	nd	5.25	0.75	19.75	1.5	nd	nd	nd	nd	nd	nd	nd	nd	nd	nd	nd	nd	nd	nd	nd	nd	nd	nd	nd	nd	nd	nd	777.50	nd
Kibinho de carne bovina – Seara®	188.00	nd	8	12	12	nd	nd	4	nd	36	4	nd	nd	nd	nd	nd	nd	nd	nd	nd	nd	nd	nd	nd	nd	nd	nd	nd	nd	nd	nd	nd	nd	640	nd
Kinder Ovo – Kinder®	565.00	nd	55	9	35	nd	nd	23.5	nd	nd	0	nd	nd	nd	nd	nd	nd	nd	nd	nd	nd	nd	nd	nd	nd	nd	nd	nd	nd	nd	nd	nd	nd	120	nd
Kiwi	61.00	83.1	14.9	0.99	0.44	0.19	0.19	0.01	0	0	1.9	0.8	1.1	17.5	0	tr	22.4	98	0.02	0.05	0.06	0	0.5	0.28	26	0.05	0.41	tr	30	0.1	332	40	tr	5	0.10
Kombu	276.40	nd	63.2	5.9	0	0	0	0	0	0	nd	nd	nd	nd	nd	nd	nd	nd	nd	nd	nd	nd	nd	nd	93	nd	2	nd	nd	nd	nd	nd	nd	3400	nd
Lagarto (cozido) – carne bovina	222.00	57.6	0	32.9	9.1	0.2	4	3.9	nd	56	nd	nd	nd	3	nd	nd	nd	tr	tr	tr	nd	nd	nd	nd	4	0.05	1.9	nd	13	tr	254	167	nd	48	7.00
Lagarto (cru) – carne bovina	135.00	71	0	20.5	5.2	0.1	2.3	2.3	nd	56	nd	nd	nd	2	nd	nd	nd	nd	0.1	0.14	nd	nd	nd	nd	3	0.05	1.3	nd	20	tr	362	185	nd	54	2.40
Lagosta (crua)	90.00	76.8	0.5	18.8	0.9	0.15	0.26	0.18	0	95	0	0	0	21	0.1	tr	9.1	0	0.01	0.05	0.06	0.93	1.46	1.63	48	1.66	0.3	tr	27	0.06	275	144	79	296	3.03
Lambari (cru)	131.00	71.9	0	16.8	6.5	1.2	2.2	2	nd	159	nd	nd	nd	4	nd	nd	nd	nd	0.05	tr	nd	nd	3.3	nd	1181	0.09	0.9	nd	45	0.28	244	696	nd	48	3.30
Lambari (frito)	327.00	40.1	0	28.4	22.8	8.1	7	5.5	nd	246	0	nd	nd	9	nd	nd	nd	nd	0.25	0.03	nd	nd	8.93	nd	1881	0.31	0.8	nd	66	0.34	331	1067	nd	65	5.60
Lanche rápido congelado de carne com cheddar – Pão de Açúcar®	230.91	nd	30.91	8.1	8	nd	nd	1.91	0.18	nd	1.27	nd	nd	nd	nd	nd	nd	nd	nd	nd	nd	nd	nd	nd	nd	nd	nd	nd	nd	nd	nd	nd	nd	547.27	nd
Lanche rápido congelado de pizza – Pão de Açúcar®	265.45	nd	30	12.73	10	nd	nd	4.27	0	nd	1.09	nd	nd	nd	nd	nd	nd	nd	nd	nd	nd	nd	nd	nd	nd	nd	nd	nd	nd	nd	nd	nd	nd	580.91	nd
Laranja	47.00	86.8	11.8	0.94	0.12	0.03	0.02	0.02	0	0	1.9	1.25	0.65	20.5	0	0.24	30.3	53.2	0.09	0.04	0.06	0	0.28	0.25	40	0.05	0.1	tr	10	0.03	181	14	0.92	0	0.07
Laranja (casca)	66.00	59.59	12.1	1.2	0.71	nd	nd	nd	nd	nd	6.48	nd	nd	0.003	nd	nd	nd	13.7	nd	nd	nd	nd	nd	nd	nd	nd	362	nd	nd	0.33	106.9	nd	nd	nd	nd

Alimento	Energia (kcal)	Umid (g)	Carb (g)	Prot (g)	G tot (g)	G poli (g)	G mono (g)	G sat (g)	G trans (g)	Col (mg)	Fib tot (g)	Fib sol (g)	Fib ins (g)	A (RE) (mcg)	D (mcg)	E (mg)	Fol (mg)	C (mg)	B1 (mg)	B2 (mg)	B6 (mg)	B12 (mcg)	Nia (mg)	Pant (mg)	Ca (mg)	Cu (mg)	Fe (mg)	I (mg)	Mg (mg)	Mn (mg)	K (mg)	P (mg)	Se (mcg)	Na (mg)	Zn (mg)
Laranja-albuminada	68.71	82.17	15.64	1.69	0.16	0.04	0.03	0.02	0	0	0.18	0.06	0.12	15.419	0	0.166	24.237	40.844	0.072	0.073	0.034	0.021	0.322	0.17	9.532	0.039	0.162	7.489	9.946	0.013	175.648	14.898	2.09	18.657	0.04
Laranja-kinkan	47.00	86.80	11.80	0.94	0.12	0.03	0.02	0.02	nd	0	1.90	1.25	0.65	20.5	0	0.240	30.300	53.2	0.090	0.040	0.060	0	0.280	0.25	40	0.050	0.1	tr	10	0.030	181	14	0.920	0	0.07
Laranja-lima	46.00	87	11.5	1.1	0.1	nd	nd	nd	nd	0	1.8	nd	nd	0	nd	nd	nd	43.5	0.09	0.05	0.04	nd	tr	nd	31	0.03	0.1	nd	10	0.05	130	15	nd	1	0.10
Laranja-pera	37.00	89.6	8.9	1	0.1	nd	nd	nd	nd	0	0.8	nd	nd	0	nd	nd	nd	53.7	0.07	0.02	0.02	nd	nd	nd	nd	0.03	0.1	nd	9	0.05	163	23	nd	tr	0.10
Laranja-seleta	45.80	nd	11.7	0.936	0.122	nd	nd	nd	0	0	2.259	nd	nd	22.308	nd	nd	nd	53.2	nd	nd	nd	nd	nd	nd	40	nd	0.102	nd	nd	nd	nd	nd	nd	456.92	nd
Laranjada	35.66	90.8	8.38	0.47	0.14	0.03	0.02	0.02	0	0	0.14	0.04	0.09	13.525	0	0.136	20.49	33.813	0.061	0.021	0.027	0	0.27	0.13	8.074	0.032	0.139	1.353	7.75	0.01	135.275	11.524	0.138	1.623	0.04
Laranja em calda – Empório Santo Antônio®	320.00	nd	81.00	8.00	nd	nd	nd	nd	nd	nd	nd	nd	nd	nd	nd	nd	nd	nd	nd	nd	nd	nd	nd	nd	134.00	nd	0.50	nd	nd	nd	nd	nd	nd	2.50	nd
Lasanha (presunto, queijo e molho à bolonhesa)	185.00	64.11	12.3	12.91	9.06	0.83	3.59	3.58	0	40.26	0.74	0.15	0.59	30.551	0.146	0.741	8.188	3.919	0.156	0.144	0.159	1.127	3.182	0.24	41.972	0.108	1.595	2.232	19.22	0.153	200.366	124.798	10.507	401.517	2.35
Lasanha à bolonhesa congelada Qualitá – Pão de Açúcar®	116.62	nd	10.15	7.69	4.92	nd	nd	2.49	0.31	nd	0.98	nd	nd	nd	nd	nd	nd	nd	nd	nd	nd	nd	nd	nd	nd	nd	nd	nd	nd	nd	nd	nd	nd	456.92	nd
Lasanha à bolonhesa congelada – Sadia®	123.92	nd	12.31	7.08	6.15	nd	nd	2.09	0.12	15.08	0.34	nd	nd	nd	nd	nd	nd	nd	nd	nd	nd	nd	nd	nd	50.46	nd	0.8	nd	nd	nd	nd	nd	nd	533.54	nd
Lasanha de calabresa congelada – Sadia®	149.23	nd	12	7.38	8	nd	nd	3.38	0.09	16.92	0.34	nd	nd	nd	nd	nd	nd	nd	nd	nd	nd	nd	nd	nd	50.15	nd	0.71	nd	nd	nd	nd	nd	nd	502.46	nd
Lasanha de camarão congelada – Costa Sul®	132.00	nd	11.43	9.43	5.43	nd	nd	2.63	0	nd	1.63	nd	nd	nd	nd	nd	nd	nd	nd	nd	nd	nd	nd	nd	nd	nd	nd	nd	nd	nd	nd	nd	nd	480	nd
Lasanha de presunto e queijo ao sugo congelada – Sadia®	127.69	nd	10.77	5.54	6.77	nd	nd	2.65	0.21	13.23	0.49	nd	nd	nd	nd	nd	nd	nd	nd	nd	nd	nd	nd	nd	71.69	nd	0.58	nd	nd	nd	nd	nd	nd	455.38	nd
Lasanha quatro queijos congelada – Pão de Açúcar®	146.77	nd	13.23	6.15	7.69	nd	nd	4	0.4	nd	0.34	nd	nd	nd	nd	nd	nd	nd	nd	nd	nd	nd	nd	nd	nd	nd	nd	nd	nd	nd	nd	nd	nd	384	nd
Lasanha quatro queijos congelada – Sadia®	128.61	nd	12	6.15	6.15	nd	nd	3.69	0.31	16.61	1.91	nd	nd	nd	nd	nd	nd	nd	nd	nd	nd	nd	nd	nd	100.61	nd	0.31	nd	nd	nd	nd	nd	nd	395.08	nd
Leite chocolate Nesquik Nestlé Fast – Nestlé®	62.14	nd	8.21	3.07	1.82	nd	nd	0.96	0.31	nd	0.93	nd	nd	nd	nd	nd	nd	nd	nd	nd	nd	nd	nd	nd	nd	nd	nd	nd	nd	nd	nd	nd	nd	81.78	nd
Leite com chocolate e açúcar	91.48	79.52	13.55	3.1	3.11	0.13	0.81	2	0	12.25	0.23	0	0.23	28	0.901	0.121	4.725	0.874	0.036	0.153	0.038	0.322	0.095	0.285	108.677	0.04	0.171	nd	15.865	0.031	159.917	89.202	1.47	52.328	0.41
Leite condensado – Glória®	320.00	nd	55	7.5	8	nd	nd	5	0	nd	nd	nd	nd	nd	nd	nd	nd	nd	nd	nd	nd	nd	nd	nd	115	nd	nd	nd	nd	nd	nd	nd	nd	270	nd
Leite condensado Moça – Nestlé®	330.00	nd	55	7	8	nd	nd	5	0	nd	nd	nd	nd	nd	nd	nd	nd	nd	nd	nd	nd	nd	nd	nd	nd	nd	nd	nd	nd	nd	nd	nd	nd	110	nd
Leite condensado light Moça – Nestlé®	275.00	nd	60	9.5	0	nd	0	0	0	nd	0	nd	nd	nd	nd	nd	nd	nd	nd	nd	nd	nd	nd	nd	nd	nd	nd	nd	nd	nd	nd	nd	nd	170	nd
Leite de cabra desnatado – Caprilat®	30.00	nd	4.3	3	0	nd	nd	0	0	2.5	0	nd	nd	nd	nd	nd	35	nd	nd	nd	nd	nd	nd	nd	123	nd	nd	nd	nd	nd	nd	nd	nd	60	nd

Alimento	Energia (kcal)	Umid Carb (g)	Prot (g) G tot (g)	G poli (g) G mono (g)	G sat (g) G trans (g)	Col (mg) Fib tot (g)	Fib sol (g) Fib ins (g)	A (RE) D (mcg)	E (mg) Fol (mcg)	C (mg) B1 (mg)	B2 (mg) B6 (mg)	B12 (mcg) Nia (mg)	Pant (mg)	Ca (mg) Cu (mg)	Fe (mg) I (mcg)	Mg (mg) Mn (mg)	K (mg) P (mg)	Se (mcg) Na (mg)	Zn (mg)
Leite de cabra integral – Caprilat®	60.00	nd 4.3	3 3.5	nd nd	2.5 0	15 0	nd nd	nd nd	nd 35	nd nd	nd nd	nd nd	nd	123 nd	nd nd	nd nd	nd nd	nd 60	nd
Leite de cabra integral em pó – Caprilat®	538.46	nd 30.77	26.92 32.31	nd nd	20 0	134.61 0	nd nd	nd nd	nd 250	nd nd	nd nd	nd nd	nd	946.15 nd	nd nd	26.92 nd	nd nd	nd 269.23	nd
Leite de cabra integral em pó instantâneo – Caprilat®	538.46	nd 30.77	26.92 32.31	nd nd	20 0	134.61 0	nd nd	nd nd	nd 250	nd nd	nd nd	nd nd	nd	946.15 nd	nd nd	26.92 nd	nd nd	nd 269.23	nd
Leite de castanha-do-Brasil	372.27	nd 27.49	7.29 28.92	nd nd	nd 0	0 2.53	nd nd	2.9 nd	nd nd	0.55 nd	nd nd	nd nd	nd	112.88 nd	3.63 nd	nd nd	nd nd	nd nd	nd
Leite de coco – Ducôco®	22.00	nd 5.5	0 0	nd nd	0 0	0 0	nd nd	nd nd	nd nd	nd nd	nd nd	nd nd	nd	nd nd	nd nd	10 nd	161 nd	nd 12	nd
Leite de coco – Socôco®	22.50	nd 5.5	nd nd	nd nd	nd 0	nd nd	nd nd	nd nd	nd nd	nd nd	nd nd	nd nd	nd	nd nd	nd nd	150 nd	nd nd	nd 22.50	nd
Leite de gergelim	329.66	nd 48.34	5.65 15.47	nd nd	nd 0	0 2.93	nd nd	0.28 nd	nd nd	1.14 nd	nd nd	nd nd	nd	306.38 nd	4.75 nd	nd nd	nd nd	nd nd	nd
Leite de soja	33.00	93.3 1.82	2.76 1.92	0.83 0.33	0.21 0	0 1.31	0.2 1.11	3.2 0	tr 1.5	0 0.16	0.07 0.04	0 0.15	0.05	4 0.12	0.58 tr	19 0.17	141 49	1 12	0.23
Leite em pó de soja – Sobee®	469.00	nd 58.8	14 19.8	nd nd	nd 0	nd 0.7	nd nd	336 280	7 35	38.5 0.35	0.42 0.28	1.05 5.6	2.10	0.42 0.35	8.4 nd	70 0.7	545 0.28	nd 175	4.20
Leite em pó desnatado – Glória®	342.86	nd 52.38	33.33 0	0 0	0 0	0 0	nd nd	nd nd	nd nd	nd nd	nd nd	nd nd	nd	1295.24 nd	nd nd	nd nd	nd nd	nd 657.14	nd
Leite em pó integral de cabra com ácido fólico – Scabra®	530.80	3 31.92	26.92 31.92	nd nd	nd 0	nd nd	nd nd	140 nd	nd 250	nd nd	nd nd	nd nd	nd	950 nd	nd nd	1500 nd	nd 750	nd 300	nd
Leite em pó integral de cabra com ácido fólico reconstituído – Scabra®*	69.00	0.39 4.06	3.5 4.06	nd nd	nd 0	nd nd	nd nd	18.2 nd	nd 32.5	nd nd	nd nd	nd nd	nd	123.5 nd	nd nd	195 nd	nd 97.5	nd 39	nd
Leite em pó integral enriquecido – Nutricional (Posto de Saúde)	494.00	nd 38	27 26	nd nd	nd 0	nd nd	nd nd	375 270	nd nd	70 nd	nd nd	nd nd	nd	nd nd	10 nd	nd nd	nd nd	nd nd	nd
Leite em pó integral enriquecido Bônus – Nestlé®	490.00	nd 37.7	26.4 26	nd nd	nd 0	nd nd	nd nd	360 322	nd nd	nd nd	nd nd	nd nd	nd	600 nd	nd 0.13	nd nd	nd nd	nd nd	nd
Leite em pó integral enriquecido com ferro e vitamina – Nutril®	615.00	nd 38	27 26	nd nd	nd 0	nd nd	nd nd	720 nd	nd 0.6	42 nd	nd 1.2	1.2 10.2	nd	nd nd	6 0.06	nd nd	nd nd	nd nd	nd
Leite em pó integral fortificado – La Serenissima®	488.46	nd 111.67	25.77 25.77	nd nd	15 0	nd 0	nd nd	715.38 5.77	nd nd	53.85 nd	1.5 1.5	nd 18.46	nd	896.15 nd	16.15 nd	nd 2.65	nd nd	nd 369.23	8.08
Leite em pó integral fortificado instantâneo Ninho – Nestlé®	500.00	nd 38.07	26.15 26.92	nd nd	15 0	nd 0	nd nd	946.15 6.92	nd nd	65.38 nd	1.5 nd	nd nd	nd	946.15 nd	20 nd	nd nd	nd nd	nd 365.38	9.23
Leite em pó integral fortificado Ninho – Nestlé®	500.00	nd 38.08	26.15 26.92	nd nd	15 0	nd 0	nd nd	865.38 6.92	nd nd	65.38 nd	1.5 nd	nd nd	nd	946.15 nd	20 nd	nd nd	nd nd	nd 365.38	9.23
Leite em pó modificado – Pregestimil®	460.00	nd 63	12.9 18.4	nd nd	nd 0	nd nd	nd nd	424 290	10.9 75	51 0.45	0.41 0.29	2.5 5.8	2.20	430 0.45	8.2 nd	51 nd	500 290	nd 220	3.00

Alimento	Energia (kcal)	Umid (g)	Carb (g)	Prot (g)	G tot (g)	G poli (g)	G mono (g)	G sat (g)	G trans (g)	Col (mg)	Fib tot (g)	Fib sol (g)	Fib ins (g)	A (RE) (mcg)	D (mcg)	E (mg)	Fol (mcg)	C (mg)	B1 (mg)	B2 (mg)	B6 (mg)	B12 (mcg)	Nia (mg)	Pant (mg)	Ca (mg)	Cu (mg)	Fe (mg)	I (mcg)	Mg (mg)	Mn (mg)	K (mg)	P (mg)	Se (mcg)	Na (mg)	Zn (mg)
Leite em pó modificado Enfalac – Prematuro®	490.00	nd	54.9	14.5	24.7	nd	nd	nd	0	nd	nd	nd	nd	456	310	12	175	95	0.39	0.8	0.36	2.5	6.1	2.30	580	0.58	1.1	nd	58	180	620	320	nd	200	4.90
Leite em pó modificado Sobee – Mead Johnson®	469.00	nd	58.8	14	19.8	nd	nd	nd	0	nd	0.7	nd	nd	336	nd	5.63	35	38.5	0.35	0.42	0.28	10.5	nd	2.10	420	0.35	8.4	31.5	70	0.7	545	280	nd	175	4.20
Leite em pó Nestogeno Soy – Nestlé®	464.00	nd	57.5	16.6	18.6	4.8	nd	nd	0	nd	0.9	nd	nd	420	280	5.6	42	74	0.28	0.63	0.35	1	3.5	2.10	575	0.7	8.3	3.7	85	390	800	415	nd	235	4.20
Leite em pó semidesnatado Bônus – Nestlé®	427.00	nd	46.2	31.3	13	nd	nd	nd	0	nd	nd	nd	nd	360	322	nd	nd	nd	nd	nd	nd	nd	nd	nd	600	nd	nd	0.13	nd	nd	nd	nd	nd	nd	nd
Leite em pó semidesnatado enriquecido Svelty Soy – Nestlé®	427.00	nd	46.2	31.3	13	nd	nd	nd	0	nd	nd	nd	nd	360	322	nd	nd	nd	nd	nd	nd	nd	nd	nd	600	nd	nd	0.13	nd	nd	nd	nd	nd	nd	nd
Leite em pó total cálcio Molico – Nestlé®	345.00	nd	50	33.5	0	nd	nd	0	0	nd	0	nd	nd	565	7.5	nd	nd	nd	nd	nd	nd	nd	nd	nd	2500	nd	nd	nd	nd	nd	nd	nd	nd	470	nd
Leite fermentado Chamyto – Nestlé®	54.67	nd	10.67	2.13	nd	nd	nd	nd	nd	nd	0	nd	nd	nd	nd	nd	nd	nd	nd	nd	nd	nd	nd	nd	88	nd	nd	nd	nd	nd	nd	nd	nd	28	1.73
Leite gelificado chocolate – Nestlé®	128.20	nd	22.36	3.27	2.82	nd	nd	nd	0	nd	0	nd	nd	nd	nd	nd	nd	nd	nd	nd	nd	nd	nd	nd	nd	nd	nd	nd	nd	nd	nd	nd	nd	65	nd
Leite integral em pó – La Sereníssima®	488.46	nd	38.08	25.77	25.77	nd	nd	15	0	nd	0	nd	nd	715.38	5.77	nd	nd	nd	nd	nd	nd	nd	nd	nd	896.15	nd	nd	nd	nd	nd	nd	nd	nd	369.23	nd
Leite integral Nescau – Nestlé®	65.00	nd	10	2.5	1.75	0.05	0.04	1	0	6.5	0.5	nd	nd	57	nd	nd	nd	nd	0.11	0.12	0.12	0.22	1.5	0.47	95	nd	1.3	nd	nd	nd	nd	nd	nd	57.5	nd
Leite longa vida desnatado – Cotochés®	30.5	nd	4.65	3	0	nd	nd	0	0	nd	0	nd	nd	nd	nd	nd	nd	nd	nd	nd	nd	nd	nd	nd	105	nd	nd	nd	nd	nd	nd	nd	nd	65	nd
Leite longa vida desnatado – Elegê®	30.5	nd	4.65	3	0	nd	nd	0	0	nd	0	nd	nd	nd	nd	nd	nd	nd	nd	nd	nd	nd	nd	nd	105	nd	nd	nd	nd	nd	nd	nd	nd	65	nd
Leite longa vida desnatado – Italac®	33.5	nd	5.0	2.9	0.5	nd	nd	0	0	nd	0	nd	nd	nd	nd	nd	nd	nd	nd	nd	nd	nd	nd	nd	130	nd	nd	nd	nd	nd	nd	nd	nd	62.5	nd
Leite longa vida desnatado – Leco®	31	nd	4.65	3.1	nd	nd	nd	nd	nd	nd	0	nd	nd	nd	nd	nd	nd	nd	nd	nd	nd	nd	nd	nd	115	nd	nd	nd	nd	nd	nd	nd	nd	65	nd
Leite longa vida desnatado – Parmalat®	31.5	nd	4.70	0	0	nd	nd	0	0	nd	0	nd	nd	nd	nd	nd	nd	nd	nd	nd	nd	nd	nd	nd	150	nd	nd	nd	nd	nd	nd	nd	nd	91	nd
Leite longa vida integral – Cotochés®	57.00	nd	4.5	3.0	3.0	nd	nd	1.9	0	nd	0	nd	nd	nd	nd	nd	nd	nd	nd	nd	nd	nd	nd	nd	105	nd	nd	nd	nd	nd	nd	nd	nd	65	nd
Leite longa vida integral – Elegê®	57.00	nd	4.5	3.0	3.0	nd	nd	1.9	0	nd	0	nd	nd	nd	nd	nd	nd	nd	nd	nd	nd	nd	nd	nd	105	nd	nd	nd	nd	nd	nd	nd	nd	65	nd
Leite longa vida integral – Parmalat®	57.00	nd	4.65	2.9	3	nd	nd	1.6	0	nd	0	nd	nd	nd	nd	nd	nd	nd	nd	nd	nd	nd	nd	nd	150	nd	nd	nd	nd	nd	nd	nd	nd	91	nd
Leite longa vida integral – Paulista®	60	nd	4.8	3	3.2	nd	nd	2.1	nd	nd	nd	nd	nd	nd	nd	nd	nd	nd	nd	nd	nd	nd	nd	nd	117	nd	nd	nd	nd	nd	tr	nd	nd	65	nd
Leite longa vida integral zero lactose – Parmalat®	40.00	nd	4.5	3	1	nd	nd	0.5	0	nd	0	nd	nd	nd	nd	nd	nd	nd	nd	nd	nd	nd	nd	nd	120	nd	nd	nd	nd	nd	nd	nd	nd	50	nd

TABELA DE COMPOSIÇÃO DE ALIMENTOS

Alimento	Energia (kcal)	Umid (g)	Carb (g)	Prot (g)	G tot (g)	G poli (g)	G mono (g)	G sat (g)	G trans (g)	Col (mg)	Fib tot (g)	Fib sol	Fib ins (g)	A (RE) (mcg)	D (mcg)	E (mg)	Fol (mcg)	C (mg)	B1 (mg)	B2 (mg)	B6 (mg)	B12 (mcg)	Nia (mg)	Pant (mg)	Ca (mg)	Cu (mg)	Fe (mg)	I (mcg)	Mg (mg)	Mn (mg)	K (mg)	P (mg)	Se (mcg)	Na (mg)	Zn (mg)
Leite longa vida semidesnatado – Cotochés®	39.00	nd	4.5	3	1	nd	nd	0.6	0	nd	0	nd	nd	nd	nd	nd	nd	nd	nd	nd	nd	nd	nd	nd	105	nd	nd	nd	nd	nd	nd	nd	nd	65	nd
Leite longa vida semidesnatado – Elegê®	39.00	nd	4.5	3	1	nd	nd	0.6	0	nd	0	nd	nd	nd	nd	nd	nd	nd	nd	nd	nd	nd	nd	nd	105	nd	nd	nd	nd	nd	nd	nd	nd	65	nd
Leite longa vida semidesnatado – Parmalat®	34.50	nd	4.7	5.80	1	nd	nd	0.60	0	nd	0	nd	nd	nd	nd	nd	nd	nd	nd	nd	nd	nd	nd	nd	150	nd	nd	nd	nd	nd	nd	nd	nd	91	nd
Leite materno	69.60	87.5	6.9	1.04	4.39	0.5	1.66	2.01	0	13.9	0	0	0	64	0.1	nd	5.2	5.01	0.01	0.04	0.01	0.05	0.18	0.22	32.2	0.05	0.03	nd	3.41	0.03	51.2	13.7	1.8	16.9	0.17
Leite morango Longuinho – Paulista®	78.00	nd	10.64	2.96	2	nd	nd	nd	0	nd	nd	nd	nd	17.4	nd	nd	nd	9.27	0.095	0.15	nd	nd	6.535	nd	134.815	nd	0.445	nd	nd	nd	nd	93.52	nd	nd	nd
Leite morango Nesquik – Nestlé®	85.00	nd	14.50	1.5	2.5	nd	nd	1.5	0	7.5	0	nd	nd	70	nd	70	nd	6.75	0.15	0.18	0.21	nd	1.95	nd	61	nd	nd	nd	nd	nd	nd	nd	nd	75	nd
Leite pasteurizado light – Paulista®	39.00	nd	5.63	3.29	0.25	nd	nd	nd	0	nd	nd	nd	nd	72	24	nd	nd	3.6	0.01	0.022	nd	nd	nd	nd	0.077	nd	0.14	nd	nd	nd	nd	88	nd	nd	nd
Leite semidesnatado – Paulista®	41.5	nd	4.9	3	1.1	nd	nd	0.7	nd	nd	nd	nd	nd	nd	nd	nd	nd	nd	nd	nd	nd	nd	nd	nd	119	nd	0	nd	nd	nd	nd	nd	nd	66	nd
Leite tipo A integral pasteurizado – Bela Vista®	63.50	nd	4.8	3.2	3.5	nd	nd	2.1	0	nd	0	nd	nd	nd	nd	nd	nd	nd	nd	nd	nd	nd	nd	nd	107	nd	nd	nd	nd	nd	nd	nd	nd	40	nd
Leitoa à pururuca	308.66	nd	0.5	20.38	24.4	nd	nd	nd	0	68.03	0.06	nd	nd	1.49	nd	nd	nd	0.54	nd	nd	nd	nd	nd	nd	8.57	nd	0.92	nd	nd	nd	nd	nd	nd	nd	nd
Lentilha – Bonduelle®	84.00	nd	10.9	5.4	1.4	nd	nd	nd	0	nd	4.2	nd	nd	nd	nd	nd	nd	nd	nd	nd	nd	nd	nd		nd	nd	nd	nd	nd	nd	nd	nd	nd	nd	nd
Lentilha – Yoki®	343.00	nd	60	23.33	0	nd	nd	0	0	nd	4	nd	nd	nd	nd	nd	433.33	nd	nd	nd	nd	nd	nd		nd	nd	nd	nd	nd	nd	nd	nd	173.33	nd	nd
Lentilha cozida (grãos)	116.00	69.6	20.1	9.03	0.38	0.18	0.06	0.05	0	0	4.55	0.75	3.8	0.8	0	0.59	181	1.5	0.17	0.07	0.18	0	1.06	0.64	19	0.25	3.34	tr	36	0.49	369	180	3.35	2	1.28
Lentilha seca	338.00	11.2	57.1	28.1	0.96	0.45	0.16	0.14	0	0	13.1	1.6	11.5	3.9	0	1.26	433	6.2	0.48	0.25	0.54	0	2.62	1.85	51	0.85	9.03	nd	107	1.43	905	454	10.9	10	3.62
Licor	353.50	29.65	44.2	0.05	0.3	0.05	0.01	0.05	0	0	0	0	0	0	0	nd	0	0	0	0.01	0	0	0.07	0.00	0.5	0.06	0.07	nd	1.5	0.03	15	3	nd	6.5	0.04
Licor de jenipapo	211.00	nd	38.43	3.1	0.1	nd	nd	nd	0	0	4.2	nd	nd	0	nd	nd	nd	nd	nd	nd	nd	nd	nd	nd	20.3	nd	1.041	nd	nd	nd	nd	nd	nd	nd	nd
Limão (casca)	59.00	30.28	2.43	3.07	0.92	nd	nd	nd	nd	nd	6.71	nd	nd	1.41	nd	nd	nd	nd	14.51	nd	nd	nd	nd	nd	nd	nd	nd	nd	nd	nd	nd	nd	nd	nd	nd
Limão (suco)	25.00	90.7	8.64	0.38	0.13	0.09	0.01	0.04	nd	0	0.4	0.19	nd	2	0	0.22	12.9	46	0.03	0.01	0.05	0	0.1	0.10	7	0.03	0.03	nd	6	0.01	124	6	0.2	1	0.05
Limonada com açúcar	54.42	85.46	14.43	0.07	0.02	0.01	0	0.01	0	0	0.07	0.03	0.04	0.346	0	0.038	2.231	7.956	0.005	0.004	0.004	0	0.017	0.02	2.737	0.015	0.02	nd	1.736	0.003	21.706	1.297	0.074	2.4	0.03
Limonada sem açúcar	5.00	98.14	1.73	0.08	0.01	0.02	0	0.01	0	0	0.08	0.04	0.04	0.4	0	0.044	2.581	9.203	0.006	0.002	0.01	0	0.02	0.02	3.002	0.011	0.014	tr	2.001	0.002	24.809	1.2	0.04	2.602	0.03
Língua bovina (cozida)	315.00	53.4	0	21.4	24.8	0.5	10.3	11.2	nd	105	nd	nd	nd	tr	nd	nd	nd	nd	tr	0.08	nd	nd	1.83	nd	6	0.08	2.1	nd	12	0.01	175	136	nd	59	4.10

L

Alimento	Energia (kcal)	Umid (g)	Carb (g)	Prot (g)	G tot (g)	G poli (g)	G mono (g)	G sat (g)	G trans (g)	Col (mg)	Fib tot (g)	Fib sol (g)	Fib ins (g)	A (RE) (mcg)	D (mcg)	E (mg)	Fol (mcg)	C (mg)	B1 (mg)	B2 (mg)	B6 (mg)	B12 (mcg)	Nia (mg)	Pant (mg)	Ca (mg)	Cu (mg)	Fe (mg)	I (mcg)	Mg (mg)	Mn (mg)	K (mg)	P (mg)	Se (mcg)	Na (mg)	Zn (mg)
Língua bovina (crua)	215.00	65	0	17.1	15.8	0.3	6.8	6.8	nd	118	nd	nd	nd	tr	nd	nd	nd	nd	0.05	0.04	nd	nd	1.18	nd	5	0.09	1.7	nd	15	0.02	251	164	nd	73	2.90
Língua bovina salgada (crua)	220.00	62.4	0	15.7	17.5	nd	nd	nd	0	78	0	0	0	nd	nd	0.28	6	3	0.1	0.38	0.18	5	6.4	0.80	7	0.37	4.9	nd	19	0.01	300	150	nd	1210	3.50
Linguado (cozido)	117.00	73.2	0	24.2	1.54	0.41	0.31	0.36	0	68	0	0	0	11	1.5	1.89	9.2	1.6	0.08	0.11	0.24	2.51	2.18	0.58	18	0.03	0.34	tr	58	0.02	344	289	58.2	105	0.63
Linguado (cru)	91.00	79.1	0	18.8	1.2	0.33	0.23	0.28	0	48	0	0	0	10	1.5	1.5	8	1.7	0.09	0.08	0.21	1.52	2.9	0.50	18	0.03	0.36	tr	31	0.02	361	184	32.7	81	0.45
Linguiça de frango (crua)	218.00	64.8	0	14.2	17.4	3.5	7.3	5.2	nd	64	0	nd	nd	tr	nd	nd	nd	nd	0.11	0.05	nd	nd	4.6	nd	11	0.05	0.5	nd	19	0.05	280	182	nd	1126	0.70
Linguiça de frango (crua) – Aurora®	314.00	nd	8.8	15.8	24	nd	nd	10.4	0	nd	0	nd	nd	nd	nd	nd	nd	nd	nd	nd	nd	nd	nd	nd	nd	nd	nd	nd	nd	nd	nd	nd	nd	1064	nd
Linguiça de frango (frita)	245.00	59.6	0	18.3	18.5	4.3	7.2	5	nd	76	0	nd	nd	tr	nd	nd	nd	nd	0.11	0.05	nd	nd	5.67	nd	15	0.04	0.8	nd	29	0.1	364	262	nd	1374	1.20
Linguiça de frango (grelhada)	244.00	58.6	0	18.2	18.4	3.4	6.8	4.7	nd	80	nd	nd	nd	tr	nd	nd	nd	nd	0.12	0.04	nd	nd	5.97	nd	14	0.09	0.7	nd	21	0.1	356	228	nd	1351	1.00
Linguiça de porco (crua)	227.00	62.5	0	16.1	17.6	1.7	5	4	nd	53	nd	nd	nd	tr	nd	nd	nd	nd	0.49	0.05	nd	nd	2.6	nd	6	0.04	0.4	nd	14	0.01	316	157	nd	1176	1.40
Linguiça de porco (frita)	280.00	54.6	0	20.5	21.3	2.7	8.2	6.5	nd	75	nd	nd	nd	tr	nd	nd	nd	nd	0.41	0.07	nd	nd	5.83	nd	8	0.06	0.9	nd	18	0.01	409	211	nd	1432	3.10
Linguiça de porco (grelhada)	296.00	50.5	0	23.2	21.9	2.6	8.7	7	nd	82	nd	nd	nd	tr	nd	nd	nd	nd	0.4	0.07	nd	nd	6.6	nd	8	0.07	1	nd	19	0.01	427	210	nd	1456	3.50
Linguiça suína – Borussia®	272	nd	6.0	18.0	20	nd	nd	7.0	0	nd	0	nd	nd	nd	nd	nd	nd	nd	nd	nd	nd	nd	nd	nd	nd	nd	nd	nd	nd	nd	nd	nd	nd	1.280.00	nd
Lombo assado Linha Festa – Seara®	175.00	nd	tr	21.25	10	nd	nd	2.5	0	68.75	nd	nd	nd	nd	nd	nd	nd	nd	nd	nd	nd	nd	nd	nd	tr	nd	1.375	nd	nd	nd	nd	nd	nd	1118.75	1.84
Lombo de porco (assado)	210.00	57	0	35.7	6.4	0.7	2.9	2.6	nd	103	nd	0	0	tr	nd	nd	nd	nd	0.75	0.07	nd	nd	12.43	nd	20	0.03	0.5	nd	18	tr	311	238	nd	39	1.80
Lombo de porco (cru)	176.00	68	0	22.6	8.8	1	3.7	3.3	nd	55	nd	nd	nd	tr	nd	nd	nd	nd	0.95	tr	nd	nd	13.83	nd	4	0.01	0.5	nd	24	tr	334	195	nd	53	0.90
Longan	60.00	82.8	15.1	1.3	0.1	nd	nd	nd	0	nd	0	nd	nd	nd	nd	nd	nd	84	0.03	0.14	nd	0	nd	nd	1	0.169	0.13	nd	10	0.052	266	21	nd	0	0.05
Lula (cozida)	138.00	70.24	3.75	18.81	4.7	1.59	1.48	1.03	0	280.8	0	0	0	51.04	tr	tr	5.65	5.39	0.02	0.4	0.06	1.49	2.49	0.50	40.02	2.28	0.82	tr	39.88	0.05	298.1	267.2	tr	370.2	1.84
Lula (crua)	91.78	78.6	3.06	15.53	1.41	0.47	nd	0.35	0	232.98	nd	0	0	nd	nd	nd	nd	4.707	0.024	0.412	0.059	1.294	2.118	nd	31.77	1.891	0.682	nd	32.947	0.035	245.923	221.213	nd	43.537	1.53
Lula ensopada recheada com camarão	150.66	73.68	2.39	12.7	9.93	5.35	2.15	1.37	0	34.33	0.41	0.13	0.21	77.829	0.859	8.459	6.509	4.457	0.023	0.033	0.062	0.262	1.417	0.10	40.895	0.117	1.425	0.351	11.604	0.061	91.625	125.863	8.966	244.143	0.32
Maca peruana em pó – biO₂ Organic®	320.00	nd	67.00	12.00	0	nd	nd	0	0	nd	10.00	nd	nd	nd	nd	nd	nd	nd	nd	1.40	1.10	nd	nd	nd	680.00	nd	nd	nd	nd	nd	nd	nd	nd	nd	nd
Maçã (casca)	82.00	27.34	4.71	0.55	0.7	nd	nd	nd	nd	nd	2.5	nd	nd	0.903	nd	nd	nd	nd	6.2	nd	nd	nd	nd	nd	nd	nd	nd	0.07	nd	nd	nd	nd	nd	nd	nd

Alimento	Energia (kcal)	Umid / Carb (g)	Prot / G tot (g)	G poli / G mono (g)	G sat / G trans (g)	Col / Fib tot (mg/g)	Fib sol / Fib ins (g)	A (RE) / D (mcg)	E (mg) / Fol (mcg)	C (mg) / B1 (mg)	B2 (mg) / B6 (mg)	B12 (mcg) / Nia (mg)	Pant (mg)	Ca (mg) / Cu (mg)	Fe (mg) / I (mcg)	Mg (mg) / Mn (mg)	K (mg) / P (mg)	Se (mcg) / Na (mg)	Zn (mg)
Maçã (sem casca)	57.00	84.5 / 14.8	0.15 / 0.31	0.09 / 0.01	0.05 / 0	0 / 1.9	0.72 / 1.17	4.4 / 0	tr / 0.4	4 / 0.02	0.01 / 0.05	0 / 0.09	0.06	4 / 0.03	0.07 / tr	3 / 0.02	113 / 7	0.4 / 0	0.04
Maçã – Turma da Mônica®	52.00	85 / 15	0.3 / 0.3	nd / nd	0 / 0	nd / 2	nd / nd	0.01 / nd	nd / nd	5 / 0.02	0.02 / nd	nd / 0.30	0.05	6 / nd	0.3 / nd	5 / nd	116 / 12	nd / 1	nd
Maçã crocante – Croc Apple®	333.33	nd / 93.333	0 / 0	nd / nd	0 / 0	0 / 13.333	nd / nd	nd / nd	nd / nd	nd / nd	nd / nd	nd / nd	nd	tr / nd	3.333 / nd	nd / nd	nd / nd	nd / 116.667	nd
Maçã red orgânica – IBD®	52.00	85.00 / 15.00	0.30 / 0.30	0 / 0	0 / nd	0 / 2.00	nd / nd	0.01 / nd	nd / nd	5.00 / 0.02	0.02 / 0.03	nd / 0.30	0.05	6.00 / nd	0.30 / nd	5.00 / nd	116.00 / 12.00	nd / 1.00	nd
Maçã vermelha	59.00	83.9 / 15.3	0.19 / 0.36	0.11 / 0.02	0.06 / 0	0 / 1.97	0.75 / 1.22	5.3 / 0	0.66 / 2.8	5.7 / 0.02	0.01 / 0.05	0 / 0.08	0.06	7 / 0.04	0.18 / tr	5 / 0.05	115 / 7	0.3 / 0	0.04
Macadâmia	702.00	2.89 / 13.7	8.31 / 73.7	1.27 / 58.2	11 / 0	0 / 5.31	1.9 / 3.41	0 / 0	tr / 15.7	0 / 0.35	0.11 / 0.2	0 / 2.14	0.44	70 / 0.3	2.42 / tr	116 / 0.59	368 / 136	7 / 5	1.72
Macarrão (cozido)	141.00	66 / 28.3	4.78 / 0.67	0.27 / 0.08	0.1 / 0	0 / 1.5	0.69 / 0.81	0 / 0	tr / 7	0 / 0.2	0.1 / 0.04	0 / 1.67	0.11	7 / 0.1	1.41 / tr	18 / 0.29	31 / 54	21.3 / 1	0.53
Macarrão (cru)	348.00	9.7 / 75.8	12 / 1.8	0.8 / 0.1	0.3 / 0	0 / 5	nd / nd	0 / 0	tr / 23	0 / 0.18	0.05 / 0.1	0 / 2.9	0.30	25 / 0.3	1.6 / tr	53 / 0.9	230 / 180	16 / 11	1.50
Macarrão à bolonhesa	126.12	70.17 / 22.11	5.36 / 1.67	0.26 / 0.57	0.53 / 0	5.96 / 1.39	0.59 / 0.8	20.254 / 0.018	0.102 / 7.777	2.801 / 0.164	0.096 / 0.077	0.194 / 1.832	0.17	9.077 / 0.118	1.347 / 0.018	18.387 / 0.256	120.315 / 57.49	15.592 / 151.67	0.78
Macarrão ao sugo	85.23	79.53 / 15.65	2.65 / 1.45	0.76 / 0.29	0.21 / 0	0 / 1.29	0.48 / 0.81	28.402 / 0	1.317 / 10.961	8.72 / 0.121	0.068 / 0.064	0 / 1.065	0.17	7.671 / 0.092	0.882 / nd	14.152 / 0.192	129.321 / 37.9	9.863 / 180.396	0.31
Macarrão de sêmola de grão duro – Smurfs Delverde®	348.00	nd / 72	13.5 / 0.7	nd / nd	nd / 0	nd / nd	nd / nd	nd / nd	nd / nd	nd / nd	nd / nd	nd / nd	nd	nd / nd	nd / nd	nd / nd	nd / nd	nd / nd	nd
Macarrão instantâneo cru (sabor galinha) Lámen Maggi – Nestlé®	447.06	nd / 61.18	9.53 / 18.82	nd / nd	8.23 / 0	nd / 2.35	nd / nd	nd / nd	nd / nd	nd / nd	nd / nd	nd / nd	nd	nd / nd	nd / nd	nd / nd	nd / nd	nd / 1742.35	nd
Macarrão massa cozida com ovos – Petybon®	143.00	nd / 29	4.6 / 1	nd / nd	nd / 0	nd / nd	nd / nd	nd / nd	nd / nd	nd / nd	nd / nd	nd / nd	nd	nd / nd	nd / nd	nd / nd	nd / nd	nd / nd	nd
Macarrão Nissin Lámen Miojo® cru (qualquer tempero)	434.12	nd / 58.82	9.88 / 17.65	nd / nd	8.12 / 0	nd / 2.47	nd / nd	nd / nd	nd / nd	nd / nd	nd / nd	nd / nd	nd	nd / nd	nd / nd	nd / nd	nd / nd	nd / 1890.59	nd
Macarrão parafuso tricolor – Premiata®	121.80	nd / 27.7	4.1 / 0.09	nd / nd	nd / 0	nd / nd	nd / nd	nd / nd	nd / nd	nd / nd	nd / nd	nd / nd	nd	nd / nd	nd / nd	nd / nd	nd / nd	nd / nd	nd
Macarrão somen	334.00	/ 0	11.3 / 1.6	nd / nd	nd / 0	nd / 2.2	nd / nd	nd / nd	nd / nd	nd / nd	nd / nd	nd / nd	nd	nd / nd	nd / nd	nd / nd	nd / nd	nd / 1.6	nd
Macarrão tipo lamen	314.82	nd / 60.2	12.2 / 2.8	nd / nd	0.34 / 0	46.3 / 2.3	nd / nd	nd / nd	nd / nd	nd / nd	nd / nd	nd / nd	nd	45.2 / nd	2.9 / nd	nd / nd	nd / nd	nd / 804.5	nd
Macaxeira (cozida)	149.00	nd / 36	0.8 / 0.3	nd / nd	nd / 0	0 / 1	nd / nd	2 / nd	nd / nd	39 / nd	nd / nd	nd / nd	nd	35 / nd	1.1 / nd	nd / nd	nd / nd	nd / nd	nd
Macis em pó	475.00	8.17 / 50.5	6.71 / 32.4	4.39 / 11.2	9.51 / 0	0 / 20.2	tr / tr	80 / 0	tr / tr	tr / 0.31	0.45 / tr	0 / 1.35	tr	252 / 2.47	13.9 / tr	163 / 1.5	463 / 110	tr / 80.1	2.30
Maionese com limão – Hellmann's®	225.00	nd / 9.17	0 / 20.83	11.67 / 5	3.33 / 0	18.33 / 0	nd / nd	nd / nd	nd / nd	nd / nd	nd / nd	nd / nd	nd	nd / nd	nd / nd	nd / nd	nd / nd	nd / 891.67	nd

Alimento	Energia (kcal)	Umid (g)	Carb (g)	Prot (g)	G tot (g)	G poli (g)	G mono (g)	G sat (g)	G trans (g)	Col (mg)	Fib tot (g)	Fib sol (g)	Fib ins (g)	A (RE) (mcg)	D (mcg)	E (mg)	Fol (mcg)	C (mg)	B1 (mg)	B2 (mg)	B6 (mg)	B12 (mcg)	Nia (mg)	Pant (mg)	Ca (mg)	Cu (mg)	Fe (mg)	I (mcg)	Mg (mg)	Mn (mg)	K (mg)	P (mg)	Se (mcg)	Na (mg)	Zn (mg)
Maionese com reduzido teor de lipídios – Oderich®	241.67	nd	0	0	25	nd	nd	8.33	0	nd	0	nd	nd	nd	nd	nd	nd	nd	nd	nd	nd	nd	nd	nd	nd	nd	nd	nd	nd	nd	nd	nd	nd	112.50	nd
Maionese de alho – Jurema®	258.33	tr	8.34	0	25	tr	tr	4.17	nd	tr	0	tr	tr	tr	tr	tr	tr	tr	tr	tr	tr	tr	tr	tr	tr	tr	nd	nd	nd	nd	tr	tr	tr	1166.67	tr
Maionese de alho e cebola – Hellmann's®	225.00	nd	8.33	0	20.83	12.5	5	3.33	0	15	0	nd	nd	nd	nd	nd	nd	nd	nd	nd	nd	nd	nd	nd	nd	nd	nd	nd	nd	nd	nd	nd	nd	908.33	nd
Maionese de atum – Hellmann's®	208.33	nd	6.67	0	19.17	11.67	5	3.33	0	15.83	0	nd	nd	nd	nd	nd	nd	nd	nd	nd	nd	nd	nd	nd	nd	nd	nd	nd	nd	nd	nd	nd	nd	983.33	nd
Maionese de atum – Oderich®	241.67	nd	0	0	25	nd	nd	8.33	0	nd	0	nd	nd	nd	nd	nd	nd	nd	nd	nd	nd	nd	nd	nd	nd	nd	nd	nd	nd	nd	nd	nd	nd	112.50	nd
Maionese de azeitona – Hellmann's®	208.33	nd	9.17	0	19.17	10.83	5	2.50	0	11.67	0	nd	nd	nd	nd	nd	nd	nd	nd	nd	nd	nd	nd	nd	nd	nd	nd	nd	nd	nd	nd	nd	nd	1066.67	nd
Maionese de azeitona – Jurema®	258.33	tr	8.34	0	25	tr	tr	4.17	nd	tr	0	tr	tr	tr	tr	tr	tr	tr	tr	tr	tr	tr	tr	tr	tr	tr	nd	nd	nd	nd	tr	tr	tr	1250	tr
Maionese de azeitonas verdes – Oderich®	241.67	nd	0	0	25	nd	nd	8.33	0	nd	0	nd	nd	nd	nd	nd	nd	nd	nd	nd	nd	nd	nd	nd	nd	nd	nd	nd	nd	nd	nd	nd	nd	112.50	nd
Maionese de ervas finas – Oderich®	241.67	nd	0	0	25	nd	nd	8.33	0	nd	0	nd	nd	nd	nd	nd	nd	nd	nd	nd	nd	nd	nd	nd	nd	nd	nd	nd	nd	nd	nd	nd	nd	112.50	nd
Maionese de limão – Oderich®	241.67	nd	0	0	25	nd	nd	8.33	0	nd	0	nd	nd	nd	nd	nd	nd	nd	nd	nd	nd	nd	nd	nd	nd	nd	nd	nd	nd	nd	nd	nd	nd	112.50	nd
Maionese de molho tártaro – Oderich®	241.67	nd	0	0	25	nd	nd	8.33	0	nd	0	nd	nd	nd	nd	nd	nd	nd	nd	nd	nd	nd	nd	nd	nd	nd	nd	nd	nd	nd	nd	nd	nd	112.50	nd
Maionese de pimenta – Jurema®	258.33	tr	8.34	0	25	tr	tr	4.17	nd	tr	0	tr	tr	tr	tr	tr	tr	tr	tr	tr	tr	tr	tr	tr	tr	tr	nd	nd	nd	nd	tr	tr	tr	1250	tr
Maionese de tártaro – Hellmann's®	200.00	nd	9.17	0	18.33	10.83	4.17	2.50	0	11.67	0	nd	nd	nd	nd	nd	nd	nd	nd	nd	nd	nd	nd	nd	nd	nd	nd	nd	nd	nd	nd	nd	nd	1.075	nd
Maionese de tártaro – Jurema®	258.33	tr	8.34	0	25	tr	tr	4.17	nd	tr	0	tr	tr	tr	tr	tr	tr	tr	tr	tr	tr	tr	tr	tr	tr	tr	nd	nd	nd	nd	tr	tr	tr	1333.33	tr
Maionese de tofu – Ecobras®	120.00	tr	2.67	6.67	10.67	tr	tr	2	0	tr	0	tr	tr	tr	tr	tr	tr	tr	tr	tr	tr	tr	tr	tr	tr	tr	nd	nd	nd	nd	tr	tr	tr	306.67	tr
Maionese de tofu com azeitona – Ecobras®	133.33	tr	2.67	6.67	10.67	tr	tr	2	0	tr	0	tr	tr	tr	tr	tr	tr	tr	tr	tr	tr	tr	tr	tr	tr	tr	nd	nd	nd	nd	tr	tr	tr	306.67	tr
Maionese de tofu com chili – Ecobras®	120.00	tr	2.67	6.67	10.67	tr	tr	2	0	tr	0	tr	tr	tr	tr	tr	tr	tr	tr	tr	tr	tr	tr	tr	tr	tr	nd	nd	nd	nd	tr	tr	tr	306.67	tr
Maionese de tomate seco – Oderich®	241.67	nd	0	0	25	nd	nd	8.33	0	nd	0	nd	nd	nd	nd	nd	nd	nd	nd	nd	nd	nd	nd	nd	nd	nd	nd	nd	nd	nd	nd	nd	nd	112.50	nd
Maionese Deleite – Hellmann's®	225	nd	9.17	0	20.83	nd	nd	3.33	0	16.67	0	nd	nd	nd	nd	nd	nd	nd	nd	nd	nd	nd	nd	nd	nd	nd	nd	nd	nd	nd	nd	nd	nd	708.33	nd
Maionese light – Carrefour®	333.33	nd	64	5.2	10.4	nd	nd	nd	0	nd	nd	nd	nd	nd	nd	nd	nd	nd	nd	nd	nd	nd	nd	nd	nd	1.2	nd	nd	nd	nd	nd	nd	nd	nd	nd
Maionese light – GoodLight®	183.33	tr	8.34	0	16.67	tr	tr	4.17	tr	tr	tr	tr	tr	tr	tr	tr	tr	tr	tr	tr	tr	tr	tr	tr	tr	tr	nd	nd	nd	nd	tr	tr	tr	1250	tr

TABELA DE COMPOSIÇÃO DE ALIMENTOS

Alimento	Energia (kcal)	Umid (g)	Carb (g)	Prot (g)	G tot (g)	G poli (g)	G mono (g)	G sat (g)	G trans (g)	Col (mg)	Fib tot (g)	Fib sol (g)	Fib ins (g)	A (RE) (mcg)	D (mcg)	E (mg)	Fol (mcg)	C (mg)	B1 (mg)	B2 (mg)	B6 (mg)	B12 (mcg)	Nia (mg)	Pant (mg)	Ca (mg)	Cu (mg)	Fe (mg)	I (mcg)	Mg (mg)	Mn (mg)	K (mg)	P (mg)	Se (mcg)	Na (mg)	Zn (mg)
Maionese light – Hellmann's®	250	nd	8.33	0	24.17	14.17	5.83	4.17	0	18.33	0	nd	nd	nd	nd	nd	nd	nd	nd	nd	nd	nd	nd	nd	nd	nd	nd	nd	nd	nd	nd	nd	nd	nd	1041.67	nd
Maionese light – Jurema®	258.33	tr	8.34	0	25	tr	tr	4.17	nd	tr	0	tr	tr	tr	tr	tr	tr	tr	tr	tr	tr	tr	tr	tr	tr	tr	tr	tr	tr	tr	tr	tr	tr	1083.33	tr
Maionese light – Liza®	175.00	nd	10	0	15	8.33	4.17	2.5	0	22.50	0	nd	nd	nd	nd	nd	nd	nd	nd	nd	nd	nd	nd	nd	nd	nd	nd	nd	nd	nd	nd	nd	nd	nd	1016.67	nd
Maionese light – Vigor®	208.33	tr	10	0	18.33	10.83	5	3.33	nd	15	0	tr	tr	tr	tr	tr	tr	tr	tr	tr	tr	tr	tr	tr	tr	tr	tr	tr	tr	tr	tr	tr	tr	1275	tr
Maionese sabor azeitona – Hellmann's Unilever®	208.25	nd	9.16	0	19.16	10.83	5.00	2.50	0	11.66	0	nd	nd	nd	nd	nd	nd	nd	nd	nd	nd	nd	nd	nd	nd	nd	nd	nd	nd	nd	nd	nd	nd	1066.24	nd
Maionese sabor limão – Hellmann's Unilever®	224.91	nd	9.16	0	20.83	11.66	5.00	3.33	0	18.33	0	nd	nd	nd	nd	nd	nd	nd	nd	nd	nd	nd	nd	nd	nd	nd	nd	nd	nd	nd	nd	nd	nd	891.31	nd
Maionese sabor tártaro – Hellmann's Unilever®	199.92	nd	9.16	0	18.33	10.83	4.17	2.50	0	11.66	0	nd	nd	nd	nd	nd	nd	nd	nd	nd	nd	nd	nd	nd	nd	nd	nd	nd	nd	nd	nd	nd	nd	1074.57	nd
Maionese tradicional Capriccio – Cica®	727.00	nd	3	1	79	nd	nd	nd	0	nd	nd	nd	nd	nd	nd	nd	nd	nd	nd	nd	nd	nd	nd	nd	nd	nd	nd	nd	nd	nd	nd	nd	nd	nd	nd	nd
Maionese tradicional – Gourmet®	737.00	nd	1.7	1	81	nd	nd	nd	0	nd	nd	nd	nd	nd	nd	nd	nd	nd	nd	nd	nd	nd	nd	nd	nd	nd	nd	nd	nd	nd	nd	nd	nd	nd	640	nd
Maionese tradicional – Hellmann's®	333.33	nd	7.5	0	33.33	19.17	8.33	5	0	18.33	0	nd	nd	nd	nd	2.67	nd	nd	nd	nd	nd	nd	nd	nd	nd	nd	nd	nd	nd	nd	nd	nd	nd	1050.00	nd
Maionese tradicional – Jurema®	300.00	tr	8.34	0	25	tr	tr	5	nd	tr	0	tr	tr	tr	tr	tr	tr	tr	tr	tr	tr	tr	tr	tr	tr	tr	tr	tr	tr	tr	tr	tr	tr	1083.33	tr
Maionese tradicional – Liza®	241.67	nd	9.17	0	22.50	12.5	5.83	3.33	0	28.33	0	nd	nd	nd	nd	nd	nd	nd	nd	nd	nd	nd	nd	nd	nd	nd	nd	nd	nd	nd	nd	nd	nd	1016.67	nd
Maionese tradicional – Maionegg's®	600.00	nd	0	0	66.66	nd	nd	10	0	33.33	nd	nd	nd	nd	nd	nd	nd	nd	nd	nd	nd	nd	nd	nd	nd	nd	nd	nd	nd	nd	nd	nd	nd	nd	800	nd
Maionese tradicional – Maria®	183.33	nd	11.67	0.15	nd	8.33	4.17	2.5	0	15	0	nd	nd	nd	nd	nd	nd	nd	nd	nd	nd	nd	nd	nd	nd	nd	nd	nd	nd	nd	nd	nd	nd	1041.67	nd
Maionese tradicional – Pão de Açúcar®	300.00	tr	6.67	0	30	tr	tr	6.66	nd	33.32	0	tr	tr	tr	tr	tr	tr	tr	tr	tr	tr	tr	tr	tr	tr	tr	tr	tr	tr	tr	tr	tr	tr	1000	tr
Maionese tradicional – Vigor®	250.00	tr	9.17	0	23.33	13.33	5.83	4.17	nd	15	0	tr	tr	tr	tr	tr	tr	tr	tr	tr	tr	tr	tr	tr	tr	tr	tr	tr	tr	tr	tr	tr	tr	1150	tr
Maisena (milho, aveia, arroz e centeio) – Nutre®	360.00	nd	nd	5.8	nd	nd	nd	nd	0	nd	nd	nd	nd	400	nd	nd	nd	20	0.15	0.24	nd	nd	2.7	nd	240	nd	12	nd	nd	nd	nd	240	nd	nd	nd
Maltodextrina – Nidex®	379.00	nd	23.7	0.15	nd	nd	nd	nd	0	nd	nd	nd	nd	nd	nd	nd	nd	nd	1.18	nd	nd	nd	nd	nd	nd	nd	nd	nd	nd	nd	nd	nd	nd	nd	nd
Mamão (casca)	86.00	26.31	4.65	1.59	0.15	nd	nd	nd	nd	nd	1.94	nd	nd	11.2	nd	nd	nd	nd	52.8	nd	nd	nd	nd	nd	nd	nd	10.29	nd	nd	0.45	50	nd	nd	nd	nd
Mamão formosa	32.00	90.7	8.3	0.5	0.1	nd	nd	nd	0	nd	0.6	nd	nd	37	nd	nd	nd	46	0.03	0.04	nd	nd	0.3	nd	20	nd	0.4	nd	nd	nd	13	nd	nd	nd
Mamão natural desidratado – Fazenda Tamanduá®	333.70	nd	79.8	3.4	0.3	nd	nd	nd	0	nd	33	nd	nd	nd	nd	nd	nd	nd	nd	nd	nd	nd	nd	nd	nd	nd	nd	nd	nd	nd	nd	nd	nd	nd	nd

Alimento	Energia (kcal)	Umid (g)	Carb (g)	Prot (g)	G tot (g)	G poli (g)	G mono (g)	G sat (g)	G trans (g)	Col (mg)	Fib tot (g)	Fib sol (g)	Fib ins (g)	A (RE) (mcg)	D (mcg)	E (mg)	Fol (mcg)	C (mg)	B1 (mg)	B2 (mg)	B6 (mg)	B12 (mcg)	Nia (mg)	Pant (mg)	Ca (mg)	Cu (mg)	Fe (mg)	I (mcg)	Mg (mg)	Mn (mg)	K (mg)	P (mg)	Se (mcg)	Na (mg)	Zn (mg)
Mamão papaia	39.00	88.8	9.82	0.61	0.14	0.03	0.04	0.04	0	0	1.8	tr	tr	28.4	0	tr	38	61.8	0.03	0.03	0.02	0	0.34	0.22	24	0.02	0.1	tr	10	0.01	257	5	tr	3	0.07
Mamão verde	89.00	47.46	10.64	0.82	0.18	nd	nd	nd	nd	nd	2.16	nd	nd	0.31	nd	nd	nd	nd	35	nd	nd	nd	nd	nd	nd	nd	0.1	nd	nd	0.42	0.043	nd	0.0006	nd	nd
Mamão verde (casca)	90.00	40.65	9.04	0.47	0.29	nd	nd	nd	nd	nd	1.99	nd	nd	5.88	nd	nd	nd	nd	87	nd	nd	nd	nd	nd	nd	nd	0.08	nd	nd	0.56	0.014	nd	0.0005	nd	nd
Maminha (crua) – carne bovina	153.00	70	0	21	7	0.1	3.1	3.1	0	51	nd	nd	nd	3	nd	nd	nd	nd	0.12	0.08	0.03	nd	4.3	nd	3	0.03	1.1	nd	16	tr	274	181	nd	37	3.50
Mandioca	120.00	68.5	26.9	3.11	0.39	0.07	0.1	0.1	0	0	1.65	0.7	0.95	1	0	tr	22.1	48.2	0.23	0.1	0.3	0	1.4	0.33	91	0.18	3.6	tr	66	0.41	764	70	tr	8	0.25
Mandioca (frita)	303.35	nd	28.44	0.63	21.24	nd	nd	nd	0	0	0.79	nd	nd	1.58	nd	nd	nd	30.81	nd	nd	nd	nd	nd	nd	27.66	nd	0.87	nd	nd	nd	nd	nd	nd	nd	nd
Mandioca (gratinada)	127.72	72.29	16.94	4.6	4.86	0.2	1.37	3	0	15.74	0.97	0.4	0.57	44.229	0.32	0.179	15.443	24.559	0.141	0.134	0.178	0.157	0.854	0.29	120.502	0.104	1.965	nd	39.383	0.229	445.935	93.085	1.465	180.224	0.44
Mandioca palito congelada – Pratigel®	119.00	nd	29	1	0	nd	nd	0	nd	nd	1	nd	nd	nd	nd	nd	nd	nd	nd	nd	nd	nd	nd	nd	28	nd	1	nd	nd	nd	nd	nd	nd	32	nd
Mandioca tolete congelada – Daucy®	117.14	nd	30	1.43	0	nd	nd	0	0	n	1.43	nd	nd	nd	nd	nd	nd	nd	nd	nd	nd	nd	nd	nd	30	nd	1.43	nd	nd	nd	nd	nd	nd	40	nd
Mandioquinha	104.00	73	24.9	0.8	0.2	nd	nd	nd	0	nd	0.6	nd	nd	20	nd	nd	nd	28	0.06	0.04	nd	nd	3.4	nd	29	nd	1.2	nd	nd	nd	nd	58	nd	nd	nd
Mané pelado (bolo de mandioca)	249.89	nd	22.6	6.55	13.88	nd	nd	nd	0	103.43	0.91	nd	nd	94.32	nd	nd	nd	17.81	nd	nd	nd	nd	nd	nd	134.46	nd	2.15	nd	nd	nd	nd	nd	nd	nd	nd
Maneco com jaleco	172.32	nd	1.55	27.3	9.07	nd	nd	nd	0	82.25	0.63	nd	nd	131.27	nd	nd	nd	7.94	nd	nd	nd	nd	nd	nd	20.84	nd	2.91	nd	nd	nd	nd	nd	nd	nd	nd
Manga	65.00	81.7	17	0.51	0.27	0.05	0.1	0.07	0	0	2.77	1.6	1.17	389	0	1.13	18.8	27.7	0.06	0.06	0.13	0	0.58	0.16	10	0.11	0.13	tr	9	0.03	156	11	tr	2	0.04
Manga (casca)	88.00	13.67	2.38	0.43	0.27	nd	nd	nd	nd	nd	2.93	nd	nd	3.36	nd	nd	nd	nd	5	nd	nd	nd	nd	nd	nd	nd	0.3	nd	nd	4.95	0.1	nd	0.02	nd	nd
Manga natural desidratada – Fazenda Tamanduá®	354.10	nd	86.4	1.9	0.3	nd	nd	nd	nd	nd	13.1	nd	nd	386	0	nd	nd	nd	nd	nd	nd	nd	nd	nd	nd	nd	nd	nd	nd	nd	nd	nd	nd	nd	nd
Mangaba	43.00	87.9	10.5	0.7	0.3	nd	nd	nd	nd	0	0.8	nd	nd	30	nd	nd	nd	33	0.04	0.04	nd	nd	0.5	nd	41	nd	2.8	nd	nd	nd	nd	nd	nd	nd	nd
Maniçoba	201.92	nd	12.54	9.46	12.65	nd	nd	nd	0	nd	nd	nd	nd	nd	nd	nd	nd	nd	nd	nd	nd	nd	nd	nd	nd	nd	nd	nd	nd	nd	nd	nd	nd	nd	nd
Manjar branco com ameixa em calda	156.64	63.39	30.57	1.86	3.57	0.09	0.5	2.77	0	6.12	0.77	0.25	nd	26.931	0.45	0.199	3.798	0.738	0.024	0.086	0.038	0.162	0.226	0.19	59.134	0.065	0.528	nd	13.522	0.094	138.598	57.218	1.283	24.573	0.27
Manjericão fresco	27.00	91	4.35	2.54	0.61	0.39	0.09	0.04	0	0	2.52	tr	tr	386	0	tr	64	18	0.03	0.07	0.13	0	0.93	0.24	154	0.29	3.17	tr	81	1.45	462	69	tr	4.01	0.85
Manjericão seco	251.00	6.43	61	14.4	3.98	tr	tr	tr	tr	0	17.7	tr	tr	937.5	0	tr	tr	61.2	0.15	0.32	tr	0	6.95	tr	2113	1.37	42	tr	422	3.17	3432	490	tr	34.2	5.82
Manjerona seca	271.00	7.64	60.6	12.7	7.04	tr	tr	tr	tr	0	18.1	tr	tr	806.8	0	tr	tr	51.4	0.29	0.32	tr	0	4.12	tr	1989	1.13	82.7	tr	346	5.43	1522	306	tr	77	3.06

TABELA DE COMPOSIÇÃO DE ALIMENTOS

Alimento	Energia (kcal)	Umid (g)	Carb (g)	Prot (g)	G tot (g)	G poli (g)	G mono (g)	G sat (g)	G trans (g)	Col (mg)	Fib tot (g)	Fib sol (g)	Fib ins (g)	A (RE) (mcg)	D (mcg)	E (mg)	Fol (mcg)	C (mg)	B1 (mg)	B2 (mg)	B6 (mg)	B12 (mcg)	Nia (mg)	Pant (mg)	Ca (mg)	Cu (mg)	Fe (mg)	I (mcg)	Mg (mg)	Mn (mg)	K (mg)	P (mg)	Se (mcg)	Na (mg)	Zn (mg)
Manjuba (crua)	99.00	76.9	0	18.5	2.2	nd	nd	nd	0	nd	tr	nd	nd	25	nd	nd	nd	tr	0.01	0.08	nd	nd	3.5	nd	279	nd	1.2	tr	nd	0	nd	264	nd	nd	nd
Manjuba (frita)	349.00	40.7	0	30.1	24.5	11.7	6	5.3	nd	270	nd	nd	nd	12	nd	nd	nd	nd	0.03	0.03	nd	nd	7.27	nd	575	0.14	0.9	nd	32	0.21	318	735	nd	41	3.20
Manteiga com margarina com sal – Vigor®	740.00	nd	nd	nd	82	nd	nd	36	10	100	nd	nd	nd	nd	nd	nd	nd	nd	nd	nd	nd	nd	nd	nd	nd	nd	nd	nd	nd	nd	nd	nd	nd	480	nd
Manteiga com margarina sem sal – Vigor®	740.00	nd	nd	nd	82	nd	nd	36	10	100	nd	nd	nd	nd	nd	nd	nd	nd	nd	nd	nd	nd	nd	nd	nd	nd	nd	nd	nd	nd	nd	nd	nd	0	nd
Manteiga com margarina extra cremosa com sal Leco – Vigor®	740.00	nd	nd	nd	82	11	24	36	10	100	nd	nd	nd	nd	nd	nd	nd	nd	nd	nd	nd	nd	nd	nd	nd	nd	nd	nd	nd	nd	nd	nd	nd	480	nd
Manteiga com margarina extra cremosa sem sal Leco – Vigor®	740.00	nd	nd	nd	82	11	24	36	nd	100	nd	nd	nd	nd	nd	nd	nd	nd	nd	nd	nd	nd	nd	nd	nd	nd	nd	nd	nd	nd	nd	nd	nd	0	nd
Manteiga com sal	717.00	15.9	0.1	0.9	81.1	3.01	24.4	50.5	0	219	0	0	0	754	1.4	1.6	3.01	0	0.01	0.03	0	0.13	0.04	0.11	24	0.02	0.16	tr	2.01	0	26	23	tr	747	0.05
Manteiga com sal – Aviação®	740.00	nd	nd	0	83	nd	nd	48	0	nd	0	nd	nd	nd	nd	nd	nd	nd	nd	nd	nd	nd	nd	nd	nd	nd	nd	nd	nd	nd	nd	nd	nd	900	nd
Manteiga com sal – Itambé®	720.00	nd	nd	0	80	nd	nd	55	0	nd	0	nd	nd	nd	nd	nd	nd	nd	nd	nd	nd	nd	nd	nd	nd	nd	nd	nd	nd	nd	nd	nd	nd	780	nd
Manteiga com sal – Teixeira®	710.00	nd	0	0	80	nd	nd	45	0	nd	0	nd	nd	nd	nd	nd	nd	nd	nd	nd	nd	nd	nd	nd	nd	nd	nd	nd	nd	nd	nd	nd	nd	700	nd
Manteiga de coco sem glúten e lactose – Copra®	395.00	nd	15.00	10.00	35.00	nd	nd	23.00	0	nd	10.00	nd	nd	nd	nd	nd	nd	nd	nd	nd	nd	nd	nd	nd	87.00	nd	6.30	nd	nd	nd	nd	nd	nd	12.50	nd
Manteiga extra com sal – Batavo®	740.00	nd	0	0	82	nd	nd	46	2	nd	0	nd	nd	nd	nd	nd	nd	nd	nd	nd	nd	nd	nd	nd	15	nd	nd	nd	nd	nd	nd	nd	nd	650	nd
Manteiga extra com sal – Elegê®	740.00	nd	0	0	82	nd	nd	46	2	nd	0	nd	nd	nd	nd	nd	nd	nd	nd	nd	nd	nd	nd	nd	15	nd	nd	nd	nd	nd	nd	nd	nd	650	nd
Manteiga extra com sal – La Sereníssima®	740.00	nd	0	0	82	nd	nd	49	3	nd	0	nd	nd	nd	nd	nd	nd	nd	nd	nd	nd	nd	nd	nd	nd	nd	nd	nd	nd	nd	nd	nd	nd	460	nd
Manteiga extra sem sal – Batavo®	740.00	nd	0	0	82	nd	nd	46	2	nd	0	nd	nd	nd	nd	nd	nd	nd	nd	nd	nd	nd	nd	nd	15	nd	0	nd	nd	nd	nd	nd	nd	0	nd
Manteiga francesa com sal – Président®	720.00	nd	0	0	80	nd	nd	57	3	nd	0	nd	nd	nd	nd	nd	nd	nd	nd	nd	nd	nd	nd	nd	nd	nd	nd	nd	nd	nd	nd	nd	nd	740	nd
Manteiga francesa com sal La Motte – Président®	720.00	nd	1	1	80	nd	nd	54	3	nd	0	nd	nd	nd	nd	nd	nd	nd	nd	nd	nd	nd	nd	nd	nd	nd	nd	nd	nd	nd	nd	nd	nd	740	nd
Manteiga francesa sem sal – Président®	720.00	nd	0	0	80	nd	nd	57	3	nd	0	nd	nd	nd	nd	nd	nd	nd	nd	nd	nd	nd	nd	nd	nd	nd	nd	nd	nd	nd	nd	nd	nd	740	nd
Manteiga sem sal	717.00	17.9	0.06	0.85	81.1	3.01	24.4	50.5	0	219	0	0	0	754	1.4	1.6	2.8	0	0.01	0.03	0	0.13	0.04	0.11	23.5	0.02	0.16	tr	2.19	0	26	22.8	0.66	11	0.05
Manteiga sem sal – Aviação®	770.00	nd	nd	0	86	nd	nd	48	3	nd	0	nd	nd	nd	nd	nd	nd	nd	nd	nd	nd	nd	nd	nd	nd	nd	nd	nd	nd	nd	nd	nd	nd	0	nd

M

Alimento	Energia (kcal)	Umid (g) / Carb (g)	Prot (g) / G tot (g)	G poli (g) / G mono (g)	G sat (g) / G trans (g)	Col (mg) / Fib tot (g)	Fib sol (g) / Fib ins (g)	A (RE) D (mcg)	E (mg) / Fol (mcg)	C (mg) / B1 (mg)	B2 (mg) / B6 (mg)	B12 (mcg) / Nia (mg)	Pant (mg)	Ca (mg) / Cu (mg)	Fe (mg) / I (mcg)	Mg (mg) / Mn (mg)	K (mg) / P (mg)	Se (mcg) / Na (mg)	Zn (mg)
Maracujá	97.00	72.9 / 23.4	2.21 / 0.7	nd / nd	nd / 0	nd / 10.4	1.53 / 1.55	70 / nd	nd / 14	30 / nd	0.13 / nd	nd / 1.5	nd	12 / 0.12	1.61 / nd	29 / nd	348 / 68	nd / 28	nd
Maracujá (casca)	86.00	12.83 / 1.76	0.93 / 0.23	nd / nd	nd / nd	nd / 5.2	nd / nd	2.85 / nd	nd / 20	nd / nd	nd / nd	nd / nd	nd	nd / nd	nd / nd	nd / 0.58	nd / nd	nd / nd	nd
Maracujá (semente)	59.00	104.04 / 1	5.93 / 8.48	nd / nd	nd / nd	nd / 27.41	nd / nd	6.11 / nd	nd / nd	nd / 5.3	nd / nd	nd / nd	nd	nd / nd	3.08 / nd	nd / 2.75	0.18 / nd	0.05 / nd	nd
Margarina ao leite com sal – Leco®	590.00	nd / nd	nd / 65	nd / nd	22 / 10	nd / nd	nd / nd	nd / nd	nd / nd	nd / nd	nd / nd	nd / nd	nd	nd / nd	nd / nd	nd / nd	nd / nd	nd / 1000	nd
Margarina ao leite sem sal – Leco®	720.00	nd / nd	nd / 80	nd / nd	18 / nd	nd / nd	nd / nd	nd / nd	nd / nd	nd / nd	nd / nd	nd / nd	nd	nd / nd	nd / nd	nd / nd	nd / nd	nd / nd	nd
Margarina com manteiga sem sal – Vigor Mix®	740.00	nd / nd	nd / 82	nd / nd	36 / 10	100 / nd	nd / nd	nd / nd	nd / nd	nd / nd	nd / nd	nd / nd	nd	nd / nd	nd / nd	nd / nd	nd / nd	nd / 480	nd
Margarina com sal Mila – Delícia®	360.00	nd / 0	0 / 40	nd / nd	15 / 0	nd / 0	nd / nd	450 / nd	nd / nd	nd / nd	nd / nd	nd / nd	nd	nd / nd	nd / nd	nd / nd	nd / nd	nd / 900	nd
Margarina cremosa com sal – Delícia®	630	nd / 0	0 / 70	nd / nd	20 / 0	nd / 0	nd / nd	450 / nd	nd / nd	nd / nd	nd / nd	nd / nd	nd	nd / nd	nd / nd	nd / nd	nd / nd	nd / 550	nd
Margarina cremosa com sal Qualy – Sadia®	720.00	nd / 0	0 / 80	37 / 20	20 / 0	0 / 0	nd / nd	450 / nd	nd / nd	nd / nd	nd / nd	nd / nd	nd	nd / nd	nd / nd	nd / nd	nd / nd	nd / 600	nd
Margarina cremosa com sal – Vigor®	450.00	nd / nd	nd / 50	nd / nd	10 / 10	nd / nd	nd / nd	nd / nd	nd / nd	nd / nd	nd / nd	nd / nd	nd	nd / nd	nd / nd	nd / nd	nd / nd	nd / 1020	nd
Margarina cremosa sem sal – Delícia®	590.00	nd / 0	0 / 65	nd / nd	23 / 0	0 / 0	nd / nd	450 / nd	nd / nd	nd / nd	nd / nd	nd / nd	nd	nd / nd	nd / nd	nd / nd	nd / nd	nd / 0	nd
Margarina cremosa sem sal Qualy – Sadia®	720.00	nd / 0	0 / 80	37 / 20	23 / 0	0 / 0	nd / nd	450 / nd	nd / nd	nd / nd	nd / nd	nd / nd	nd	nd / nd	nd / nd	nd / nd	nd / nd	nd / 0	nd
Margarina cremosa sem sal – Vigor®	450.00	nd / nd	nd / 50	nd / nd	10 / 19	nd / nd	nd / nd	nd / nd	nd / nd	nd / nd	nd / nd	nd / nd	nd	nd / nd	nd / nd	nd / nd	nd / nd	nd / 120	nd
Margarina culinária – Vigor®	630.00	nd / nd	nd / 70	nd / nd	17 / 13	nd / nd	nd / nd	nd / nd	nd / nd	nd / nd	nd / nd	nd / nd	nd	nd / nd	nd / nd	nd / nd	nd / nd	nd / 140	nd
Margarina original com sal – Becel®	320.00	nd / 0	0 / 35	19 / 7	9 / 0	0 / 0	nd / nd	1600 / 15	40 / 15	nd / nd	nd / nd	nd / nd	nd	nd / nd	nd / nd	nd / nd	nd / nd	nd / 700	nd
Margarina sabor manteiga – Becel®	460.00	nd / nd	nd / 51	28 / 12	10 / nd	nd / nd	nd / nd	1600 / 15	40 / 15	nd / nd	nd / nd	nd / nd	nd	nd / nd	nd / nd	nd / nd	nd / nd	nd / 670	nd
Margarina Todo Dia – Primor®	540.00	nd / 0	0 / 60	nd / nd	14 / 13	nd / 0	nd / nd	450 / nd	nd / nd	nd / nd	nd / nd	nd / nd	nd	nd / nd	nd / nd	nd / nd	nd / nd	nd / 1070	nd
Margarina vegetal com sal – Claybom®	450.00	nd / 0	0 / 50	nd / nd	15 / 0	nd / 0	nd / nd	450 / nd	nd / nd	nd / nd	nd / nd	nd / nd	nd	nd / nd	nd / nd	nd / nd	nd / nd	nd / 710	nd
Margarina vegetal cremosa com sal Doriana – Seara®	590.00	nd / 0	0 / 65	30 / 14	21 / 0	0 / 0	nd / nd	1.380 / 7.50	15 / nd	nd / nd	nd / nd	nd / nd	nd	0 / nd	nd / nd	nd / nd	nd / nd	nd / 5.500	nd
Margarina vegetal cremosa sem sal – Doriana®	750.00	nd / 0.1	0.1 / 82	nd / nd	nd / 0	nd / nd	nd / nd	420 / nd	30 / nd	nd / nd	nd / nd	nd / nd	nd	nd / nd	nd / nd	nd / nd	nd / nd	nd / 120	nd
Margarina vegetal culinária com sal Forno & Fogão – Primor®	640.00	nd / 0	0 / 70	nd / nd	19 / 19	nd / 0	nd / nd	450 / nd	nd / nd	nd / nd	nd / nd	nd / nd	nd	nd / nd	nd / nd	nd / nd	nd / nd	nd / 400	nd

TABELA DE COMPOSIÇÃO DE ALIMENTOS

Alimento	Energia (kcal)	Umid (g)	Carb (g)	Prot (g)	G tot (g)	G poli (g)	G mono (g)	G sat (g)	G trans (g)	Col (mg)	Fib tot (g)	Fib sol (g)	Fib ins (g)	A (RE) (mcg)	D (mcg)	E (mg)	Fol (mcg)	C (mg)	B1 (mg)	B2 (mg)	B6 (mg)	B12 (mcg)	Nia (mg)	Pant (mg)	Ca (mg)	Cu (mg)	Fe (mg)	I (mcg)	Mg (mg)	Mn (mg)	K (mg)	P (mg)	Se (mcg)	Na (mg)	Zn (mg)
Margarina vegetal light Doriana – Seara®	320.00	nd	0	0	35	19	7	9	0	0	0	nd	nd	450	nd	nd	nd	nd	nd	nd	nd	nd	nd	nd	nd	nd	nd	nd	nd	nd	nd	nd	nd	750	nd
Margarina vegetal líquida – Doriana®	750.00	nd	0.1	0.1	83	nd	nd	nd	0	nd	nd	nd	nd	420	nd	30	nd	nd	nd	nd	nd	nd	nd	nd	nd	nd	nd	nd	nd	nd	nd	nd	nd	nd	nd
Marmelada	249.00	35	64.1	0.5	0.1	nd	nd	nd	0	0	0.9	nd	nd	1	nd	nd	nd	4	0.01	0.03	nd	nd	0.2	nd	18	nd	0.9	nd	nd	nd	nd	8	nd	nd	nd
Marmelo	63.00	82.4	16.3	0.6	0.3	nd	nd	nd	0	0	2.2	nd	nd	3	nd	nd	nd	17	0.03	0.03	nd	nd	0.4	nd	6	nd	0.6	nd	nd	nd	nd	15	nd	nd	nd
Marrom glacê	249.00	35	64.1	0.5	0.1	nd	nd	nd	0	0	0.9	nd	nd	1	nd	nd	nd	4	0.01	0.03	nd	nd	0.2	nd	18	nd	0.9	nd	nd	nd	nd	8	nd	nd	nd
Marshmellow com cobertura de chocolate e recheio de morango – Top Bel's	388.89	nd	83.33	tr	0	nd	nd	0	0	nd	3.4	nd	nd	nd	nd	nd	nd	nd	nd	nd	nd	nd	nd	nd	22.067	nd	2.3	nd	nd	nd	nd	nd	nd	0	nd
Massa alimentícia de milho com linhaça dourada, sem glúten – Tivva®	347.50	nd	80.00	6.63	0.13	0.13	0	0	0	0	5.88	nd	nd	nd	nd	nd	nd	nd	nd	nd	nd	nd	nd	nd	nd	nd	nd	nd	nd	nd	nd	143.75	nd	0	0.69
Massa alimentícia de milho com quinoa, tipo fusilli, sem glúten – Tivva®	351.25	nd	81.25	6.13	0.13	0.13	0	0	0	0	3.88	nd	nd	nd	nd	nd	nd	nd	nd	nd	nd	nd	nd	nd	nd	nd	nd	nd	nd	nd	nd	127.50	nd	0	2.00
Massa alimentícia de milho sabor original, tipo fusilli, sem glúten, vegana – Tivva®	353.75	nd	83.75	4.63	0.38	0.13	0.13	0.13	0	0	2.75	nd	nd	nd	nd	nd	nd	nd	nd	nd	nd	nd	nd	nd	nd	nd	1.10	nd	52.50	0.23	nd	210.00	nd	0	0.73
Massa com ovos soltinho – Adria®	358.00	nd	74	12.5	1.5	nd	nd	nd	0	nd	nd	nd	nd	nd	nd	nd	nd	nd	nd	nd	nd	nd	nd	nd	nd	nd	nd	nd	nd	nd	nd	nd	nd	nd	nd
Massa de lasanha com ovos Italianíssima – Adria®	358.00	nd	74	12.5	1.5	nd	nd	nd	0	nd	nd	nd	nd	nd	nd	nd	nd	nd	nd	nd	nd	nd	nd	nd	nd	nd	nd	nd	nd	nd	nd	nd	nd	nd	nd
Massa de pizza – Frescarini®	277.00	nd	55.6	7.6	2.7	nd	nd	nd	0	nd	nd	nd	nd	nd	nd	nd	nd	nd	nd	nd	nd	nd	nd	nd	nd	nd	nd	nd	nd	nd	nd	nd	nd	nd	nd
Massa de sêmola grano duro spaghetti – Cardinale®	384.00	nd	84	9	1	nd	nd	0	0	0	2	nd	nd	nd	nd	nd	nd	nd	nd	nd	nd	nd	nd	nd	140	nd	2	nd	nd	nd	nd	nd	nd	18	nd
Massa de sêmola tipo parafuso – Dona Benta®	322.50	nd	67.50	8.12	1.12	nd	nd	nd	0	nd	2	nd	nd	nd	nd	nd	nd	nd	nd	nd	nd	nd	nd	nd	nd	nd	nd	nd	nd	nd	nd	nd	nd	0	nd
Massa de sêmola vitaminada cozida – Petybon®	140.00	nd	30	4.2	0.3	nd	nd	nd	0	nd	nd	nd	nd	nd	nd	nd	nd	nd	nd	nd	nd	nd	nd	nd	nd	nd	nd	nd	nd	nd	nd	nd	nd	nd	nd
Massa fresca capeletti com recheio de frango – Massa Leve®	273.00	nd	53	9.7	2.3	nd	nd	0.5	0	nd	1.80	nd	nd	nd	nd	nd	nd	nd	nd	nd	nd	nd	nd	nd	nd	nd	nd	nd	nd	nd	nd	nd	nd	641	nd
Massa fresca para lasanha – Frescarini®	284.00	nd	61.9	8.6	0.2	nd	nd	nd	0	nd	nd	nd	nd	nd	nd	nd	nd	nd	nd	nd	nd	nd	nd	nd	nd	nd	nd	nd	nd	nd	nd	nd	nd	nd	nd
Massa fresca para talharim – Frescarini®	285.00	nd	61.4	8.8	0.5	nd	nd	nd	0	nd	nd	nd	nd	nd	nd	nd	nd	nd	nd	nd	nd	nd	nd	nd	nd	nd	nd	nd	nd	nd	nd	nd	nd	nd	nd
Massa para lasanha – Frescarini®	300.00	nd	62	8	2	nd	nd	1	0	0	3	nd	nd	nd	nd	nd	nd	nd	nd	nd	nd	nd	nd	nd	12.6	nd	0.46	nd	nd	nd	nd	nd	nd	760	nd

M

Alimento	Energia (kcal)	Umid / Carb (g)	Prot (g) / G tot (g)	G poli (g) / G mono (g)	G sat (g) / G trans (g)	Col (mg) / Fib tot (g)	Fib sol (g) / Fib ins (g)	A (RE) / D (mcg)	E (mg) / Fol (mcg)	C (mg) / B1 (mg)	B2 (mg) / B6 (mg)	B12 (mcg) / Nia (mg)	Pant (mg)	Ca (mg) / Cu (mg)	Fe (mg) / I (mcg)	Mg (mg) / Mn (mg)	K (mg) / P (mg)	Se (mcg) / Na (mg)	Zn (mg)
Massa para talharim – Frescarini®	288.00	nd	8.8	nd	1.04	35	nd	nd	nd	nd	nd	nd	nd	17.2	0.584	nd	nd	nd	nd
		56	2.48	nd	0	3.2	nd	nd	nd	nd	nd	nd		nd	nd	nd	nd	632	
Massago (ovas de arenque)	140.00	nd	24	1.28	0.71	350	0	24	7.1	33	0.43	18.1	3.68	24	0.6	0.04	300	nd	3.10
		0.4	4.7	0.81	0	0	0	4	52	0.71	0.25	49.5		0.08	nd	0.04	390	1800	
Maxi Bananinha – Bauducco®	351.85	nd	4.08	nd	2.96	nd	nd	nd	nd	nd	nd	nd	nd	nd	nd	nd	nd	nd	nd
		59.259	10	nd	1.85	2.96	nd	nd	nd	nd	nd	nd		nd	nd	nd	nd	166.67	
Maxi Chocolate – Bauducco®	520.00	nd	5	2.67	15	0	nd	nd	nd	nd	nd	nd	nd	nd	nd	nd	nd	nd	nd
		63.33	27	8	0	2.33	nd	nd	nd	nd	nd	nd		nd	nd	nd	nd	180	
Maxixada	27.61	nd	1.41	nd	nd	4.95	nd	42.19	nd	11.36	nd	nd	nd	56.16	0.3	nd	nd	nd	
		2.38	1.32	nd	0	0.07	nd	nd	nd	nd	nd	nd		nd	nd	nd	nd	nd	
McChicken Junior – McDonald's®	240.13	nd	10.62	nd	3.13	24.19	nd	nd	nd	nd	nd	nd	nd	45.43	1.77	nd	nd	nd	nd
		21.83	12.39	nd	0	1.53	nd	nd	nd	nd	nd	nd		nd	nd	nd	nd	474.95	
McColosso caramelo – McDonald's®	203.70	nd	4.06	nd	2.59	11.90	nd	nd	nd	nd	nd	nd	nd	79.80	0.70	nd	nd	nd	nd
		36.40	4.48	nd	0.14	0.70	nd	nd	nd	nd	nd	nd		nd	nd	nd	nd	103.60	
McColosso chocolate – McDonald's®	200.02	nd	4.45	nd	2.70	12.41	nd	nd	nd	nd	nd	nd	nd	86.86	1.09	nd	nd	nd	nd
		34.31	5.11	nd	0.51	1.09	nd	nd	nd	nd	nd	nd		nd	nd	nd	nd	114.60	
McFish – McDonald's®	238.26	nd	11.22	nd	2.71	25.74	nd	nd	nd	nd	nd	nd	nd	104.28	0.56	nd	nd	nd	nd
		24.42	10.56	nd	0	2.18	nd	nd	nd	nd	nd	nd		nd	nd	nd	nd	382.14	
McShake flocos – McDonald's®	153.60	nd	3.20	nd	2.46	11.84	nd	nd	nd	nd	nd	nd	nd	94.08	0.45	nd	nd	nd	
		25.92	4.16	nd	0.29	0	nd	nd	nd	nd	nd	nd		nd	nd	nd	nd	89.92	
McShake morango – McDonald's®	147.56	nd	2.74	nd	2.02	10.08	nd	nd	nd	nd	nd	nd	nd	77.84	0.12	nd	nd	nd	
		26.88	3.08	nd	0.14	0.28	nd	nd	nd	nd	nd	nd		nd	nd	nd	nd	71.68	
McShake ovomaltine – McDonald's®	156.80	nd	3.52	nd	2.46	11.84	nd	nd	nd	nd	nd	nd	nd	154.56	1.6	nd	nd	nd	
		26.24	4.16	nd	0.29	0.42	nd	nd	nd	nd	nd	nd		nd	nd	nd	nd	103.68	
Medalhão de filé de peito de frango congelado – Aurora®	164.00	nd	21	nd	2.50	nd	nd	nd	nd	nd	nd	nd	nd	nd	nd	nd	nd	nd	
		9.4	4.7	nd	0	0	nd	nd	nd	nd	nd	nd		nd	nd	nd	nd	677	
Medalhão de filé mignon (grelhado) – carne bovina	264.23	56.15	24.95	3.09	4.95	73.9	0	109.313	5.174	0.011	0.268	2.275	0.34	8.337	3.159	26.581	371.435	0.033	4.93
		0.06	17.64	7.36	0	0	0	0	6.234	0.114	0.389	3.449		0.158	tr	0.015	210.853	482.329	
Mel	304.00	17.1	0.3	0	0	0	tr	0	0	2.3	0.04	0	0.07	6	0.42	2	52	0.8	0.22
		82.4	0	0	0	0.2	tr	0	2	0	0.02	0.12		0.04	tr	0.08	4	4	
Melancia	32.00	91.5	0.62	0.22	0.12	0	0.15	36.6	nd	9.6	0.02	0	0.21	8	0.17	11	116	0.4	0.07
		7.19	0.43	0.08	0	0.23	0.08	0	2.2	0.08	0.14	0.2		0.03	nd	0.04	9	2	
Melancia (casca)	94.00	5.006	0.75	nd	nd	nd	nd	1.38	nd	nd	nd	nd	nd	nd	nd	nd	nd	nd	nd
		0.29	0.094	nd	nd	1.11	nd	nd	nd	2.5	nd	nd		nd	nd	0.44	nd	nd	
Melão	25.00	92.8	0.5	nd	nd	nd	nd	116	nd	29	0.03	nd	nd	15	1.2	nd	nd	nd	nd
		6.2	0.1	nd	0	0.5	nd	nd	nd	0.04	nd	0.6		nd	nd	nd	15	nd	
Melão (casca)	93.00	9.62	0.34	nd	nd	nd	nd	2.96	nd	nd	nd	nd	nd	nd	7.27	nd	20	nd	nd
		1.84	0.1	nd	nd	1.64	nd	nd	Fol	2.98	nd	nd		nd	nd	0.17	nd	nd	
Melão (semente)	44.00	204.49	15.86	nd	nd	nd	nd	45.05	nd	nd	nd	nd	nd	nd	0.08	nd	nd	0.06	nd
		1.58	14.97	nd	nd	30.94	nd	nd	nd	5	nd	nd		nd	nd	1.43	nd	nd	
Melão-cantalupe	35.00	89.8	0.88	0.09	0.04	0	0.24	322	0.31	42.2	0.02	0	0.13	11	0.21	11	309	0.5	0.16
		8.37	0.28	0.05	0	0.8	0.56	0	17	0.04	0.012	0.57		0.04	4	0.05	17	9	

Alimento	Energia (kcal)	Umid (g)	Carb (g)	Prot (g)	G tot (g)	G poli (g)	G mono (g)	G sat (g)	G trans (g)	Col (mg)	Fib tot (g)	Fib sol (g)	Fib ins (g)	A (RE mcg)	D (mcg)	E (mg)	Fol (mcg)	C (mg)	B1 (mg)	B2 (mg)	B6 (mg)	B12 (mcg)	Nia (mg)	Pant (mg)	Ca (mg)	Cu (mg)	Fe (mg)	I (mcg)	Mg (mg)	Mn (mg)	K (mg)	P (mg)	Se (mcg)	Na (mg)	Zn (mg)
Merluza (assada)	122.00	70.7	0	26.6	0.9	nd	nd	nd	nd	91	nd	nd	nd	tr	nd	nd	nd	nd	0.05	tr	nd	nd	7.97	nd	36	nd	0.4	nd	20	0.03	364	273	nd	120	0.90
Merluza (cozida)	108.80	74.9	0	23.64	0.9	0.3	0.15	0.16	0	71.25	0	0	0	17	1	tr	11.5	0	0.04	0.04	0.3	1.28	4.04	0.12	41.25	0.03	1.31	tr	43.88	0.03	330.4	211.5	40.5	76.5	0.46
Merluza (crua)	87.00	79.9	0	18.9	0.72	0.24	0.12	0.13	0	57	0	0	0	16.5	1	0.39	11.5	0	0.04	0.04	0.3	1.2	3.8	0.13	33	0.03	1.06	tr	39	0.03	311	188	30.2	68	0.37
Merluza defumada	116.00	71.5	0	25.2	0.96	0.32	0.16	0.17	0	77	0	0	0	22	1	0.44	15.3	0	0.05	0.05	0.4	1.6	5.07	0.17	49	0.04	1.41	tr	54	0.03	415	251	40.5	763	0.50
Mexerica	44.00	87.6	11.2	0.63	0.19	0.04	0.03	0.02	0	0	1.5	0.9	0.6	92	nd	0.32	20.4	30.8	0.11	0.02	0.07	0	0.16	0.20	14	0.03	0.1	tr	12	0.03	157	10	0.68	1	0.24
Mexerica (casca)	76.00	36.95	6.65	1.26	0.59	nd	nd	nd	nd	nd	3.11	nd	nd	2.138	nd	nd	nd	nd	6.9	nd	nd	nd	nd	nd	nd	nd	0.77	nd	nd	1.77	nd	nd	0.02	nd	nd
Mexilhão (cru)	86.00	80.6	3.7	11.9	2.25	0.61	0.51	0.43	0	28	0	0	0	48	0.02	tr	42	8	0.16	0.21	0.05	12	1.6	0.50	26	0.09	3.96	tr	34	3.4	320	197	54	286	1.61
Milharina – Quaker®	337.78	nd	73.33	7.11	2	nd	nd	0	0	nd	5.56	nd	nd	nd	nd	nd	151.11	nd	nd	nd	nd	nd	nd	nd	nd	nd	4.22	nd	nd	nd	nd	nd	nd	0	nd
Milho (bagaço)	79.00	26.94	2.47	3.14	0.5	nd	nd	nd	nd	nd	1.45	nd	nd	0.314	nd	nd	nd	nd	34	nd	nd	nd	nd	nd	nd	nd	0.2	nd	nd	2.84	0.4	nd	0.07	nd	nd
Milho (cabelo)	78.00	18.462	0.58	3.86	0.078	nd	nd	nd	nd	nd	0.05	nd	nd	1.794	nd	nd	nd	nd	55	nd	nd	nd	nd	nd	nd	nd	0.23	nd	nd	6.24	0.46	nd	0.02	nd	nd
Milho doce congelado – Daucy®	107.69	nd	23.08	3.23	0	nd	nd	0	0	nd	3.85	nd	nd	nd	nd	nd	nd	nd	nd	nd	nd	nd	nd	nd	4	nd	0.77	nd	nd	nd	nd	nd	nd	5	nd
Milho para canjica seco	371.00	10	79.6	8.8	1.2	0.51	0.29	0.16	0	0	11.5	9.9	1.6	44	0	1.6	5	0	0.64	0.38	0.15	0	4.97	0.49	2	0.08	3.92	tr	27	0.11	137	73	17	1	0.41
Milho para pipoca – Yoki®	312.00	nd	68	10.8	0	nd	nd	0	0	nd	12	nd	nd	nd	nd	nd	nd	nd	nd	nd	nd	nd	nd	nd	nd	nd	2.52	nd	nd	nd	nd	72	nd	0	nd
Milho para pipoca light – Linguanotto®	344.10	nd	54.92	8.92	9.86	nd	nd	nd	nd	nd	11.6	nd	nd	nd	nd	nd	nd	nd	nd	nd	nd	nd	nd	nd	nd	nd	nd	nd	nd	nd	nd	nd	nd	nd	nd
Milho verde	108.00	69.6	25.1	3.33	1.29	0.6	0.37	0.2	0	0	2.8	0.1	2.7	21.7	0	0.49	46.4	6.2	0.22	0.07	0.06	0	1.61	0.88	2	0.05	0.61	nd	32	0.19	249	103	0.4	17	0.48
Milho verde – Etti®	79.23	nd	13.08	2.69	1.61	nd	nd	nd	nd	nd	4	nd	nd	nd	nd	nd	nd	nd	nd	nd	nd	nd	nd	nd	nd	nd	nd	nd	nd	nd	nd	nd	nd	273.08	nd
Milho verde (cozido)	108.00	69.6	25.1	3.33	1.29	0.6	0.37	0.2	0	0	2.8	0.1	2.7	21.7	0	0.49	46.4	6.2	0.22	0.07	0.06	0	1.61	0.88	2	0.05	0.61	nd	32	0.19	249	103	0.4	17	0.48
Milho verde congelado – Bonduelle®	88.00	nd	20	3	0	nd	nd	nd	nd	nd	2.4	nd	nd	nd	nd	nd	nd	nd	nd	nd	nd	nd	nd	nd	nd	nd	nd	nd	nd	nd	nd	nd	nd	0	nd
Milho verde em conserva – Jurema®	109.00	nd	18	3.5	2.5	nd	nd	nd	nd	nd	nd	nd	nd	nd	nd	nd	nd	nd	nd	nd	nd	nd	nd	nd	nd	nd	nd	nd	nd	nd	nd	nd	nd	33	nd
Mingau de aveia	95.08	79.32	12.8	3.82	3.31	0.25	0.88	1.97	0	12.15	0.55	0.27	nd	28.242	0.893	0.172	6.218	0.84	0.075	0.154	0.043	0.318	0.118	0.35	109.209	0.029	0.279	nd	20.062	0.204	155.034	109.459	3.213	44.045	0.51
Mingau de couve	50.71	nd	7.14	0.82	1.43	nd	nd	nd	0	nd	0.53	nd	nd	714.28	nd	nd	nd	nd	nd	nd	nd	nd	nd	nd	nd	nd	nd	nd	nd	nd	nd	nd	nd	nd	nd

M

Alimento	Energia (kcal)	Umid (g)	Carb (g)	Prot (g)	G tot (g)	G poli (g)	G mono (g)	G sat (g)	G trans (g)	Col (mg)	Fib tot (g)	Fib sol (g)	Fib ins (g)	A (RE) (mcg)	D (mcg)	E (mg)	Fol (mcg)	C (mg)	B1 (mg)	B2 (mg)	B6 (mg)	B12 (mcg)	Nia (mg)	Pant (mg)	Ca (mg)	Cu (mg)	Fe (mg)	I (mg)	Mg (mg)	Mn (mg)	K (mg)	P (mg)	Se (mcg)	Na (mg)	Zn (mg)
Mingau de jatobá	71.63	nd	57.16	2.76	4.13	nd	nd	nd	0	11.13	18.89	nd	nd	nd	nd	nd	nd	nd	nd	nd	nd	nd	nd	nd	103.01	nd	0.38	nd	nd	nd	nd	nd	nd	nd	nd
Mingau escocês sem glúten – Bob's Red Mill®	386.67	nd	64.00	16.67	7.00	nd	nd	1.33	0	nd	11.00	nd	nd	nd	nd	nd	nd	nd	nd	nd	nd	nd	nd	nd	nd	nd	nd	nd	nd	nd	nd	nd	nd	0	nd
Mini cookies sabor cacau e castanhas – Mãe Terra®	446.22	nd	59.94	7.33	18.65	nd	nd	5.66	0	nd	8.33	nd	nd	nd	nd	2.10	nd	nd	nd	nd	nd	nd	nd	nd	326.34	nd	nd	nd	49.95	nd	nd	nd	293.04	256.41	1.33
Mini cookies sabor castanhas do Brasil – Mãe Terra®	456.21	nd	56.61	7.66	20.98	nd	nd	6.33	0	nd	8.99	nd	nd	nd	nd	2.23	nd	nd	nd	nd	nd	nd	nd	nd	256.41	nd	nd	nd	39.96	nd	nd	nd	46.62	259.74	1.30
Mini cookies sabor frutas vermelhas – Mãe Terra®	449.55	nd	59.94	6.99	18.65	nd	nd	5.66	0	nd	8.33	nd	nd	nd	nd	2.16	nd	nd	nd	nd	nd	nd	nd	nd	213.12	nd	nd	nd	49.95	nd	nd	nd	20.65	233.10	1.13
Mini cookies sabor granola – Mãe Terra®	449.55	nd	56.61	7.66	20.98	nd	nd	6.32	0	nd	8.99	nd	nd	nd	nd	2.13	nd	nd	nd	nd	nd	nd	nd	nd	199.80	nd	nd	nd	49.95	nd	nd	nd	16.98	259.74	1.10
Mini hambúrguer de picanha – Wessel®	272.50	nd	0	30	15.75	nd	nd	6	nd	nd	0	nd	nd	nd	nd	nd	nd	nd	nd	nd	nd	nd	nd	nd	nd	nd	nd	nd	nd	nd	nd	nd	nd	52.5	nd
Mini kibe – Sadia®	235.00	nd	12.5	11	15.75	nd	nd	5	0.75	nd	1.5	nd	nd	nd	nd	nd	nd	nd	nd	nd	nd	nd	nd	nd	nd	nd	nd	nd	nd	nd	nd	nd	nd	777.5	nd
Mini pão para hot dog – Casa Victoriana®	298.00	nd	55	7.2	3.4	nd	nd	1.6	0.62	nd	1.4	nd	nd	nd	nd	nd	nd	nd	nd	nd	nd	nd	nd	nd	nd	nd	nd	nd	nd	nd	nd	nd	nd	394	nd
Miolo de alcatra sem gordura (cru) – carne bovina	163.00	69.5	0	21.6	7.8	0.1	3.3	3.4	nd	60	nd	nd	nd	4	nd	nd	nd	nd	0.12	0.07	nd	nd	3.59	nd	3	0.06	2	nd	20	0.01	299	165	nd	43	3.00
Miolo de alcatra sem gordura (grelhado) – carne bovina	241.00	52.4	0	31.9	11.6	0.3	4.9	5.1	nd	92	nd	nd	nd	tr	nd	nd	nd	nd	0.03	0.05	nd	nd	nd	nd	5	0.11	3.2	nd	26	0.02	385	279	nd	52	4.80
Mirtilo congelado – DeMarchi®	70.00	nd	14	0	0	nd	nd	0	0	nd	2	nd	nd	nd	nd	nd	nd	nd	nd	nd	nd	nd	nd	nd	6.34	nd	0	nd	nd	nd	nd	nd	nd	6.34	nd
Mirtilo orgânico congelado – Fruta Fina®	57.0	nd	15.0	1.0	0	nd	nd	0	nd	nd	2.5	nd	nd	nd	nd	nd	nd	nd	nd	nd	nd	nd	nd	nd	nd	nd	nd	nd	nd	nd	nd	nd	nd	0	nd
Missô	206.00	41.5	28	11.8	6.08	3.43	1.34	0.88	0	0	5.41	2.61	2.8	9	0	tr	33	0	0.1	0.25	0.22	0	0.86	0.26	66	0.44	2.75	tr	42	0.86	164	153	1.45	3647	3.33
Missoshiru (pó) – Sakura®	289.00	nd	21	22	13	nd	nd	nd	0	nd	3	nd	nd	nd	nd	nd	nd	nd	nd	nd	nd	nd	nd	nd	nd	nd	nd	nd	nd	nd	nd	nd	nd	nd	nd
Misto frio	246.14	49.3	23.21	14.26	10.94	0.91	4	5.18	0	39.55	0.92	0.46	0.46	65.07	0.33	0.32	17.63	8.4	0.43	0.25	0.13	0.43	3.02	0.34	177.72	0.09	1.55	12.1	19.62	0.18	163.3	215.89	22.44	712.53	1.51
Misto quente	288.90	49.3	21.16	13.02	17.26	3.1	6.98	6.08	0	35.98	0.84	0.42	0.42	149.543	0.3	4.567	16.094	7.651	0.391	0.227	0.118	0.391	2.748	0.31	163.272	0.082	1.41	11.009	17.996	0.164	150.817	197.625	20.416	648.456	1.37
Mistura caribenha congelada – Daucy®	62.31	nd	10.77	1.54	0	nd	nd	0	0	nd	4.54	nd	nd	nd	nd	nd	nd	nd	nd	nd	nd	nd	nd	nd	0.46	nd	0.77	nd	nd	nd	nd	nd	nd	14.62	nd
Mistura para bolo sabor maracujá – Dona Benta®	400.00	nd	78.38	4.05	7.84	nd	nd	2.70	2.43	nd	0	nd	nd	nd	nd	nd	nd	nd	nd	nd	nd	nd	nd	nd	nd	nd	nd	nd	nd	nd	nd	nd	nd	443.24	nd
Mistura quatro legumes congelada – Daucy®	45.38	nd	6.92	3.15	0.77	nd	nd	0	0	nd	4.85	nd	nd	nd	nd	nd	nd	nd	nd	nd	nd	nd	nd	nd	33.08	nd	0.92	nd	nd	nd	nd	nd	nd	10	nd

TABELA DE COMPOSIÇÃO DE ALIMENTOS

M

Alimento	Energia (kcal)	Umid / Carb (g)	Prot / G tot (g)	G poli / G mono (g)	G sat / G trans (g)	Col (mg) / Fib tot (g)	Fib sol / Fib ins (g)	A (RE) / D (mcg)	E (mg) / Fol (mcg)	C (mg) / B1 (mg)	B2 / B6 (mg)	B12 (mcg) / Nia (mg)	Pant (mg)	Ca / Cu (mg)	Fe (mg) / I (mcg)	Mg / Mn (mg)	K / P (mg)	Se (mcg) / Na (mg)	Zn (mg)
Mix de goma guar e xantana sem glúten – Sabor Alternativo®	0	nd / 0	0 / 0	nd / nd	0 / 0	nd / nd	nd / nd	nd / nd	nd / nd	nd / nd	nd / nd	nd / nd	nd	nd / nd	nd / nd	nd / nd	nd / nd	nd / nd	nd
Mix de grãos e sementes vegano – Farovitta®	475.00	nd / 27.00	19.50 / 32.50	18.50 / 5.50	3.50 / 0	0 / 25.00	nd / nd	nd / nd	0.20 / nd	nd / 0.75	0.15 / nd	nd / 2.85	nd	225.00 / nd	11.50 / nd	210.00 / 2.00	nd / 375.00	0.25 / 46.50	2.65
Mix de grãos, sementes e castanhas, com colágeno, zero glúten e lactose – Farovitta®	500.00	nd / 24.50	27.50 / 32.50	18.00 / 8.50	4.00 / 0	0 / 19.00	nd / nd	nd / nd	8.65 / nd	nd / 0.70	0.10 / nd	nd / 2.45	nd	220.00 / nd	10.00 / nd	205.00 / 2.00	nd / 380.00	2.35 / 33.50	7.00
Mix de grãos, sementes e castanhas com proteína de ervilha, vegano – Farovitta®	485.00	nd / 24.50	23.50 / 32.50	15.50 / 7.50	4.00 / 0	0 / 20.00	nd / nd	nd / nd	nd / nd	nd / 0.55	0.10 / nd	nd / 2.05	nd	195.00 / nd	10.50 / nd	175.00 / 1.50	nd / 320.00	0.20 / 140.00	2.50
Mix de nuts e superfrutas vegano – Farovitta®	625.00	nd / 25.50	15.50 / 50.00	12.00 / 16.00	14.00 / 0	0 / 10.00	nd / nd	nd / nd	1.45 / nd	nd / 0.25	nd / nd	nd / 1.45	nd	110.00 / nd	3.50 / nd	140.00 / 0.50	nd / 350.00	105.00 / 46.50	2.50
Mix fruta seca – Brasil Frutt®	540.27	nd / 33.35	13.34 / 40.02	nd / nd	6.67 / 0	nd / 6.67	nd / nd	nd / nd	nd / nd	nd / nd	nd / nd	nd / nd	nd	nd / nd	nd / nd	nd / nd	nd / nd	nd / 286.81	nd
Mix para bolo de cacau sem glúten, sem lactose – Aminna®	300.00	nd / 72.50	0 / 1.25	nd / nd	0 / 0	nd / nd	nd / nd	nd / nd	nd / nd	nd / nd	nd / nd	nd / nd	nd	nd / nd	nd / nd	nd / nd	nd / nd	nd / 225.00	nd
Mix para pão integral sem glúten, sem lactose – Aminna®	332.50	nd / 75.00	2.50 / 0.25	nd / nd	0.25 / 0	nd / 3.00	nd / nd	nd / nd	nd / nd	nd / nd	nd / nd	nd / nd	nd	nd / nd	nd / nd	nd / nd	nd / nd	nd / 310.00	nd
Modulen IBD pó – Nestlé®	101.00	nd / 11	3.6 / 4.7	nd / nd	2.9 / 0	nd / 0	0 / 0	84 / 1	1.3 / 24	9.6 / 0.12	0.13 / 0.17	0.32 / 1.2	0.50	91 / 0.1	1.1 / 10	20 / 0.2	122 / 61	3.5 / 35	0.96
Molho 3 em 1 – Hellmann's Unilever®	224.91	nd / 19.16	0 / 8.33	nd / nd	3.33 / 0	nd / 8.33	nd / nd	nd / nd	nd / nd	nd / nd	nd / nd	nd / nd	nd	nd / nd	nd / nd	nd / nd	nd / nd	nd / 999.60	nd
Molho à bolonhesa	86.79	80.97 / 5.8	6.89 / 4.31	0.21 / 1.84	1.66 / 0	21.61 / 1.11	0.32 / 0.78	73.381 / 0.064	0.37 / 9.801	10.147 / 0.06	0.09 / 0.188	0.704 / 2.253	0.32	14.512 / 0.169	1.179 / 0.064	19.366 / 0.18	354.528 / 66.537	0.575 / 546.88	1.44
Molho branco	128.51	77.43 / 8.05	3.4 / 9.28	2.13 / 3.66	3.03 / 0	11.61 / 0.17	0.07 / nd	105.589 / 0.854	3.884 / 5.695	0.81 / 0.074	0.165 / 0.039	0.308 / 0.385	0.30	104.034 / 0.017	0.29 / nd	12.743 / 0.041	137.445 / 86.477	3.04 / 502.864	0.36
Molho chinês	36.79	88.95 / 9.59	0.27 / 0.06	0.03 / 0.01	0.01 / 0	0 / 0.25	0.05 / nd	17.282 / 0	nd / 2.551	2.57 / 0.014	0.014 / 0.032	0 / 0.232	0.02	5.294 / 0.045	0.191 / nd	6.431 / 0.027	90.647 / 7.795	1.369 / 345.151	0.06
Molho de pimenta	14.10	95.42 / 1.6	0.59 / 0.58	0.26 / 0.14	0.17 / 0	0.5 / 0.57	tr / tr	418 / 0	nd / 1.3	0.5 / 0.04	0.07 / 0.19	60 / 0.33	0.11	28.1 / 0.11	2.7 / tr	9.07 / tr	129 / 17.8	tr / 593	0.11
Molho de soja – Sakura®	60.00	nd / 12	4 / 0	nd / nd	0 / 0	0 / 0	nd / nd	nd / nd	nd / nd	nd / nd	nd / nd	nd / nd	nd	nd / nd	5 / nd	nd / nd	nd / nd	nd / 5453.33	nd
Molho de soja – Tozan®	0.00	nd / tr	0 / 0	nd / nd	0 / 0	0 / nd	nd / nd	nd / nd	nd / nd	nd / nd	nd / nd	nd / nd	nd	0 / nd	0 / nd	nd / nd	nd / nd	nd / 4600	nd
Molho de tomate	39.47	90.58 / 5.27	0.93 / 2.08	1.15 / 0.46	0.3 / 0	0 / 1.16	0.31 / nd	56.675 / 0	2.379 / 15.642	17.113 / 0.054	0.044 / 0.088	0 / 0.575	0.22	9.785 / nd	0.52 / nd	11.474 / 0.118	214.431 / 25.092	0.457 / 325.596	0.13
Molho de tomate com pedaços – Etti®	35.10	nd / 6.8	1.2 / 0.6	nd / nd	nd / 0	nd / nd	nd / nd	87.79 / nd	nd / nd	13.4 / 0.16	0.06 / nd	nd / nd	nd	16.8 / nd	nd / nd	nd / nd	nd / nd	nd / nd	nd
Molho de tomate refogado receita italiana – Etti®	35.10	nd / 6.8	1.2 / 0.6	nd / nd	nd / 0	nd / nd	nd / nd	87.79 / nd	nd / nd	13.4 / 0.16	0.06 / nd	nd / nd	nd	12.9 / nd	1 / nd	nd / nd	nd / nd	nd / nd	nd

Alimento	Energia (kcal)	Umid Carb (g)	Prot (g) G tot (g)	G poli (g) G mono (g)	G sat (g) G trans (g)	Col (mg) Fib tot (g)	Fib sol (g) Fib ins (g)	A (RE) D (mcg)	E (mg) Fol (mcg)	C (mg) B1 (mg)	B2 (mg) B6 (mg)	B12 (mcg) Nia (mg)	Pant (mg)	Ca (mg) Cu (mg)	Fe (mg) I (mcg)	Mg (mg) Mn (mg)	K (mg) P (mg)	Se (mcg) Na (mg)	Zn (mg)
Molho de tomate tradicional – Cirio®	69.43	nd 11.1	2.76 0	nd nd	0 0	0 5.55	nd nd	nd nd	nd nd	nd nd	nd nd	nd nd	nd	tr nd	1 nd	nd nd	nd nd	nd 1000	nd
Molho de tomate tradicional – Pomarola®	50.00	nd 8.33	1.67 0.83	nd nd	0 0	0 1.67	nd nd	nd nd	nd nd	nd nd	nd nd	nd nd	nd	13.33 nd	0.70 nd	nd nd	nd nd	nd 483.33	nd
Molho inglês	38.00	87.1 9.6	1.3 0.2	0.09 0.03	0.06 0	0 2.53	tr tr	0 0	tr 11.7	0 0	0 0.07	0 tr	0.05	61 0.14	0.09 tr	25.3 tr	290 32	2.8 96	1.17
Molho inglês – Opêrco®	73.60	nd 10.9	0.32 5.5	nd nd	0 0	0 0.12	nd nd	nd nd	nd nd	nd nd	nd nd	nd nd	nd	39.49 nd	1.66 nd	nd nd	nd nd	nd 657.93	nd
Molho madeira	83.67	85.92 4.89	0.94 6.17	1.88 2.79	1.2 0	0.19 0.19	0.07 nd	73.619 0	3.555 2.285	0.007 0.046	0.037 0.009	0.024 0.423	0.04	5.581 0.015	0.323 nd	4.181 0.097	25.764 14.389	1.936 440.494	0.07
Molho mostarda escura – Hemmer®	108.33	nd 10	n 6.67	nd nd	nd nd	nd nd	nd nd	nd nd	nd nd	nd nd	nd nd	nd nd	nd	nd nd	nd nd	nd nd	nd nd	nd 716.67	nd
Molho para salada caseiro – Hellmann's Unilever®	323.40	nd nd	0 33.11	nd nd	4.62 0	0 7.7	nd nd	nd nd	nd nd	nd nd	nd nd	nd nd	nd	nd nd	nd nd	nd nd	nd nd	nd 977.90	nd
Molho para salada italiano – Hellmann's Unilever®	269.50	nd nd	0 26.18	nd nd	3.85 0	0.77 7.7	nd nd	nd nd	nd nd	nd nd	nd nd	nd nd	nd	nd nd	nd nd	nd nd	nd nd	nd 947.10	nd
Molho para salada parmesão – Hellmann's Unilever®	200.20	nd nd	0 20.02	12.32 5.39	3.08 0	6.93 0	nd nd	nd nd	nd nd	nd nd	nd nd	nd nd	nd	nd nd	nd nd	nd nd	nd nd	nd 1070.30	nd
Molho para salada rosé – Hellmann's Unilever®	354.20	nd 15.40	0 32.34	nd nd	5.39 0	nd 7.7	nd nd	nd nd	nd nd	nd nd	nd nd	nd nd	nd	nd nd	nd nd	nd nd	nd nd	nd 770.00	nd
Molho rosé – Gourmet®	463.00	nd 6	0.7 48	nd nd	nd 0	nd nd	nd nd	nd nd	nd nd	nd nd	nd nd	nd nd	nd	nd nd	nd nd	nd nd	nd nd	nd 0.92	nd
Molho shoyu – Cepêra®	45.45	nd 0	0 0	nd nd	0 0	nd 0	nd nd	nd nd	nd nd	nd nd	nd nd	nd nd	nd	nd nd	nd nd	nd nd	nd nd	nd 5290.91	nd
Molho tártaro – Gourmet®	525.00	nd 0.6	2.2 56	nd nd	nd 0	nd nd	nd nd	nd nd	nd nd	nd nd	nd nd	nd nd	nd	nd nd	nd nd	nd nd	nd nd	nd nd	nd
Molho Ton Katsu	100.00	nd 20	0 0	nd nd	0 0	0 0	nd nd	nd nd	nd nd	nd nd	nd nd	nd nd	nd	0 nd	0 nd	nd nd	nd nd	nd 1700	nd
Molho vinagrete	100.06	83.39 4.8	0.38 9.59	0.84 7.01	1.3 0	0 0.5	0.15 nd	18.679 0	1.419 7.509	6.254 0.019	0.013 0.033	0 0.162	0.07	9.796 0.05	0.518 nd	13.893 0.052	116.251 14.253	0.431 621.069	0.07
Moqueca baiana	98.62	nd 2.29	9.09 5.69	nd nd	nd 0	21.01 0.48	nd nd	120.23 nd	nd nd	10.13 nd	nd nd	nd nd	nd	6.15 nd	0.56 nd	nd nd	nd nd	nd nd	nd
Moqueca de peixe	193.57	nd 7.42	10.34 13.51	nd nd	nd 0	1.56 61.42	nd nd	574.68 nd	nd nd	26.85 nd	nd nd	nd nd	nd	0.8 nd	30.57 nd	nd nd	nd nd	nd nd	nd
Moqueca de peixe e camarão	87.05	nd 1.15	18.64 0.93	nd nd	nd 0	1.28 143.18	nd nd	12.02 nd	nd nd	2.11 nd	nd nd	nd nd	nd	0.26 nd	90.26 nd	nd nd	nd nd	nd nd	nd
Morango	30.00	91.6 7.03	0.61 0.37	0.19 0.05	0.02 0	0 1.53	0.55 0.98	3 0	0.26 17.7	56.7 0.02	0.07 0.006	0 0.23	0.34	14 0.05	0.38 9	10 0.29	166 19	0.9 1	0.13
Morangos congelados – DeMarchi®	29.91	nd 7.01	0.60 0.38	nd nd	0 0	nd 1.49	nd nd	nd nd	nd nd	nd nd	nd nd	nd nd	nd	nd nd	nd nd	nd nd	nd nd	nd 1.02	nd
Mortadela	312.00	55.3 0.8	12.2 29.43	0.9 14.83	12.11 0	58 0	0 0	0 0.7	0.49 5	21 0.05	0.11 0.15	nd 2.41	0.28	12 0.03	1.67 tr	12 0.03	157 88	11.3 981	2.17

TABELA DE COMPOSIÇÃO DE ALIMENTOS

Cada alimento apresenta dois valores por coluna (linha superior / linha inferior, conforme os rótulos: Umid/Carb, Prot/G tot, G poli/G mono, G sat/G trans, Col/Fib tot, Fib sol/Fib ins, A(RE)/D, E/Fol, C/B1, B2/B6, B12/Nia, Ca/Cu, Fe/I, Mg/Mn, K/P, Se/Na).

Alimento	Energia (kcal)	Umid / Carb (g)	Prot / G tot (g)	G poli / G mono (g)	G sat / G trans (g)	Col (mg) / Fib tot (g)	Fib sol / Fib ins (g)	A (RE) / D (mcg)	E (mg) / Fol (mcg)	C (mg) / B1 (mg)	B2 / B6 (mg)	B12 / Nia (mg)	Pant (mg)	Ca (mg) / Cu (mg)	Fe (mg) / I (mcg)	Mg (mg) / Mn (mg)	K (mg) / P (mg)	Se (mcg) / Na (mg)	Zn (mg)
Mostarda – Arisco®	50.00	nd / 11.67	0 / 0	nd / nd	0 / 0	nd / 0	nd / nd	nd / nd	nd / nd	nd / nd	nd / nd	nd / nd	nd	nd / nd	nd / nd	nd / nd	nd / nd	nd / 600	nd
Mostarda – McDonald's®	233.00	nd / 27.3	1.66 / 12	10.3 / nd	nd / 0	16.7 / nd	nd / nd	14.9 / nd	nd / nd	1.5 / 0.03	0.03 / nd	nd / 0.5	nd	50 / nd	0.73 / nd	nd / nd	nd / nd	nd / 832.5	nd
Mostarda (talo)	95.00	6.11 / 0.71	0.66 / 0.07	nd / nd	nd / nd	nd / 0.69	nd / nd	0.917 / nd	nd / nd	nd / 3.8	nd / nd	nd / nd	nd	nd / nd	1.5 / nd	nd / 8.42	nd / nd	0.05 / nd	nd
Mostarda folha (cozida)	15.00	94.5 / 2.11	2.27 / 0.24	0.05 / 0.11	0.01 / 0	0 / 2	1 / 1	303 / nd	2.14 / 73.4	25.3 / 0.04	0.06 / 0.1	nd / 0.43	0.12	74 / 0.08	0.7 / tr	15 / 0.27	202 / 41	0.7 / 16	0.11
Mostarda folha (crua)	26.00	90.8 / 4.91	2.71 / 0.2	0.04 / 0.09	0.01 / 0	0 / 2	0.96 / 1.04	530 / 0	2.02 / 187	70 / 0.08	0.11 / 0.18	0 / 0.8	0.21	103 / 0.15	1.46 / tr	32 / 0.48	354 / 43	0.6 / 25	0.20
Mostarda folha (refogada)	45.74	87.88 / 5.35	2.45 / 2.28	1.25 / 0.57	0.31 / 0	0 / 1.9	0.89 / 1	445.57 / 0	3.696 / 159.617	59.786 / 0.073	0.096 / 0.17	0 / 0.694	0.19	90.083 / 0.141	1.263 / 0.251	28.286 / 0.43	319.129 / 40.951	0.711 / 367.733	0.20
Mostarda molho industrializado	75.00	80.2 / 6.4	4.7 / 4.6	0.4 / 4	0.2 / 0	0 / 2.7	tr / tr	0 / 0	4.14 / nd	0 / 0	0 / 0.07	0 / 0	tr	84 / 0.4	2 / tr	48 / 0.7	130 / 73	23.2 / 1252	0.63
Moyashi (broto de feijão cru)	30.00	nd / 5.94	3.05 / 0.18	0.06 / 0.02	0.05 / 0	0 / 1.8	0.4 / 1.4	2.1 / 0	0.2 / 60.8	13.2 / 0.08	0.12 / 0.09	0 / 0.75	0.38	13 / 0.16	0.91 / tr	21 / 0.19	nd / 54	1.05 / 6	0.41
Moyashi cru – Mizu®	9.8	nd / nd	2.2 / nd	nd / nd	nd / nd	nd / 7.3	nd / nd	nd / nd	nd / nd	16.0 / nd	nd / nd	nd / nd	nd	52.0 / nd	1.0 / nd	nd / nd	nd / 55.0	/ 5.2	nd
Mucilon de arroz – Nestlé®	371.43	nd / 85.71	5.24 / 0	nd / nd	0 / 0	nd / 0	nd / nd	1404.76 / 17.62	9.52 / 166.67	104.76 / 1.05	0.33 / nd	nd / 13.81	6.19	242.86 / nd	31.43 / nd	nd / nd	nd / 190.48	nd / 166.67	14.28
Mucilon de milho – Nestlé®	376.19	nd / 85.71	5.24 / 0	nd / nd	0 / 0	nd / 0	nd / nd	1404.76 / 17.62	9.52 / 200	104.76 / 1.05	0.33 / nd	nd / 13.81	6.19	276.19 / nd	31.43 / nd	nd / nd	nd / 204.76	nd / 233.33	14.28
Muesli de frutas e castanhas sem glúten, vegano – biO₂ Organic®	432.50	nd / 60.00	9.75 / 17.25	nd / nd	5.50 / 0	0 / 6.25	nd / nd	nd / nd	2.48 / nd	nd / nd	1.90 / 1.98	nd / nd	nd	nd / 427.50	4.00 / nd	132.50 / 1.03	610.00 / 260.00	55.00 / 70.00	2.25
Muesli de frutas e sementes sem glúten, vegano – biO₂ Organic®	425.00	nd / 60.00	11.50 / 15.75	nd / nd	3.75 / 0	0 / 7.75	nd / nd	nd / nd	3.50 / nd	nd / nd	0.63 / 0.78	nd / nd	nd	460.00 / nd	8.75 / nd	150.00 / 1.23	657.50 / 370.00	12.50 / 57.50	3.25
Mungunzá	100.00	76.2 / 19.6	2.2 / 1.7	nd / nd	nd / 0	nd / 0.2	nd / nd	14 / nd	nd / nd	nd / 0.04	0.05 / nd	nd / 0.3	nd	31 / nd	0.2 / nd	nd / nd	nd / 52	nd / nd	nd
Músculo sem gordura (cozido) – carne bovina	194.00	62.8 / 0	31.2 / 6.7	0.1 / 2.8	2.9 / nd	56 / nd	nd / nd	2 / nd	nd / nd	nd / tr	tr / nd	nd / nd	nd	5 / 0.08	2.4 / nd	13 / tr	253 / 176	nd / 62	6.40
Músculo sem gordura (cru) – carne bovina	142.00	72.4 / 0	21.6 / 5.5	0.1 / 2.6	2.2 / nd	51 / nd	nd / nd	2 / nd	nd / nd	nd / 0.09	0.19 / nd	nd / nd	nd	4 / 0.05	1.9 / nd	17 / tr	296 / 162	nd / 66	3.70
Müsli – Kellogg's®	375.00	nd / 77.5	10 / 5	5 / nd	nd / 0	nd / 7.5	nd / nd	nd / nd	nd / nd	nd / nd	nd / nd	nd / nd	nd	nd / nd	nd / nd	nd / nd	275 / nd	nd / 425	nd
Muslix tradicional – Kellogg's®	350.00	nd / 70	10 / 5	nd / nd	1.25 / 0	0 / 7.5	nd / nd	nd / nd	nd / nd	nd / nd	nd / nd	nd / nd	nd	nd / nd	nd / nd	nd / nd	275 / nd	nd / 425	nd
Musse de açaí	367.18	nd / 68.7	8.01 / 0.07	nd / nd	nd / 0	nd / nd	nd / nd	nd / nd	nd / nd	nd / nd	nd / nd	nd / nd	nd	nd / nd	nd / nd	nd / nd	nd / nd	nd / nd	nd
Musse de chocolate	377.31	31.7 / 33.81	8.04 / 25.39	0.76 / 3.34	14.54 / 0	185 / 7.56	0 / 0	132.329 / 0.621	0.452 / 18.85	0 / 0.061	0.204 / 0.056	0.407 / 0.402	0.51	21.199 / 0.008	1.943 / 21.021	4.13 / 0.011	253.547 / 72.311	12.266 / 50.8	0.44

M

Alimento	Energia (kcal)	Umid (g)	Carb (g)	Prot (g)	G tot (g)	G poli (g)	G mono (g)	G sat (g)	G trans (g)	Col (mg)	Fib tot (g)	Fib sol (g)	Fib ins (g)	A (RE) (mcg)	D (mcg)	E (mg)	Fol (mcg)	C (mg)	B1 (mg)	B2 (mg)	B6 (mg)	B12 (mcg)	Nia (mg)	Pant (mg)	Ca (mg)	Cu (mg)	Fe (mg)	I (mcg)	Mg (mg)	Mn (mg)	K (mg)	P (mg)	Se (mcg)	Na (mg)	Zn (mg)
Musse de chocolate Semifredo – Offellê®	266.67	nd	28.33	3.33	16.67	nd	nd	11.67	0	141.67	1.67	nd	nd	nd	nd	nd	nd	nd	nd	nd	nd	nd	nd	nd	40	nd	0.7	nd	nd	nd	nd	nd	nd	0	nd
Musse de maracujá	198.57	97.52	29.04	4.37	7.7	0.46	2.37	4.18	0	97.52	0.08	0.04	0.04	202.674	0.438	0.15	9.515	7.809	0.015	0.16	0.028	0.206	0.97	0.27	21.835	0.051	0.448	11.833	10.498	0.008	152.121	53.378	6.181	34.699	0.25
Musse de maracujá Semifredo – Offellê®	300.00	nd	43.33	1.67	15	nd	nd	11.67	0	83.33	0	nd	nd	nd	nd	nd	nd	nd	nd	nd	nd	nd	nd	nd	26.67	nd	0.47	nd	nd	nd	nd	nd	nd	0	nd
Nabo (cozido)	18.00	93.6	4.91	0.71	0.08	0.04	0.01	0.01	0	0	2	0.91	1.09	0	0	tr	9.2	11.6	0.03	0.02	0.07	0	0.3	0.14	22	0.06	0.22	tr	8	0.1	135	19	0.53	50	0.20
Nabo (cru)	27.00	91.9	6.24	0.9	0.1	0.05	0.01	0.01	0	nd	2.45	0.9	1.55	0	0	tr	14.5	21	0.04	0.03	0.09	0	0.4	0.20	30	0.09	0.3	tr	11	0.13	191	27	0.7	67	0.27
Nabo (folha)	86.00	22.54	0.55	3.78	0.58	nd	nd	nd	nd	nd	1.69	nd	nd	12.944	nd	nd	nd	nd	7.4	nd	nd	nd	nd	nd	nd	nd	3.13	nd	nd	4.13	nd	nd	0.02	nd	nd
Nabo (talo)	nd	0.84	0.21	nd	nd	nd	nd	nd	nd	nd	nd	nd	nd	nd	nd	nd	nd	nd	nd	nd	nd	nd	nd	nd	nd	nd	3.33	nd	nd	4.63	nd	nd	0.02	nd	nd
Namorado	123.00	nd	0	19.8	4.2	1.08	1.2	1.04	0	67	0	0	0	180	10	1.2	8	3	0.02	0.2	0.27	2	3.9	0.93	12	0.02	0.2	nd	29	0.01	370	210	nd	81	0.50
Nan A.R. – Nestlé®	492.00	nd	58	13	23	nd	nd	9.2	0	nd	0	nd	nd	480	7.4	3.9	38	49	0.4	0.85	0.37	1.50	4.90	2.40	455	3.7	5.9	74	40	0.03	570	345	10	170	3.70
Nan Comfort 1 – Nestlé®	505.00	nd	55	9.3	28	nd	nd	11	0	nd	3	nd	nd	480	7.2	6.2	76	75	0.6	1.00	0.33	1.00	4.00	3.6	320	4.00	5.2	95	39	0.09	460	160	14	120	5.3
Nan Comfort 2 – Nestlé®	469.00	nd	54	15	21	nd	nd	8.6	0	nd	2.8	nd	nd	470	9.20	7.90	110	63	1.00	1.3	0.57	1.80	4.30	5.20	593	nd	7.2	nd	43	nd	598	369	nd	192	nd
Nan H.A. – Nestlé®	511.00	nd	58	12	26	nd	nd	11	0	nd	0	nd	nd	600	9.50	6.70	70	51	0.36	1.20	0.38	1.80	7.0	3.50	290	3.80	6.80	77	38	0.04	511	150	nd	128	4.30
Nan Pro 1 – Nestlé®	519.00	nd	58	9.5	28	nd	nd	11.0	0	nd	0	nd	nd	540	7.8	4.2	62	52	0.34	0.9	0.5	1.60	5.2	1.70	320	3.9	6.2	78	36	0.06	515	160	10	120	3.90
Nan Pro 2 – Nestlé®	482.00	nd	58	15	21	nd	nd	8.6	0	nd	0	nd	nd	510	11	3.2	140	48	0.72	1.2	0.6	1.3	11	3.40	580	5.8	8.2	100	42	0.04	680	330	nd	180	5.00
Nan sem lactose – Nestlé®	503.00	nd	59	11	25	nd	nd	10	nd	nd	0	nd	nd	535	6.7	6.5	nd	87	0.5	0.55	0.35	1.4	5.3	5.2	420	3.02	5.4	68	50	0.13	600	245	10	170	4.00
Nan Soy – Nestlé®	509.00	nd	56	14	26	nd	nd	11	0	nd	0	nd	nd	510	7.8	6.7	70	81	0.51	1	0.5	2	5.10	3.10	526	5.09	5.10	90	55	0.28	581	316	nd	180	5.60
Nata fresca – Odilon®	326.00	3.46	nd	0	33.33	nd	nd	21.33	0	nd	0	nd	nd	nd	nd	nd	nd	nd	nd	nd	nd	nd	nd	nd	86.25	nd	nd	nd	nd	nd	nd	nd	nd	58.66	nd
Nectarina	49.00	86.3	11.8	0.94	0.46	0.22	0.15	0.07	0	0	1.57	0.6	0.97	73.6	0	tr	3.7	5.4	0.02	0.04	0.03	0	0.99	0.16	5	0.07	0.15	tr	8	0.04	212	16	0.9	0	0.09
Nescau tradicional – Nestlé®	375.00	nd	85	3.50	3	nd	nd	0	0	nd	5	nd	nd	565	7.8	nd	nd	60	1.15	1.25	1.25	2.25	15	4.70	940	nd	13	nd	nd	nd	nd	nd	nd	105	nd
Nesquik em pó sabor morango – Nestlé®	371.43	nd	92.86	0	0	nd	nd	0	0	nd	0	nd	nd	807.14	6.71	nd	nd	6.75	0.15	nd	nd	nd	nd	nd	1342.85	nd	18.57	nd	nd	nd	nd	nd	nd	85.71	9.28
Nesquik prontinho sabor morango – Nestlé®	85.00	nd	14.5	1.5	2.5	nd	nd	1.5	0	7.50	0	nd	nd	105	nd	1.05	nd	nd	nd	0.18	0.21	nd	1.95	nd	61	nd	nd	nd	nd	nd	nd	nd	nd	75	nd

TABELA DE COMPOSIÇÃO DE ALIMENTOS

Alimento	Energia (kcal)	Umid (g)	Carb (g)	Prot (g)	G tot (g)	G poli (g)	G mono (g)	G sat (g)	G trans (g)	Col (mg)	Fib tot (g)	Fib sol (g)	Fib ins (g)	A (RE) (mcg)	D	E (mg)	Fol (mcg)	C (mg)	B1 (mg)	B2 (mg)	B6 (mg)	B12 (mcg)	Nia (mg)	Pant (mg)	Ca (mg)	Cu (mg)	Fe (mg)	I (mcg)	Mg (mg)	Mn (mg)	K (mg)	P (mg)	Se (mcg)	Na (mg)	Zn (mg)
Nestogeno 1 – Nestlé®	504.00	nd	56	13	26	nd	nd	10	0	nd	0	nd	nd	530	7.6	3	45	55	0.44	0.76	0.42	1.50	5	1.90	475	380	6	76	43	0.03	650	410	nd	190	3.80
Nestogeno 2 – Nestlé®	483.00	nd	58	15	22	nd	nd	8.7	0	nd	0	nd	nd	500	8.5	3.3	140	48	0.72	1.40	0.58	1.5	11	7.00	568	3.60	7.6	135	54	0.04	680	366	nd	210	5.9
Nestogeno Plus – Nestlé®	483.00	nd	57	14	22	nd	nd	8.5	0	nd	0	nd	nd	440	7.2	3.5	nd	49	0.4	0.72	0.45	1.4	4.8	2.00	510	2.9	5.8	72	49	0.04	650	420	nd	205	3.60
Neston três cereais – Nestlé®	356.67	nd	70	13	2	nd	nd	0	0	nd	5.67	nd	nd	nd	nd	nd	nd	nd	1.1	1.2	1.1	nd	nd	nd	nd	nd	10.33	nd	nd	nd	nd	nd	nd	220	nd
Neston vitamina banana, maçã e mamão – Nestlé®	347.82	nd	78.26	8.69	0	nd	nd	0	0	nd	4.78	nd	nd	nd	nd	nd	nd	nd	1	1.04	1.04	nd	nd	nd	nd	nd	11.30	nd	nd	nd	nd	nd	nd	121.74	nd
Neston vitamina morango, pera e banana – Nestlé®	347.82	nd	78.26	8.69	0	nd	nd	0	0	nd	4.78	nd	nd	nd	nd	nd	nd	nd	1	1.04	1.04	nd	nd	nd	nd	nd	11.30	nd	nd	nd	nd	nd	nd	121.74	nd
Nhá Benta maracujá – Kopenhagen	320.00	nd	50	4.50	11.75	nd	nd	6.75	nd	nd	nd	nd	nd	nd	nd	nd	nd	nd	nd	nd	nd	nd	nd	nd	nd	nd	nd	nd	nd	nd	nd	nd	nd	60	nd
Nhoque – Vigor®	130.00	nd	24.60	3.46	2.00	nd	nd	0.06	0	nd	1.06	nd	nd	nd	nd	nd	nd	nd	nd	nd	nd	nd	nd	nd	nd	nd	nd	nd	nd	nd	nd	nd	nd	550.000	nd
Nhoque à bolonhesa congelado – Perdigão®	114.00	nd	18	6	2	nd	nd	0.50	0	nd	1.90	nd	nd	nd	nd	nd	nd	nd	nd	nd	nd	nd	nd	nd	nd	nd	nd	nd	nd	nd	nd	nd	nd	512	nd
Nhoque de batatas	185.85	56.52	34.01	4.88	3.23	0.32	0.95	1.64	0	35.63	1.72	0.65	nd	33.708	1.288	0.519	16.192	4.515	0.288	0.188	0.187	nd	2.485	0.52	13.358	0.144	1.618	nd	19.235	0.282	239.792	68.207	12.327	273.425	0.44
Nhoque de batatas com molho de tomate	115.44	72.94	20.17	2.97	2.68	0.73	0.72	1	0	18.5	1.43	0.49	nd	42.434	0.067	1.426	15.255	9.999	0.175	0.119	0.139	nd	1.563	0.38	10.896	0.117	1.055	nd	15.278	0.202	225.74	47.286	6.619	299.927	0.29
Nhoque recheado com tomate e muçarela – Rana®	173.0	nd	29.0	4.4	3.8	nd	nd	nd	0	nd	2.8	nd	nd	nd	nd	nd	nd	nd	nd	nd	nd	nd	nd	nd	nd	nd	nd	nd	nd	nd	nd	nd	nd	641.0	nd
Nhoque tradicional – Frescarini®	213.33	nd	33.333	6	6	nd	nd	1	0	20	2	nd	nd	nd	nd	nd	nd	nd	nd	nd	nd	nd	nd	0.50	15	nd	1.667	nd	18	0.39	510	31	nd	660	0.30
Nira	21.00	nd	4	1.7	0.3	0	0	0	0	0	2.7	nd	nd	590	0	2.6	100	19	0.06	0.13	0.16	0	0.6	nd	48	0.07	0.7	nd	18	nd	nd	nd	nd	1	nd
Nori	500.00	nd	50	50	0	0	0	0	0	nd	nd	nd	nd	nd	nd	nd	nd	nd	nd	nd	nd	nd	nd	nd	nd	nd	nd	nd	nd	nd	nd	nd	nd	0	nd
Novasource – Nestlé®	152.00	nd	18.4	6	6	nd	nd	2	0	nd	2	nd	nd	nd	nd	nd	nd	nd	nd	nd	nd	nd	nd	nd	75.2	nd	1.1	nd	26	nd	136	75.2	3.6	84	0.80
Novasource pulmonary – Nestlé®	148.00	nd	13.7	7.6	6.5	nd	nd	2.5	0	nd	0.8	nd	nd	nd	nd	nd	nd	nd	nd	nd	nd	nd	nd	nd	107.2	nd	1.9	nd	42.8	nd	248	107.2	7.6	128.8	3.20
Novasource renal – Nestlé®	200.00	nd	20	7.4	10	nd	nd	2.3	0	nd	0	nd	nd	nd	nd	nd	nd	nd	nd	nd	nd	nd	nd	nd	130	nd	1.8	nd	20	nd	81	65	10	90	2.50
Novomilk® em pó chocolate	430.00	nd	66.5	14	12	nd	nd	nd	0	nd	0.5	nd	nd	105	300	3.7	150	22.5	0.525	0.6	nd	1.1	6.7	nd	300	nd	3.7	nd	nd	nd	nd	300	nd	nd	nd
Novomilk® mamão e banana*	410.00	nd	80	9	6	nd	nd	nd	0	nd	nd	nd	nd	280	300	6	0.05	40	0.8	0.6	nd	1	9	nd	300	nd	7	nd	nd	nd	nd	150	nd	nd	nd

Alimento	Energia (kcal)	Umid (g)	Carb (g)	Prot (g)	G tot (g)	G poli (g)	G mono (g)	G sat (g)	G trans (g)	Col (mg)	Fib tot (g)	Fib sol (g)	Fib ins (g)	A (RE)	D (mcg)	E (mg)	Fol (mcg)	C (mg)	B1 (mg)	B2 (mg)	B6 (mg)	B12 (mcg)	Nia (mg)	Pant (mg)	Ca (mg)	Cu (mg)	Fe (mg)	I (mcg)	Mg (mg)	Mn (mg)	K (mg)	P (mg)	Se (mcg)	Na (mg)	Zn (mg)
Noz moscada	525.00	6.23	49.3	5.84	36.3	0.35	3.22	25.9	0	0	20.8	tr	tr	10.2	0	tr	tr	tr	0.35	0.06	tr	0	1.3	tr	184	1.03	3.04	tr	183	2.9	350	213	11.4	16.2	2.15
Nozes	642.00	3.66	18.3	14.3	61.9	39.1	14.2	5.59	0	0	4.53	1.5	3.03	12.4	0	19.62	66	3.21	0.38	0.15	0.56	0	1.04	0.63	94	1.39	2.45	9	169	2.9	502	317	5	10	2.74
Nozes-pecãs sem casca	667.00	4.83	18.2	7.76	67.6	16.7	42.2	5.42	0	0	4.64	1.45	3.16	12.8	0	3.15	39.2	2.01	0.85	0.13	0.19	0	0.89	1.71	36	1.18	2.14	tr	128	4.51	392	291	5.2	1	5.48
Nugget frango – McDonald's®	262.12	nd	16.67	16.67	14.24	nd	nd	3.78	0	46.97	1.36	nd	nd	nd	nd	nd	nd	nd	nd	nd	nd	nd	nd	nd	25.76	nd	2.27	nd	nd	nd	nd	nd	nd	609.09	nd
Nuggets de frango com queijo – Sadia®	193.85	nd	17.69	13.08	7.69	nd	nd	2.92	0	nd	1.31	nd	nd	nd	nd	nd	nd	nd	nd	nd	nd	nd	nd	nd	nd	nd	nd	nd	nd	nd	nd	nd	nd	400	nd
Nuggets de frango crocante – Sadia®	213.85	nd	17.69	13.85	9.23	nd	nd	2.92	0	nd	0.77	nd	nd	nd	nd	nd	nd	nd	nd	nd	nd	nd	nd	nd	nd	nd	nd	nd	nd	nd	nd	nd	nd	413.85	nd
Nuggets de frango tradicional – Sadia®	186.15	nd	13.08	15.38	7.69	nd	nd	3.15	0	nd	1.61	nd	nd	nd	nd	nd	nd	nd	nd	nd	nd	nd	nd	nd	nd	nd	nd	nd	nd	nd	nd	nd	nd	425.38	nd
Nuggets Vita Soja – Sadia®	293.08	nd	13.85	15.38	20	nd	nd	5.54	0	2	1.38	nd	nd	nd	nd	nd	nd	nd	nd	nd	nd	nd	nd	nd	nd	nd	1.9	nd	nd	nd	nd	nd	nd	733.08	nd
Nutella® creme de avelã com cacau	535.00	nd	60.0	6.5	31.0	nd	nd	10.5	0	nd	2.75	nd	nd	nd	nd	nd	nd	nd	nd	nd	nd	nd	nd	nd	nd	nd	nd	nd	nd	nd	nd	nd	nd	42.0	nd
Nutren Active sabor banana – Nestlé®	349.20	nd	57.14	23.81	2.86	nd	nd	1.59	0	nd	5.40	nd	nd	571.43	7.3	14.28	222.22	66.67	1.71	1.3	0.95	2.51	19.68	3.49	1031.75	1.29	12.38	nd	311.11	2.06	907.94	546.03	17.14	292.06	10.16
Nutren Active sabor baunilha – Nestlé®	349.20	nd	57.14	23.81	2.86	nd	nd	1.59	0	nd	5.40	nd	nd	571.43	7.3	14.28	222.22	66.67	1.71	1.3	0.95	2.51	19.68	3.49	1031.75	1.29	12.38	nd	311.11	2.06	907.94	546.03	17.14	292.06	10.16
Nutren Active sabor chocolate – Nestlé®	339.68	nd	50.79	25.40	3.81	nd	nd	1.90	0	nd	7.94	nd	nd	571.43	7.3	14.28	222.22	66.67	1.71	1.3	0.95	2.51	19.68	3.49	1050.79	1.31	17.14	nd	311.11	1.81	946.03	600	17.14	279.36	11.11
Nutren Active sabor morango – Nestlé®	349.20	nd	57.14	23.81	2.86	nd	nd	1.59	0	nd	5.40	nd	nd	571.43	7.3	14.28	222.22	66.67	1.71	1.3	0.95	2.51	19.68	3.49	1031.75	1.29	12.38	nd	311.11	2.06	907.94	546.03	17.14	292.06	10.16
Nutren kids sabor baunilha – Nestlé®	431.43	nd	65.71	12.57	13.43	nd	nd	8.57	0	nd	5.40	nd	nd	411.43	5.71	8.57	105.71	85.71	1.14	0.57	1.11	1.14	15.14	2.57	1142.86	1142.86	14.57	nd	71.43	1.57	600	620	17.14	251.43	6
Nutren kids sabor chocolate – Nestlé®	434.28	nd	65.71	13.43	13.14	nd	nd	8.57	0	nd	2.28	nd	nd	411.43	5.71	8.57	105.71	85.71	1.14	0.57	1.11	1.14	15.14	2.57	1142.86	1291.43	14.57	nd	85.71	1.57	742.86	651.43	17.14	251.43	6
Nutren Senior líquido – Nestlé®	95.50	nd	9	8	3.2	nd	nd	0.4	0	nd	0.8	nd	nd	100	2.4	2.3	46	8	0.14	0.17	0.28	0.17	1.6	0.8	240	300	2.8	nd	26	0.26	170	130	12	67	1.9
Nutren Senior pó – Nestlé®	422.00	nd	36	36	15	nd	nd	9.1	0.5	nd	4	nd	nd	500	20	9.1	151	35	1.3	0.71	1.3	3.5	4.7	3.6	873	675	7.1	nd	75	1	500	400	53	182	6.7
Nutri soup – Herbalife®	350.00	nd	38.46	34.61	6.15	nd	nd	1.92	0	nd	13.46	nd	nd	nd	nd	nd	nd	nd	nd	nd	nd	nd	nd	nd	nd	nd	nd	nd	nd	nd	nd	nd	nd	1.715,0	nd
Óleo de babaçu	884.00	nd	nd	nd	100	30.2	18.6	50.9	0.19	nd	nd	nd	nd	nd	nd	nd	nd	nd	nd	nd	nd	nd	nd	nd	nd	nd	nd	nd	nd	nd	nd	nd	nd	nd	nd
Óleo de canola	884.00	nd	nd	nd	100	28.4	62.6	7.9	0.37	nd	nd	nd	nd	nd	nd	nd	nd	nd	nd	nd	nd	nd	nd	nd	nd	nd	nd	nd	nd	nd	nd	nd	nd	nd	nd
Óleo de canola – Liza®	830.77	nd	0	0	92.31	28.46	56.15	7.69	0	0	0	nd	nd	nd	nd	18.46	nd	nd	nd	nd	nd	nd	nd	nd	nd	nd	nd	nd	nd	nd	nd	nd	nd	0	nd

TABELA DE COMPOSIÇÃO DE ALIMENTOS

Alimento	Energia (kcal)	Umid	Carb (g)	Prot (g)	G tot (g)	G poli (g)	G mono (g)	G sat (g)	G trans (g)	Col (mg)	Fib tot (g)	Fib sol	Fib ins (g)	A (RE)	D (mcg)	E (mg)	Fol (mcg)	C (mg)	B1 (mg)	B2 (mg)	B6 (mg)	B12 (mcg)	Nia (mg)	Pant (mg)	Ca (mg)	Cu (mg)	Fe (mg)	I (mcg)	Mg (mg)	Mn (mg)	K (mg)	P (mg)	Se (mcg)	Na (mg)	Zn (mg)
Óleo de canola – Purilev®	830.77	nd	0	0	92.31	28.46	56.15	7.69	nd	0	nd	nd	nd	nd	nd	18.46	nd	nd	nd	nd	nd	nd	nd	nd	nd	nd	nd	nd	nd	nd	nd	nd	nd	0	nd
Óleo de canola Qualitá – Pão de Açúcar®	830.77	nd	0	0	92.31	24.61	60	7.69	0	0	0	nd	nd	nd	nd	nd	nd	nd	nd	nd	nd	nd	nd	nd	nd	nd	nd	nd	nd	nd	nd	nd	nd	0	nd
Óleo de canola – Salada®	800.00	nd	0	0	93.33	26.67	60	6.67	nd	0	nd	nd	nd	nd	nd	20	nd	nd	nd	nd	nd	nd	nd	nd	nd	nd	nd	nd	nd	nd	nd	nd	nd	0	nd
Óleo de canola – Saúde®	830.77	nd	0	0	92.31	25.38	60	6.92	0	0	0	nd	nd	nd	nd	nd	nd	nd	nd	nd	nd	nd	nd	nd	nd	nd	nd	nd	nd	nd	nd	nd	nd	0	nd
Óleo de canola, girassol e soja – Cyclus Saúde®	830.77	nd	0	0	92.31	40.77	40.77	10.77	nd	0	nd	nd	nd	nd	nd	23.08	nd	nd	nd	nd	nd	nd	nd	nd	nd	nd	nd	nd	nd	nd	nd	nd	nd	0	nd
Óleo de coco extravirgem sem glúten – Copra®	833.33	nd	0	0	93.33	1.33	4.67	86.67	0	0	nd	0	0	nd	nd	nd	nd	nd	nd	nd	nd	nd	nd	nd	nd	nd	nd	nd	nd	nd	nd	nd	nd	0	nd
Óleo de gergelim	900.00	nd	0	0	100	nd	nd	nd	0	0	nd	0	0	nd	nd	nd	nd	nd	nd	nd	nd	nd	nd	nd	nd	nd	nd	nd	nd	nd	nd	nd	nd	0	nd
Óleo de gergelim extravirgem – Pazze®	923.08	nd	0	0	107.69	nd	nd	14.62	0	0	0	nd	nd	nd	nd	nd	nd	nd	nd	nd	nd	nd	nd	nd	nd	nd	nd	nd	nd	nd	nd	nd	nd	0	nd
Óleo de girassol	884.00	nd	nd	nd	100	62.6	25.4	10.8	1.14	nd	nd	nd	nd	nd	nd	nd	nd	nd	nd	nd	nd	nd	nd	nd	nd	nd	nd	nd	nd	nd	nd	nd	nd	0	nd
Óleo de girassol – Becel®	900.00	nd	nd	nd	100	87	nd	nd	0	nd	nd	nd	nd	nd	nd	72	nd	nd	nd	nd	nd	nd	nd	nd	nd	nd	nd	nd	nd	nd	nd	nd	nd	0	nd
Óleo de girassol – Liza®	830.77	nd	0	0	92.31	58.46	23.08	10.77	0	0	0	nd	nd	nd	nd	36.92	nd	nd	nd	nd	nd	nd	nd	nd	nd	nd	nd	nd	nd	nd	nd	nd	nd	0	nd
Óleo de girassol Qualitá – Pão de Açúcar®	830.77	nd	0	0	92.31	58.46	23.85	10.77	0	0	0	nd	nd	nd	nd	60	nd	nd	nd	nd	nd	nd	nd	nd	nd	nd	nd	nd	nd	nd	nd	nd	nd	0	nd
Óleo de girassol – Salada®	800.00	nd	0	0	93.33	60	23.33	10	nd	0	nd	nd	nd	nd	nd	60	nd	nd	nd	nd	nd	nd	nd	nd	nd	nd	nd	nd	nd	nd	nd	nd	nd	0	nd
Óleo de girassol – Saúde®	900.00	nd	0	0	93.33	60	20	13.33	nd	0	0	nd	nd	nd	nd	nd	nd	nd	nd	nd	nd	nd	nd	nd	nd	nd	nd	nd	nd	nd	nd	nd	nd	0	nd
Óleo de linhaça extravirgem – Pazze®	923.08	nd	0	0	107.69	nd	nd	nd	0	0	0	nd	nd	nd	nd	nd	nd	nd	nd	nd	nd	nd	nd	nd	nd	nd	nd	nd	nd	nd	nd	nd	nd	0	nd
Óleo de milho	884.00	nd	nd	nd	100	50.9	33.4	15.2	0.48	nd	nd	nd	nd	nd	nd	nd	nd	nd	nd	nd	nd	nd	nd	nd	nd	nd	nd	nd	nd	nd	nd	nd	nd	0	nd
Óleo de milho – Liza®	830.77	nd	0	0	92.31	45.38	33.07	13.85	0	nd	nd	nd	nd	nd	nd	15.38	nd	nd	nd	nd	nd	nd	nd	nd	nd	nd	nd	nd	nd	nd	nd	nd	nd	0	nd
Óleo de milho – Mazola®	830.77	nd	0	0	92.31	45.38	33.08	13.85	0	nd	nd	nd	nd	nd	nd	nd	nd	nd	nd	nd	nd	nd	nd	nd	nd	nd	nd	nd	nd	nd	nd	nd	nd	0	nd
Óleo de milho Qualitá – Pão de Açúcar®	830.77	nd	0	0	92.31	44.61	33.85	13.85	0	nd	nd	nd	nd	nd	nd	nd	nd	nd	nd	nd	nd	nd	nd	nd	nd	nd	nd	nd	nd	nd	nd	nd	nd	0	nd
Óleo de milho – Salada®	800.00	nd	0	0	93.33	46.67	33.33	13.33	nd	0	nd	nd	nd	nd	nd	33.33	nd	nd	nd	nd	nd	nd	nd	nd	nd	nd	nd	nd	nd	nd	nd	nd	nd	0	nd
Óleo de milho – Saúde®	830.77	nd	0	0	92.31	44.62	33.85	13.85	0	0	0	nd	nd	nd	nd	15.38	nd	nd	nd	nd	nd	nd	nd	nd	nd	nd	nd	nd	nd	nd	nd	nd	nd	0	nd

O

Alimento	Energia (kcal)	Umid (g)	Carb (g)	Prot (g)	G tot (g)	G poli (g)	G mono (g)	G sat (g)	G trans (g)	Col (mg)	Fib tot (g)	Fib sol (g)	Fib ins (g)	A (RE)(mcg)	D (mcg)	E (mg)	Fol (mcg)	C (mg)	B1 (mg)	B2 (mg)	B6 (mg)	B12 (mcg)	Nia (mg)	Pant (mg)	Ca (mg)	Cu (mg)	Fe (mg)	I (mcg)	Mg (mg)	Mn (mg)	K (mg)	P (mg)	Se (mcg)	Na (mg)	Zn (mg)
Óleo de pequi	884.00	nd	nd	nd	100	4.2	55.8	39.9	nd	nd	nd	nd	nd	nd	nd	nd	nd	nd	nd	nd	nd	nd	nd	nd	nd	nd	nd	nd	nd	nd	nd	nd	nd	nd	nd
Óleo de soja	884.00	0	0	0	100	57.9	23.3	14.4	nd	nd	nd	0	0	0	0	93.7	nd	0	0	0	0	0	0	0.00	0.04	0.4	0.02	tr	0.03	0.01	0	0.25	tr	0	0.00
Óleo de soja – Liza®	830.77	nd	0	0	92.31	54.61	22.31	15.38	0	0	0	nd	nd	nd	nd	13.08	nd	nd	nd	nd	nd	nd	nd	nd	nd	nd	nd	nd	nd	nd	nd	nd	nd	0	nd
Óleo de soja Qualitá – Pão de Açúcar®	830.77	nd	0	0	92.31	53.85	23.08	15.38	0	0	0	nd	nd	nd	nd	21.54	nd	nd	nd	nd	nd	nd	nd	nd	nd	nd	nd	nd	nd	nd	nd	nd	nd	0	nd
Óleo de soja – Saúde®	800.00	nd	0	0	93.33	53.33	26.67	13.33	nd	0	nd	nd	nd	nd	nd	nd	nd	nd	nd	nd	nd	nd	nd	nd	nd	nd	nd	nd	nd	nd	nd	nd	nd	0	nd
Óleo de soja – Soya®	830.77	nd	0	0	92.31	53.85	23.08	15.38	0	0	0	nd	nd	nd	nd	21.54	nd	nd	nd	nd	nd	nd	nd	nd	nd	nd	nd	nd	nd	nd	nd	nd	nd	0	nd
Óleo de soja – Veleiro®	800.00	nd	0	0	93.33	nd	nd	13.33	0	nd	nd	nd	nd	nd	nd	13	nd	nd	nd	nd	nd	nd	nd	nd	nd	nd	nd	nd	nd	nd	nd	nd	nd	0	nd
Óleo de soja e oliva ervas finas – Maria®	830.77	nd	0	0	92.31	47.69	.30	14.62	0	0	0	nd	nd	nd	nd	nd	nd	nd	nd	nd	nd	nd	nd	nd	nd	nd	nd	nd	nd	nd	nd	nd	nd	0	nd
Óleo de soja e oliva tradicional – Maria®	830.77	nd	0	0	92.31	47.69	30	14.61	0	0	0	nd	nd	nd	nd	nd	nd	nd	nd	nd	nd	nd	nd	nd	nd	nd	nd	nd	nd	nd	nd	nd	nd	0	nd
Óleo misto tradicional – Olívia®	830.77	nd	0	0	92.31	50	27.69	14.61	0	0	nd	nd	nd	nd	nd	nd	nd	nd	nd	nd	nd	nd	nd	nd	nd	nd	nd	nd	nd	nd	nd	nd	nd	0	nd
Omelete simples	171.44	70.79	1.15	11.72	12.97	3.35	4.41	3.43	0	398.41	0	0	0	179.051	1.222	4.154	44.06	0	0.055	0.478	0.129	0.937	0.064	1.19	46.495	0.028	1.351	nd	9.42	0.028	113.614	166.874	28.941	1.022.886	1.04
Orégano fresco	66.00	81.8	9.7	2.2	2	tr	tr	tr	0	0	tr	tr	tr	135	0	tr	tr	45	0.07	tr	tr	0	tr	tr	310	tr	tr	tr	53	0.3	330	39	tr	3	0.90
Orégano seco	306.00	7.16	64.4	11	10.3	5.23	0.67	2.66	0	0	15	tr	tr	690	0	tr	tr	66.7	0.34	tr	tr	0	6.22	tr	1576	0.94	44	tr	270	4.67	1668	200	2.71	14.7	4.43
Orelha de gato – Dorinha®	256.6	nd	56.66	6.66	0.36	nd	nd	2.0	nd	nd	3.33	nd	nd	nd	nd	nd	nd	nd	nd	nd	nd	nd	nd	nd	nd	nd	nd	nd	nd	nd	nd	nd	nd	16.66	nd
Orelha de porco (crua)	258.00	60	0	18.5	19.9	2.8	11.2	7.3	nd	83	nd	nd	nd	tr	nd	nd	nd	nd	0.07	0.03	nd	nd	tr	nd	4	0.23	1.4	nd	2	0.01	228	31	nd	616	0.60
Ostra (cozida)	137.00	70.3	7.83	14.1	4.92	1.94	0.63	1.54	0	105	0	0	0	54	16.05	tr	14	6	0.19	0.18	0.12	35	2.48	0.35	90	7.57	12	tr	95	0.7	281	203	71.6	422	182.00
Ostra (crua)	68.00	85.2	3.92	7.06	2.47	0.97	0.31	0.77	0	53	0	0	0	30	8	tr	10	3.7	0.1	0.1	0.06	19.5	1.38	0.19	45	4.45	6.67	tr	47	0.37	156	135	63.7	211	90.80
Ovas de salmão	272.00	nd	0.2	32.6	15.6	4.97	3.82	2.42	0	480	0	0	0	330	44	9.1	100	6	0.42	0.55	0.06	47.3	0.1	2.36	94	0.76	2	nd	95	0.06	210	530	nd	910	2.10
Ovinho de amendoim – Elma Chips®	464.0	nd	68.0	6.4	18.8	nd	nd	7.2	0	nd	2.4	nd	nd	nd	nd	nd	nd	nd	nd	nd	nd	nd	nd	nd	nd	nd	nd	nd	nd	nd	nd	nd	nd	1.156.0	nd
Ovinhos de amendoim – Fritex®	500.00	nd	55	7.5	30	nd	nd	5	0	nd	nd	nd	nd	nd	nd	nd	nd	nd	nd	nd	nd	nd	nd	nd	tr	nd	tr	nd	nd	nd	nd	nd	nd	1500	nd
Ovo de codorna	158.00	74.4	0.41	13.1	11.1	1.32	4.32	3.56	0	844	0	0	0	90	1.39	tr	66.3	0	0.13	0.79	0.15	1.58	0.15	1.76	64	0.06	3.65	tr	12.5	0.04	132	226	tr	141	1.48

TABELA DE COMPOSIÇÃO DE ALIMENTOS

Alimento	Energia (kcal)	Umid (g)	Carb (g)	Prot (g)	G tot (g)	G poli (g)	G mono (g)	G sat (g)	G trans (g)	Col (mg)	Fib tot (g)	Fib sol (g)	Fib ins (g)	A (RE) (mcg)	D (mcg)	E (mg)	Fol (mcg)	C (mg)	B1 (mg)	B2 (mg)	B6 (mg)	B12 (mcg)	Nia (mg)	Pant (mg)	Ca (mg)	Cu (mg)	Fe (mg)	I (mcg)	Mg (mg)	Mn (mg)	K (mg)	P (mg)	Se (mcg)	Na (mg)	Zn (mg)
Ovo de galinha	149.00	75.3	1.23	12.5	10	1.36	3.81	3.1	0	425	0	0	0	191	1.3	0.84	47	0	0.06	0.51	0.14	1	0.07	1.26	49	0.01	1.44	53	10	0.02	121	178	30.8	126	1.11
Ovo de galinha – Quality eggs®	145.00	nd	1.23	12.78	9.1	1.94	3.93	3.08	0	340	0	nd	nd	nd	nd	4.12	nd	nd	nd	nd	nd	nd	nd	nd	nd	nd	nd	nd	nd	nd	nd	nd	nd	nd	nd
Ovo de pata	185.00	70.8	1.46	12.8	13.8	1.22	6.53	3.68	0	884	0	0	0	311	5	tr	80	0	0.16	0.4	0.25	5.4	0.2	1.86	63.7	0.06	3.85	tr	16.5	0.04	222	220	tr	146	1.42
Ovo frito	295.86	58.8	0.97	9.76	28.12	12.82	7.7	5.34	0	331.91	0	0	0	149.166	1.015	19.681	36.706	0	0.047	0.39	0.109	0.781	0.062	0.98	38.658	0.094	1.125	41.392	7.841	0.016	94.623	139.06	24.101	703.782	0.88
Ovo poché	149.00	78.02	1.23	12.4	9.99	1.36	3.79	3.09	0	423	0	0	0	190	1.3	0.84	35	0	0.05	0.43	0.12	0.8	0.06	1.13	49	0.01	1.44	53	10	0.03	120	177	21.3	122	1.11
Ovomaltine flocos crocantes em pó – Ovomaltine®	385.00	nd	85	4.5	2	0.5	0.5	1	0	10.5	3	nd	nd	600	5.5	10	180	nd	1.25	1.45	1.3	nd	16.5	6.5	nd	nd	16.5	nd	nd	nd	nd	nd	nd	250	7
Paçoca	418.00	6.5	70.5	7.4	14.1	nd	nd	nd	0	0	1	nd	nd	2	nd	nd	nd	1	0.25	0.08	nd	nd	4.9	nd	45	nd	2.3	nd	nd	nd	nd	147	nd	nd	nd
Paçoca de amendoim – Yoki®	486.36	nd	54.54	13.18	24.09	nd	nd	4.54	0	nd	0	nd	nd	nd	nd	nd	nd	nd	nd	nd	nd	nd	nd	nd	nd	nd	nd	nd	nd	nd	nd	nd	118.18	nd	nd
Paçoca de carne de sol	390.00	nd	43	21	15	nd	nd	nd	0	nd	0.9	nd	nd	nd	nd	nd	nd	nd	nd	nd	nd	nd	nd	nd	nd	nd	6.5	nd	nd	nd	nd	nd	nd	nd	nd
Paçoca de castanhas com chocolate, sem glúten – Flormel®	563.64	nd	25.00	17.27	43.64	nd	nd	7.27	0	nd	11.36	nd	nd	nd	nd	nd	nd	nd	nd	nd	nd	nd	nd	nd	nd	nd	nd	nd	nd	nd	nd	nd	44.09	nd	nd
Paçoca de macaúba	471.83	nd	61.28	9.5	23.68	nd	nd	nd	0	0	2.51	nd	nd	0	nd	nd	nd	3.41	nd	nd	nd	nd	nd	nd	134.94	nd	2.43	nd	nd	nd	nd	nd	nd	nd	nd
Paçoquinha sem glúten – Flormel®	500.00	nd	45.00	18.00	27.50	nd	nd	6.00	0	nd	12.50	nd	nd	nd	nd	nd	nd	nd	nd	nd	nd	nd	nd	nd	1395.00	nd	nd	nd	nd	nd	nd	nd	nd	131.00	nd
Paella	91.72	nd	10.75	8.98	1.17	nd	nd	nd	0	89.83	0.42	nd	nd	77.47	nd	nd	nd	20.94	nd	nd	nd	nd	nd	nd	33.39	nd	2.16	nd	nd	nd	nd	nd	nd	nd	nd
Pãezinhos especiais fofinhos – Seven Boys®	305.00	nd	45	10.25	8.5	nd	nd	2.25	0	nd	4	nd	nd	nd	nd	nd	nd	nd	nd	nd	nd	nd	nd	nd	nd	nd	nd	nd	nd	nd	nd	nd	67.5	nd	nd
Paleta com gordura (crua)	159.00	70.6	0	21.4	7.5	0.2	2.9	3.5	nd	nd	0	nd	nd	tr	nd	nd	nd	nd	tr	0.04	nd	nd	0.91	nd	4	0.08	1.8	nd	14	tr	250	158	nd	65	3.70
Paleta sem gordura (cozida)	194.00	62.9	0	29.7	7.4	0.2	3	3.4	nd	56	nd	nd	nd	tr	nd	nd	nd	nd	0.03	0.04	nd	nd	2.16	nd	6	0.1	2.2	nd	18	tr	250	197	nd	58	6.80
Paleta sem gordura (crua)	141.00	72.1	0	21	5.7	0.1	2.1	2.7	nd	42	nd	nd	nd	3	nd	nd	nd	nd	0.13	0.21	nd	nd	nd	nd	4	0.05	1.9	nd	18	tr	319	163	nd	66	3.30
Palitos salgados de linhaça marrom sem glúten e sem lactose – Sabor Alternativo®	440.00	nd	64.00	3.68	19.60	nd	nd	2.72	0	nd	10.00	nd	nd	nd	nd	nd	nd	nd	nd	nd	nd	nd	nd	nd	nd	nd	nd	nd	nd	nd	nd	nd	nd	684.00	nd
Palitos salgados de mourisco com amaranto, sem glúten e sem lactose – Sabor Alternativo®	416.00	nd	68.00	3.68	14.80	nd	nd	2.00	0	nd	3.96	nd	nd	nd	nd	nd	nd	nd	nd	nd	nd	nd	nd	nd	nd	nd	nd	nd	nd	nd	nd	nd	nd	688.00	nd

O

Alimento	Energia (kcal)	Umid (g) / Carb (g)	Prot (g) / G tot (g)	G poli (g) / G mono (g)	G sat (g) / G trans (g)	Col (mg) / Fib tot (g)	Fib sol (g) / Fib ins (g)	A (RE) D (mcg)	E (mg) Fol (mcg)	C (mg) B1 (mg)	B2 (mg) B6 (mg)	B12 (mcg) Nia (mg)	Pant (mg)	Ca (mg) / Cu (mg)	Fe (mg) / I (mcg)	Mg (mg) / Mn (mg)	K (mg) / P (mg)	Se (mcg) / Na (mg)	Zn (mg)
Palitos salgados de quinoa e gergelim sem glúten, lactose e ovos – Sabor Alternativo®	444.00	nd 64.00	4.40 18.00	nd nd	2.40 0	0 4.00	nd nd	nd nd	nd nd	nd nd	nd nd	nd nd	nd	nd nd	nd nd	nd nd	nd nd	nd 592.00	nd
Palma ensopadinha	78.65	nd 9.65	1.54 4.59	nd nd	nd 0	0 4.09	nd nd	194.79 nd	nd nd	42.28 nd	nd nd	nd nd	nd	79.27 nd	1.43 nd	nd nd	nd nd	nd nd	nd
Palmiers – Casino®	514.97	nd 59.88	5.38 43.11	nd nd	nd nd	nd nd	nd nd	nd nd	nd nd	nd nd	nd nd	nd nd		nd nd	nd nd	nd nd	nd nd	nd 0.83	nd
Palmito em conserva	18.00	93.6 3.7	1.6 0.1	nd nd	nd 0	0 0.4	nd nd	0 nd	nd nd	12 0.03	0.06 nd	nd 0.5	nd	61 nd	0.6 nd	nd nd	nd 56	nd nd	nd
Palmito em conserva – YCaray®	15.00	nd 1	2 0	nd nd	0 0	0 2.5	nd nd	nd nd	nd nd	nd nd	nd nd	nd nd	nd	82 nd	0.4 nd	nd nd	nd nd	nd 627	nd
Pamonha	157.92	69.28 32.08	2.56 3.46	0.47 1.02	1.8 0	7.85 1.76	0.07 1.7	43.349 0.168	0.487 30.65	4.565 0.136	0.064 0.042	0.049 1.123	0.54	17.461 0.045	0.362 2.959	25.963 0.107	197.096 71.191	0.532 39.328	0.35
Panetone – Village®	337.50	nd 55	7.5 10	nd nd	5 0	97.5 3.75	nd nd	nd nd	nd nd	nd nd	nd nd	nd nd	nd	33.75 nd	1.125 nd	nd nd	nd nd	nd 125	nd
Panetone com gotas de chocolate – Village®	387.50	nd 53.75	7.5 16.25	nd nd	8.75 0	102.5 3.75	nd nd	nd nd	nd nd	nd nd	nd nd	nd nd	nd	51.25 nd	1.125 nd	nd nd	nd nd	nd 125	nd
Panetone de frutas – Bauducco®	362.50	nd 58.75	5 12.5	nd nd	5 0	75 5	nd nd	nd nd	nd nd	nd nd	nd nd	nd nd		6 nd	15.5 nd	nd nd	nd nd	nd 200	
Panqueca de carne moída	162.77	67.56 14.65	8.54 7.67	1.71 2.54	2.64 0	58.5 0.91	0.32 0.59	48.1 0.45	2.602 14.675	3.522 0.152	0.212 0.119	0.702 2.096	0.40	64.479 0.094	1.413 11.392	16.56 0.162	209.111 106.473	8.385 388.995	1.29
Pão 7 grãos Fit – Pullman®	206.00	nd 34	10.4 9	1.4 1.2	0 0	0 10.4	nd nd	nd nd	nd nd	nd nd	nd nd	nd nd	nd	nd nd	nd nd	nd nd	nd nd	nd 400	nd
Pão 9 grãos Vitagrão – Pullman®	252.00	nd 38	14 4.6	0.4 2.4	1.8 0	0 8	nd nd	nd nd	nd nd	nd nd	nd nd	nd nd		nd nd	nd nd	nd nd	nd nd	nd 220	nd
Pão alemão – Pumpernickel®	171.43	nd 33.93	5.36 1.79	nd nd	0 nd	0 7.14	nd nd	nd nd	nd nd	nd nd	nd nd	nd nd	nd	55.36 nd	3.57 nd	nd nd	nd nd	nd 550	nd
Pão alemão 100% integral Vollkorn Brot – Wickbold®	198.00	nd 34	5.4 1	nd nd	0 0	nd 8.8	nd nd	nd nd	nd nd	nd nd	nd nd	nd nd		nd nd	nd nd	nd nd	nd nd	nd 390	nd
Pão alemão 3 grãos Korn Brot – Wickbold®	212.00	nd 32	5.2 3.2	nd nd	0.4 0	nd 9.6	nd nd	nd nd	nd nd	nd nd	nd nd	nd nd		nd nd	nd nd	nd nd	nd nd	nd 500	nd
Pão alemão Fitness Brot – Wickbold®	210.00	nd 32	6.6 2.2	nd nd	0 0	nd 9.2	nd nd	nd nd	nd nd	nd nd	nd nd	nd nd		nd nd	nd nd	nd nd	nd nd	nd 490	nd
Pão artesano – Pullman®	254.00	nd 50.00	7.80 2.60	1.20 0.60	0.80 0	0 2.80	nd nd	nd nd	nd nd	nd nd	nd nd	nd nd		nd nd	nd nd	nd nd	nd nd	nd 386.00	nd
Pão caseiro	392.13	11.35 69.73	9.65 7.62	3.86 1.91	1.21 0	15.79 3.15	1.08 1.8	17.638 0.046	6.866 47.255	0.004 0.717	0.496 0.058	0.039 5.581	0.54	15.994 0.155	4.303 1.898	20.473 0.609	115.069 113.769	30.54 438.953	0.72
Pão caseiro de coco – Panco®	318.00	nd 54	8 7.6	nd nd	3.8 0	nd 2.6	nd nd	nd nd	nd nd	nd nd	nd nd	nd nd		nd nd	nd nd	nd nd	nd nd	nd 216	nd
Pão caseiro de milho – Panco®	310.00	nd 58	8 5.4	1.2 2	2 0	0 2.4	nd nd	nd nd	nd nd	nd nd	nd nd	nd nd		nd nd	nd nd	nd nd	nd nd	nd 230	nd

TABELA DE COMPOSIÇÃO DE ALIMENTOS

Alimento	Energia (kcal)	Umid (g)	Carb (g)	Prot (g)	G tot (g)	G poli (g)	G mono (g)	G sat (g)	G trans (g)	Col (mg)	Fib tot (g)	Fib sol (g)	Fib ins (g)	A (RE)	D (mcg)	E (mg)	Fol (mcg)	C (mg)	B1 (mg)	B2 (mg)	B6 (mg)	B12 (mcg)	Nia (mg)	Pant (mg)	Ca (mg)	Cu (mg)	Fe (mg)	I (mcg)	Mg (mg)	Mn (mg)	K (mg)	P (mg)	Se (mcg)	Na (mg)	Zn (mg)
Pão com 10 grãos Estar Leve – Wickbold®	232.00	nd	38	14.2	2.6	nd	0.4	0.6	0	0	7	nd	nd	nd	nd	nd	nd	nd	nd	nd	nd	nd	nd	nd	nd	nd	nd	nd	nd	nd	nd	nd	nd	450	nd
Pão com grãos Grão Sabor – Wickbold®	266.00	nd	38	14	5.6	nd	nd	1	0	nd	6.4	nd	nd	nd	nd	nd	nd	nd	nd	nd	nd	nd	nd	nd	nd	nd	nd	nd	nd	nd	nd	nd	nd	492	nd
Pão com levain – Santa Luzia®	244	nd	52.0	6.0	0	nd	nd	nd	nd	nd	nd	nd	nd	nd	nd	nd	nd	nd	nd	nd	nd	nd	nd	nd	nd	nd	nd	nd	nd	nd	nd	nd	nd	nd	nd
Pão com tucumã	262.98	nd	31.25	13.25	9.26	nd	nd	nd	0	52	1.54	nd	nd	80.9	nd	nd	nd	nd	nd	nd	nd	nd	nd	nd	82.67	nd	2.06	nd	nd	nd	nd	nd	nd	nd	nd
Pão de alho temperado – Nosso Pão®	374.00	nd	46	6	18	nd	nd	0	6	0	2	nd	nd	nd	nd	nd	nd	nd	nd	nd	nd	nd	nd	nd	nd	nd	nd	nd	nd	nd	nd	nd	nd	548	nd
Pão de aveia e linhaça – Wickbold®	230.00	nd	40	11	2.8	nd	1.6	1.2	0	0	14	nd	nd	nd	nd	nd	nd	nd	nd	nd	nd	nd	nd	nd	nd	nd	nd	nd	nd	nd	nd	nd	nd	388	nd
Pão de batata	241.35	45.56	36.57	6.79	7.59	3.77	1.83	1.44	0	17.59	2.68	0.56	1.1	12.187	0.219	6.458	101.34	5.934	0.408	0.437	0.161	0.098	4.062	0.78	32.704	0.175	2.594	5.854	20.482	0.352	301.727	122.572	14.237	1.009.097	0.71
Pão de centeio	357.36	16.51	64.71	10.29	6.24	2.63	1.8	1.1	0	38.21	5.79	1.39	3.66	34.072	0.117	4.925	86.538	0.01	0.597	0.512	0.138	0.092	4.952	0.78	20.722	0.174	3.797	4.765	32.602	1.584	200.993	159.126	30.79	435.75	1.11
Pão de centeio Os Clássicos – Wickbold®	246.00	nd	46	9.6	3	nd	0.8	0.6	0	0	5.4	nd	nd	nd	nd	nd	nd	nd	nd	nd	nd	nd	nd	nd	nd	nd	nd	nd	nd	nd	nd	nd	nd	458	nd
Pão de forma – Panco®	244.00	nd	48	8.2	2	0.6	0.6	0.8	0	1.2	2.8	nd	nd	nd	nd	nd	nd	nd	nd	nd	nd	nd	nd	nd	nd	nd	nd	nd	nd	nd	nd	nd	nd	468	nd
Pão de forma 100% integral Fit – Pullman®	200.00	nd	36	10.2	1.6	0.6	0.4	0.6	0	0	8.4	nd	nd	nd	nd	nd	nd	nd	nd	nd	nd	nd	nd	nd	nd	nd	nd	nd	nd	nd	nd	nd	nd	396	nd
Pão de forma 100% integral linhaça Plus Vita – Pullman®	244.00	nd	38	12	5	2.8	1.2	0.8	0	0	9.8	nd	nd	nd	nd	nd	nd	nd	nd	nd	nd	nd	nd	nd	nd	nd	nd	nd	nd	nd	nd	nd	nd	424	nd
Pão de forma 12 grãos Bom Humor – Nutrella®	222.00	nd	34	14.2	3.4	nd	nd	0.4	0	nd	5.2	nd	nd	nd	nd	nd	nd	nd	nd	nd	nd	nd	nd	nd	nd	nd	nd	nd	nd	nd	nd	nd	nd	352	nd
Pão de forma 7 grãos Bom Humor – Nutrella®	240.00	nd	36	12.4	5.4	nd	nd	0.8	0	nd	5.8	nd	nd	350	6.4	4	nd	nd	nd	nd	nd	nd	nd	nd	358	nd	nd	nd	nd	nd	nd	nd	nd	380	nd
Pão de forma Artesano – Pullman®	254.0	nd	50	7.8	2.6	1.2	0.6	0.8	0	0	2.8	nd	nd	nd	nd	nd	nd	nd	nd	nd	nd	nd	nd	nd	nd	nd	nd	nd	nd	nd	nd	nd	nd	386.0	nd
Pão de forma aveia – Wickbold®	234.00	nd	44	11.2	1.4	nd	0.4	0.4	0	0	6.4	nd	nd	nd	nd	nd	nd	nd	nd	nd	nd	nd	nd	nd	nd	nd	nd	nd	nd	nd	nd	nd	nd	450	nd
Pão de forma aveia light – Pullman®	240.00	nd	48	8	0	nd	nd	0	0	0	4	nd	nd	nd	nd	nd	nd	nd	nd	nd	nd	nd	nd	nd	88	nd	nd	nd	nd	nd	nd	nd	nd	800	nd
Pão de forma baby – Pullman®	246.00	nd	48	7	2.8	nd	nd	0	0	nd	2.6	nd	nd	nd	nd	nd	60	nd	0.18	nd	0.2	0.36	2.4	nd	150	nd	2.2	nd	nd	nd	nd	nd	nd	796	nd
Pão de forma centeio – Pullman®	250.00	nd	47.22	8.33	2.77	nd	nd	0	0	0	2.77	nd	nd	nd	nd	nd	nd	nd	nd	nd	nd	nd	nd	nd	125	nd	1.388	nd	nd	nd	nd	nd	nd	694.44	nd
Pão de forma glúten light – Falkenburg®	225.00	nd	42	14.5	2	nd	nd	0.6	0	nd	nd	nd	nd	nd	nd	nd	nd	nd	nd	nd	nd	nd	nd	nd	nd	nd	nd	nd	nd	nd	nd	nd	nd	nd	nd
Pão de forma integral 12 grãos Vitagrão – Pullman®	238.00	nd	36	13.2	4.4	2.4	1.2	0.6	0	0	9.6	nd	nd	nd	nd	nd	nd	nd	nd	nd	nd	nd	nd	nd	nd	nd	nd	nd	nd	nd	nd	nd	nd	448	nd

P

Alimento	Energia (kcal)	Umid (g)	Carb (g)	Prot (g)	G tot (g)	G poli (g)	G mono (g)	G sat (g)	G trans (g)	Col (mg)	Fib tot (g)	Fib sol (g)	Fib ins (g)	A (RE) (mcg)	D (mcg)	E (mg)	Fol (mcg)	C (mg)	B1 (mg)	B2 (mg)	B6 (mg)	B12 (mcg)	Nia (mg)	Pant (mg)	Ca (mg)	Cu (mg)	Fe (mg)	I (mcg)	Mg (mg)	Mn (mg)	K (mg)	P (mg)	Se (mcg)	Na (mg)	Zn (mg)
Pão de forma libanês – Maxifour®	222.86	nd	8.57	45.71	nd	nd	nd	n	nd	nd	2.29	nd	nd	nd	nd	nd	nd	nd	nd	nd	nd	nd	nd	nd	54.29	nd	0.86	nd	nd	nd	nd	nd	nd	122.86	nd
Pão de forma light 100% integral cenoura Plus Vita – Pullman®	216.00	nd	38	11	2	1	0.4	0.6	0	0	8	nd	nd	156	nd	nd	nd	nd	nd	nd	nd	nd	nd	nd	nd	nd	nd	nd	nd	nd	nd	nd	nd	326	nd
Pão de forma light 100% integral iogurte Plus Vita – Pullman®	210.00	nd	36	11.4	2.2	1	0.4	0.6	0	0	7.4	nd	nd	nd	nd	nd	nd	nd	nd	nd	nd	nd	nd	nd	nd	nd	nd	nd	nd	nd	nd	nd	nd	326	nd
Pão de forma light 100% integral linhaça e quinoa Plus Vita – Pullman®	218.00	nd	34	11.8	3.6	2.2	0.8	0.6	0	0	9.8	nd	nd	nd	nd	nd	nd	nd	nd	nd	nd	nd	nd	nd	nd	nd	nd	nd	nd	nd	nd	nd	nd	326	nd
Pão de forma light 100% integral trigo Plus Vita – Pullman®	208.00	nd	38	9.8	1.8	1	0.4	0	0	0	8.4	nd	nd	nd	nd	nd	nd	nd	nd	nd	nd	nd	nd	nd	nd	nd	nd	nd	nd	nd	nd	nd	nd	326	nd
Pão de forma light Plus Vita – Pullman®	212.00	nd	42	8.4	0	0	0	0	0	0	6	nd	nd	nd	nd	nd	nd	nd	nd	nd	nd	nd	nd	nd	nd	nd	nd	nd	nd	nd	nd	nd	nd	520	nd
Pão de forma sem casca Estar Leve – Wickbold®	220.00	nd	42	10.8	1	nd	0.2	0.2	0	0	3	nd	nd	nd	nd	nd	nd	nd	nd	nd	nd	nd	nd	nd	nd	nd	nd	nd	nd	nd	nd	nd	nd	462	nd
Pão de forma sem casca original – Wickbold®	262.00	nd	50	8	3	nd	nd	0.4	0	0	1.2	nd	nd	nd	nd	nd	nd	nd	nd	nd	nd	nd	nd	nd	nd	nd	nd	nd	nd	nd	nd	nd	nd	306	nd
Pão de forma tradicional – Pullman®	250.00	nd	48	9.2	2.6	nd	nd	0	0	nd	2	nd	nd	nd	nd	nd	60	nd	0.18	nd	0.2	0.36	2.4	nd	150	nd	2.2	nd	nd	nd	nd	nd	nd	300	nd
Pão de forma tradicional – Wickbold®	252.00	nd	50	9.2	1.8	nd	0.6	0.4	0	0	2.8	nd	nd	nd	nd	nd	nd	nd	nd	nd	nd	nd	nd	nd	nd	nd	nd	nd	nd	nd	nd	nd	nd	448	nd
Pão de girassol e castanha – Wickbold®	278.00	nd	38	14.6	7.6	nd	nd	1.2	nd	nd	5.8	nd	nd	nd	nd	nd	nd	nd	nd	nd	nd	nd	nd	nd	nd	nd	nd	nd	nd	nd	nd	nd	nd	488	nd
Pão de granola light	200.00	nd	40	8	0	nd	nd	0	0	0	tr	nd	nd	nd	nd	nd	nd	nd	nd	nd	nd	nd	nd	nd	21.88	nd	1.32	nd	nd	nd	nd	nd	nd	480	nd
Pão de hambúrguer – Panco®	284.00	nd	54	7.6	4.2	nd	nd	1.4	0	0	2.2	nd	nd	nd	nd	nd	nd	nd	nd	nd	nd	nd	nd	nd	nd	nd	nd	nd	nd	nd	nd	nd	nd	474	nd
Pão de hambúrguer – Pullman®	266.00	nd	50	8.4	3.6	nd	nd	0.6	0	nd	2.6	nd	nd	nd	nd	nd	nd	nd	nd	nd	nd	nd	nd	nd	nd	nd	nd	nd	nd	nd	nd	nd	nd	500	nd
Pão de hambúrguer com gergelim – Wickbold®	308.00	nd	52	10.8	5.8	nd	nd	1.2	0	0	2.6	nd	nd	nd	nd	nd	nd	nd	nd	nd	nd	nd	nd	nd	nd	nd	nd	nd	nd	nd	nd	nd	nd	520	nd
Pão de hambúrguer original – Wickbold®	282.00	nd	52	10.8	3.2	nd	0.8	0.6	0	0	3	nd	nd	nd	nd	nd	nd	nd	nd	nd	nd	nd	nd	nd	nd	nd	nd	nd	nd	nd	nd	nd	nd	548	nd
Pão de hot dog – Panco®	298.00	nd	56	8.8	3.8	0.8	1.4	1.6	0	0	2.4	nd	nd	nd	nd	nd	nd	nd	nd	nd	nd	nd	nd	nd	nd	nd	nd	nd	nd	nd	nd	nd	nd	508	nd
Pão de hot dog – Pullman®	256.00	nd	50	7	3	nd	nd	0	0	nd	2.8	nd	nd	nd	nd	nd	nd	nd	nd	nd	nd	nd	nd	nd	nd	nd	nd	nd	nd	nd	nd	nd	nd	474	nd
Pão de hot dog – Wickbold®	266.00	nd	56	7.6	9	nd	nd	0.8	0	nd	2.6	nd	nd	nd	nd	nd	nd	nd	nd	nd	nd	nd	nd	nd	nd	nd	nd	nd	nd	nd	nd	nd	nd	232	nd

TABELA DE COMPOSIÇÃO DE ALIMENTOS

Alimento	Energia (kcal)	Umid / Carb (g)	Prot / G tot (g)	G poli / G mono (g)	G sat / G trans (g)	Col (mg) / Fib tot (g)	Fib sol / Fib ins (g)	A (RE) / D (mcg)	E (mg) / Fol (mcg)	C (mg) / B1 (mg)	B2 (mg) / B6 (mg)	B12 (mcg) / Nia (mg)	Pant (mg)	Ca (mg) / Cu (mg)	Fe (mg) / I (mcg)	Mg (mg) / Mn (mg)	K (mg) / P (mg)	Se (mcg) / Na (mg)	Zn (mg)
Pão de iogurte, cenoura e mel – Nutrella®	214.00	nd / 36	14 / 1.8	nd / nd	1 / 0	0 / 7	nd / nd	218 / nd	nd / nd	nd / nd	nd / nd	nd / nd	nd	nd / nd	nd / nd	nd / nd	nd / nd	nd / 626	nd
Pão-de-leite – Nutrella®	236.00	nd / 46	7 / 2.8	nd / nd	0.8 / 0	nd / 2.6	nd / nd	nd / nd	nd / nd	nd / nd	nd / nd	nd / nd	nd	296 / nd	nd / nd	nd / nd	nd / nd	nd / 458	nd
Pão-de-leite – Wickbold®	252.00	nd / 10	10 / 0.9	nd / nd	0 / 0	nd / 2.6	nd / nd	nd / nd	nd / nd	nd / nd	nd / nd	nd / nd	nd	nd / nd	nd / nd	nd / nd	nd / nd	nd / 558	nd
Pão de linhaça e kummel Grão Sabor – Wickbold®	250.00	nd / 38	10.8 / 6.2	nd / nd	1 / nd	nd / 7.8	nd / nd	nd / nd	nd / nd	nd / nd	nd / nd	nd / nd	nd	nd / nd	nd / nd	nd / nd	nd / nd	nd / 482	nd
Pão-de-ló	317.82	nd / 55.21	5.94 / 8.36	2.27 / 3.51	1.94 / 0	50.19 / 1.39	0.39 / 1	104.73 / 0.3	4.18 / 43.89	0.17 / 0.29	0.33 / 0.06	0.2 / 2.4	0.49	32.62 / 0.07	1.82 / nd	11.92 / 0.23	103.14 / 87.057	14.58 / 26.291	0.49
Pão de manteiga – Nutrella®	250.00	nd / 48	7.2 / 3.2	nd / nd	1.2 / 0	nd / 2.8	nd / nd	nd / nd	nd / nd	nd / nd	nd / nd	nd / nd	nd	47.62 / nd	0.95 / nd	nd / nd	nd / nd	nd / 484	nd
Pão de mel	250.11	38.36 / 53.47	4.83 / 2.35	0.28 / 0.71	1.03 / 0	46.71 / 1.29	0.29 / 0.48	28.296 / 0.43	0.426 / 21.485	0.683 / 0.212	0.243 / 0.053	0.203 / 1.607	0.40	66.534 / 0.127	1.92 / 13.315	18.123 / 0.326	182.587 / 83.563	11.774 / 39.932	0.50
Pão de mel – Pan®	433.33	nd / 70	10 / 11.67	nd / nd	6.67 / 0	0 / tr	nd / nd	nd / nd	nd / nd	nd / nd	nd / nd	nd / nd	nd	60 / nd	nd / nd	nd / nd	nd / nd	nd / 383.333	nd
Pão de mel – Panco®	418.61	nd / 65.116	6.978 / 13.953	nd / nd	4.651 / 0	32.558 / 2.325	nd / nd	nd / nd	nd / nd	nd / nd	nd / nd	nd / nd	nd	90.698 / nd	2.093 / nd	nd / nd	nd / nd	nd / 255.814	nd
Pão de milho – Seven Boys®	292.00	nd / 50	8.8 / 6	nd / nd	3 / nd	nd / 6	nd / nd	nd / nd	nd / nd	nd / nd	nd / nd	nd / nd	nd	nd / nd	nd / nd	nd / nd	nd / nd	nd / 414	nd
Pão de queijo	271.17	42.77 / 36.07	8.54 / 10.91	2.93 / 3	4.32 / 0	62.31 / 0.27	0.22 / nd	53.09 / 0.402	4.39 / 8.786	0.118 / 0.021	0.139 / 0.041	0.38 / 0.069	0.32	247.82 / 0.036	0.946 / nd	11.437 / 0.051	54.105 / 163.172	8.413 / 424.578	0.74
Pão de queijo coquetel – Forno de Minas®	294.00	nd / 32	7.2 / 15.6	nd / nd	5.8 / 0	nd / 0	nd / nd	nd / nd	nd / nd	nd / nd	nd / nd	nd / nd	nd	168 / nd	nd / nd	nd / nd	nd / nd	nd / 506	nd
Pão de queijo coquetel – Qualitá®	254.00	nd / 44	3 / 7.6	nd / nd	3 / 0.8	nd / 0	nd / nd	nd / nd	nd / nd	nd / nd	nd / nd	nd / nd	nd	nd / nd	nd / nd	nd / nd	nd / nd	nd / 660	nd
Pão de queijo lanche – Forno de Minas®	294.00	nd / 30	7.2 / 15.6	nd / nd	5.8 / 0	nd / 0	nd / nd	nd / nd	nd / nd	nd / nd	nd / nd	nd / nd	nd	168 / nd	nd / nd	nd / nd	nd / nd	nd / 506	nd
Pão de queijo minas tradicional – Forno de Minas®	294.00	nd / 32	7.2 / 15.6	nd / nd	6 / 0	nd / 0	nd / nd	nd / nd	nd / nd	nd / nd	nd / nd	nd / nd	nd	168 / nd	nd / nd	nd / nd	nd / nd	nd / 510	nd
Pão de queijo mini – Casa do Pão de Queijo	300.00	nd / 30	10 / 15	nd / nd	nd / 0	62.5 / tr	nd / nd	nd / nd	nd / nd	nd / nd	nd / nd	nd / nd	nd	310 / nd	0.5 / nd	nd / nd	nd / nd	nd / 500	nd
Pão de queijo preparado – Yoki®	440.00	nd / 70	0 / 17	nd / nd	5.5 / 6	nd / 1.6	nd / nd	nd / nd	nd / nd	nd / nd	nd / nd	nd / nd	nd	nd / nd	nd / nd	nd / nd	nd / nd	nd / 398	nd
Pão de trigo integral Grão Sabor – Wickbold®	260.00	nd / 47	10 / 2.5	nd / nd	1 / 0	0 / 5	nd / nd	nd / nd	nd / nd	nd / nd	nd / nd	nd / nd	nd	117.6 / nd	1.8 / nd	nd / nd	nd / nd	nd / 630	nd
Pão em folha – Maxifour®	230.00	nd / 50	6 / 1	nd / nd	n / nd	nd / 1.6	nd / nd	nd / nd	nd / nd	nd / nd	nd / nd	nd / nd	nd	nd / nd	nd / nd	nd / nd	nd / nd	nd / 552	nd
Pão folha integral – Galeria dos Pães®	236.00	nd / 46.00	9.80 / 0	nd / nd	0 / nd	0 / 4.00	nd / nd	nd / nd	nd / nd	nd / nd	nd / nd	nd / nd	nd	nd / nd	nd / nd	nd / nd	nd / nd	nd / 134.40	nd
Pão francês	285.60	nd / 56.8	9.42 / 2.55	nd / nd	nd / 0	0 / 2.8	nd / nd	0 / nd	0.571 / 37.1	0 / 0.457	0.342 / 0.054	0 / 4	0.36	111 / 0.145	3.08 / nd	20 / 0	94.2 / 85.7	30 / 580	0.63

Alimento	Energia (kcal) / Umid Carb (g)	Prot (g) / G tot (g)	G poli (g) / G mono (g)	G sat (g) / G trans (g)	Col (mg) / Fib tot (g)	Fib sol (g) / Fib ins (g)	A (RE) / D (mcg)	E (mg) / Fol (mcg)	C (mg) / B1 (mg)	B2 (mg) / B6 (mg)	B12 (mcg) / Nia (mg)	Pant (mg)	Ca (mg) / Cu (mg)	Fe (mg) / I (mcg)	Mg (mg) / Mn (mg)	K (mg) / P (mg)	Se (mcg) / Na (mg)	Zn (mg)
Pão francês (só miolo)	286.00	nd	9.42	nd	nd	nd	nd	nd	0.571	nd	0.342	0	0.36	111	3.08	20	94.2	30	0.63
	50.5	3.88	nd	0	2.8	nd	nd	37.1	0.457	0.54	4		0.145	nd	0	85.7	580	
Pão integral Graham Plus Vita – Pullman®	234.00	nd	9.2	2	n	nd	nd	nd	nd	nd	nd	nd	nd	nd	nd	nd	nd	nd	nd
	42	2.8	0.4	nd	5.2	nd	nd	nd	nd	nd	nd		nd	nd	nd	nd	456	
Pão integral Grão Sabor – Wickbold®	246.00	nd	9.6	nd	0.8	nd	nd	nd	nd	nd	nd	nd	nd	nd	nd	nd	nd	nd	nd
	46	2.8	nd	nd	5.2	nd	nd	nd	nd	nd	nd		nd	nd	nd	nd	558	
Pão integral – Wickbold®	242.00	nd	8.6	nd	0.6	0	nd	nd	nd	nd	nd	nd	nd	nd	nd	nd	nd	nd	nd
	44	3.6	0.8	0	6.4	nd	nd	nd	nd	nd	nd		nd	nd	nd	nd	468	
Pão italiano	271.00	35.7	8.8	1.39	0.86	0	1	0	0.33	0	0.29	0	0.38	78	2.95	27	110	27.2	0.86
	50	3.5	0.81	0	3.1	2.1	0	30	0.47	0.06	4.38		0.19	6.15	0.46	103	584	
Pão italiano – Basilicata®	342.50	nd	10.00	nd	0	nd	nd	nd	nd	nd	nd	nd	nd	nd	nd	nd	nd	nd	nd
	75.00	0	nd	0	2.50	nd	nd	nd	nd	nd	nd		nd	nd	nd	nd	722.50	
Pão misto com canela e passas – Nutrella®	240.00	nd	8.6	nd	0.8	nd	nd	nd	nd	nd	nd	nd	nd	nd	nd	nd	nd	nd	nd
	46	2.6	nd	0	3	nd	nd	nd	nd	nd	nd		nd	nd	nd	nd	278	
Pão na chapa	379.75	nd	7.54	nd	nd	47.9	nd	166.25	nd	0	nd	nd	nd	91.9	2.44	nd	nd	nd	nd
	44.38	17.97	nd	0	2.18	nd	nd	nd	nd	nd	nd		nd	nd	nd	nd	nd	
Pão Nutrellinhas – Nutrella®	332.00	nd	6.8	nd	2.2	nd	nd	nd	nd	nd	nd	nd	nd	nd	nd	nd	nd	nd	nd
	64	6	nd	0	1.6	nd	nd	nd	nd	nd	nd		nd	nd	nd	nd	356	
Pão ômega – Nutrella Vitta®	230.00	nd	11	nd	0.4	nd	nd	nd	nd	nd	nd	nd	nd	nd	nd	nd	nd	nd	nd
	38	3.4	nd	0	6.4	nd	nd	nd	nd	nd	nd		nd	nd	nd	nd	230	
Pão preto – Nutrella®	228.00	nd	9	nd	0.2	nd	nd	nd	nd	nd	nd	nd	nd	nd	nd	nd	nd	nd	nd
	46	1.2	nd	0	5.4	nd	nd	nd	nd	nd	nd		nd	nd	nd	nd	414	
Pão preto – Wickbold®	240.00	nd	9	nd	0.6	0	nd	nd	nd	nd	nd	nd	nd	nd	nd	nd	nd	nd	nd
	44	3.2	1	nd	6.6	nd	nd	nd	nd	nd	nd		nd	nd	nd	nd	482	
Pão preto com farinha integral de centeio e trigo integral – Wickbold®	230.00	nd	9	nd	0.5	0	nd	nd	nd	nd	nd	nd	nd	123.8	1.8	nd	nd	nd	nd
	46	1.5	nd	0	8	nd	nd	nd	nd	nd	nd		nd	nd	nd	nd	650	
Pão preto Plus Vita – Pullman®	250.00	nd	9.8	2	0.8	nd	nd	nd	nd	nd	nd	nd	nd	nd	nd	nd	nd	nd	nd
	46	3	0.6	nd	4.8	nd	nd	nd	nd	nd	nd		nd	nd	nd	nd	502	
Pão quadrado Grão Sabor – Wickbold®	246.00	nd	9.4	nd	0.8	nd	nd	nd	nd	nd	nd	nd	nd	nd	nd	nd	nd	nd	nd
	44	3.2	nd	nd	4.4	nd	nd	nd	nd	nd	nd		nd	nd	nd	nd	572	
Pão rápido de sorgo	305.53	nd	7.64	nd	nd	53.23	nd	48.97	nd	0.16	nd	nd	nd	251.89	1.85	nd	nd	nd	nd
	51.58	8.57	nd	0	4.71	nd	nd	nd	nd	nd	nd		nd	nd	nd	nd	nd	
Pão sírio – Kebal®	288.00	nd	9.6	1.0	0	0	c	nd	nd	nd	nd	nd	nd	nd	nd	nd	nd	nd	nd
	60.0	2.0	0.4	0	2.6	nd	nd	nd	nd	nd	nd		nd	nd	nd	nd	350.0	
Pão sírio extrafino – Pita Bread®	288.00	nd	9.6	1	0	0	nd	nd	nd	nd	nd	nd	nd	nd	nd	nd	nd	nd	nd
	60	1.6	0.2	0	2.4	nd	nd	nd	nd	nd	nd		nd	nd	nd	nd	368	
Pão sírio integral – Pita Bread®	248.00	nd	10.2	1	0	0	nd	nd	nd	nd	nd	nd	nd	nd	nd	nd	nd	nd	nd
	48	1.6	0.4	0	6	nd	nd	nd	nd	nd	nd		nd	nd	nd	nd	332	
Pão sírio médio – Pita Bread®	288.00	nd	9.6	1	0	0	nd	nd	nd	nd	nd	nd	nd	nd	nd	nd	nd	nd	nd
	60	1.6	0.2	0	2.4	nd	nd	nd	nd	nd	nd		nd	nd	nd	nd	368	

TABELA DE COMPOSIÇÃO DE ALIMENTOS

Alimento	Energia (kcal)	Umid (g)	Carb (g)	Prot (g)	G tot (g)	G poli (g)	G mono (g)	G sat (g)	G trans (g)	Col (mg)	Fib tot (g)	Fib sol (g)	Fib ins (g)	A (RE) (mcg)	D (mcg)	E (mg)	Fol (mcg)	C (mg)	B1 (mg)	B2 (mg)	B6 (mg)	B12 (mcg)	Nia (mg)	Pant (mg)	Ca (mg)	Cu (mg)	Fe (mg)	I (mcg)	Mg (mg)	Mn (mg)	K (mg)	P (mg)	Se (mcg)	Na (mg)	Zn (mg)
Pão sírio mini – Pita Bread®	288.00	nd	60	9.6	1.6	1	0.2	0	0	0	2.4	nd	nd	nd	nd	nd	nd	nd	nd	nd	nd	nd	nd	nd	nd	nd	nd	nd	nd	nd	nd	nd	nd	368	nd
Pão sírio para beirute – Pita Bread®	310.00	nd	62	10	2.4	0.4	0.6	0	0	0	2	nd	nd	nd	nd	nd	nd	nd	nd	nd	nd	nd	nd	nd	nd	nd	nd	nd	nd	nd	nd	nd	nd	580	nd
Pão sírio pequeno – Pita Bread®	288.00	nd	60	9.6	1.6	1	0.2	0	0	0	2.4	nd	nd	nd	nd	nd	nd	nd	nd	nd	nd	nd	nd	nd	nd	nd	nd	nd	nd	nd	nd	nd	nd	368	nd
Pão sírio tipo caseiro – Gergelim®	280.00	nd	54	8	4.5	nd	nd	0.9	0	0	2.5	nd	nd	nd	nd	nd	nd	nd	nd	nd	nd	nd	nd	nd	158	nd	2	nd	nd	nd	nd	nd	nd	260	nd
Pão sovado – Lagoazul®	289.00	nd	54	9	4	nd	nd	0	0	0	0	nd	nd	nd	nd	nd	nd	nd	nd	nd	nd	nd	nd	nd	29	nd	2	nd	nd	nd	nd	nd	nd	24	nd
Pão sovado – Nutrella®	286.00	nd	60	8	1.4	nd	nd	0	0	nd	1.8	nd	nd	nd	nd	nd	nd	nd	nd	nd	nd	nd	nd	nd	nd	nd	nd	nd	nd	nd	nd	nd	nd	512	nd
Pão sovado – Panco®	320.00	nd	62	9	4	0.8	1.4	1.6	0	7.2	2.6	nd	nd	nd	nd	nd	nd	nd	nd	nd	nd	nd	nd	nd	nd	nd	nd	nd	nd	nd	nd	nd	nd	280	nd
Papinha banana com aveia Papinhas Nestlé Etapa 2 – Nestlé®	60.83	nd	13.33	0.92	0	nd	nd	0.41	0	nd	0.5	nd	nd	nd	nd	nd	nd	nd	nd	nd	nd	nd	nd	nd	nd	nd	nd	nd	nd	nd	nd	nd	nd	5.08	nd
Papinha banana e maçã Papinhas Nestlé Etapa 2 – Nestlé®	53.33	nd	11.67	0	0	nd	nd	0	0	nd	0.83	nd	nd	nd	nd	nd	nd	nd	nd	nd	nd	nd	nd	nd	nd	nd	nd	nd	nd	nd	nd	nd	nd	0	nd
Papinha de creminho de milho com cenoura e peito de frango Papinhas Nestlé Etapa 3 – Nestlé®	82.94	nd	8.82	4.35	3.35	nd	nd	0.35	0	nd	1.12	nd	nd	nd	nd	nd	nd	nd	nd	nd	nd	nd	nd	nd	nd	nd	nd	nd	nd	nd	nd	nd	nd	108.82	nd
Papinha de lentilha com arroz e peito de frango Papinhas Nestlé Etapa 3 – Nestlé®	83.53	nd	9.41	4.94	3	nd	nd	0.35	0	nd	2	nd	nd	nd	nd	nd	nd	nd	nd	nd	nd	nd	nd	nd	nd	nd	nd	nd	nd	nd	nd	nd	nd	13.82	nd
Papinha de peito de frango, legumes e macarrão Papinhas Nestlé Etapa 2 – Nestlé®	92.60	nd	9.07	4.2	4.4	nd	nd	nd	0	nd	nd	nd	nd	nd	nd	nd	nd	nd	nd	nd	nd	nd	nd	nd	nd	nd	nd	nd	nd	nd	nd	nd	nd	nd	nd
Papinha de peito de peru, legumes e arroz Papinhas Nestlé Etapa 2 – Nestlé®	77.39	nd	8.09	3.74	3.30	nd	nd	0.35	0	nd	0.96	nd	nd	nd	nd	nd	nd	nd	nd	nd	nd	nd	nd	nd	nd	nd	nd	nd	nd	nd	nd	nd	nd	70.43	nd
Papinha de purezinho Papinhas Nestlé Etapa Jr – Nestlé®	75.60	nd	8	3.8	3.2	nd	nd	0.4	0	nd	1.12	nd	nd	nd	nd	nd	nd	nd	nd	nd	nd	nd	nd	nd	nd	nd	3	nd	nd	nd	nd	nd	nd	143.20	nd
Papinha frutas sortidas – Nestlé Baby®	63.33	nd	15.83	0	0	nd	nd	0	0	nd	6.67	nd	nd	nd	nd	nd	nd	nd	nd	nd	nd	nd	nd	nd	nd	nd	nd	nd	nd	nd	nd	nd	nd	0	nd
Papinha gema de ovo, carne e legumes Papinhas Nestlé Etapa 2 – Nestlé®	73.04	nd	6.17	3.39	3.22	nd	nd	0.52	0	nd	1.04	nd	nd	nd	nd	nd	nd	nd	nd	nd	nd	nd	nd	nd	nd	nd	nd	nd	nd	nd	nd	nd	nd	66.09	nd

Alimento	Energia (kcal)	Umid (g)	Carb (g)	Prot (g)	G tot (g)	G poli (g)	G mono (g)	G sat (g)	G trans (g)	Col (mg)	Fib tot (g)	Fib sol (g)	Fib ins (g)	A (RE) (mcg)	D (mcg)	E (mg)	Fol (mcg)	C (mg)	B1 (mg)	B2 (mg)	B6 (mg)	B12 (mcg)	Nia (mg)	Pant (mg)	Ca (mg)	Cu (mg)	Fe (mg)	I (mcg)	Mg (mg)	Mn (mg)	K (mg)	P (mg)	Se (mcg)	Na (mg)	Zn (mg)
Papinha legumes com carne Papinhas Nestlé Etapa 2 – Nestlé®	72.17	nd	7.48	3.48	3.13	nd	nd	0.52	0	nd	1.22	nd	nd	nd	nd	nd	nd	nd	nd	nd	nd	nd	nd	nd	nd	nd	nd	nd	nd	nd	nd	nd	nd	65.22	nd
Papinha maçã, goiaba e banana Papinhas Nestlé Purezinho de Frutas – Nestlé®	61.67	nd	14.17	0.5	0	nd	nd	0	0	nd	2.25	nd	nd	nd	nd	nd	nd	nd	nd	nd	nd	nd	nd	nd	nd	nd	nd	nd	nd	nd	nd	nd	nd	4.58	nd
Papinha maçã Papinhas Nestlé Etapa 1 – Nestlé®	60.83	nd	15	0	0	nd	nd	0	0	nd	0.66	nd	nd	nd	nd	nd	nd	nd	nd	nd	nd	nd	nd	nd	nd	nd	nd	nd	nd	nd	nd	nd	nd	0	nd
Papinha macarrão, carne e legumes Papinhas Nestlé Etapa 3 – Nestlé®	74.70	nd	8.82	3.47	2.94	nd	nd	0.53	0	nd	1.41	nd	nd	nd	nd	nd	nd	nd	nd	nd	nd	nd	nd	nd	nd	nd	nd	nd	nd	nd	nd	nd	nd	91.76	nd
Papinha mix de frutas Papinhas Nestlé Purezinho de Frutas – Nestlé®	70.00	nd	16.67	0.75	0	nd	nd	0	0	nd	1.25	nd	nd	nd	nd	nd	nd	nd	nd	nd	nd	nd	nd	nd	nd	nd	nd	nd	nd	nd	nd	nd	nd	0	nd
Papinha pera e manga Papinhas Nestlé Purezinho de Frutas – Nestlé®	64.17	nd	15	0	0	nd	nd	0	0	nd	2	nd	nd	nd	nd	nd	nd	nd	nd	nd	nd	nd	nd	nd	nd	nd	nd	nd	nd	nd	nd	nd	nd	0	nd
Papinha pera Papinhas Nestlé Etapa 1 – Nestlé®	52.50	nd	12.50	0	0	nd	nd	0	0	nd	1.66	nd	nd	nd	nd	nd	nd	nd	nd	nd	nd	nd	nd	nd	nd	nd	nd	nd	nd	nd	nd	nd	nd	0	nd
Papinha picadinho de carne Papinhas Nestlé Etapa Jr – Nestlé®	74.00	nd	7.6	4	3.2	nd	nd	0.76	0	nd	1	nd	nd	nd	nd	nd	nd	nd	nd	nd	nd	nd	nd	nd	nd	nd	2.24	nd	nd	nd	nd	nd	nd	130	nd
Papinha risotinho de frango Papinhas Nestlé Etapa Jr – Nestlé®	82.40	nd	8.8	4.4	3.32	nd	nd	0.4	0	nd	0.56	nd	nd	nd	nd	nd	nd	nd	nd	nd	nd	nd	nd	nd	nd	nd	2.24	nd	nd	nd	nd	nd	nd	140.40	nd
Páprica	289.00	9.54	55.7	14.8	13	8.32	1.23	2.1	0	0	20.9	tr	tr	6060	0	8.16	tr	nd	0.65	1.74	tr	0	15.3	1.78	177	0.61	23.6	tr	185	0.84	2344	345	11	33.9	4.06
Pasta de amêndoas sem glúten e lactose – Castanharia®	533.33	nd	21.33	20.67	40.67	nd	nd	4	0	nd	10.67	nd	nd	nd	nd	nd	nd	nd	nd	nd	nd	nd	nd	nd	nd	nd	nd	nd	nd	nd	nd	nd	nd	0	nd
Pasta de amendoim com melado, sem glúten e lactose – Castanharia®	533.33	nd	18.67	26.67	39.33	nd	nd	8.00	0	nd	8.67	nd	nd	nd	nd	nd	nd	nd	nd	nd	nd	nd	nd	nd	nd	nd	nd	nd	nd	nd	nd	nd	nd	0	nd
Pasta de amendoim sem glúten e lactose – Castanharia®	566.67	nd	15.33	28.00	44.00	nd	nd	8.67	0	nd	9.33	nd	nd	nd	nd	nd	nd	nd	nd	nd	nd	nd	nd	nd	nd	nd	nd	nd	nd	nd	nd	nd	nd	0	nd
Pasta de avelã e cacau sem glúten e lactose – Castanharia®	560.00	nd	14.00	19.33	46.67	nd	nd	5.33	0	nd	14.67	nd	nd	nd	nd	nd	nd	nd	nd	nd	nd	nd	nd		nd	nd	nd	nd	nd	nd	nd	nd	nd	0	nd
Pasta de castanha de caju sem glúten e lactose – Castanharia®	560.00	nd	30.00	16.00	42.00	nd	nd	9.33	0	nd	3.33	nd	nd	nd	nd	nd	nd	nd	nd	nd	nd	nd	nd	nd	nd	nd	nd	nd	nd	nd	nd	nd	nd	0	nd
Pasta de castanhas e cacau sem glúten e lactose – Castanharia®	560.00	nd	24.67	16.00	44.00	nd	nd	11.33	0	nd	8.00	nd	nd	nd	nd	nd	nd	nd	nd	nd	nd	nd	nd		nd	nd	nd	nd	nd	nd	nd	nd	nd	0	nd

TABELA DE COMPOSIÇÃO DE ALIMENTOS

Alimento	Energia (kcal)	Umid (g)	Carb (g)	Prot (g)	G tot (g)	G poli (g)	G mono (g)	G sat (g)	G trans (g)	Col (mg)	Fib tot (g)	Fib sol (g)	Fib ins (g)	A (RE) (mcg)	D (mcg)	E (mg)	Fol (mcg)	C (mg)	B1 (mg)	B2 (mg)	B6 (mg)	B12 (mg)	Nia (mg)	Pant (mg)	Ca (mg)	Cu (mg)	Fe (mg)	I (mcg)	Mg (mg)	Mn (mg)	K (mg)	P (mg)	Se (mcg)	Na (mg)	Zn (mg)
Pasta de castanhas e sementes sem glúten e lactose – Castanharia®	560.00	nd	19.33	15.33	46.67	nd	nd	7.33	0	nd	7.33	nd	nd	nd	nd	nd	nd	nd	nd	nd	nd	nd	nd	nd	nd	nd	nd	nd	nd	nd	nd	nd	nd	0	nd
Pasta de coco sem glúten e lactose – Castanharia®	653.33	nd	6	8.00	66.67	nd	nd	62.00	0	nd	1.33	nd	nd	nd	nd	nd	nd	nd	nd	nd	nd	nd	nd	nd	nd	nd	nd	nd	nd	nd	nd	nd	nd	0	nd
Pasta de macadâmia com sal do himalaia, sem glúten e lactose – Castanharia®	660.00	nd	11.33	9.33	64.00	nd	nd	8.00	0	nd	10.67	nd	nd	nd	nd	nd	nd	nd	nd	nd	nd	nd	nd	nd	nd	nd	nd	nd	nd	nd	nd	nd	nd	560.00	nd
Pasta de pistache sem glúten e lactose – Castanharia®	633.33	nd	20.00	20.67	52.00	nd	nd	7.33	0	nd	8.67	nd	nd	nd	nd	nd	nd	nd	nd	nd	nd	nd	nd	nd	nd	nd	nd	nd	nd	nd	nd	nd	nd	166.67	nd
Pasta de semente de girassol sem glúten e lactose – Castanharia®	606.67	nd	18.67	22.67	48.67	nd	nd	5.33	0	nd	6.00	nd	nd	nd	nd	nd	nd	nd	nd	nd	nd	nd	nd	nd	nd	nd	nd	nd	nd	nd	nd	nd	nd	300.00	nd
Pastel de carne	288.43	36.84	30.97	15.42	10.76	1.33	4.45	3.7	0	41.95	1.33	0.49	0.84	14.84	0.22	1.961	14.93	0.095	0.33	0.3	0.143	1.358	4.969	0.36	25.811	0.11	3.018	2.292	19.702	0.287	191.535	129.824	13.87	2.091.533	2.66
Pastel de palmito	257.86	32.73	48.99	6.83	3.68	1.44	1.07	0.83	0	1.92	2.14	0.7	1.16	21.144	0.141	2.784	19.342	1.429	0.459	0.336	0.171	0.051	3.356	0.29	30.781	0.214	2.973	3.254	16.442	0.395	427.112	101.312	19.649	2.823.013	1.16
Pastel de pizza	244.35	42.82	33.85	9.06	7.86	1.3	2.52	3.52	0	18.35	1.63	0.55	1	80.699	0.14	2.324	15.184	3.35	0.345	0.283	0.048	0.179	2.583	0.27	142.712	0.099	2.336	9.954	18.486	0.333	119.799	140.799	19.113	2.232.282	0.85
Pastel de queijo	290.90	31.92	40.56	10.89	9.06	1.53	2.7	4.25	0	22.48	1.77	0.63	1.04	86.184	0.172	2.674	15.771	0.557	0.412	0.338	0.042	0.219	3.046	0.28	171.742	0.093	2.721	12.192	19.777	0.389	103.513	166.704	23.295	2638.55	1.02
Pastel especial	262.46	45.07	23.09	15.43	11.47	1.28	4.55	4.31	0	99.06	0.97	0.36	0.61	55.69	0.391	1.622	18.146	1.634	0.301	0.32	0.147	1.226	3.933	0.47	65.058	0.089	2.47	11.716	18.226	0.215	180.306	161.306	16.923	1644.12	2.38
Patê de alcachofra com biomassa de banana verde – La Pianezza®	76.47	nd	7.35	1.18	5.00	0.88	3.53	0.59	0	nd	3.88	nd	nd	nd	nd	nd	nd	nd	nd	nd	nd	nd	nd	nd	nd	nd	nd	nd	nd	nd	nd	nd	nd	558.82	nd
Patê de azeitonas com biomassa de banana verde – La Pianezza®	105.88	nd	5.00	0.59	10.00	0.82	4.71	1.18	0	nd	3.24	nd	nd	nd	nd	nd	nd	nd	nd	nd	nd	nd	nd	nd	nd	nd	nd	nd	nd	nd	nd	nd	nd	417.65	nd
Patê de berinjela com biomassa de banana verde – La Pianezza®	64.71	nd	5.59	0.94	4.35	0.71	2.94	0.71	0	nd	4.12	nd	nd	nd	nd	nd	nd	nd	nd	nd	nd	nd	nd	nd	nd	nd	nd	nd	nd	nd	nd	nd	nd	694.12	nd
Patê de castanha de caju com biomassa de banana verde – La Pianezza®	129.41	nd	8.24	2.35	10.00	2.35	5.88	1.76	0	nd	3	nd	nd	nd	nd	nd	nd	nd	nd	nd	nd	nd	nd	nd	nd	nd	nd	nd	nd	nd	nd	nd	nd	411.76	nd
Patê de cutite	250.63	nd	3.81	21.57	16.35	nd	nd	nd	0	45.74	0.06	nd	nd	0	nd	nd	nd	0	nd	nd	nd	nd	nd	nd	88.44	nd	0	nd	nd	nd	nd	nd	nd	nd	nd
Patê de presunto – Sadia®	270.00	nd	0	13	23	nd	nd	8	nd	19	0	nd	nd	nd	nd	nd	nd	nd	nd	nd	nd	nd	nd	nd	nd	nd	nd	nd	nd	nd	nd	nd	nd	630	nd
Patê de ricota	237.19	66.06	2.97	6.85	22.41	0.81	6.89	13.71	0	67.63	0.12	0.03	0.09	210.288	0.502	0.643	8.658	0.436	0.017	0.142	0.037	0.272	0.085	0.18	140.919	0.038	0.338	4.794	10.67	0.011	99.765	107.873	1.475	488.052	0.71

P

Alimento	Energia (kcal)	Umid (g)	Carb (g)	Prot (g)	G tot (g)	G poli (g)	G mono (g)	G sat (g)	G trans (g)	Col (mg)	Fib tot (g)	Fib sol (g)	Fib ins (g)	A (RE) (mcg)	D (mcg)	E (mg)	Fol (mcg)	C (mg)	B1 (mg)	B2 (mg)	B6 (mg)	B12 (mcg)	Nia (mg)	Pant (mg)	Ca (mg)	Cu (mg)	Fe (mg)	I (mcg)	Mg (mg)	Mn (mg)	K (mg)	P (mg)	Se (mcg)	Na (mg)	Zn (mg)
Patê de sardela com biomassa de banana verde – La Pianezza®	88.24	nd	5.00	3.76	6.71	0.82	4.71	1.18	0	nd	3.00	nd	nd	nd	nd	nd	nd	nd	nd	nd	nd	nd	nd	nd	nd	nd	nd	nd	nd	nd	nd	nd	nd	388.24	nd
Patê de tomate com pimenta, com biomassa de banana verde – La Pianezza®	70.59	nd	6.18	0.88	5.18	0.88	3.53	0.76	0	nd	3.06	nd	nd	nd	nd	nd	nd	nd	nd	nd	nd	nd	nd	nd	nd	nd	nd	nd	nd	nd	nd	nd	nd	364.71	nd
Patinho sem gordura (cru) – carne bovina	133.00	72.9	0	21.7	4.5	0.2	1.9	2	nd	56	nd	nd	nd	2	nd	nd	nd	nd	0.11	0.08	nd	nd	3.61	nd	3	0.05	1.8	nd	20	0.01	318	170	nd	49	4.50
Patinho sem gordura (grelhado) – carne bovina	219.00	55.2	0	35.9	7.3	0.3	3.1	3.1	nd	126	nd	nd	nd	tr	nd	nd	nd	nd	0.04	0.03	nd	nd	3.01	nd	5	0.12	3	nd	27	0.02	421	289	nd	60	8.10
Pato (cru)	135.81	51.77	0	7.66	11.45	1.47	5.2	3.9	0	33.85	0	0	0	25.39	0.12	0.52	2.42	0	0.07	0.11	0.07	0.12	1.95	0.44	4.43	0.09	1.09	tr	6.45	0.01	82.21	62.87	8.02	23.78	0.75
Pato assado sem pele e sem sal	201.00	64.2	0	23.5	11.2	1.44	3.71	4.18	0	89	0	0	0	23	0.3	1.74	10	0	0.26	0.47	0.25	0.4	5.1	1.50	12	0.23	2.71	tr	20	0.02	252	203	19.9	65	2.61
Pato assado sem sal	337.00	51.8	0	19	28.4	3.66	12.9	9.68	0	84	0	0	0	63	0.3	1.28	6	0	0.17	0.27	0.18	0.3	4.83	1.10	11	0.23	2.71	tr	16	0.02	204	156	19.9	59	1.87
Pato no tucupi	303.16	53.75	3.1	14.8	25.48	5.06	10.69	7.9	0	63.56	0.44	0.11	0.18	47.839	0.235	4.688	8.012	2.513	0.147	0.213	0.173	0.227	3.744	0.87	19.083	0.213	2.439	0.297	17.811	0.1	218.822	127.763	15.327	56.119	1.47
Pavê de amendoim	324.86	44.45	24.41	6.4	23.33	3.49	8.34	10.25	0	76.01	1.16	0.49	0.72	131.228	0.568	2.21	35.438	0.4	0.184	0.18	0.073	0.232	2.542	0.50	119.268	0.13	1.303	14.946	30.344	0.392	173.188	133.716	9.277	221.121	0.60
Pé de moleque – Yoki®	464.70	nd	37.65	14.12	28.23	nd	nd	5.29	0	nd	5.6	nd	nd	nd	nd	nd	nd	nd	nd	nd	nd	nd	nd	nd	nd	nd	nd	nd	nd	nd	nd	nd	nd	32.29	nd
Pé de moleque sem glúten – Flormel®	575.00	nd	39.00	23.00	36.50	nd	nd	7.50	0	nd	16.50	nd	nd	nd	nd	nd	nd	nd	nd	nd	nd	nd	nd	nd	1375.00	nd	nd	nd	nd	nd	nd	nd	nd	39.50	nd
Pé de frango com arroz e creme de milho congelado – Pão de Açúcar®	193.14	nd	20.57	8.29	4.57	nd	nd	1.71	0.01	nd	0.86	nd	nd	nd	nd	nd	nd	nd	nd	nd	nd	nd	nd	nd	nd	nd	nd	nd	nd	nd	nd	nd	nd	289.43	nd
Peito de frango com pele (assado)	212.00	58.5	0	33.4	7.6	1.8	2.7	2.2	nd	109	nd	nd	nd	6	nd	nd	nd	nd	0.12	tr	nd	nd	15.8	nd	8	0.01	0.5	nd	18	0.01	380	297	nd	56	1.00
Peito de frango com pele (cru)	149.00	71.9	0	20.8	6.7	0.9	3.2	2.2	nd	80	nd	nd	nd	4	nd	nd	nd	nd	0.09	tr	nd	nd	7.6	nd	8	0.05	0.4	nd	28	0.01	252	213	nd	62	0.60
Peito de frango com pele, sem osso (cru)	148.00	72	0	21	7	0.9	3.2	2.2	0	80	0	nd	nd	4	nd	nd	nd	nd	0.09	tr	tr	nd	nd	nd	8	0.05	0.4	nd	28	tr	252	213	nd	62	0.60
Peito de frango em filé à milanesa	240.00	nd	10.8	24.6	10.2	nd	nd	nd	0	93.9	0.1	nd	nd	10.4	nd	nd	nd	0.15	nd	nd	nd	nd	nd	nd	18.2	nd	1	nd	nd	nd	nd	nd	nd	nd	nd
Peito de frango sem pele (cozido)	163.00	65.6	0	31.5	3.2	0.6	1.1	1.1	nd	89	nd	nd	nd	tr	nd	nd	nd	nd	0.1	tr	nd	nd	7.6	nd	6	0.02	0.3	nd	14	tr	231	224	nd	36	0.90
Peito de frango sem pele (cru)	119.00	74.8	0	21.5	3	tr	1.3	1.1	nd	59	nd	nd	nd	2	nd	nd	nd	nd	0.1	tr	nd	nd	nd	nd	7	0.03	0.4	nd	31	0.01	267	222	nd	56	0.70
Peito de frango sem pele (grelhado)	159.00	63.8	0	32	2.5	0.3	0.9	0.9	nd	89	nd	nd	nd	tr	nd	nd	nd	nd	0.11	tr	nd	nd	24.83	nd	5	0.02	0.3	nd	18	tr	387	295	nd	50	0.80

TABELA DE COMPOSIÇÃO DE ALIMENTOS

Alimento	Energia (kcal)	Umid / Carb (g)	Prot / G tot (g)	G poli / G mono (g)	G sat / G trans (g)	Col (mg) / Fib tot (g)	Fib sol / Fib ins (g)	A (RE) / D (mcg)	E (mg) / Fol (mcg)	C (mg) / B1 (mg)	B2 / B6 (mg)	B12 / Nia (mg)	Pant (mg)	Ca (mg) / Cu (mg)	Fe / I (mcg)	Mg (mg) / Mn (mg)	K (mg) / P (mg)	Se (mcg) / Na (mg)	Zn (mg)
Peito de frango sem pele light – Seara®	105.60	nd / nd	15.2 / 2.2	nd / nd	nd / 0	nd / nd	nd / nd	nd / nd	nd / nd	nd / nd	nd / nd	nd / nd	nd	nd / nd	nd / nd	nd / nd	nd / nd	nd / nd	nd
Peito de frango sem pele, sem osso (cru)	118.00	75 / 0	22 / 3	0 / 1.3	1.1 / 0	59 / 0	nd / nd	2 / nd	nd / nd	nd / 0.1	tr / tr	nd / nd	nd	7 / 0.03	0.4 / nd	31 / tr	267 / 222	nd / 56	0.70
Peito de peru (cru)	105.31	73.7 / 0	24.1 / 0.99	nd / nd	nd / 0	60 / 0	0 / 0	nd / nd	nd / 7	nd / 0.047	0.081 / 0.46	0.52 / 11.3	0.59	nd / 0.13	1 / nd	20 / 0.03	333 / nd	nd / 46	1.80
Peito de peru ao molho de ervas finas congelado – Pão de Açúcar®	132.86	nd / 11.71	12 / 4	nd / nd	1.14 / nd	39.43 / 0.14	nd / nd	nd / nd	nd / 7	nd / nd	nd / nd	nd / nd	nd	41.71 / nd	0.86 / nd	nd / nd	nd / nd	nd / 244	nd
Peito de peru defumado Califórnia – Sadia®	132.00	nd / 0	26 / 3	nd / nd	1 / 0	60 / 0	nd / nd	nd / nd	nd / nd	nd / nd	nd / nd	nd / nd	nd	0 / nd	0.5 / nd	nd / nd	nd / nd	nd / 588	nd
Peito defumado de chester – Perdigão®	110.00	nd / 4	18 / 4	nd / nd	2 / 0	nd / 2	nd / nd	nd / nd	nd / nd	nd / 0.1	nd / nd	nd / nd	nd	nd / nd	nd / nd	nd / nd	nd / nd	nd / 106	nd
Peito sem gordura (cozido) – carne bovina	338.00	51.2 / 0	22.2 / 27	0.4 / 11.5	11.7 / nd	100 / nd	nd / nd	tr / nd	nd / nd	nd / tr	0.3 / nd	nd / 4.54	nd	4 / 0.05	1.6 / nd	14 / tr	204 / 136	nd / 56	3.90
Peito sem gordura (cru) – carne bovina	259.00	61.5 / 0	17.6 / 20.4	0.5 / 9.2	8.2 / nd	59 / nd	nd / nd	4 / nd	nd / nd	nd / 0.11	0.07 / nd	nd / 3.91	nd	4 / 0.06	1.3 / nd	15 / tr	241 / 124	nd / 64	2.60
Peixada	161.83	nd / 17.91	11.63 / 4.78	nd / nd	nd / 0	nd / nd	nd / nd	nd / nd	nd / nd	nd / nd	nd / nd	nd / nd	nd	nd / nd	nd / nd	nd / nd	nd / nd	nd / nd	nd
Peixe-espada (cozido)	179.45	66.63 / 0	23.85 / 8.66	1.25 / 3.01	3.71 / 0	57.26 / 0	0 / 0	72.45 / 1.02	0.07 / 2.06	0.99 / 0.04	0.1 / 0.32	1.79 / 9.9	0.38	5.92 / 0.15	0.98 / tr	29.33 / 0.02	295.63 / 285.7	47.53 / 136.49	1.39
Peixe-espada (cru)	121.00	75.6 / 0	19.8 / 4.02	0.92 / 1.55	1.1 / 0	39 / 0	0 / 0	36 / 1	0.52 / 2	1.1 / 0.04	0.1 / 0.33	1.75 / 9.68	0.41	4 / 0.13	0.81 / nd	27 / 0.02	288 / 263	48.1 / 90	1.16
Peixe na telha	82.07	nd / 3.88	12.57 / 2.29	nd / nd	nd / 0	41.78 / 0.55	nd / nd	58.02 / nd	nd / nd	10.53 / nd	nd / nd	nd / nd	nd	19.05 / nd	0.11 / nd	nd / nd	nd / nd	nd / nd	nd
Penne de quinoa real e amaranto, com vegetais, sem glúten – Reserva Mundi®	369.00	nd / 77.00	9.70 / 1.70	nd / nd	nd / 0	0 / 3.10	0 / 0	nd / nd	nd / nd	nd / nd	nd / nd	nd / nd	nd	nd / nd	nd / nd	nd / nd	nd / nd	nd / 13.70	nd
Pepino	13.00	96 / 2.77	0.69 / 0.13	0.06 / 0	0.04 / 0	0 / 0.68	0.17 / 0.51	21.5 / 0	0.25 / 13	5.3 / 0.02	0.02 / 0.04	0 / 0.22	0.18	14 / 0.03	0.26 / tr	11 / 0.08	144 / 20	11.9 / 2	0.20
Pepino (casca)	94.00	8.28 / 0.19	1.52 / 0.16	nd / 0	nd / nd	nd / 2.46	nd / nd	3 / nd	nd / nd	nd / 3.5	nd / nd	nd / nd	nd	nd / nd	0.93 / nd	nd / 7.21	0.26 / nd	0.01 / nd	nd
Peptamen 1.5 líquido – Nestlé®	153.00	nd / 19	6.8 / 5.6	nd / nd	4.4 / 0	nd / nd	nd / 0	140 / 1	2.9 / 81	51 / 0.29	0.36 / 0.6	1.2 / 4.2	2.10	100 / 0.3	2.7 / 23	40 / 0.4	187 / 100	7.6 / 103	3.60
Peptamen Junior líquido – Nestlé®	102.00	nd / 14	3 / 3.8	nd / nd	2.5 / 0	nd / nd	nd / 0	72 / 1.4	1.9 / 40	9.6 / 0.24	0.2 / 0.24	0.6 / 2	1.00	100 / 0.1	1.4 / 12	20 / 0.16	132 / 80	3 / 46	1.50
Peptamen Junior pó – Nestlé®	102.00	nd / 14	3 / 3.9	nd / nd	2.5 / 0	nd / 0	0 / 0	45 / 1	1 / 20	8.1 / 0.1	0.1 / 0.08	0.15 / 0.6	0.30	92 / 0.08	1 / 9	12 / 0.12	135 / 61	3 / 66	1.00
Peptamen pó – Nestlé®	100.00	nd / 12	4 / 3.9	nd / nd	1.4 / 0	0 / 0	0 / 0	120 / 0.7	1.9 / 54	14 / 0.2	0.24 / 0.4	0.8 / 2.8	1.40	80 / 0.14	1.2 / 9.9	40 / 0.27	125 / 70	4 / 78	1.40
Peptamen Prebio líquido – Nestlé®	101.00	nd / 12	4 / 3.9	nd / nd	3 / 0	nd / 0.4	nd / nd	94 / 0.71	2 / 54	34 / 0.2	0.24 / 0.4	0.81 / 2.8	1.40	80 / 0.2	1.8 / 15	30 / 0.28	151 / 70	4.8 / 56	2.40

P

Alimento	Energia (kcal)	Umid (g)	Carb (g)	Prot (g)	G tot (g)	G poli (g)	G mono (g)	G sat (g)	G trans (g)	Col (mg)	Fib tot (g)	Fib sol (g)	Fib ins (g)	A (RE) (mcg)	D (mcg)	E (mg)	Fol (mcg)	C (mg)	B1 (mg)	B2 (mg)	B6 (mg)	B12 (mcg)	Nia (mg)	Pant (mg)	Ca (mg)	Cu (mg)	Fe (mg)	I (mcg)	Mg (mg)	Mn (mg)	K (mg)	P (mg)	Se (mcg)	Na (mg)	Zn (mg)
Peptamen UTI líquido – Nestlé®	152.00	nd	13	9.4	6.8	nd	nd	4.1	0	nd	0	0	0	181	1	6.7	55	100	0.3	0.24	0.4	0.81	2.8	1.40	100	0.31	1.8	17	40	0.4	188	100	10	116	3.60
Pequi ao molho	110.34	nd	18.54	1.35	4.4	nd	nd	nd	0	0	4.43	nd	nd	15282	nd	nd	nd	14.7	nd	nd	nd	nd	nd	nd	24.97	nd	1.09	nd	nd	nd	nd	nd	nd	nd	nd
Pequizada	69.14	nd	9.75	2.51	2.6	nd	nd	nd	0	9.05	1.7	nd	nd	6002.29	nd	nd	nd	5.38	nd	nd	nd	nd	nd	nd	85.35	nd	0.58	nd	nd	nd	nd	nd	nd	nd	nd
Pera	59.00	83.8	15.1	0.39	0.4	0.09	0.08	0.02	0	0	2.4	0.5	1.9	2	0	0.5	7.3	4	0.02	0.04	0.02	0	0.1	0.07	11	0.11	0.25	tr	6	0.08	125	11	0.75	nd	0.12
Pera (casca)	74.00	5.61	0.59	0.34	0.21	nd	nd	nd	nd	nd	4.88	nd	nd	9.78	nd	nd	nd	nd	20	nd	nd	nd	nd	nd	nd	nd	0.6	nd	nd	2.31	0.11	nd	0.01	nd	nd
Perna de cordeiro assado sem sal	191.00	63.9	0	28.3	7.75	0.51	3.4	2.77	0	89	0	0	0	0	0.29	0.13	23	0	0.11	0.29	0.17	2.65	6.34	0.71	8	0.12	2.13	nd	23	0.03	338	206	26	38	4.95
Pernil assado com molho	132.85	68.33	2.41	18.73	4.94	0.5	2.25	1.72	0	57.02	0.56	0.16	0.39	23.549	0.178	0.418	9.03	18.339	0.501	0.227	0.265	0.445	3.132	0.46	8.187	0.093	0.858	0.251	21.467	0.066	311.286	178.859	21.217	335.695	1.84
Pernil de porco (assado)	262.00	49	0	32.1	13.9	1.9	6.4	4.8	0	110	tr	nd	nd	tr	nd	nd	nd	nd	0.77	0.09	nd	nd	6.57	nd	18	0.09	1.3	nd	27	0.01	395	247	nd	62	3.30
Pernil de porco (cru)	186.00	67	0	20.1	11.1	1.7	5	4.2	nd	59	nd	nd	nd	tr	nd	nd	nd	nd	1.06	0.06	nd	nd	5.67	nd	13	0.16	0.9	nd	23	tr	256	192	nd	102	1.70
Peru (assado)	163.00	65.3	0	26.2	5.7	1.4	1.2	1.6	nd	91	nd	nd	nd	tr	nd	nd	nd	nd	0.06	tr	nd	nd	6.23	nd	14	0.03	0.6	nd	12	0.02	175	197	nd	628	1.20
Peru (cru)	94.00	78.2	0	18.1	1.8	0.7	0.4	0.4	0	68	nd	nd	nd	tr	nd	nd	nd	nd	0.06	tr	nd	nd	nd	nd	10	0.36	0.9	nd	19	tr	281	217	nd	711	1.40
Peru assado sem pele sem sal	175.00	64.4	0	29.3	5.52	1.59	1.15	1.83	0	73	0	0	0	0	0.3	tr	7	0	0.06	0.18	0.44	0.36	5.65	0.91	25	0.09	1.77	tr	26	0.02	299	212	35.6	67	3.04
Pescada branca (crua)	111.00	80	0	16	5	0.9	2.4	0.8	0	51	0	nd	nd	3	nd	nd	nd	nd	tr	0.04	tr	nd	nd	nd	16	tr	0.2	nd	19	tr	261	136	nd	76	0.30
Pescada branca (frita)	223.00	57	0	27.4	11.8	0.9	2.4	0.8	nd	165	nd	nd	nd	39	nd	nd	nd	nd	0.08	0.11	nd	nd	8.07	nd	378	0.08	0.5	nd	30	0.06	355	504	nd	107	1.10
Pescada no tucupi	93.26	nd	13.88	7.36	0.93	nd	nd	nd	0	nd	nd	nd	nd	nd	nd	nd	nd	nd	0.06	tr	nd	nd	nd	nd	nd	nd	nd	nd	nd	nd	nd	nd	nd	nd	nd
Pêssego	43.00	87.7	11.1	0.7	0.09	0.05	0.03	0.01	0	0	1.8	0.8	1	53.5	0	1	3.4	6.6	0.02	0.04	0.02	0	0.99	0.17	5	0.07	0.11	3	7	0.05	197	12	1.3	0	0.14
Pêssego em calda – Casino®	60.71	nd	14.28	0.5	0	nd	nd	nd	0	nd	1.28	nd	nd	nd	nd	nd	nd	nd	nd	nd	nd	nd	nd	nd	nd	nd	nd	nd	nd	nd	nd	nd	nd	5	nd
Pêssegos em calda diet – La Pastina®	30.00	nd	3	0	0	nd	nd	0	0	0	0	nd	nd	nd	nd	nd	nd	nd	nd	nd	nd	nd	nd	nd	0	0	0.36	nd	nd	nd	nd	nd	nd	0	nd
Petit gateau de chocolate congelado – Alibey®	452.00	nd	42	6	28	nd	nd	8	nd	236	0.99	nd	nd	nd	nd	nd	nd	nd	nd	nd	nd	nd	nd	nd	106	nd	4	nd	nd	nd	nd	nd	nd	116	nd
Petit gateau de chocolate light congelado – Alibey®	318.00	nd	36	6	22	nd	nd	6	4	194	4	nd	nd	nd	nd	nd	nd	nd	nd	nd	nd	nd	nd	nd	36	nd	1.6	nd	nd	nd	nd	nd	nd	104	nd
Petit gateau sabor chocolate – Swift®	518.0	nd	48.0	6.6	32.0	nd	nd	24.0	0	nd	nd	nd	nd	nd	nd	nd	nd	nd	nd	nd	nd	nd	nd	nd	nd	nd	nd	nd	nd	nd	nd	nd	nd	34.0	nd

TABELA DE COMPOSIÇÃO DE ALIMENTOS

Cada célula apresenta os valores no formato "valor superior / valor inferior", correspondendo aos dois rótulos de cada coluna.

Alimento	Energia (kcal)	Umid / Carb (g)	Prot / G tot (g)	G poli / G mono (g)	G sat / G trans (g)	Col (mg) / Fib tot (g)	Fib sol / Fib ins (g)	A (RE) / D (mcg)	E (mg) / Fol (mcg)	C (mg) / B1 (mg)	B2 (mg) / B6 (mg)	B12 (mcg) / Nia (mg)	Pant (mg)	Ca (mg) / Cu (mg)	Fe (mg) / I (mcg)	Mg (mg) / Mn (mg)	K (mg) / P (mg)	Se (mcg) / Na (mg)	Zn (mg)
Petit Suisse chocolate Maxi Chambinho – Nestlé®	150.00	nd / 23.33	4 / 4.5	nd / nd	2.5 /	nd / 0	nd / nd	188.33 / 1.57	nd / nd	nd / nd	n / nd	nd / nd	nd	313.33 / nd	nd / nd	nd / nd	nd / nd	nd / 93.33	2.17
Petit Suisse maçã, banana, cereais e uva Batavinho – Batavo®	124.44	nd / 16.44	6.22 / 3.78	nd / nd	2.22 / 0	nd / 0	nd / nd	200.71 / 1.67	nd / nd	14.89 / nd	nd / nd	nd / nd	nd	333.33 / nd	4.67 / nd	nd / nd	nd / nd	nd / 31.11	2.33
Petit Suisse meio a meio (uva verde/uva roxa) Danoninho – Danone®	107.50	nd / 14	6 / 3	nd / nd	2 / nd	nd / 0	nd / nd	nd / 1.87	nd / nd	nd / nd	nd / nd	nd / nd	nd	375 / nd	nd / nd	nd / nd	nd / 160	nd / 52.50	nd
Petit Suisse morango Batavinho – Batavo®	124.44	nd / 16.44	6.22 / 3.78	nd / nd	2.22 / 0	nd / 0	nd / nd	200.71 / 1.67	nd / nd	14.89 / nd	nd / nd	nd / nd	nd	333.33 / nd	4.67 / nd	nd / nd	nd / nd	nd / 31.11	2.33
Petit Suisse morango Chambinho – Nestlé®	115.00	nd / 15.75	6.25 / 3	nd / nd	1.75 / 0	nd / 0	nd / nd	282.50 / 2.35	nd / nd	nd / nd	nd / nd	nd / nd	nd	470 / nd	nd / nd	nd / nd	nd / nd	nd / 40	3.25
Petit Suisse morango Danoninho – Danone®	108.23	nd / 14.12	6.12 / 3.06	0 / 0	2.12 / 0	nd / 0	nd / nd	nd / 3.53	3.53 / nd	nd / nd	nn / n	nd / nd	nd	352.94 / nd	2.35 / nd	nd / nd	nd / 242.35	nd / 54.12	2.35
Petit Suisse morango, maçã e banana Ninho Soleil – Nestlé®	115.00	nd / 15.75	6.25 / 3	nd / nd	1.75 / 0	nd / 0	nd / nd	282.5 / 2.35	nd / nd	nd / nd	nd / nd	nd / nd	nd	470 / nd	nd / nd	nd / nd	nd / nd	nd / 40	6.5
Petit Suisse morango e mel Ninho Soleil – Nestlé®	115.00	nd / 157.50	6.25 / 3	nd / nd	1.75 / 0	nd / 0	nd / nd	282.50 / 2.35	nd / 10	nd / nd	n / nd	nd / nd	nd	470 / nd	nd / nd	nd / nd	nd / nd	nd / 40	6.5
Petit Suisse morango Maxi Chambinho – Nestlé®	116.67	nd / 15.83	6.17 / 3.17	nd / nd	1.83 / 0	nd / 0	nd / nd	188.33 / 1.57	nd / nd	nd / nd	n / nd	nd / nd	nd	313.33 / nd	nd / nd	nd / nd	nd / nd	nd / 40	2.17
Petit Suisse morango Ninho Soleil – Nestlé®	115.56	nd / 15.78	6.22 / 3.11	nd / nd	1.78 / 0	nd / 0	nd / nd	282.22 / 2.44	nd / nd	nd / nd	n / nd	nd / nd	nd	468.89 / nd	nd / nd	nd / nd	nd / nd	nd / 40	6.67
Picadinho com ora-pro-nóbis	244.10	nd / 2.39	12.46 / 20	nd / nd	nd / 0	38.9 / 0.61	nd / nd	100 / nd	nd / nd	10.52 / nd	nd / nd	nd / nd	nd	32.76 / nd	2.64 / nd	nd / nd	nd / nd	nd / nd	nd
Picadinho de carne com frutas	165.62	65.86 / 13.57	9.64 / 8.35	1.01 / 3.64	2.84 / 0	27.7 / 1.23	0.31 / 0.7	35.434 / 0.098	1.504 / 12.051	6.642 / 0.093	0.113 / 0.213	0.909 / 1.673	0.23	19.392 / 0.099	1.4 / 0.349	18.449 / 0.325	264.246 / 94.396	9.434 / 767.067	1.48
Picadinho de tartaruga	182.26	nd / 20.42	12.5 / 5.82	nd / nd	nd / 0	5.65 / 0.56	nd / nd	34.98 / nd	nd / nd	6.46 / nd	nd / nd	nd / nd	nd	132.42 / nd	1.8 / nd	nd / nd	nd / nd	nd / nd	nd
Picanha – Friboi®	180.00	nd / 0	21 / 10	nd / nd	3.9 / 0	67 / 0	nd / nd	nd / nd	nd / nd	nd / nd	nd / nd	nd / nd	nd	33 / nd	2 / nd	nd / nd	nd / nd	nd / 51	nd
Picanha com gordura (crua) – carne bovina	213.00	66 / 0	19 / 15	0.3 / 5.2	4.5 / 0	60 / 0	nd / nd	3 / nd	nd / nd	nd / 0.13	0.16 / tr	nd / 4.8	nd	2 / 0.06	1.7 / nd	14 / tr	232 / 165	nd / 38	3.80
Picanha sem gordura (crua) – carne bovina	134.00	72 / 0	21 / 5	0.1 / 2.1	2 / 0	75 / 0	nd / nd	tr / tr	nd / nd	nd / tr	0.05 / tr	nd / 1.9	nd	3 / 0.08	2.1 / nd	20 / tr	322 / 183	nd / 61	4.20
Picanha sem gordura (grelhada) – carne bovina	238.00	54.6 / 0	31.9 / 11.3	0.3 / 5.2	4.5 / nd	100 / nd	nd / nd	tr / nd	nd / nd	nd / tr	0.08 / nd	nd / 1.82	nd	4 / 0.17	3.6 / nd	25 / 0.02	377 / 282	nd / 61	6.70
Picles	14.00	95.1 / 3.1	0.7 / 0.2	nd / nd	nd / 0	0 / 0.4	nd / nd	2 / nd	nd / nd	nd / 0.01	0.02 / nd	nd / 0.2	nd	21 / nd	2.6 / nd	nd / nd	nd / 5	nd / nd	nd
Pimenta – Tabasco®	nd	nd / nd	nd / nd	nd / nd	nd / nn	nd / nd	nd / nd	nd / nd	nd / nd	nd / nd	nd / nn	nd / nd	nd	nd / nd	nd / nd	nd / nd	nd / nd	nd / 580	nd
Pimenta-caiena	318.00	8.05 / 56.6	12 / 17.3	8.37 / 2.75	3.26 / 0	0 / 25	tr / tr	4161 / 0	tr / tr	76.4 / 0.33	0.92 / tr	0 / 8.7	tr	148 / 0.37	7.8 / tr	152 / 2	2014 / 293	3.91 / 30	2.48

Alimento	Energia (kcal)	Umid (g)	Carb (g)	Prot (g)	G tot (g)	G poli (g)	G mono (g)	G sat (g)	G trans (g)	Col (mg)	Fib tot (g)	Fib sol (g)	Fib ins (g)	A (RE)(mcg)	D (mcg)	E (mg)	Fol (mcg)	C (mg)	B1 (mg)	B2 (mg)	B6 (mg)	B12 (mcg)	Nia (mg)	Pant (mg)	Ca (mg)	Cu (mg)	Fe (mg)	I (mcg)	Mg (mg)	Mn (mg)	K (mg)	P (mg)	Se (mcg)	Na (mg)	Zn (mg)
Pimenta-do-reino em pó	255.00	10.5	64.8	10.9	3.26	1.13	1.01	0.98	0	0	26.5	tr	tr	19	0	tr	tr	0	0.11	0.24	0	0	1.14	tr	437	1.13	28.9	tr	194	5.63	1259	173	5	44	1.42
Pimentão (miolo)	92.00	22.21	1.67	2.51	0.61	nd	nd	nd	nd	nd	1.92	nd	nd	0.972	nd	nd	nd	nd	2.5	nd	nd	nd	nd	nd	nd	nd	0.1	nd	nd	2.75	0.1	nd	0.02	nd	nd
Pimentão amarelo	27.00	92	6.33	1.01	0.21	1.11	0.03	0.03	0	0	2.3	0.7	1.6	23.8	0	tr	26	184	0.03	0.03	0.17	0	0.89	0.17	11	0.11	0.46	tr	12	0.12	212	24	tr	2	0.17
Pimentão verde	27.00	92.2	6.44	0.89	0.19	0.1	0.02	0.03	0	0	1.73	0.53	1.2	63.2	0	tr	22	89.3	0.07	0.03	0.25	0	0.51	0.08	9	0.07	0.46	1	10	0.12	177	19	1.06	2	0.12
Pimentão vermelho	28.00	91.9	6.71	0.92	0.2	0.11	0.02	0.03	0	0	1.2	0.4	0.8	376	0	0.8	16	171	0.06	0.03	0.23	0	0.48	0.08	9	0.07	0.46	tr	10	0.12	166	18	0.7	2	0.12
Pinga	231.00	66.6	nd	nd	nd	nd	nd	nd	0	nd	nd	nd	nd	nd	nd	nd	nd	nd	nd	nd	nd	nd	nd	nd	nd	nd	nd	nd	nd	nd	nd	nd	nd	nd	nd
Pingado	47.81	nd	7.88	1.24	1.38	nd	nd	nd	0	5.36	0	nd	nd	7.56	nd	nd	nd	0.36	nd	nd	nd	nd	nd	nd	47.01	nd	0.13	nd	nd	nd	nd	nd	nd	nd	nd
Pingo D'ouro – Elma Chips®	497.00	nd	61	8.5	24.3	nd	nd	nd	0	nd	17.1	nd	nd	21.5	nd	nd	nd	nd	1.5	0.45	nd	nd	2.5	nd	78	nd	2.5	nd	42.5	nd	nd	177	nd	nd	nd
Pinha	96.00	nd	24.599	1.599	0.019	nd	nd	nd	0	0	1.599	nd	nd	0	nd	nd	nd	35	nd	nd	nd	nd	nd	nd	28.015	nd	1.801	nd	nd	nd	nd	nd	nd	nd	nd
Pinhão (cozido)	297.00	25.4	65.4	5.6	1.4	nd	nd	nd	0	nd	18	nd	nd	3	nd	nd	nd	nd	1.35	0.24	nd	nd	4.7	nd	39	nd	6.8	nd	nd	nd	nd	82	nd	81	nd
Pinhão (cru)	282.00	29.2	62.1	5.3	1.3	nd	nd	nd	0	nd	17.1	nd	nd	3	nd	nd	nd	nd	1.28	0.23	nd	nd	4.5	nd	37	nd	6.5	nd	nd	nd	nd	78	nd	nd	nd
Pintado (assado)	192.00	57	0	36.5	4	0.3	1.3	1.8	nd	126	nd	nd	nd	7	nd	nd	nd	nd	0.03	tr	nd	nd	6.63	nd	114	0.04	0.8	nd	42	0.08	527	332	nd	81	2.10
Pintado (cru)	91.00	80.3	0	18.6	1.3	0.1	0.4	0.6	nd	50	nd	nd	nd	tr	nd	nd	nd	nd	tr	tr	nd	nd	nd	nd	12	0.03	0.2	nd	24	0.01	294	174	nd	43	0.40
Pintado ao molho de mandioca	164.19	nd	13.58	10.75	10.74	nd	nd	nd	0	40.63	0.91	nd	nd	nd	nd	nd	nd	nd	nd	nd	nd	nd	nd	nd	40.07	nd	0.9	nd	nd	nd	nd	nd	nd	nd	nd
Pintado na telha	99.85	nd	2.73	9.45	2.92	nd	nd	nd	0	35.41	0.59	nd	nd	81.3	nd	nd	nd	23.07	nd	nd	nd	nd	nd	nd	16.25	nd	0.52	nd	nd	nd	nd	nd	nd	nd	nd
Pipoca doce de milho caramelizada – Clac®	382.35	nd	89.1	4.7	0.8	nd	nd	nd	0	nd	nd	nd	nd	nd	nd	nd	nd	nd	nd	nd	nd	nd	nd	nd	0.5	nd	22.33	nd	nd	nd	nd	nd	nd	5.88	nd
Pipoca doce industrializada	383.00	nd	85.4	6.1	3.5	nd	nd	nd	0	nd	nd	nd	nd	nd	nd	nd	nd	nd	nd	nd	nd	nd	nd	nd	5	nd	nd	nd	nd	nd	256	135	nd	nd	nd
Pipoca doce, torrada e crocante – KiDelícia®	350.00	nd	77.50	7.50	tr	nd	nd	nd	0	nd	7.50	nd	nd	nd	nd	nd	nd	nd	nd	nd	nd	nd	nd	nd	nd	nd	2.50	nd	nd	nd	nd	nd	nd	tr	nd
Pipoca para micro-ondas de manteiga suave – Yoki®	480.00	nd	56	8	24	nd	nd	8	0	0	nd	nd	nd	nd	nd	nd	nd	nd	nd	nd	nd	nd	nd	nd	0	nd	1.16	nd	nd	nd	nd	nd	nd	0	nd
Pipoca para micro-ondas natural – Yoki®	440.00	nd	60	8	20	nd	nd	6	0	0	nd	nd	nd	nd	nd	nd	nd	nd	nd	nd	nd	nd	nd	nd	0	nd	1.04	nd	nd	nd	nd	nd	nd	0	nd
Pipoca salgada	497.22	2.93	55.67	8.57	28.37	16.05	6.7	4.06	0	0	10.79	0	0	14.006	0	23.767	16.435	0	0.143	0.2	0.179	0	1.386	0.30	7.946	0.4	1.915	tr	93.681	0.679	215.351	214.437	9.032	1274.08	2.47

TABELA DE COMPOSIÇÃO DE ALIMENTOS

Alimento	Energia (kcal)	Umid (g)	Carb (g)	Prot (g)	G tot (g)	G poli (g)	G mono (g)	G sat (g)	G trans (g)	Col (mg)	Fib tot (g)	Fib sol (g)	Fib ins (g)	A (RE) (mcg)	D (mcg)	E (mg)	Fol (mcg)	C (mg)	B1 (mg)	B2 (mg)	B6 (mg)	B12 (mcg)	Nia (mg)	Pant (mg)	Ca (mg)	Cu (mg)	Fe (mg)	I (mcg)	Mg (mg)	Mn (mg)	K (mg)	P (mg)	Se (mcg)	Na (mg)	Zn (mg)
Pipoca salgada com manteiga	449.83	6.55	61.12	9.59	20.28	2.13	5.98	11.02	0	45.87	11.85	0	0	173.299	0.29	0.329	18.631	0	0.157	0.227	0.196	0.024	1.53	0.33	12.951	0.329	2.126	tr	103.233	0.745	241.625	240.111	9.97	480.386	2.71
Pipoca sem sal	513.86	3.02	57.53	8.86	29.32	16.59	6.93	4.19	0	0	11.15	0	0	14.474	0	24.562	16.985	0	0.148	0.207	0.185	0	1.433	0.31	7.392	0.414	1.979	tr	96.75	0.702	222.287	221.615	9.231	2.954	2.55
Pirarucu de casaca	231.03	nd	23.83	5.45	13.35	nd	nd	nd	0	34.91	1.25	nd	nd	33.97	nd	nd	nd	9	nd	nd	nd	nd	nd	nd	27.55	nd	1.04	nd	nd	nd	nd	nd	nd	nd	nd
Pirarucu no leite de castanha	226.57	nd	3.87	14.92	17.5	nd	nd	nd	0	42.66	2.36	nd	nd	24.89	nd	nd	nd	9.83	nd	nd	nd	nd	nd	nd	82.52	nd	1.19	nd	nd	nd	nd	nd	nd	nd	nd
Pistache	577.00	3.88	24.8	20.6	48.4	7.32	32.7	6.13	0	0	10.8	0.32	nd	23.3	nd	5.21	58	7.21	0.82	0.17	0.25	0	1.08	1.19	135	1.19	6.79	nd	158	0.33	1093	503	9.84	6	1.35
Pistache torrado sem sal	606.00	2.1	27.5	14.9	52.8	7.99	35.7	6.69	0	0	10.8	0.3	nd	23.8	0	tr	59.1	7.31	0.42	0.25	0.26	0	1.41	1.21	70	1.21	3.18	nd	130	0.33	970	476	9	6	1.37
Pitanga	33.00	90.8	7.5	0.8	0.4	tr	tr	tr	0	0	0.8	tr	nd	150	0	tr	tr	26.3	0.03	0.04	tr	0	0.3	tr	9	tr	0.2	nd	12	tr	103	11	tr	3	tr
Pizza de calabresa	189.40	58.51	25.64	5.97	7.1	2.66	2.43	1.53	0	5.15	2.11	0.53	0.99	35.236	0.098	4.307	62.957	5.171	0.353	0.301	0.134	0.125	3.304	0.55	14.285	0.147	2.062	0.095	17.292	0.292	240.152	84.069	11.562	406.692	0.66
Pizza de calabresa Apreciatta congelada – Perdigão®	245.00	nd	22.5	15	10	nd	nd	5	0	nd	2.5	nd	nd	nd	nd	nd	nd	nd	nd	nd	nd	nd	nd	nd	nd	nd	nd	nd	nd	nd	nd	nd	nd	787.5	nd
Pizza de catupiry	191.25	57.27	26.74	5.97	6.91	2.51	1.96	1.99	0	5.36	2.12	0.51	0.96	56.118	0.017	4.442	64.006	4.995	0.311	0.329	0.116	0.039	3.06	0.56	69.567	0.148	2.148	2.428	19.179	0.305	240.158	141.742	11.331	431.521	0.71
Pizza de frango com catupiry e muçarela congelada – Sadia®	225.97	nd	23.38	14.29	8.57	nd	nd	3.64	0	22.08	0	nd	nd	nd	nd	nd	nd	nd	nd	nd	nd	nd	nd	nd	105.19	nd	nd	nd	nd	nd	nd	nd	nd	689.61	nd
Pizza de lombo com catupiry e muçarela congelada – Sadia®	227.27	nd	23.38	11.82	9.87	nd	nd	4.29	0.39	16.88	0.78	nd	nd	nd	nd	nd	nd	nd	nd	nd	nd	nd	nd	nd	106.49	nd	1.3	nd	nd	nd	nd	nd	nd	1025.97	nd
Pizza de muçarela	191.70	61.67	17.43	8.72	9.85	1.8	3.02	4.47	0	23.74	1.46	0.35	0.7	104.756	0.051	3.076	43.587	5.637	0.204	0.259	0.093	0.198	2.008	0.36	166.571	0.106	1.434	10.6	17.318	0.205	184.725	160.785	12.867	301.756	0.97
Pizza de muçarela congelada – Sadia®	408.22	nd	48.84	13.01	27.4	nd	nd	13.7	nd	20.55	0.96	nd	nd	nd	nd	nd	nd	nd	nd	nd	nd	nd	nd	nd	345.21	nd	1	nd	nd	nd	nd	nd	nd	572.6	nd
Pizza de muçarela de búfala, rúcula e tomate seco	183.05	62.91	16.71	8.46	9.48	1.71	3.06	4.14	0	21.6	1.82	0.5	0.97	168.625	0.046	2.818	40.586	15.194	0.203	0.27	0.113	0.18	1.976	0.37	170.552	0.125	1.372	9.645	21.883	0.233	277.873	160.339	11.655	294.639	0.93
Pizza de quatro queijos congelada – Sadia®	275.32	nd	24.68	12.99	14.29	nd	nd	7.53	0.65	11.04	0	nd	nd	nd	nd	nd	nd	nd	nd	nd	nd	nd	nd	nd	298.7	nd	nd	nd	nd	nd	nd	nd	nd	540.26	nd
Pizza vegetariana congelada – Pão de Açúcar®	200.00	nd	27.69	7.69	7.69	nd	nd	2.62	0	nd	2	nd	nd	nd	nd	nd	nd	nd	nd	nd	nd	nd	nd	nd	nd	nd	nd	nd	nd	nd	nd	nd	nd	403.08	nd
Pólen apícola – biO₂ Organic®	290.00	nd	42.00	28.00	0	nd	nd	0	0	nd	14.00	nd	nd	nd	nd	nd	nd	nd	nd	nd	nd	nd	nd	nd	nd	nd	nd	nd	nd	nd	nd	nd	nd	0	nd
Polenguinho – Polenghi®	276.67	nd	4.33	7.67	25	nd	nd	15.67	1	nd	0	nd	nd	300	2.67	5	nd	nd	nd	nd	nd	nd	nd	nd	500	nd	nd	nd	nd	nd	nd	nd	nd	806.67	nd
Polenguinho light – Polenghi®	170.00	nd	4	11.33	12	0	2.67	7.33	0	8.67	0	nd	nd	300	2.67	5	nd	nd	nd	nd	nd	nd	nd	nd	500	nd	nd	nd	nd	nd	nd	nd	nd	876.67	nd

P

Alimento	Energia (kcal)	Umid (g)	Carb (g)	Prot (g)	G tot (g)	G poli (g)	G mono (g)	G sat (g)	G trans (g)	Col (mg)	Fib tot (g)	Fib sol (g)	Fib ins (g)	A (RE) (mcg)	D (mcg)	E (mg)	Fol (mcg)	C (mg)	B1 (mg)	B2 (mg)	B6 (mg)	B12 (mcg)	Nia (mg)	Pant (mg)	Ca (mg)	Cu (mg)	Fe (mg)	I (mcg)	Mg (mg)	Mn (mg)	K (mg)	P (mg)	Se (mcg)	Na (mg)	Zn (mg)
Polenta	62.88	85.21	11.32	1.02	1.67	0.9	0.41	0.24	0	0	1.97	0.08	1.47	6.92	0	1.775	3.681	0	0.036	0.012	0.055	0	0.28	0.10	2.84	0.043	0.361	tr	14.542	0.069	46.426	40.052	2.226	222.035	0.28
Polenta à brasileira	120.53	nd	12.82	7.53	5.85	nd	nd	nd	0	7.46	2.68	nd	nd	12.92	nd	nd	nd	2.27	nd	nd	nd	nd	nd	nd	101.36	nd	0.82	nd	nd	nd	nd	nd	nd	nd	nd
Polenta básica	209.27	nd	9.67	11.45	13.76	nd	nd	nd	0	20.05	0.15	nd	nd	22.16	nd	nd	nd	0	nd	nd	nd	nd	nd	nd	303.26	nd	0.5	nd	nd	nd	nd	nd	nd	nd	nd
Polenta com dente-de-leão	279.87	nd	51.38	5.92	5.29	nd	nd	nd	0	nd	1.01	nd	nd	69.98	nd	nd	nd	7.78	nd	nd	nd	nd	nd	nd	34.36	nd	1.88	nd	nd	nd	nd	nd	nd	nd	nd
Polenta com molho de carne	58.73	86.44	8.11	2.33	2.14	0.63	0.68	0.6	0	4.77	1.51	0.38	1.13	32.053	0.017	1.445	9.337	8.531	0.048	0.039	0.079	0.149	0.704	0.18	12.508	0.061	0.516	0.037	13.801	0.087	139.486	44.74	1.41	269.835	0.46
Polenta (frita)	89.39	82.46	10.96	0.99	4.84	2.74	1.15	0.7	0	nd	1.91	0.48	1.42	6.697	nd	4.742	3.562	nd	0.035	0.011	0.053	nd	0.271	0.09	2.75	0.055	0.35	tr	14.074	0.067	44.929	38.769	2.154	214.877	0.27
Polenta palito congelada – Pratigel®	84.00	nd	18	2	0.67	nd	nd	0	0	0	0	nd	nd	nd	nd	nd	nd	nd	nd	nd	nd	nd	nd	nd	6.67	nd	0	nd	0	nd	nd	nd	nd	404	nd
Polenta temperada	170.30	nd	48.18	11.46	21.52	nd	nd	nd	0	14.91	4.48	nd	nd	140.78	nd	nd	nd	1.87	nd	nd	nd	nd	nd	nd	167.28	nd	2.13	nd	nd	nd	nd	nd	nd	nd	nd
Polentina com sal – Quaker®	342.00	nd	73	8	2	nd	nd	0	0	nd	1	nd	nd	nd	nd	nd	nd	nd	0.21	0.1	nd	nd	2.11	nd	4.06	nd	2.5	nd	nd	nd	176	138	nd	1675	nd
Polentina temperada – Quaker®	339.00	nd	69	7	2	nd	nd	nd	nd	nd	1	nd	nd	nd	nd	nd	nd	nd	nd	nd	nd	nd	nd	nd	nd	nd	nd	nd	nd	nd	nd	nd	nd	nd	nd
Polpa de abacaxi congelada – Maisa®	50.00	nd	12	0.99	0	nd	nd	0	nd	0	0.99	nd	nd	nd	nd	nd	nd	nd	nd	nd	nd	nd	nd	nd	16	nd	0.4	nd	nd	nd	nd	nd	nd	30	nd
Polpa de açaí congelada – Maisa®	70.00	nd	3	2	5	nd	nd	1	nd	nd	3	nd	nd	147	nd	nd	nd	nd	nd	nd	nd	nd	nd	nd	22	nd	1	nd	nd	nd	nd	nd	nd	0	nd
Polpa de açaí e guaraná congelada Açaí Sport – DeMarchi®	250.00	nd	45	2.5	7.5	nd	nd	0	0	nd	10	nd	nd	nd	nd	nd	nd	nd	nd	nd	nd	nd	nd	nd	nd	nd	nd	nd	nd	nd	nd	nd	nd	0	nd
Polpa de açaí natural congelada – Frooty®	127.50	nd	17.5	0.9	6.1	nd	nd	0	nd	0	2.5	nd	nd	nd	nd	nd	nd	nd	nd	nd	nd	nd	nd	nd	84	nd	8	nd	nd	nd	nd	nd	nd	20	nd
Polpa de acerola congelada – Maisa®	40.00	nd	6.66	0	0	nd	nd	0	nd	0	0	nd	nd	133.2	nd	nd	nd	799.2	nd	nd	nd	nd	nd	nd	nd	nd	nd	nd	nd	nd	nd	nd	nd	0	nd
Polpa de caju congelada – Maisa®	45.00	nd	10	0.99	0	nd	nd	nd	nd	0	0.99	nd	nd	nd	nd	nd	nd	200	nd	nd	nd	nd	nd	nd	16	nd	0.2	nd	nd	nd	nd	nd	nd	0	nd
Polpa de cupuaçu congelada – Maisa®	64.80	nd	nd	1.5	nd	nd	nd	nd	nd	nd	nd	nd	nd	nd	nd	nd	nd	nd	nd	nd	nd	nd	nd	nd	20.7	nd	nd	nd	nd	nd	nd	23	nd	0	nd
Polpa de fruta acerola – Maisa®	30.60	nd	6.95	0.7	nd	nd	nd	nd	0	nd	0.6	nd	nd	720	nd	nd	nd	800	0.03	0.08	nd	nd	nd	nd	11.7	nd	0.24	nd	nd	nd	83	10.9	nd	0	nd
Polpa de fruta de açaí – Maisa®	182.40	nd	nd	2.1	22.55	nd	nd	nd	0	nd	31.4	nd	nd	nd	nd	nd	nd	17	0.67	0.02	nd	nd	0.7	nd	110	nd	9.3	nd	nd	nd	218	46	nd	0	nd
Polpa de goiaba congelada – Maisa®	35.00	nd	7	0.99	0	nd	nd	0	nd	0	0.99	nd	nd	135	nd	nd	nd	20	nd	nd	nd	nd	nd	nd	17	nd	0.2	nd	nd	nd	280	nd	nd	0	nd

TABELA DE COMPOSIÇÃO DE ALIMENTOS

Alimento	Energia (kcal)	Umid (g) / Carb (g)	Prot (g) / G tot (g)	G poli (g) / G mono (g)	G sat (g) / G trans (g)	Col (mg) / Fib tot (g)	Fib sol (g) / Fib ins (g)	A (RE) (mcg) / D (mcg)	E (mg) / Fol (mcg)	C (mg) / B1 (mg)	B2 (mg) / B6 (mg)	B12 (mcg) / Nia (mg)	Pant (mg)	Ca (mg) / Cu (mg)	Fe (mg) / I (mcg)	Mg (mg) / Mn (mg)	K (mg) / P (mg)	Se (mcg) / Na (mg)	Zn (mg)
Polpa de graviola congelada – Maisa®	66.66	nd / 16.65	1 / 0	nd / nd	0 / nd	0 / 0	nd / nd	nd / nd	nd / nd	39.96 /	nd / nd	nd / nd	nd	26.64 / nd	0.47 / nd	nd / nd	nd / nd	nd / 0	nd
Polpa de manga congelada – Maisa®	50.00	nd / 11	1 / 0	nd / nd	0 / nd	0 / 1	nd / nd	150 / nd	nd / nd	35 / nd	nd / nd	nd / nd	nd	20 / nd	0.2 / nd	nd / nd	nd / nd	nd / 0	nd
Polpa de maracujá congelada – Maisa®	45.00	nd / 8	1 / 1	nd / nd	0 / nd	0 / 0.99	nd / nd	156 / nd	nd / nd	30 / nd	nd / nd	nd / nd	nd	8 / nd	0.4 / nd	nd / nd	nd / nd	nd / 0	nd
Polpa de morango congelada – Maisa®	40.00	nd / 9	0.99 / 0	nd / nd	0 / nd	0 / 1	nd / nd	nd / nd	nd / nd	60 / nd	nd / nd	nd / nd	nd	22 / nd	0.7 / nd	nd / nd	155 / nd	nd / 30	nd
Polpa de uva congelada – Maisa®	33.33	nd / 6.66	0 / 0	nd / nd	0 / nd	0 / 0	nd / nd	nd / nd	nd / nd	20 / nd	nd / nd	nd / nd	nd	nd / nd	nd / nd	nd / nd	nd / nd	nd / 0	nd
Polvilho	357.00	11.4 / 88.2	0.3 / 0.1	0.05 / 0	0.02 / 0	0 / 3.4	tr / tr	0 / 0	tr / 7	0 / 0	0 / 0.01	0 / 0	0.13	40 / 0.04	0.33 / tr	3 / 0.47	11 / 5	tr / 2	0.07
Polvo (cozido)	38.07	nd / 1.03	6.92 / 0.49	0.11 / 0.07	0.11 / 0	22.28 / 0	0 / 0	20.89 / 0.01	tr / 7.43	2.32 / 0.01	0.02 / 0.017	9.29 / 0.97	0.23	24.61 / 0.2	2.47 / nd	13.93 / 0.01	162.49 / 86.85	34.82 / 106.78	0.78
Polvo (cru)	82.00	80.3 / 2.21	14.9 / 1.05	0.24 / 0.16	0.23 / 0	48 / 0	0 / 0	45 / 0.03	tr / 16	5 / 0.03	0.04 / 0.36	20 / 2.1	0.50	53 / 0.44	5.31 / nd	30 / 0.03	350 / 186	75 / 230	1.69
Ponta de agulha (crua) – carne bovina	226.23	59.66 / 0	26.43 / 12.51	0.49 / 5.15	5.34 / 0	68.07 / 0	0 / 0	0 / 0.3	tr / 8.01	0 / 0.1	0.18 / 0.34	3.2 / 4.9	0.35	7.01 / 0.1	2.52 / tr	23.02 / 0.02	402.4 / 230.23	tr / 81.08	4.67
Porco no rolete	174.39	nd / 6.48	13.42 / 10.34	nd / nd	nd / 0	46.59 / 0.41	nd / nd	14.36 / nd	nd / nd	7.5 / nd	nd / nd	nd / nd	nd	17.63 / nd	0.75 / nd	nd / nd	nd / nd	nd / nd	nd
Porco no tucupi	145.94	nd / 14.47	9.99 / 5.05	nd / nd	nd / 0	nd / nd	nd / nd	nd / nd	nd / nd	nd / nd	nd / nd	nd / nd	nd	nd / nd	nd / nd	nd / nd	nd / nd	nd / nd	nd
Porquinho (cru)	93.00	79.2 / 0	20.5 / 0.6	tr / 0.1	0.4 / nd	49 / nd	nd / nd	5 / nd	nd / nd	nd / tr	tr / nd	nd / nd	nd	26 / 0.04	0.4 / nd	24 / 0.05	313 / 207	nd / 67	0.70
Pre Nan – Nestlé®	491	nd / 56	14 / 24	nd / nd	nd / nd	nd / 0	nd / nd	440 / 12	6.5 / 290	79 / 0.29	0.66 / 0.37	0.1 / 4.9	2.7	490 / 440	7.4 / 49	54 / 0.03	530 / 320	11 / 180	3.7
Pregestimil Premium – Mead Johnson®	501.00	nd / 51	14 / 28	nd / nd	1.5 / 0	nd / 0	0 / 0	571 / 6.3	13 / 80	60 / 0.4	0.45 / 0.3	1.5 / 5	2.50	471 / 0.38	9 / 75	55 / 0	551 / 261	nd / 235	5.00
Presunto de porco	182.00	64.6 / 3.12	17.6 / 10.6	1.22 / 4.96	3.4 / 0	57 / 0	nd / nd	0 / 0.65	0.5 / 3	28 / 0.86	0.25 / 0.34	0.83 / 5.25	0.45	7 / 0.1	0.99 / nd	19 / 0.03	332 / 247	16.4 / 1317	2.15
Protein Coffee – Herbalife®	391.6	nd / 10.41	66.66 / 8.75	nd / nd	5.41 / 0	nd / 5.83	nd / nd	nd / nd	nd / nd	nd / nd	nd / nd	nd / nd	nd	nd / nd	nd / nd	nd / nd	nd / nd	nd / 229.16	nd
Proteína de ervilha em pó sem glúten, lactose e ovo – Bob's Red Mill®	370.00	nd / 7.33	77.67 / 5.67	nd / nd	0 / 0	nd / 3.67	nd / nd	nd / nd	nd / nd	nd / nd	nd / nd	nd / nd	nd	nd / nd	nd / nd	nd / nd	nd / nd	nd / 963.00	nd
Proteína texturizada de soja	342.80	73.1 / 30.51	52.4 / 1.24	nd / nd	0 / 0	nd / nd	nd / nd	nd / nd	nd / nd	nd / nd	nd / nd	nd / nd	nd	nd / nd	nd / nd	nd / nd	nd / nd	nd / nd	nd
Proteína vegetal texturizada sem glúten – Bob's Red Mill®	333.33	nd / 29.33	50.00 / 0	nd / nd	0 / 0	nd / 16.67	nd / nd	nd / nd	nd / nd	nd / nd	nd / nd	nd / nd	nd	nd / nd	nd / nd	nd / nd	nd / nd	nd / 8.33	nd
Pudim de açaí	278.33	nd / 33.27	6.67 / 1.38	nd / nd	nd / 0	101.53 / 2.38	nd / nd	45.72 / nd	nd / nd	1.03 / nd	nd / nd	nd / nd	nd	23.53 / nd	0.46 / nd	nd / nd	nd / nd	nd / nd	nd

P

Alimento	Energia (kcal)	Umid (g)	Carb (g)	Prot (g)	G tot (g)	G poli (g)	G mono (g)	G sat (g)	G trans (g)	Col (mg)	Fib tot (g)	Fib sol (g)	Fib ins (g)	A (RE) (mcg)	D (mcg)	E (mg)	Fol (mcg)	C (mg)	B1 (mg)	B2 (mg)	B6 (mg)	B12 (mcg)	Nia (mg)	Pant (mg)	Ca (mg)	Cu (mg)	Fe (mg)	I (mcg)	Mg (mg)	Mn (mg)	K (mg)	P (mg)	Se (mcg)	Na (mg)	Zn (mg)
Pudim de bacuri	242.12	nd	44.4	5.08	5.17	nd	nd	nd	0	nd	nd	nd	nd	nd	nd	nd	nd	nd	nd	nd	nd	nd	nd	nd	nd	nd	nd	nd	nd	nd	nd	nd	nd	nd	nd
Pudim de chocolate – Royal® *	112.00	nd	19.93	3.33	2.67	nd	nd	nd	0	nd	nd	nd	nd	nd	nd	nd	nd	nd	nd	nd	nd	nd	nd	nd	nd	nd	nd	nd	nd	nd	nd	nd	nd	nd	nd
Pudim de claras	195.49	49.97	43.77	5.95	0	0	0	0	0	0	0.03	0.01	0.02	0.017	0	0	1.793	0.409	0.004	0.265	0.004	0.114	0.054	0.07	4.254	0.022	0.045	31.134	6.275	0.006	82.319	8.26	10.114	93.286	0.02
Pudim de coco – Royal® *	104.10	nd	17.58	3.1	2.89	nd	nd	nd	0	nd	nd	nd	nd	nd	nd	nd	nd	nd	nd	nd	nd	nd	nd	nd	nd	nd	nd	nd	nd	nd	nd	nd	nd	nd	nd
Pudim de coco diet – Royal® (com leite desnatado)*	49.20	nd	8.46	3.31	0.46	nd	nd	nd	0	nd	nd	nd	nd	nd	nd	nd	nd	nd	nd	nd	nd	nd	nd	nd	nd	nd	nd	nd	nd	nd	nd	nd	nd	nd	nd
Pudim de coco diet – Royal® (com leite integral)*	74.60	nd	8.38	3.54	3.23	nd	nd	nd	0	nd	nd	nd	nd	nd	nd	nd	nd	nd	nd	nd	nd	nd	nd	nd	nd	nd	nd	nd	nd	nd	nd	nd	nd	nd	nd
Pudim de leite condensado	216.11	52.09	33.98	6.57	6.35	0.45	1.97	3.34	0	106.26	0	0	0	79.731	0.614	0.201	15.574	1.255	0.058	0.313	0.061	0.482	0.118	0.64	151.943	0.017	0.397	49.409	15.691	0.009	209.558	160.066	7.355	88.697	0.70
Pudim de leite Moça – Nestlé®	155.55	nd	24.44	5.55	5	nd	nd	2.77	0	50	tr	nd	nd	nd	nd	nd	nd	nd	nd	nd	nd	nd	nd	nd	125.555	nd	0.188	nd	nd	nd	nd	nd	nd	56.66	nd
Pudim de morango – Royal® *	110.00	nd	20	3	2.53	nd	nd	nd	0	nd	nd	nd	nd	nd	nd	nd	nd	nd	nd	nd	nd	nd	nd	nd	nd	nd	nd	nd	nd	nd	nd	nd	nd	nd	nd
Pudim de tapioca	353.75	nd	30.65	6.09	22.91	nd	nd	nd	0	116.19	0.22	nd	nd	35.9	nd	nd	nd	1.73	nd	nd	nd	nd	nd	nd	17.09	nd	0.71	nd	nd	nd	nd	nd	nd	nd	nd
Pupunha	164.00	65.7	21.7	2.5	9.8	nd	nd	nd	0	0	8.9	nd	nd	1500	nd	nd	nd	35	0.06	tr	nd	nd	0.5	nd	28	nd	3.3	nd	nd	nd	nd	31	nd	nd	nd
Pupunha (cozida)	164.00	nd	21.7	2.5	9.8	nd	nd	nd	0	0	8.9	nd	nd	1500	nd	nd	nd	36	nd	nd	nd	nd	nd	nd	30.47	nd	3.3	nd	nd	nd	nd	nd	nd	200	nd
Purê de abóbora ou jerimum	43.00	nd	3.77	1.03	2.92	nd	nd	nd	0	24.77	0.62	nd	nd	746.27	nd	nd	nd	3.81	nd	nd	nd	nd	nd	nd	24.47	nd	0.47	nd	nd	nd	nd	nd	nd	nd	nd
Purê de batatas	108.48	75.69	15.95	1.94	4.32	1.19	1.82	1.1	0	2.56	0.98	0.38	0.6	50.655	0.188	2.182	7.668	5.748	0.081	0.045	0.211	0.069	1.002	0.44	29.548	0.128	0.244	6.583	17.667	0.108	276.593	48.261	0.93	596.265	0.28
Purity 69A – Lorenal®	400.00	nd	87	nd	nd	nd	nd	nd	nd	nd	0.25	nd	nd	nd	nd	nd	nd	nd	nd	nd	nd	nd	nd	nd	5	nd	0.15	nd	nd	nd	nd	nd	nd	nd	nd
Quarteirão com queijo – McDonald's®	265.35	nd	17.82	15.35	14.85	nd	nd	6.93	0.69	43.56	1.04	nd	nd	nd	nd	nd	nd	nd	nd	nd	nd	nd	nd	nd	117.82	nd	2.77	nd	nd	nd	nd	nd	nd	534.65	nd
Queijadinha	344.21	26.92	48.47	10.66	12.61	0.64	3.04	7.88	0	146.55	1.17	0.15	1.02	98.265	0.527	0.371	17.738	0.085	0.076	0.254	0.077	0.505	0.454	0.53	209.366	0.081	1.071	16.528	16.594	0.21	90.69	186.436	13.965	316.767	0.96
Queijo brie	334.00	48.4	0.45	20.8	27.7	0.83	8.01	17.4	0	100	0	0	0	182	0.2	tr	65	0	0.07	0.52	0.24	1.65	0.38	0.69	184	0.02	0.5	nd	20	0.03	152	188	3.6	629	2.39
Queijo camembert	300.00	51.8	0.46	19.8	24.3	0.72	7.02	15.3	0	72	0	0	0	252	0.3	tr	62.2	0	0.03	0.49	0.23	1.3	0.63	1.36	388	0.02	0.33	nd	20	0.04	187	347	6.8	842	2.39
Queijo cheddar	403.00	36.8	1.29	24.9	33.1	0.94	9.39	21.1	0	105	0	0	0	303	0.3	tr	18.2	0	0.03	0.38	0.07	0.83	0.08	0.41	721	0.03	0.68	nd	27.8	0.01	98.4	512	14.2	621	3.12
Queijo cottage (1% gordura)	72.40	82.5	2.73	12.4	1.03	0.03	0.29	0.65	0	4.4	0	0	0	11	0.01	0.64	12.4	0	0.02	0.17	0.07	0.63	0.13	0.22	60.9	0.03	0.14	nd	5.35	0	85.5	134	4.1	406	0.38

TABELA DE COMPOSIÇÃO DE ALIMENTOS

Alimento	Energia (kcal)	Umid (g)	Carb (g)	Prot (g)	G tot (g)	G poli (g)	G mono (g)	G sat (g)	G trans (g)	Col (mg)	Fib tot (g)	Fib sol (g)	Fib ins (g)	A (RE) (mcg)	D (mcg)	E (mg)	Fol (mcg)	C (mg)	B1 (mg)	B2 (mg)	B6 (mg)	B12 (mcg)	Nia (mg)	Pant (mg)	Ca (mg)	Cu (mg)	Fe (mg)	I (mcg)	Mg (mg)	Mn (mg)	K (mg)	P (mg)	Se (mcg)	Na (mg)	Zn (mg)
Queijo cottage – Lacreme®	94.00	nd	nd	14.5	4	nd	nd	nd	0	nd	nd	nd	nd	nd	nd	nd	nd	nd	nd	nd	nd	nd	nd	nd	nd	nd	nd	nd	nd	nd	nd	nd	nd	nd	nd
Queijo cream cheese – Danúbio®	250.00	nd	3.33	6.67	23.33	nd	nd	14.33	0	nd	0	nd	nd	nd	nd	nd	nd	nd	nd	nd	nd	nd	nd	nd	nd	nd	nd	nd	nd	nd	nd	nd	nd	346.67	nd
Queijo de coalho, espeto – Tirolez®	349.65	nd	3.33	23.64	28.31	nd	nd	18.65	nd	86.58	0	nd	nd	nd	nd	nd	nd	nd	nd	nd	nd	nd	nd	nd	nd	nd	nd	nd	nd	nd	nd	nd	nd	1168.83	nd
Queijo de coalho, fracionado – Tirolez®	349.65	nd	3.33	23.64	28.31	nd	nd	49.95	nd	83.25	0	nd	nd	nd	nd	nd	nd	nd	nd	nd	nd	nd	nd	nd	nd	nd	nd	nd	nd	nd	nd	nd	nd	1168.83	nd
Queijo emental – Polenghi®	376.66	nd	nd	29.6	35.2	nd	nd	17.3	0	nd	nd	nd	nd	nd	nd	nd	nd	nd	nd	nd	nd	nd	nd	nd	1140	nd	nd	nd	nd	nd	nd	nd	nd	1000	nd
Queijo frescal light – Danúbio®	124.00	nd	3.40	13	6.4	0.2	2	4	0	26	0	nd	nd	nd	nd	nd	nd	nd	nd	nd	nd	nd	nd	nd	426	nd	nd	nd	nd	nd	nd	nd	nd	540	nd
Queijo frescal tradicional – Danúbio®	196.00	nd	5	14.6	13	nd	nd	8.2	0	nd	0	nd	nd	nd	nd	nd	nd	nd	nd	nd	nd	nd	nd	nd	404	nd	nd	nd	nd	nd	nd	nd	nd	536	nd
Queijo fundido	323.00	43.2	7.1	19.8	24	nd	nd	nd	0	nd	nd	0	0	235	nd	nd	nd	nd	0.02	0.58	nd	nd	0.2	nd	570	nd	0.8	nd	nd	nd	nd	754	nd	nd	nd
Queijo gouda	356.00	41.5	2.23	24.9	27.4	0.66	7.75	17.6	0	114	0	0	0	174	0.24	tr	20.9	0	0.03	0.33	0.08	1.54	0.06	0.34	700	0.04	0.24	nd	29	0.01	121	546	8	819	3.91
Queijo gruyère	413.00	33.2	0.36	29.8	32.3	1.73	10	18.9	0	110	0	0	0	301	0.25	tr	10.4	0	0.06	0.28	0.08	1.6	0.11	0.56	1011	0.03	0.17	nd	35.9	0.02	81	605	3.52	336	3.91
Queijo mascarpone – Balkis®	436.66	nd	5.66	2.66	43.33	nd	nd	33.33	0	nd	0	nd	nd	nd	nd	nd	nd	nd	nd	nd	nd	nd	nd	nd	nd	nd	nd	nd	nd	nd	nd	nd	nd	60.0	nd
Queijo minas	243.00	60	nd	18	19	nd	nd	nd	0	nd	nd	nd	nd	270	nd	nd	nd	nd	0.03	0.2	nd	nd	0.1	nd	685	nd	0.4	nd	nd	nd	nd	430	nd	nd	nd
Queijo minas fresca	243.00	60	nd	18	19	nd	nd	nd	0	nd	nd	nd	nd	270	nd	nd	nd	nd	0.03	0.2	nd	nd	0.1	nd	685	nd	0.4	nd	nd	nd	nd	430	nd	nd	nd
Queijo minas frescal – Président®	230.0	nd	3.33	16.66	16.66	nd	nd	nd	0	nd	0	nd	nd	nd	nd	nd	nd	nd	nd	nd	nd	nd	nd	nd	0	nd	nd	nd	nd	nd	nd	nd	nd	400.0	nd
Queijo muçarela	281.00	54.1	2.23	19.4	21.6	0.77	6.57	13.2	0	78.4	0	0	0	241	0.17	0.63	7	0	0.02	0.24	0.06	0.65	0.08	0.06	517	0.02	0.18	nd	18.6	0.01	67.1	371	21.1	373	2.22
Queijo muçarela com leite de búfala – Valle d'Oro®	223.33	nd	0	13.33	16.66	nd	nd	13.33	0	46.66	3.33	nd	nd	nd	nd	nd	nd	nd	nd	nd	nd	nd	nd	nd	13.333	nd	1.666	nd	nd	nd	nd	nd	nd	0	nd
Queijo muçarela de bolinha – Levitare®	310	nd	0	15.33	27.6	nd	nd	16.66	0	nd	0	c	nd	nd	nd	nd	nd	nd	nd	nd	nd	nd	nd	nd	nd	nd	nd	nd	nd	nd	nd	nd	nd	143.33	nd
Queijo parmesão	392.00	29.2	3.23	35.8	25.8	0.57	7.52	16.4	0	67.7	0	nd	nd	149	0.7	tr	6.9	0	0.04	0.33	0.09	1.2	0.27	0.45	1183	0.03	0.82	nd	43.7	0.02	92.2	694	23.6	1601	2.76
Queijo parmesão – Quatá®	386.67	nd	0	36.67	26.67	nd	nd	16.67	0	nd	0	nd	nd	nd	nd	nd	nd	nd	nd	nd	nd	nd	nd	nd	443.33	nd	nd	nd	nd	nd	nd	nd	nd	653.33	nd
Queijo parmesão ralado	456.00	17.7	3.75	41.6	30	0.66	8.73	19.1	0	78.7	0	0	0	173	0.7	nd	8	0	0.05	0.39	0.11	1.4	0.32	0.53	1375	0.04	0.95	nd	50.8	0.02	107	807	10	1861	3.20
Queijo parmesão ralado – Keijobon®	466.66	nd	0	26.67	40	nd	nd	26.67	0	80	nd	nd	nd	nd	nd	nd	nd	nd	nd	nd	nd	nd	nd	nd	1200	nd	0	nd	nd	nd	nd	nd	nd	1800	nd

Q

Alimento	Energia (kcal)	Umid (g)	Carb (g)	Prot (g)	G tot (g)	G poli (g)	G mono (g)	G sat (g)	G trans (g)	Col (mg)	Fib tot (g)	Fib sol (g)	Fib ins (g)	A (RE) (mcg)	D (mcg)	E (mg)	Fol (mcg)	C (mg)	B1 (mg)	B2 (mg)	B6 (mg)	B12 (mcg)	Nia (mg)	Pant (mg)	Ca (mg)	Cu (mg)	Fe (mg)	I (mcg)	Mg (mg)	Mn (mg)	K (mg)	P (mg)	Se (mcg)	Na (mg)	Zn (mg)
Queijo parmesão ralado – Vigor®	430.00	nd	nd	32	34	nd	nd	14	nd	nd	nd	nd	nd	nd	nd	nd	nd	nd	nd	nd	nd	nd	nd	nd	1210	nd	nd	nd	nd	nd	nd	nd	nd	1000	nd
Queijo pasteurizado emmental – Catari®	309.00	nd	nd	20.5	22.5	nd	nd	nd	0	nd	0	nd	nd	nd	nd	nd	nd	nd	nd	nd	nd	nd	nd	nd	nd	nd	nd	nd	nd	nd	nd	nd	nd	nd	nd
Queijo port salut	352.00	45.5	0.57	23.8	28.2	0.73	9.34	16.7	0	123	0	0	0	372	0.21	tr	18.2	0	0.01	0.24	0.05	1.5	0.06	0.21	650	0.02	0.43	nd	24.3	0.01	136	360	3.52	534	2.61
Queijo prato	357.00	41.6	1.44	25	27.8	0.67	8.13	17.6	0	89.2	0	0	0	253	0.9	tr	16.2	0	0.04	0.39	0.08	1.54	0.08	0.28	731	0.04	0.44	nd	29.8	0.01	188	536	6.4	965	3.76
Queijo prato – Polenghi®	276.67	nd	6	13	22.33	nd	nd	13.67	1	nd	1	nd	nd	nd	nd	nd	nd	nd	nd	nd	nd	nd	nd	nd	390	nd	nd	nd	nd	nd	nd	nd	nd	1600	nd
Queijo prato processado em fatias – Barateiro®	292.63	nd	10.26	15.31	21.15	nd	nd	10	0	nd	0	nd	nd	nd	nd	nd	nd	nd	nd	nd	nd	nd	nd	nd	nd	nd	nd	nd	nd	nd	nd	nd	nd	nd	nd
Queijo provolone	351.00	41	2.15	25.6	26.6	0.77	7.39	17.1	0	68.9	0	0	0	264	0.2	tr	10.4	0	0.02	0.32	0.07	1.46	0.16	0.48	756	0.03	0.52	nd	27.6	0.01	138	496	3.52	876	3.24
Queijo roquefort	369.00	39.4	2.01	21.5	30.6	1.32	8.47	19.3	0	90	0	0	0	299	0.23	tr	49	0	0.04	0.59	0.12	0.64	0.73	1.73	662	0.03	0.56	nd	29.5	0.03	90.7	392	3.52	1809	2.09
Queijo serrano – Odilon®	356.66	nd	0	23.33	26.66	nd	nd	16.66	0	nd	0	nd	nd	nd	nd	nd	nd	nd	nd	nd	nd	nd	nd	nd	nd	nd	nd	nd	nd	nd	nd	nd	nd	1200.0	nd
Queijo suíço	376.00	37.2	3.39	28.4	27.5	0.97	7.27	17.8	0	91.7	0	0	0	253	1.1	tr	6.4	0	0.02	0.37	0.08	1.68	0.09	0.43	961	0.03	0.17	nd	35.9	0.02	111	605	13.6	260	3.91
Queijo tilsit com kümmel	340.00	42.9	1.89	24.4	26	0.72	7.14	16.8	0	102	0	0	0	291	0.19	tr	20	0	0.06	0.36	0.07	2.1	0.21	0.35	700	0.03	0.23	nd	13	0.01	64.5	500	3.52	753	3.51
Queijo tipo quark – Lac Lélo®	146.6	nd	0	7.33	13.33	nd	2.66	10	0	nd	0	nd	nd	nd	nd	nd	nd	nd	nd	nd	nd	nd	nd	nd	nd	nd	nd	nd	nd	nd	nd	nd	nd	190.0	nd
Queijo tipo quark light – Lac Lélo®	111.0	nd	0	2.66	9.66	nd	nd	6.66	0.66	nd	0	nd	nd	nd	nd	nd	nd	nd	nd	nd	nd	nd	nd	nd	nd	nd	nd	nd	nd	nd	nd	nd	nd	25.33	nd
Quentão	294.53	41.05	33.66	1.39	0.92	0.2	0.16	0.29	0	0	2.74	0	0	2.58	0	0	2.709	0.48	0.011	0.034	0.011	0	0.787	nd	37.886	0.101	2.361	tr	27.824	4.171	206.235	25.576	0.315	6.026	0.75
Quiabo	32.00	89.9	7.22	1.88	0.17	0.05	0.03	0.05	0	0	2.5	0.9	1.6	57.5	0	tr	45.7	16.3	0.13	0.06	0.19	0	0.87	0.21	63	0.09	0.45	nd	57	0.91	322	56	0.51	5	0.55
Quibe assado	237.09	56.07	11.5	18.48	12.88	0.59	5.79	4.82	0	61.85	2.68	0.54	2.09	4.043	0.183	0.375	15.308	2.596	0.064	0.148	0.259	2.014	4.632	0.39	18.337	0.114	2.096	0.495	36.364	0.424	294.853	162.653	2.802	60.263	3.86
Quibe de berinjela	110.02	69.4	22.31	4.01	1.49	0.5	0.5	0.27	0	0	4.99	1.02	3.63	26.449	0	1.717	24.11	3.576	0.128	0.052	0.136	0.001	1.702	0.39	36.547	0.153	2.424	0.43	42.041	1.065	255.214	88.733	14.119	727.435	0.78
Quiche de cebola congelada – Pão de Açúcar®	333.33	nd	33.33	12.5	18.75	nd	nd	10.42	nd	83.33	0	nd	nd	nd	nd	nd	nd	nd	nd	nd	nd	nd	nd	nd	nd	nd	1.04	nd	nd	nd	nd	nd	nd	166.67	nd
Quiche de frango congelada – Melhor Bocado®	375.00	nd	25	10	20	nd	nd	6.25	3.5	nd	0	nd	nd	nd	nd	nd	nd	nd	nd	nd	nd	nd	nd	nd	nd	nd	nd	nd	nd	nd	nd	nd	nd	290	nd
Quiche de tomate seco congelada – Melhor Bocado®	432.50	nd	32.5	10	27.5	nd	nd	7.5	3.5	nd	0	nd	nd	nd	nd	nd	nd	nd	nd	nd	nd	nd	nd	nd	nd	nd	nd	nd	nd	nd	nd	nd	nd	547.5	nd
Quiche de tomate seco congelada – Pão de Açúcar®	375.00	nd	29.17	16.67	20.83	nd	nd	10.42	nd	75	0.99	nd	nd	nd	nd	nd	nd	nd	nd	nd	nd	nd	nd	nd	18.75	nd	0.83	nd	nd	nd	nd	nd	nd	166.67	nd

Alimento	Energia (kcal)	Umid (g)	Carb (g)	Prot (g)	G tot (g)	G poli (g)	G mono (g)	G sat (g)	G trans (g)	Col (mg)	Fib tot (g)	Fib sol (g)	Fib ins (g)	A (RE) (mcg)	D (mcg)	E (mg)	Fol (mcg)	C (mg)	B1 (mg)	B2 (mg)	B6 (mg)	B12 (mcg)	Nia (mg)	Pant (mg)	Ca (mg)	Cu (mg)	Fe (mg)	I (mcg)	Mg (mg)	Mn (mg)	K (mg)	P (mg)	Se (mcg)	Na (mg)	Zn (mg)
Quiche lorraine congelada – Melhor Bocado®	350.00	nd	32.5	10	27.5	nd	nd	9	3.5	nd	0	nd	nd	nd	nd	nd	nd	nd	nd	nd	nd	nd	nd	nd	nd	nd	nd	nd	nd	nd	nd	nd	nd	547.5	nd
Quindim	273.34	40.57	45.58	4.73	8.67	0.85	2.36	4.27	0	240.39	0.78	0.08	0.7	110.706	0.708	0.235	29.323	0.275	0.039	0.185	0.08	0.578	0.061	0.74	28.332	0.062	0.943	29.339	5.827	0.141	64.934	104.874	13.216	31.574	0.71
Quirera lapiana	291.49	nd	8.85	19.5	19.32	nd	nd	nd	0	76.21	0.96	nd	nd	1.79	nd	nd	nd	13.22	nd	nd	nd	nd	nd	nd	46.11	nd	1.49	nd	nd	nd	nd	nd	nd	nd	nd
Rã (cozida)	105.80	73.76	0	23.77	0.44	0.16	0.07	0.12	0	72.46	0	0	0	19.57	0.3	tr	16.3	0	0.19	0.34	0.16	0.52	1.57	0.50	26.09	0.31	1.96	tr	28.99	tr	371.7	159.8	tr	84.06	1.45
Rã (crua)	73.62	82.6	0	16.54	0.3	nd	nd	nd	0	nd	nd	nd	nd	nd	nd	nd	nd	nd	0.141	0.252	nd	nd	1.21	nd	18.154	nd	1.512	nd	nd	nd	nd	148.26	nd	nd	nd
Rabanete (cru)	17.00	94.8	3.6	0.6	0.54	0.05	0.02	0.03	0	0	1	0.4	0.6	1	0	tr	27	22.8	0.01	0.05	0.07	0	0.3	0.09	21	0.04	0.29	nd	9	0.07	232	18	3.11	24	0.30
Rabanete (folha)	90.00	17.34	0.26	3.67	0.18	nd	nd	nd	nd	nd	1.37	nd	nd	0.91	nd	nd	nd	nd	8.3	nd	nd	nd	nd	nd	nd	nd	5.56	nd	nd	7.09	0.28	nd	0.09	nd	nd
Rabo de porco (cozido)	377.00	44	0	15.6	34.5	4.3	16.7	11.6	nd	89	nd	nd	nd	tr	nd	nd	nd	nd	0.2	0.06	nd	nd	1.43	nd	22	0.05	0.6	nd	4	0.01	24	42	nd	1158	1.40
Ravióli de carne – Frescarini®	282.00	nd	51.1	3.1	12.3	nd	nd	nd	0	nd	nd	nd	nd	nd	nd	nd	nd	nd	nd	nd	nd	nd	nd	nd	nd	nd	nd	nd	nd	nd	nd	nd	nd	nd	nd
Ravióli de ricota e espinafre – Frescarini®	288.00	nd	52	11	4	nd	nd	nd	0	nd	nd	nd	nd	nd	nd	nd	nd	nd	nd	nd	nd	nd	nd	nd	nd	nd	nd	nd	nd	nd	nd	nd	nd	nd	nd
Recheio de ameixa Moça Fiesta – Nestlé®	312.00	nd	59.5	4.8	6.1	nd	nd	nd	0	nd	nd	nd	nd	nd	nd	nd	nd	nd	nd	nd	nd	nd	nd	nd	nd	nd	nd	nd	nd	nd	nd	nd	nd	nd	nd
Recheio de chocolate Moça Fiesta – Nestlé®	324.00	nd	56.4	6.7	8	nd	nd	nd	0	nd	nd	nd	nd	nd	nd	nd	nd	nd	nd	nd	nd	nd	nd	nd	nd	nd	nd	nd	nd	nd	nd	nd	nd	nd	nd
Recheio doce de leite com coco Moça Fiesta – Nestlé®	330.00	nd	55.4	5.9	9.4	nd	nd	nd	0	nd	nd	nd	nd	nd	nd	nd	nd	nd	nd	nd	nd	nd	nd	nd	nd	nd	nd	nd	nd	nd	nd	nd	nd	nd	nd
Red Bull® (energético)	44.00	nd	11.20	0	0	nd	nd	0	0	nd	nd	nd	nd	nd	nd	nd	nd	nd	nd	0.52	0.52	0.40	6.40	2	nd	nd	nd	nd	nd	nd	nd	nd	nd	80	nd
Repolho-branco (cozido)	22.00	93.6	4.47	1.03	0.43	0.2	0.03	0.06	0	0	2.8	1.3	1.7	13.2	0	1.7	20	20.1	0.06	0.06	0.11	0	0.28	0.14	31	0.01	0.17	nd	8	0.12	97	15	0.4	8	0.09
Repolho-branco (cru)	25.00	92.2	5.44	1.45	0.27	0.12	0.02	0.04	0	nd	2.03	1	1.03	13.3	nd	1.67	43	32.2	0.05	0.04	0.1	nd	nd	0.14	47	0.02	0.59	nd	15	0.16	246	23	1.3	18	0.18
Repolho-roxo (cozido)	21.00	93.6	4.65	1.06	0.2	0.1	0.02	0.03	0	0	2.63	1.2	1.43	2.7	0	0.16	12.6	34.4	0.03	0.02	0.14	0	0.2	0.22	37	0.07	0.35	nd	11	0.13	140	29	5.33	8	0.15
Repolho-roxo (cru)	27.00	91.6	6.13	1.4	0.26	0.13	0.03	0.03	0	0	2.95	1.38	1.57	4	0	1.7	20.7	57	0.05	0.03	0.21	0	0.3	0.32	51	0.1	0.49	nd	15	0.18	206	42	1.3	11	0.21
Requeijão – Nestlé®	273.33	10.33	0	10.33	25	nd	nd	16	0	nd	0	nd	nd	nd	nd	nd	nd	nd	nd	nd	nd	nd	nd	nd	nd	nd	nd	nd	nd	nd	nd	nd	nd	466.67	nd
Requeijão cremoso – Poços de Calda®	246.67	nd	4	10.33	21	nd	nd	13.33	0	nd	nd	nd	nd	nd	nd	nd	nd	nd	nd	nd	nd	nd	nd	nd	nd	nd	nd	nd	nd	nd	nd	nd	nd	450	nd
Requeijão cremoso light – Danúbio®	37.14	nd	1	2.28	2.64	0.21	0.71	1.64	0	10	nd	nd	nd	nd	nd	nd	nd	nd	nd	nd	nd	nd	nd	nd	72.86	nd	nd	nd	nd	nd	nd	nd	nd	140.71	nd

Alimento	Energia (kcal)	Umid (g) / Carb (g)	Prot (g) / G tot (g)	G poli (g) / G mono (g)	G sat (g) / G trans (g)	Col (mg) / Fib tot (g)	Fib sol (g) / Fib ins (g)	A (RE) / D (mcg)	E (mg) / Fol (mcg)	C (mg) / B1 (mg)	B2 (mg) / B6 (mg)	B12 (mcg) / Nia (mg)	Pant (mg)	Ca (mg) / Cu (mg)	Fe (mg) / I (mcg)	Mg (mg) / Mn (mg)	K (mg) / P (mg)	Se (mcg) / Na (mg)	Zn (mg)
Requeijão cremoso light – Poços de Calda®	130.00	nd / 4	12.60 / 7	0.2 / 2.2	4.4 / 0	20 / nd	nd / nd	nd / nd	nd / nd	nd / nd	nd / nd	nd / nd	nd	nd / nd	nd / nd	nd / nd	nd / nd	nd / nd	nd
Requeijão cremoso tradicional – Danúbio®	260.00	nd / 5	9 / 22.67	nd / nd	14.33 / 0	nd / 0	nd / nd	nd / nd	nd / nd	nd / nd	nd / nd	nd / nd	nd	286.67 / nd	nd / nd	nd / nd	nd / nd	nd / 653.33	nd
Resource breeze – Nestlé®	107	nd / 22.78	3.8 / 0	nd / nd	nd / nd	nd / 0	nd / nd	nd / nd	nd / nd	nd / nd	nd / nd	nd / nd	nd	42.19 / nd	1.14 / nd	0.42 / nd	8.44 / 67.51	nd / 33.76	1.60
Resource diabetic – Nestlé®	108.00	nd / 10	6.2 / 4.8	nd / nd	0.6 / 0	nd / 1.2	nd / nd	nd / nd	nd / nd	nd / nd	nd / nd	nd / nd	nd	109.6 / nd	1.5 / nd	33.8 / nd	177.2 / 109.6	5.9 / 85.6	1.30
Resource glutamina – Nestlé®	400.00	nd / 0	100 / 0	nd / nd	0 / 0	nd / 0	nd / nd	nd / nd	nd / nd	nd / nd	nd / nd	nd / nd	nd	nd / nd	nd / nd	nd / nd	nd / nd	nd / 0	nd
Resource just for kids – Nestlé®	100.00	nd / 11.18	3.21 / 4.81	nd / nd	1.73 / 0	nd / 0	nd / nd	nd / nd	nd / nd	nd / nd	nd / nd	nd / nd	nd	113.92 / nd	1.39 / nd	19.83 / nd	113.92 / 80.17	4.01 / 59.07	1.18
Resource plus – Nestlé®	152.00	nd / 22	5.6 / 4.8	nd / nd	0.6 / 0	nd / 0	nd / nd	nd / nd	nd / nd	nd / nd	nd / nd	nd / nd	nd	126.4 / nd	1.88 / nd	36 / nd	192 / 92	3.4 / 132	1.20
Resource protein – Nestlé®	370.00	nd / 0	90 / 1	nd / nd	0 / 0	nd / 0	nd / nd	nd / nd	nd / nd	nd / nd	nd / nd	nd / nd	nd	nd / nd	nd / nd	nd / nd	nd / nd	nd / 0	nd
Resource purê instant carne com ervilhas – Nestlé®	450.00	nd / 42	30 / 18	9.2 / 5	4 / 0	nd / 4	nd / nd	nd / nd	nd / nd	nd / nd	nd / nd	nd / nd	nd	290 / nd	5 / nd	90 / nd	700 / 320	40 / 700	5.40
Resource purê instant peru com champignon – Nestlé®	418.00	nd / 34	30 / 18	9.6 / 5.6	3 / 0	nd / 12	nd / nd	nd / nd	nd / nd	nd / nd	nd / nd	nd / nd	nd	290 / nd	5 / nd	90 / nd	600 / 300	16 / 650	5.40
Resource Thicken up – Nestlé®	356.00	nd / 89	0 / 0	nd / nd	0 / 0	nd / 0	nd / nd	nd / nd	nd / nd	nd / nd	nd / nd	nd / nd	nd	nd / nd	nd / nd	nd / nd	nd / nd	nd / 222	nd
Resource ultra plus – Nestlé®	200.00	nd / 21.6	8.8 / 8.8	nd / nd	2 / 0	nd / 0	nd / nd	nd / nd	nd / nd	nd / nd	nd / nd	nd / nd	nd	105.6 / nd	1.92 / nd	42 / nd	152 / 105.6	3.6 / 80	1.60
Ricota	174.00	71.7 / 3.05	11.3 / 13	0.39 / 3.63	8.3 / 0	50.6 / 0	0 / 0	134 / 0.1	0.65 / 12.2	0 / 0.01	0.2 / 0.04	0.34 / 0.1	0.21	207 / 0.02	0.38 / nd	11.3 / 0.01	105 / 158	1.83 / 84.1	1.17
Ricota fresca – Odilon®	144.0	nd / 4.4	14.0 / 8.0	nd / nd	5.0 / 0	6.67 / 0.96	nd / nd	nd / nd	nd / nd	nd / nd	nd / nd	nd / nd	nd	12 / nd	0.33 / nd	nd / nd	nd / nd	nd / 284	nd
Rim bovino (cru)	86.00	79.8 / 0	15.7 / 2.6	0.1 / 0.7	1.1 / 0	400 / 0	0 / 0	96 / nd	0.18 / 77	10 / 0.37	2.1 / 0.32	31 / 6	3.11	10 / 0.42	5.7 / nd	15 / 0.11	230 / 230	110 / 180	1.90
Risoto à milanese com açafrão – Italian Pasta & Risotti®	359.00	nd / 74	7 / 4	nd / nd	1.5 / 0	1.3 / 7	nd / nd	nd / nd	nd / nd	nd / nd	nd / nd	nd / nd	nd	7 / nd	0.1 / nd	nd / nd	nd / nd	nd / 0.9	nd
Risoto com funghi porcini – Passarotti®	374.00	nd / 77.7	8.2 / 3.3	nd / nd	nd / 0	nd / nd	nd / nd	nd / nd	nd / nd	nd / nd	nd / nd	nd / nd	nd	nd / nd	nd / nd	nd / nd	nd / nd	nd / nd	nd
Risoto de frango	178.41	58.32 / 26.17	10.5 / 3.16	1.28 / 0.85	0.75 / 0	20.36 / 1.33	0.27 / 3.17	28.056 / 0.077	2.151 / 14.357	5.925 / 0.212	0.067 / 0.226	0.093 / 4.593	0.59	32.118 / 0.117	1.725 / 0.188	20.143 / 0.396	182.878 / 111.149	11.161 / 618.558	0.72
Rissoles de carne	415.56	25.75 / 39	9.67 / 24.34	9.81 / 8.42	4.65 / 0	14.36 / 1.77	0.64 / 1.09	133.054 / 0.034	16.564 / 17.922	1.935 / 0.407	0.305 / 0.068	0.475 / 3.937	0.31	21.112 / 0.136	2.783 / 0.068	17.582 / 0.373	132.816 / 90.694	16.768 / 1.218.054	1.15
Rissoles de catupiri	391.63	26.91 / 32.74	11.51 / 23.79	6.57 / 7.78	8.24 / 0	24.38 / 1.23	0.46 / 0.77	178.035 / 0.077	11.076 / 13.762	0.051 / 0.307	0.384 / 0.077	0.179 / 2.328	0.49	257.357 / 0.102	1.893 / 10.871	22.485 / 0.256	156.957 / 355.839	17.215 / 1.442.338	1.38
Rissoles de palmito	318.04	64.83 / 34.23	5.65 / 17.62	7.6 / 5.96	3.16 / 0	2.26 / 1.78	0.68 / 1.07	117.478 / 0.141	13.188 / 20.926	6.608 / 0.339	0.254 / 0.056	0.056 / 2.626	0.28	38.971 / 0.113	2.118 / 3.106	16.238 / 0.311	130.582 / 69.922	14.515 / 1.110.538	0.40

Alimento	Energia (kcal)	Umid (g)	Carb (g)	Prot (g)	G tot (g)	G poli (g)	G mono (g)	G sat (g)	G trans (g)	Col (mg)	Fib tot (g)	Fib sol (g)	Fib ins (g)	A (RE) (mcg)	D (mcg)	E (mg)	Fol (mcg)	C (mg)	B1 (mg)	B2 (mg)	B6 (mg)	B12 (mcg)	Nia (mg)	Pant (mg)	Ca (mg)	Cu (mg)	Fe (mg)	I (mcg)	Mg (mg)	Mn (mg)	K (mg)	P (mg)	Se (mcg)	Na (mg)	Zn (mg)
Robalo	123.00	nd	0	19.8	4.2	1.08	1.2	1.04	0	67	0	0	0	180	10	1.2	8	3	0.02	0.2	0.27	nd	3.9	0.93	12	0.02	0.2	nd	29	0.01	370	210	nd	81	0.50
Rocambole recheio de doce de leite	290.22	31.82	56.3	6.09	4.99	0.34	1.48	2.75	0	60.01	0.42	0.15	0.25	55.631	0.188	0.254	13.171	1.136	0.143	0.298	0.044	0.298	0.849	0.52	131.305	0.033	0.838	42.239	15.157	0.088	188.546	143.318	8.086	69.541	0.63
Rocambole recheio de goiaba – Pullman®	360.00	nd	64	4	10	nd	nd	3	nd	nd	0	nd	nd	nd	nd	nd	nd	nd	nd	nd	nd	nd	nd	nd	74.60	nd	1	nd	nd	nd	nd	nd	nd	220	nd
Rocambole recheio de morango – Pullman®	360.00	nd	62	4	10	nd	nd	3	nd	nd	0	nd	nd	nd	nd	nd	nd	nd	nd	nd	nd	nd	nd	nd	70.44	nd	0.9	nd	nd	nd	nd	nd	nd	200	nd
Romã	68.00	81	17.2	0.95	0.3	tr	tr	tr	0	0	3.55	0.7	nd	0	0	tr	tr	6.1	0.03	0.03	0.11	0	0.3	0.60	3	0.07	0.3	nd	3	tr	259	8	tr	3	tr
Rosquinha de jaracatiá	114.99	nd	13.94	4.46	5.19	nd	nd	nd	0	8.92	2.25	nd	nd	0.79	nd	nd	nd	0.32	nd	nd	nd	nd	nd	nd	67.26	nd	0.56	nd	nd	nd	nd	nd	nd	nd	nd
Rúcula	17.22	93.5	2.03	1.6	0.3	nd	nd	nd	0	0	1.47	0.66	0.81	691.67	nd	nd	nd	51	0.085	0.17	nd	nd	0.65	nd	180	nd	3.14	nd	34	nd	276	63.6	nd	12	nd
Ruffles cebola e salsa – Pepsico®	536.00	nd	44	6	36.4	nd	nd	17.2	nd	nd	4	nd	nd	nd	nd	nd	nd	nd	nd	nd	nd	nd	nd	nd	nd	nd	nd	nd	nd	nd	nd	64	nd	nd	548	nd
Ruffles original – Pepsico®	564.00	nd	48	6.4	38.8	nd	nd	16.4	0	nd	2.4	nd	nd	nd	nd	nd	nd	nd	nd	nd	nd	nd	nd	nd	nd	nd	nd	nd	nd	nd	0	nd	nd	516	nd
Sagu (cru)	352.00	12.6	86.4	0.6	0.2	nd	nd	nd	0	0	0.1	0	0	0	nd	nd	nd	0	0.01	0.02	nd	nd	0.5	nd	10	nd	0.4	nd	nd	nd	nd	nd	nd	16	nd
Sagu com vinho tinto	146.67	72.87	31.03	0.16	0.04	0.01	0.01	0	0	0	0.12	0	0	0.055	0	0	0.74	0.08	0.004	0.04	0.013	0.004	0.096	0.01	6.142	0.018	0.249	tr	5.364	0.255	42.987	7.719	0.25	3.182	0.05
Sagu sabor morango – Yoki®	500.00	nd	55	7.5	30	nd	nd	5	0	5	0	nd	nd	nd	nd	nd	nd	nd	nd	nd	nd	nd	nd	nd	tr	nd	tr	nd	nd	nd	nd	nd	nd	1500	nd
Sake mirin®	26.66	nd	7.33	0.66	0	0	0	0	0	0	0	0	0	nd	nd	nd	nd	nd	nd	nd	nd	nd	nd	nd	nd	nd	nd	nd	nd	nd	nd	nd	nd	26.6	nd
Sal grosso – Lebre®	nd	nd	nd	nd	nd	nd	nd	nd	nd	nd	nd	nd	nd	nd	nd	nd	nd	nd	nd	nd	nd	nd	nd	nd	nd	nd	nd	2500	nd	nd	nd	nd	nd	39000	nd
Sal refinado	0.00	0.2	0	0	0	0	0	0	0	0	0	0	0	0	0	0	0	0	0	0	0	0	0	0.00	24	0.03	0.1	6500	2.01	0.12	8.01	0	3.03	38758	0.00
Sal refinado – Cisne®	nd	nd	nd	nd	nd	nd	nd	nd	nd	nd	nd	nd	nd	nd	nd	nd	nd	nd	nd	nd	nd	nd	nd	nd	nd	nd	nd	2500	nd	nd	nd	nd	nd	39000	nd
Salada de fava	146.32	71.01	11.33	3.73	10.1	3.06	5.13	1.41	0	0	2.78	0.67	1.97	29.113	0	4.941	55.768	9.007	0.061	0.053	0.068	0	0.487	0.14	25.477	0.165	1.038	0.322	25.295	0.233	205.903	66.227	1.242	1298.79	0.53
Salada de frutas completa (laranja, banana, mamão, abacaxi, uva, melão, maçã, pera, kiwi)	52.51	84.67	12.99	0.7	0.29	0.08	0.04	0.05	0	0	1.26	0.43	0.66	26.584	0	0.209	22.395	38.746	0.069	0.038	0.095	0	0.358	0.18	17.132	0.061	0.217	1.352	12.353	0.24	206.629	14.177	1.097	1.451	0.08
Salada de frutas completa com suco de laranja	55.14	85.72	13.9	0.69	0.32	0.09	0.05	0.06	0	0	1.65	0.56	0.85	28.923	0	0.212	19.508	34.632	0.057	0.041	0.114	0	0.342	0.18	19.317	0.067	0.223	1.118	12.821	0.321	208.715	13.137	1.418	1.615	0.09

Alimento	Energia (kcal)	Umid / Carb (g)	Prot / G tot (g)	G poli / G mono (g)	G sat / G trans (g)	Col (mg) / Fib tot (g)	Fib sol / Fib ins (g)	A (RE) / D (mcg)	E (mg) / Fol (mcg)	C (mg) / B1 (mg)	B2 (mg) / B6 (mg)	B12 (mcg) / Nia (mg)	Pant (mg)	Ca (mg) / Cu (mg)	Fe (mg) / I (mcg)	Mg (mg) / Mn (mg)	K (mg) / P (mg)	Se (mcg) / Na (mg)	Zn (mg)
Salada de frutas simples (banana, maçã, laranja, mamão)	52.76	85.27 / 13.37	0.75 / 0.21	0.05 / 0.03	0.06 / 0	0 / 1.9	0.65 / 0.6	19.524 / 0	0.217 / 27.961	43.547 / 0.05	0.043 / 0.125	0 / 0.318	0.22	24.851 / 0.043	0.143 / 1.267	12.408 / 0.043	234.52 / 10.867	0.526 / 1.239	0.08
Salada de maionese (batata, cenoura, vagem e maionese)	96.82	77.61 / 14.87	1.59 / 3.83	1.99 / 1.07	0.56 / 0	2.73 / 1.81	0.73 / 0.99	450.857 / 0.014	2.813 / 16.904	10.061 / 0.078	0.039 / 0.24	0.012 / 0.986	0.38	19.965 / 0.148	0.602 / 1.779	18.818 / 0.252	276.461 / 37.109	0.834 / 603.268	0.28
Salada de pinhão	61.31	nd / 5.45	1.01 / 1.6	nd / nd	nd / 0	0 / 2.5	nd / nd	398.54 / nd	nd / nd	27 / nd	nd / nd	nd / nd	nd	31.02 / nd	0.5 / nd	nd / nd	nd / nd	nd / nd	nd
Salada de repolho com abacaxi e uva passa	123.66	77.58 / 10.06	1.23 / 9.58	2.97 / 2.72	3.32 / 0	18.49 / 1.37	0.49 / 0.86	52.177 / 0.045	4.537 / 23.016	0.043 / 0.059	0.048 / 0.294	0.119 / 0.298	0.16	34.771 / 0.076	0.497 / 2.107	13.167 / 0.581	187.028 / 25.794	1.202 / 463.924	0.16
Salada russa congelada – Daucy®	53.85	nd / 10.77	2.38 / 0	nd / nd	0 / 0	nd / 2.54	nd / nd	nd / nd	nd / nd	nd / nd	nd / nd	nd / nd	nd	18.46 / nd	0.77 / nd	nd / nd	nd / nd	nd / 27.69	nd
Salada verão congelada – Daucy®	19.23	nd / 2.77	1.61 / 0	nd / nd	0 / 0	nd / 0.16	nd / nd	nd / nd	nd / nd	nd / nd	nd / nd	nd / nd	nd	46.15 / nd	0.77 / nd	nd / nd	nd / nd	nd / 19.23	nd
Salame	250.00	60.4 / 2.26	13.9 / 20.1	2.03 / 9.2	8.1 / 0	65 / 0	0 / 0	0 / 0.89	0.68 / 2	12 / 0.24	0.38 / 0.21	3.66 / 3.55	0.85	13 / 0.23	2.68 / nd	15 / 0.06	198 / 115	14.6 / 1065	2.15
Salamito – Sadia®	339.16	nd / 2.50	30.58 / 23.63	nd / nd	nd / 0	nd / 1.39	nd / nd	nd / nd	nd / nd	nd / nd	nd / nd	nd / nd	nd	nd / nd	nd / nd	nd / nd	nd / nd	nd / 1509.54	nd
Salgadinho de aipim (mandioca) – Naturabella®	500.00	nd / 55	5 / 30	nd / nd	nd / 0	nd / 5	nd / nd	nd / nd	nd / nd	nd / nd	nd / nd	nd / nd	nd	45 / nd	nd / nd	nd / nd	nd / nd	nd / 850	nd
Salgadinho de calabresa Torcida – Pepsico®	448.00	nd / 68	10 / 15.6	nd / nd	2.4 / 0	nd / 2.4	nd / nd	nd / nd	nd / nd	nd / nd	nd / nd	nd / nd	nd	13 / nd	nd / nd	nd / nd	nd / nd	nd / 1280	nd
Salgadinho de churrasco Torcida – Pepsico®	524.00	nd / 48	5.2 / 34.8	nd / nd	5.2 / 0	nd / 0	nd / nd	nd / nd	nd / nd	nd / nd	nd / nd	nd / nd	nd	11 / nd	nd / nd	nd / nd	4 / nd	nd / 864	nd
Salgadinho de presunto – Piraquê®	376.00	nd / 44	8 / 18	nd / nd	6.8 / 0	nd / 2	nd / nd	nd / nd	nd / nd	nd / nd	nd / nd	nd / nd	nd	nd / nd	nd / nd	nd / nd	nd / nd	nd / 1044	nd
Salmão (cozido)	182.00	59.6 / 0	25.4 / 8.14	3.26 / 2.7	1.26 / 0	71 / 0	0 / 0	13 / 7	tr / 29	0 / 0.28	0.49 / 0.94	3.05 / 10.1	1.92	15 / 0.32	1.04 / tr	37 / 0.02	628 / 256	37.8 / 56	0.82
Salmão (cru)	116.00	76.4 / 0	19.9 / 3.46	1.35 / 0.93	0.56 / 0	52 / 0	0 / 0	35 / 11.83	1.35 / 4	0 / 0.17	0.06 / 0.2	3 / 7	0.75	13 / 0.08	0.77 / tr	26 / 0.02	323 / 230	45 / 67	0.55
Salmão defumado	117.00	72 / 0	18.3 / 4.33	1 / 2.02	0.93 / 0	23 / 0	0 / 0	26 / 3	tr / 1.9	0 / 0.02	0.1 / 0.28	3.26 / 4.72	0.87	11 / 0.23	0.85 / tr	18 / 0.02	175 / 164	54.1 / 784	0.31
Salsão	16.00	94.6 / 3.66	0.75 / 0.14	0.07 / 0.03	0.04 / 0	0 / 1.5	0.4 / 1.1	13.4 / 0	0.73 / 28	7 / 0.05	0.05 / 0.09	0 / 0.32	0.19	40 / 0.03	0.4 / tr	11 / 0.1	287 / 25	0.9 / 87	0.13
Salsicha	320.00	53.9 / 2.56	11.3 / 27.24	1.65 / 13.73	9.95 / 0	50 / 0	0 / 0	0 / 0.9	0.42 / 4	26 / 0.2	0.12 / 0.13	1.31 / 2.63	0.35	11 / 0.08	1.16 / tr	10 / 0.03	86 / 167	13.8 / 1120	1.85
Salsicha de frango	257.00	57.5 / 6.8	12.9 / 19.5	4.05 / 8.49	5.55 / 0	101 / 0	0 / 0	130 / 0.3	0.39 / 4	0 / 0.07	0.12 / 0.32	0.24 / 3.09	0.83	95 / 0.05	2.01 / tr	84 / 0.02	84 / 107	18.4 / 1370	1.05
Salsicha de frango – Seara®	186.00	nd / 2	13 / 14	nd / nd	4.20 / 0	nd / 0	nd / nd	nd / nd	nd / nd	nd / nd	nd / nd	nd / nd	nd	nd / nd	nd / nd	nd / nd	nd / nd	nd / 1100	nd
Salsicha de peru – Sadia®	164.00	nd / 6.40	12 / 10	2.40 / 4.40	3.20 / 0	28 / 0	nd / nd	nd / nd	nd / nd	nd / nd	nd / nd	nd / nd	nd	nd / nd	1.60 / nd	nd / nd	nd / nd	nd / 962.00	nd

TABELA DE COMPOSIÇÃO DE ALIMENTOS

Alimento	Energia (kcal)	Umid (g)	Carb (g)	Prot (g)	G tot (g)	G poli (g)	G mono (g)	G sat (g)	G trans (g)	Col (mg)	Fib tot (g)	Fib sol (g)	Fib ins (g)	A (RE)	D (mcg)	E (mg)	Fol (mcg)	C (mg)	B1 (mg)	B2 (mg)	B6 (mg)	B12 (mg)	Nia (mg)	Pant (mg)	Ca (mg)	Cu (mg)	Fe (mg)	I (mcg)	Mg (mg)	Mn (mg)	K (mg)	P (mg)	Se (mcg)	Na (mg)	Zn (mg)
Salsichão com picles Santo Amaro – Eder®	188.00	nd	0.80	8	20	nd	nd	8	0	nd	0	nd	nd	nd	nd	nd	nd	nd	nd	nd	nd	nd	nd	nd	nd	nd	nd	nd	nd	nd	nd	nd	nd	790	nd
Salsinha	36.00	87.7	6.34	2.98	0.79	0.12	0.3	0.13	0	0	4.1	tr	nd	520	0	tr	152	133	0.09	0.1	0.09	0	1.31	0.40	138	0.15	6.2	nd	50	0.16	554	58	0.5	56	1.08
Salsinha seca	276.00	9.02	51.7	22.4	4.42	2.43	0.36	0.64	0	0	33	tr	nd	2334	0	tr	1400	122	0.17	1.23	1	0	7.93	2.14	1467	0.64	97.9	nd	249	10.5	3804	351	0	452	4.75
Salsinha (talo)	83.00	16.84	1.97	1.16	0.48	nd	nd	nd	nd	nd	3.66	nd	nd	0.002	nd	nd	nd	nd	32.67	nd	nd	nd	nd	nd	nd	nd	31	nd	nd	1.46	112.2	nd	nd	nd	nd
Sálvia fresca	119.00	66.4	15.6	3.9	4.6	tr	tr	tr	0	0	tr	tr	nd	215	0	tr	tr	tr	0.11	tr	tr	0	tr	tr	600	tr	tr	nd	160	9.1	390	33	tr	4	1.70
Sálvia seca	315.00	7.96	60.7	10.6	12.7	1.76	1.87	7.03	0	0	18	tr	tr	590	0	tr	tr	32.4	0.75	0.34	tr	0	5.72	tr	1652	0.76	28.1	nd	428	3.13	1070	91.3	tr	11	4.70
Sanduíche americano	193.94	63.28	12.74	10.88	11.29	1.72	4.24	3.88	0	126.7	0.73	0.31	0.42	124.772	0.165	0.386	25.516	8.432	0.245	0.23	0.165	0.541	1.652	0.23	109.615	0.065	1.933	6.224	12.678	0.115	187.666	114.057	15.257	411.398	1.21
Sanduíche de calabresa	252.92	54.28	14.88	12.67	15.54	1.95	7.09	5.42	0	31.67	1.06	0.34	0.72	14.572	0.605	0.456	14.856	10.73	0.466	0.21	0.21	0.764	3.362	0.51	34.275	0.098	1.257	1.472	18.325	0.158	242.303	107.437	16.784	1.472	1.56
Sanduíche de pernil	200.56	61.28	13.98	14.94	9.05	0.99	4	3.2	0	44.18	1.06	0.33	0.72	15.53	0.141	0.479	17.203	9.852	0.437	0.235	0.235	0.32	3.408	0.43	27.027	0.113	1.194	1.485	19.803	0.169	249.995	155.687	24.08	173.078	1.64
Sanduíche de sorvete baunilha – Häagen Dazs®	428.17	nd	28.17	3.94	32.39	nd	nd	13.8	0	nd	0	nd	nd	nd	nd	nd	nd	nd	nd	nd	nd	nd	nd	nd	153.52	nd	nd	nd	nd	nd	nd	nd	nd	84.51	nd
Sanduíche de sorvete caramelo – Häagen Dazs®	402.82	nd	28.17	4.23	30.99	nd	nd	12.68	0.56	nd	0	nd	nd	nd	nd	nd	nd	nd	nd	nd	nd	nd	nd	nd	146.48	nd	nd	nd	nd	nd	nd	nd	nd	70.42	nd
Sanduíche de sorvete chocolate – Häagen Dazs®	416.90	nd	32.39	4.37	30.99	nd	nd	12.82	0	nd	1.97	nd	nd	nd	nd	nd	nd	nd	nd	nd	nd	nd	nd	nd	130.99	nd	nd	nd	nd	nd	nd	nd	nd	63.38	nd
Sanduíche natural de atum	246.55	56.66	16.7	9.55	16.18	7.82	4.77	2.64	0	18.08	1.25	0.56	0.69	622.503	1.367	10.164	20.509	2.376	0.138	0.1	0.245	0.569	4.063	0.30	34.679	0.125	1.172	2.031	18.503	0.157	202.928	109.555	23.186	338.002	0.38
Sanduíche natural de frango	239.96	57.46	17.13	9.69	15.21	7.31	4.49	2.48	0	28.39	1.28	0.57	0.71	633.593	0.18	9.812	20.543	2.437	0.148	0.109	0.219	0.096	3.118	0.34	37.544	0.109	1.241	2.083	15.785	0.161	165.743	81.872	14.062	259.355	0.49
Sarapatel	201.57	67.63	3.71	10.73	16.3	1.32	6.82	7.14	0	18.09	3.72	0.38	0.58	30.12	0.179	1.259	19.752	12.04	0.06	0.029	0.107	0.063	0.341	0.12	157.989	0.061	15.976	1.141	12.282	0.143	155.253	3.021	1.535	161.753	0.29
Sarapatel de tartaruga	63.13	nd	1.21	1.06	1.63	nd	nd	nd	0	nd	0.3	nd	nd	26.69	nd	nd	nd	6.24	nd	nd	nd	nd	nd	nd	62.6	nd	0.92	nd	nd	nd	nd	nd	nd	nd	nd
Sardinha (assada)	164.00	60.1	0	32.2	3	0.3	0.5	1.7	nd	109	nd	nd	nd	tr	nd	nd	nd	nd	0.06	tr	nd	nd	5.83	nd	438	0.14	1.3	nd	51	0.24	574	578	nd	74	1.80
Sardinha (frita)	257.00	48.5	0	33.4	12.7	6.1	3.1	2.6	nd	103	nd	nd	nd	tr	nd	nd	nd	nd	0.06	tr	nd	nd	7.1	nd	482	0.14	1.1	nd	39	0.25	460	629	nd	60	1.60
Sardinha em molho de tomate – Coqueiro®	163.33	nd	2.67	16	9.67	4.5	2.17	1.83	0	0.054	0	nd	nd	nd	nd	nd	nd	nd	nd	nd	nd	nd	nd	nd	nd	nd	nd	nd	nd	nd	nd	nd	nd	273.33	nd
Sardinha em óleo – Coqueiro®	276.67	nd	0	15.5	23.33	10.83	5.5	4.50	0	45	0	nd	nd	nd	nd	nd	nd	nd	nd	nd	nd	nd	nd	nd	nd	nd	nd	nd	nd	nd	nd	nd	nd	290	nd
Sardinha enlatada com molho de tomate	178.00	68.3	0.6	16.4	12	4.3	3.67	3.09	0	61	0.6	0.1	0.5	70	12	tr	24.3	1	0.04	0.23	0.12	9	4.2	0.73	240	0.27	2.31	tr	34	0.21	341	366	57	414	1.41

S

Alimento	Energia (kcal)	Umid (g)	Carb (g)	Prot (g)	G tot (g)	G poli (g)	G mono (g)	G sat (g)	G trans (g)	Col (mg)	Fib tot (g)	Fib sol (g)	Fib ins (g)	A (RE) (mcg)	D (mcg)	E (mg)	Fol (mcg)	C (mg)	B1 (mg)	B2 (mg)	B6 (mg)	B12 (mcg)	Nia (mg)	Pant (mg)	Ca (mg)	Cu (mg)	Fe (mg)	I (mg)	Mg (mg)	Mn (mg)	K (mg)	P (mg)	Se (mcg)	Na (mg)	Zn (mg)
Sardinha escabeche	334.59	51.07	5.72	10.46	30.33	16.88	7.53	4.38	0	56.01	0.53	0.19	0.31	34.226	2.67	24.244	9.785	3.862	0.076	0.117	0.118	3.511	2.397	0.32	158.94	0.211	1.463	0.319	20.33	0.136	224.417	207.399	22.34	449.807	0.61
Sardinha inteira (crua)	114.00	77	0	21	3	0.2	0.5	1.7	0	61	0	nd	nd	tr	nd	nd	nd	nd	tr	0.07	tr	nd	nd	nd	167	0.13	1.3	nd	29	0.1	312	294	nd	60	1.30
Sashimi de atum	144.00	68.1	0	23.3	4.91	1.68	1.36	1.26	0	38	0	0	0	655	5.38	tr	1.9	0	0.24	0.25	0.46	9.43	8.65	1.05	8	0.09	1.03	tr	50	0.02	252	254	80	39	0.60
Sashimi de salmão	116.00	76.4	0	19.9	3.46	1.35	0.93	0.56	0	52	0	0	0	35	11.83	1.35	4	0	0.17	0.06	0.2	3	7	0.75	13	0.08	0.77	tr	26	0.02	323	230	45	67	0.55
Seleta de legumes em conserva – Jurema®	76.00	nd	15	4	1	nd	nd	nd	0	nd	nd	nd	nd	nd	nd	nd	nd	nd	nd	nd	nd	nd	nd	nd	nd	nd	nd	nd	nd	nd	nd	nd	nd	77	nd
Sembereba	326.00	nd	67.4	0.9	6.5	nd	nd	nd	nd	nd	nd	nd	nd	1116	nd	nd	nd	nd	nd	nd	nd	nd	nd	nd	nd	nd	nd	nd	nd	nd	nd	nd	nd	nd	nd
Semente de abóbora com sal	446.00	4.51	53.8	18.6	19.4	8.84	6.03	3.67	0	0	35.9	tr	nd	6.2	0	3.91	9.01	0.3	0.03	0.05	0.04	0	0.29	0.06	55	0.69	3.32	nd	262	0.5	919	92	5.59	575	10.30
Semente de abóbora sem sal	446.00	4.51	53.8	18.6	19.4	8.84	6.03	3.67	0	0	35.9	tr	nd	6.2	0	3.91	9.01	0.3	0.03	0.05	0.04	0	0.29	0.06	55	0.69	3.32	nd	262	0.5	919	92	5.59	18	10.30
Semente de girassol	570.00	5.37	18.8	22.8	49.6	32.7	9.46	5.2	0	0	6.05	1.95	nd	5	0	tr	227	1.41	2.29	0.25	0.77	0	4.5	6.75	116	1.75	6.78	nd	354	2.02	689	705	59.5	3	5.07
Serralha (refogada)	93.95	nd	5.2	2.06	7.77	nd	nd	nd	0	0	0.7	nd	nd	351.08	nd	nd	nd	16.92	nd	nd	nd	nd	nd	nd	98.26	nd	2.34	nd	nd	nd	nd	nd	nd	nd	nd
Shake de chocolate – Herbalife®	357.0	nd	34.61	42.30	0	nd	nd	0	nd	0	11.53	nd	nd	0	nd	nd	nd	nd	nd	nd	nd	nd	nd	nd	0	nd	0	nd	nd	nd	nd	nd	nd	nd	nd
Shake Natural Whey de banana – Verde Campo®	21.2	nd	2.92	2.24	0	nd	nd	0	0	0	nd	nd	nd	nd	nd	nd	nd	nd	nd	nd	nd	nd	nd	nd	74.8	nd	nd	nd	nd	nd	nd	nd	nd	74.4	nd
Shimeji	16.80	nd	1.7	2.5	0	0	0	0	0	0	1.12	nd	nd	nd	nd	nd	nd	nd	nd	nd	nd	nd	nd	nd	0.2	nd	0.1	nd	nd	nd	nd	nd	nd	13.17	nd
Shitake	34.50	nd	4.4	3.1	0.5	nd	nd	nd	0	nd	3.8	nd	nd	nd	nd	nd	nd	nd	nd	nd	nd	nd	nd	nd	6.8	nd	0.4	nd	nd	nd	nd	nd	nd	5.6	nd
Shoyu – Sakura®	60.00	nd	12	0	0	nd	nd	0	0	0	0	nd	nd	nd	nd	nd	nd	nd	nd	nd	nd	nd	nd	nd	nd	nd	nd	nd	nd	nd	nd	nd	nd	5700	nd
Shoyu light – Sakura®	21.00	nd	0.92	4.41	0.64	nd	nd	nd	0	nd	1.92	nd	nd	nd	nd	nd	nd	nd	nd	nd	nd	nd	nd	nd	nd	nd	nd	nd	nd	nd	nd	nd	nd	3900	nd
Snack Afternoon Beats mix de damasco, uva passa, *tigernuts* e semente de abóbora – B-eatfood®	336.67	nd	53.33	6.67	10.67	3.00	5.00	2.00	0	0	9.00	nd	nd	403.33	nd	nd	nd	nd	nd	nd	nd	nd	nd	nd	nd	nd	3.67	nd	90.00	nd	nd	200.00	nd	9.00	nd
Snack biscoitos integrais sabor alho e orégano – Jasmine®	397.50	nd	65.00	10.00	10.75	nd	nd	2.50	0	0	6.25	nd	nd	225.00	1.88	3.75	nd	16.75	nd	nd	nd	nd	nd	nd	220.00	nd	5.25	nd	nd	nd	nd	nd	nd	612.50	nd
Snack biscoitos integrais sabor cebola – Jasmine®	412.50	nd	60.00	12.00	14.00	6.75	4.50	2.75	0	0	6.25	nd	nd	225.00	1.88	3.75	nd	16.75	nd	nd	nd	nd	nd	nd	232.50	nd	5.25	nd	nd	nd	nd	nd	nd	580.00	nd
Snack biscoitos integrais sabor gergelim e linhaça – Jasmine®	402.50	nd	65.00	10.00	11.25	5.25	3.25	2.75	0	0	6.25	nd	nd	225.00	1.88	3.75	nd	16.75	nd	nd	nd	nd	nd	nd	220.00	nd	5.25	nd	nd	nd	nd	nd	nd	605.00	nd

Alimento	Energia (kcal)	Umid (g)	Carb (g)	Prot (g)	G tot (g)	G poli (g)	G mono (g)	G sat (g)	G trans (g)	Col (mg)	Fib tot (g)	Fib sol (g)	Fib ins (g)	A (RE, mcg)	D (mcg)	E (mg)	Fol (mcg)	C (mg)	B1 (mg)	B2 (mg)	B6 (mg)	B12 (mcg)	Nia (mg)	Pant (mg)	Ca (mg)	Cu (mg)	Fe (mg)	I (mcg)	Mg (mg)	Mn (mg)	K (mg)	P (mg)	Se (mcg)	Na (mg)	Zn (mg)
Snack castanha de baru torrada sem sal – Monama®	500.00	nd	16.00	24.00	38.00	nd	nd	8.00	0	nd	13.40	nd	nd	nd	nd	nd	nd	nd	nd	nd	nd	nd	nd	nd	nd	nd	nd	nd	nd	nd	nd	nd	nd	0	nd
Snack de banana crocante – Jasmine®	380.00	nd	90.00	4.50	0	0	0	0	0	0	0	nd	nd	nd	nd	nd	nd	nd	nd	nd	nd	nd	nd	nd	nd	nd	nd	nd	90.00	nd	nd	740.00	nd	0	nd
Snack de cacau nibs orgânico – Monama®	613.33	nd	42.67	9.33	44.67	nd	nd	nd	nd	0	nd	nd	nd	nd	nd	nd	nd	nd	nd	nd	nd	nd	nd	nd	nd	nd	nd	nd	nd	nd	nd	nd	nd	86.67	nd
Snack de cereais com maçã e banana sem glúten – Monama®	340.00	nd	63.33	6.33	8.00	nd	nd	2.67	0	0	8.33	nd	nd	nd	nd	nd	nd	nd	nd	nd	nd	nd	nd	nd	14.33	nd	1.90	nd	nd	nd	nd	nd	nd	110.00	nd
Snack de maçã crocante – Jasmine®	320.00	nd	50.00	1.50	0	0	0	0	0	0	12.50	4.00	8.50	nd	nd	nd	nd	nd	nd	nd	nd	nd	nd	nd	nd	nd	2.00	nd	nd	nd	nd	nd	nd	37.50	nd
Snack mix de sementes + frutas – Jasmine®	377.50	nd	40.00	18.75	15.75	10.50	3.25	2.00	0	0	7.25	nd	nd	nd	nd	1.25	105.00	0.58	0.45	0.40	0.30	nd	nd	nd	125.00	nd	4.00	nd	125.00	1.33	nd	400.00	14.25	75.00	2.75
Snack mix de sementes + nuts – Jasmine®	472.50	nd	37.50	24.25	25.00	12.25	8.50	4.25	0	0	7.75	nd	nd	nd	nd	nd	87.50	nd	0.33	0.33	0.15	nd	nd	nd	nd	nd	2.75	nd	150.00	1.50	nd	427.50	10.00	25.00	3.25
Snack mix de sementes tradicional – Jasmine®	522.50	nd	35.00	22.75	32.50	20.50	8.25	3.75	0	0	8.75	nd	nd	nd	nd	nd	132.50	nd	0.35	0.35	0.33	nd	nd	nd	nd	nd	4.50	nd	177.50	2.00	nd	680.00	9.75	0	4.25
Snack Morning Sunshine mix de uva passa, castanha-do-Brasil, cranberry, castanha de baru e amêndoa – B-eatfood®	486.67	nd	46.67	9.67	29.00	11.00	11.67	5.67	0	0	6.67	nd	nd	156.67	nd	nd	nd	nd	nd	nd	nd	nd	nd	nd	nd	nd	8.00	nd	66.67	nd	nd	386.67	nd	6.00	nd
Snack Peaceful Night Mix de frutas secas e amêndoas – B-eatfood®	400.00	nd	63.33	7.00	13.00	nd	nd	1.00	0	0	6.67	nd	nd	nd	nd	nd	nd	nd	nd	nd	nd	nd	nd	nd	nd	nd	8.00	nd	66.67	nd	nd	nd	nd	18.33	nd
Snack Pitisko de cebola e salsa sem glúten e zero lactose – Seu Divino®	392.00	nd	68.00	3.60	12.80	nd	nd	4.80	0	nd	10.00	nd	nd	nd	nd	nd	nd	nd	nd	nd	nd	nd	nd	nd	nd	nd	nd	nd	nd	nd	nd	nd	nd	368.00	nd
Snack Pitisko de presunto parma sem glúten e zero lactose – Seu Divino®	392.00	nd	68.00	3.60	12.80	nd	nd	4.80	0	nd	10.00	nd	nd	nd	nd	nd	nd	nd	nd	nd	nd	nd	nd	nd	nd	nd	nd	nd	nd	nd	nd	nd	nd	368.00	nd
Snack Pitisko de queijo sem glúten e zero lactose – Seu Divino®	392.00	nd	68.00	3.60	12.80	nd	nd	4.80	0	nd	10.00	nd	nd	nd	nd	nd	nd	nd	nd	nd	nd	nd	nd	nd	nd	nd	nd	nd	nd	nd	nd	nd	nd	368.00	nd
Snack Pitisko lemon pepper sem glúten e zero lactose – Seu Divino®	392.00	nd	68.00	3.60	12.80	nd	nd	4.80	0	nd	10.00	nd	nd	nd	nd	nd	nd	nd	nd	nd	nd	nd	nd	nd	nd	nd	nd	nd	nd	nd	nd	nd	nd	368.00	nd
Snack sementes de abóbora – Jasmine®	627.50	nd	15.00	30.00	50.00	22.75	17.75	9.50	0	0	6.50	nd	nd	nd	nd	nd	nd	nd	nd	nd	nd	nd	nd	nd	nd	nd	8.00	nd	540.00	nd	nd	1152.50	9.25	410.00	nd
Snack sementes de girassol – Jasmine®	667.50	nd	20.00	17.00	57.50	40.00	11.50	6.00	0	0	11.25	nd	nd	nd	nd	nd	nd	nd	nd	nd	0.80	nd	nd	nd	nd	nd	6.75	nd	127.50	nd	nd	1135.00	nd	395.00	nd
Snack Soytoast sabor cebola e salsa – Jasmine®	470.00	nd	15.00	35.00	30.00	11.00	10.00	10.00	0	nd	16.00	nd	nd	nd	nd	nd	nd	nd	nd	nd	nd	nd	nd	nd	nd	nd	nd	nd	nd	nd	nd	nd	nd	1450.00	nd
Snack Soytoast sabor ervas finas – Jasmine®	470.00	nd	15.00	35.00	30.00	11.00	10.00	10.00	0	0	16.00	nd	nd	nd	nd	nd	nd	nd	nd	nd	nd	nd	nd	nd	nd	nd	nd	nd	nd	nd	nd	nd	nd	1250.00	nd

Alimento	Energia (kcal)	Umid / Carb (g)	Prot / G tot (g)	G poli / G mono (g)	G sat / G trans (g)	Col (mg) / Fib tot (g)	Fib sol / Fib ins (g)	A (RE) / D (mcg)	E (mg) / Fol (mcg)	C (mg) / B1 (mg)	B2 / B6 (mg)	B12 (mcg) / Nia (mg)	Pant (mg)	Ca / Cu (mg)	Fe (mg) / I (mcg)	Mg / Mn (mg)	K / P (mg)	Se (mcg) / Na (mg)	Zn (mg)
Snack Soytoast sabor natural – Jasmine®	470.00	nd / 15.00	35.00 / 30.00	11.00 / 10.00	10.00 / 0	0 / 16.00	nd / nd	nd / nd	nd / nd	nd / nd	nd / nd	nd / nd	nd	nd / nd	nd / nd	nd / nd	nd / nd	nd / 1350.00	nd
Snack Trail sabor marroquino – Jasmine®	472.50	nd / 35.00	15.50 / 32.50	9.75 / 15.00	5.25 / 0	0 / 9.25	nd / nd	nd / nd	6.25 / nd	nd / 0.55	nd / 0.53	nd / nd	nd	nd / nd	6.50 / nd	175.00 / 1.28	nd / 390.00	14.25 / 592.50	2.50
Snack Trail sabor mexicano – Jasmine®	175.00	nd / 37.50	13.75 / 20.31	nd / nd	5.50 / 0	0 / 9.00	nd / nd	nd / nd	3.00 / nd	nd / 0.25	nd / nd	nd / nd	nd	nd / nd	2.25 / nd	160.00 / 0.90	nd / 325.00	nd / 240.00	2.25
Snack Tribos azeite e ervas – Mãe Terra®	466.20	nd / 59.94	9.66 / 20.98	nd / nd	3.00 / 0	nd / 5.66	nd / nd	nd / nd	nd / nd	nd / nd	nd / nd	nd / nd	nd	nd / nd	nd / nd	nd / nd	nd / nd	nd / 556.11	nd
Snack Tribos chili – Mãe Terra®	466.20	nd / 59.94	9.32 / 20.31	nd / nd	3.00 / 0	nd / 5.33	nd / nd	nd / nd	nd / nd	nd / nd	nd / nd	nd / nd	nd	nd / nd	nd / nd	nd / nd	nd / nd	nd / 572.76	nd
Snack Tribos original – Mãe Terra®	466.20	nd / 59.94	9.66 / 20.31	nd / nd	3.00 / 0	nd / 5.33	nd / nd	nd / nd	nd / nd	nd / nd	nd / nd	nd / nd	nd	nd / nd	nd / nd	nd / nd	nd / nd	nd / 569.43	nd
Snack Tribos tomate – Mãe Terra®	472.86	nd / 59.94	9.32 / 21.65	nd / nd	3.00 / 0	nd / 5.33	nd / nd	nd / nd	nd / nd	nd / nd	nd / nd	nd / nd	nd	nd / nd	nd / nd	nd / nd	nd / nd	nd / 636.03	nd
Sobrecoxa de frango com pele (assada)	260.00	55 / 0	28.7 / 15.2	3.9 / 5.4	4.2 / nd	158 / nd	nd / nd	8 / nd	nd / nd	nd / 0.1	0.05 / nd	nd / 11.2	nd	11 / 0.06	1.2 / nd	15 / tr	323 / 252	nd / 96	2.20
Sobrecoxa de frango com pele (crua)	255.00	63.6 / 0	15.5 / 20.9	3.6 / 9.6	6.5 / nd	88 / nd	nd / nd	7 / nd	nd / nd	nd / 0.09	0.06 / nd	nd / nd	nd	7 / 0.05	0.7 / nd	22 / 0.01	190 / 154	nd / 68	1.30
Sobrecoxa de frango cozida com molho de tomate	201.25	67.83 / 1.38	17.66 / 13.49	3.87 / 4.95	3.44 / 0	66.76 / 0.28	0.09 / 0.19	42.164 / 0.225	3.169 / 8.12	3.351 / 0.055	0.151 / 0.15	0.143 / 3.765	0.63	10.838 / 0.078	1.12 / 0.147	16.636 / 0.043	172.378 / 110.274	16.458 / 222.115	1.72
Sobrecoxa de frango cozida sem pele com molho de tomate	173.56	69.7 / 1.38	18.93 / 9.82	3.11 / 3.35	2.39 / 0	67.36 / 0.28	0.09 / 0.19	23.452 / 0.225	2.921 / 8.868	3.351 / 0.059	0.171 / nd	0.157 / 3.996	0.70	10.838 / 0.083	1.157 / 0.147	18.134 / 0.045	182.109 / 117.758	20.282 / 225.109	1.97
Sobrecoxa de frango sem pele (assada)	233.00	55.6 / 0	29.2 / 12	3.1 / 4.2	3.3 / nd	145 / nd	nd / nd	11 / nd	nd / nd	nd / 0.1	0.05 / nd	nd / 10.2	nd	12 / 0.07	1.2 / nd	17 / tr	382 / 281	nd / 1.6	2.20
Sobrecoxa de frango sem pele (crua)	162.00	72.7 / 0	17.6 / 9.6	1.6 / 4.5	3 / nd	84 / nd	nd / nd	4 / nd	nd / nd	nd / 0.12	0.06 / nd	nd / nd	nd	6 / 0.06	0.9 / nd	26 / 0.02	241 / 187	nd / 80	1.70
Soja (cozida)	173.00	62.6 / 9.93	16.6 / 8.98	5.06 / 1.98	1.32 / 0	0 / 6.27	2.59 / nd	0.9 / 0	6.86 / 53.8	1.7 / 0.16	0.29 / 0.23	0 / 0.4	0.18	102 / 0.41	5.15 / nd	86 / 0.82	515 / 245	1.78 / 1	1.16
Soja (crua)	416.00	8.55 / 30.2	36.5 / 19.9	11.3 / 4.44	2.93 / 0	0 / 16.5	6.8 / nd	2.4 / 0	23.1 / 375	6 / 0.87	0.87 / 0.38	0 / 1.62	0.79	2.77 / 1.66	15.7 / nd	280 / 2.52	1797 / 704	5.7 / 2	4.90
Soja à grega	85.83	80.87 / 6.71	5.1 / 4.82	1.71 / 1.7	0.97 / 0	46.06 / 2.38	0.88 / 1.44	471.688 / 0.141	2.848 / 29.533	11.806 / 0.086	0.137 / 0.141	0.11 / 0.538	0.29	37.787 / 0.123	1.428 / 6.011	27.08 / 0.258	261.183 / 87.449	4.831 / 660.751	0.49
Soja em grãos – Mais Vita®	460.00	nd / 31.67	38.33 / 20	nd / nd	3.17 / 0	nd / 16.67	nd / nd	nd / nd	nd / nd	nd / nd	nd / nd	nd / nd	nd	nd / nd	nd / nd	nd / nd	nd / nd	nd / 25	nd
Sopa creme de cebola – Knorr®	280.00	nd / 64.67	5.33 / nd	nd / nd	nd / nd	nd / nd	nd / nd	nd / nd	nd / nd	nd / nd	nd / nd	nd / nd	nd	nd / nd	nd / nd	nd / nd	nd / nd	nd / 5153.33	nd
Sopa creme de cebola – Maggi®	341.18	nd / 58.82	8.82 / 7.65	nd / nd	2.94 / 0	nd / 2.94	nd / nd	nd / nd	nd / nd	nd / nd	nd / nd	nd / nd	nd	nd / nd	nd / nd	nd / nd	nd / nd	nd / 4682.35	nd
Sopa creme de ervilha	46.86	90 / 2.19	5.41 / 1.74	0.62 / 0.51	0.4 / 0	12.31 / 0.72	0.18 / 0.54	8.527 / 0	1.099 / 10.855	5.535 / 0.054	0.058 / 0.11	0.365 / 1.168	0.09	6.465 / 0.052	0.647 / 0.312	9.904 / 0.065	101.637 / 51.479	0.299 / 144.161	1.01

TABELA DE COMPOSIÇÃO DE ALIMENTOS

Alimento	Energia (kcal)	Umid / Carb (g)	Prot / G tot (g)	G poli / G mono	G sat / G trans	Col (mg) / Fib tot (g)	Fib sol / Fib ins (g)	A (RE) / D (mcg)	E (mg) / Fol (mcg)	C (mg) / B1 (mg)	B2 (mg) / B6 (mg)	B12 (mcg) / Nia (mg)	Pant (mg)	Ca (mg) / Cu (mg)	Fe (mg) / I (mcg)	Mg (mg) / Mn (mg)	K (mg) / P (mg)	Se (mcg) / Na (mg)	Zn (mg)
Sopa creme de ervilha e bacon – Knorr®	263.16	nd / 38.42	18.95 / 3.68	nd / nd	0 / 0	nd / 18.42	nd / nd	nd / nd	nd / nd	nd / nd	nd / nd	nd / nd	nd	nd / nd	nd / nd	nd / nd	nd / nd	nd / 4047.37	nd
Sopa creme de ervilha e bacon – Maggi®	317.65	nd / 57.06	14.70 / 3.53	nd / nd	1.18 / 0	nd / 5.88	nd / nd	nd / nd	nd / nd	nd / nd	nd / nd	nd / nd	nd	nd / nd	nd / nd	nd / nd	nd / nd	nd / 4376.47	nd
Sopa creme de galinha – Knorr®	300	nd / 68.75	6.25 / nd	nd / nd	nd / nd	nd / nd	nd / nd	nd / nd	nd / nd	nd / nd	nd / nd	nd / nd	nd	nd / nd	nd / nd	nd / nd	nd / nd	nd / 4731.25	nd
Sopa creme de legumes – Knorr®	297.14	nd / 68.57	6.28 / nd	nd / nd	nd / nd	nd / nd	nd / nd	nd / nd	nd / nd	nd / nd	nd / nd	nd / nd	nd	nd / nd	nd / nd	nd / nd	nd / nd	nd / 3840	nd
Sopa creme de queijo – Knorr®	326.15	nd / 60.31	8 / 6.15	nd / nd	2.46 / nd	nd / nd	nd / nd	nd / nd	nd / nd	nd / nd	nd / nd	nd / nd	nd	nd / nd	nd / nd	nd / nd	nd / nd	nd / 5150.77	nd
Sopa creme de tomate	37.72	91.15 / 4.7	1.55 / 1.57	0.37 / 0.4	0.7 / 0	3.09 / 0.48	0.12 / 0.34	31.114 / 0.136	0.841 / 7.248	7.827 / 0.031	0.047 / 0.045	0.069 / 0.267	0.15	43.47 / 0.039	0.224 / 2.094	7.719 / 0.053	113.349 / 37.117	0.629 / 309.018	0.16
Sopa de carne com pinhão	274.46	nd / 6.08	11.6 / 20.03	nd / nd	nd / 0	9.37 / 1.1	nd / nd	3.55 / nd	nd / nd	0.6 / nd	nd / nd	nd / nd	nd	11.16 / nd	1.98 / nd	nd / nd	nd / nd	nd / nd	nd
Sopa de carne conchinha – Maggi®	318.75	nd / 62.50	10 / 0	nd / nd	0 / 0	nd / 0	nd / nd	nd / nd	nd / nd	nd / nd	nd / nd	nd / nd	nd	nd / nd	nd / nd	nd / nd	nd / nd	nd / 4137.50	nd
Sopa de carne espaguetinho – Maggi®	20.70	nd / 3.56	0.72 / 0.4	nd / nd	nd / 0	nd / nd	nd / nd	nd / nd	nd / nd	nd / nd	nd / nd	nd / nd	nd	nd / nd	nd / nd	nd / nd	nd / nd	nd / 288	nd
Sopa de carne, macarrão e legumes Sopão – Knorr®	34.60	nd / 6.92	0.99 / 0.23	nd / nd	nd / 0	nd / nd	nd / nd	nd / nd	nd / nd	nd / nd	nd / nd	nd / nd	nd	nd / nd	nd / nd	nd / nd	nd / nd	nd / 376	nd
Sopa de carne, macarrão e legumes Sopão – Maggi®	352.00	nd / 72	8.8 / 3.6	nd / nd	1.2 / 0	nd / 2.4	nd / nd	nd / nd	nd / nd	nd / nd	nd / nd	nd / nd	nd	nd / nd	nd / nd	nd / nd	nd / nd	nd / 2876	nd
Sopa de cebola – Maggi®	347.06	nd / 64.70	8.82 / 7.06	nd / nd	2.94 / 0	nd / 0	nd / nd	nd / nd	nd / nd	nd / nd	nd / nd	nd / nd	nd	nd / nd	nd / nd	nd / nd	nd / nd	nd / 4823.53	nd
Sopa de feijão branco	78.38	80.72 / 12.97	3.77 / 1.5	0.68 / 0.39	0.3 / 0	0.28 / 2.91	0.86 / 2	0.664 / 0.016	1.226 / 57.762	0.01 / 0.137	0.05 / 0.065	0.001 / 0.46	0.14	34.332 / 0.111	1.389 / 0.477	29.063 / 0.224	231.644 / 71.945	2.895 / 205.001	0.48
Sopa de feijão com macarrão	37.31	91.6 / 4.87	0.19 / 1.39	0.8 / 0.31	0.2 / 0	0 / 1.51	0.59 / 0.89	0.934 / 0	1.321 / 23.524	0.931 / 0.033	0.013 / 0.039	0 / 0.148	0.06	10.406 / 0.058	0.577 / 0.102	9.716 / 0.109	85.513 / 27.694	0.609 / 118.315	0.24
Sopa de feijão, macarrão e couve Sopão – Knorr®	36.00	nd / 6	0.17 / 0.57	nd / nd	nd / nd	nd / nd	nd / nd	nd / nd	nd / nd	nd / nd	nd / nd	nd / nd	nd	nd / nd	nd / nd	nd / nd	nd / nd	nd / 320	nd
Sopa de fruta-pão	191.47	nd / 33.11	4.14 / 6.08	nd / nd	nd / nd	16.85 / 1.97	nd / nd	33.6 / nd	nd / nd	14.99 / nd	nd / nd	nd / nd	nd	131.42 / nd	0.9 / nd	nd / nd	nd / nd	nd / nd	nd
Sopa de galinha com arroz – Maggi®	342.86	nd / 74.28	6.86 / 0	nd / nd	0 / 0	nd / 0	nd / nd	nd / nd	nd / nd	nd / nd	nd / nd	nd / nd	nd	nd / nd	nd / nd	nd / nd	nd / nd	nd / 4108.57	nd
Sopa de galinha com arroz e legumes Canjão – Knorr®	34.00	nd / 6	1.25 / 0.55	nd / nd	nd / nd	nd / nd	nd / nd	nd / nd	nd / nd	nd / nd	nd / nd	nd / nd	nd	nd / nd	nd / nd	nd / nd	nd / nd	nd / 312	nd
Sopa de galinha com arroz e legumes Canjão – Maggi®	36.00	nd / 6.07	1.18 / 7.8	nd / nd	nd / nd	nd / nd	nd / nd	nd / nd	nd / nd	nd / nd	nd / nd	nd / nd	nd	nd / nd	nd / nd	nd / nd	nd / nd	nd / 360	nd
Sopa de galinha fideline – Maggi®	333.33	nd / 66	9.33 / 0	nd / nd	0 / 0	nd / 0	nd / nd	nd / nd	nd / nd	nd / nd	nd / nd	nd / nd	nd	nd / nd	nd / nd	nd / nd	nd / nd	nd / 5026.67	nd
Sopa de galinha, macarrão e legumes Sopão – Knorr®	329.89	nd / 65.98	9.90 / 3.30	nd / nd	0 / 0	nd / 2.47	nd / nd	nd / nd	nd / nd	nd / nd	nd / nd	nd / nd	nd	nd / nd	nd / nd	nd / nd	nd / nd	nd / 3183.50	nd

S

Alimento	Energia (kcal)	Umid / Carb (g)	Prot (g) / G tot (g)	G poli (g) / G mono (g)	G sat (g) / G trans (g)	Col (mg) / Fib tot (g)	Fib sol (g) / Fib ins (g)	A (RE) / D (mcg)	E (mg) / Fol (mcg)	C (mg) / B1 (mg)	B2 (mg) / B6 (mg)	B12 (mcg) / Nia (mg)	Pant (mg)	Ca (mg) / Cu (mg)	Fe (mg) / I (mcg)	Mg (mg) / Mn (mg)	K (mg) / P (mg)	Se (mcg) / Na (mg)	Zn (mg)
Sopa de galinha, macarrão e legumes Sopão – Maggi®	340.00	nd	12.80	nd	0	nd	nd	nd	nd	nd	nd	nd	nd	nd	nd	nd	nd	nd	nd
		64	3.20	nd	0	3.20	nd	nd	nd	nd	nd	nd		nd	nd	nd	nd	3164	
Sopa de legumes, carne e macarrão	66.57	86.12	3.56	1.23	1.13	9.77	0.21	193.901	1.948	5.284	0.046	5.284	0.09	12.652	0.687	11.552	131.932	3.507	0.72
		4.1	4.03	1.36	0	0.57	0.35	0.032	6.734	0.047	0.087	0.684		0.054	0.105	0.067	37.311	218.07	
Sopa de legumes e macarrão	33.59	91.27	0.8	0.62	0.17	0	0.33	197.29	1.046	8.562	0.025	0	0.08	17.294	0.536	13.289	143.983	1.286	0.13
		5.47	1.12	0.25	0	0.84	0.5	0	9.293	0.048	0.068	0.358		0.05	0.139	0.097	19.83	419.341	
Sopa de pinhão	138.93	nd	7.72	nd	nd	22.77	nd	7.79	nd	5.02	nd	nd	nd	11.2	0.61	nd	nd	nd	nd
		11.93	7.25	nd	0	1.62	nd	nd	nd	nd	nd	nd		nd	nd	nd	nd	nd	
Sopa infantil com carne	87.00	81.6	7.4	nd	nd	nd	nd	110	nd	nd	0.17	nd	nd	13	1.2	nd	nd	nd	nd
		6	0.3	nd	0	0.2	nd	nd	nd	nd	0.07	1.6		nd	nd	nd	84	nd	
Sopa infantil sem carne	37.00	88.5	1.6	nd	nd	nd	nd	470	nd	nd	0.04	nd	nd	22	0.9	nd	nd	nd	nd
		8.5	3.7	nd	0	0.5	nd	nd	nd	nd	0.05	0.6		nd	nd	nd	36	nd	
Sopinha com pedaços carne, caldo de feijão e arroz – Nestlé baby®	75.20	nd	3.71	nd	nd	nd	nd	nd	nd	nd	nd	nd	nd	nd	nd	nd	nd	nd	nd
		5.28	4.19	nd	0	1.38	nd	nd	nd	nd	nd	nd		nd	nd	nd	nd	nd	
Sopinha com pedaços carne e legumes – Nestlé baby®	76.70	nd	3.38	nd	nd	nd	nd	nd	nd	nd	nd	nd	nd	nd	nd	nd	nd	nd	nd
		6.19	4.28	nd	0	1	nd	nd	nd	nd	nd	nd		nd	nd	nd	nd	nd	
Sopinha com pedaços carne, legumes e macarrão – Nestlé baby®	72.40	nd	3.19	nd	nd	nd	nd	nd	nd	nd	nd	nd	nd	nd	nd	nd	nd	nd	nd
		6.71	4.28	nd	0	0.9	nd	nd	nd	nd	nd	nd		nd	nd	nd	nd	nd	
Sopinha com pedaços galinha e legumes – Nestlé baby®	73.30	nd	3.38	nd	nd	nd	nd	nd	nd	nd	nd	nd	nd	nd	nd	nd	nd	nd	nd
		5.28	4.28	nd	0	1	nd	nd	nd	nd	nd	nd		nd	nd	nd	nd	nd	
Sopinha desidratada carne, legumes e macarrão – Nestlé baby®	378.90	nd	16.57	nd	nd	nd	nd	nd	nd	nd	nd	nd	nd	nd	nd	nd	nd	nd	nd
		57.37	9.21	nd	0	6.31	nd	nd	nd	nd	nd	nd		nd	nd	nd	nd	nd	
Sopinha desidratada com pedaços carne com legumes – Nestlé baby®	384.00	nd	16.5	nd	nd	nd	nd	nd	nd	nd	nd	nd	nd	nd	nd	nd	nd	nd	nd
		57.5	9.8	nd	0	5.4	nd	nd	nd	nd	nd	nd		nd	nd	nd	nd	nd	
Sopinha desidratada com pedaços carne, legumes e macarrão – Nestlé baby®	380.00	nd	16.6	nd	nd	nd	nd	nd	nd	nd	nd	nd	nd	nd	nd	nd	nd	nd	nd
		57.5	9.3	nd	0	6.2	nd	nd	nd	nd	nd	nd		nd	nd	nd	nd	nd	
Sopinha desidratada com pedaços galinha com arroz – Nestlé baby®	424.00	nd	17.2	nd	nd	nd	nd	nd	nd	nd	nd	nd	nd	nd	nd	nd	nd	nd	nd
		51.4	16.6	nd	0	4.8	nd	nd	nd	nd	nd	nd		nd	nd	nd	nd	nd	
Sopinha desidratada cremosa carne com legumes – Nestlé baby®	386.00	nd	18.4	nd	nd	nd	nd	nd	nd	nd	nd	nd	nd	nd	nd	nd	nd	nd	nd
		55.9	9.9	nd	0	5.2	nd	nd	nd	nd	nd	nd		nd	nd	nd	nd	nd	
Sopinha desidratada cremosa carne, legumes e macarrão – Nestlé baby®	394.00	nd	18.3	nd	nd	nd	nd	nd	nd	nd	nd	nd	nd	nd	nd	nd	nd	nd	nd
		57.3	10.2	nd	0	4.2	nd	nd	nd	nd	nd	nd		nd	nd	nd	nd	nd	
Sopinha desidratada cremosa galinha com arroz – Nestlé baby®	419.00	nd	16.4	nd	nd	nd	nd	nd	nd	nd	nd	nd	nd	nd	nd	nd	nd	nd	nd
		55.9	14.4	nd	0	3.3	nd	nd	nd	nd	nd	nd		nd	nd	nd	nd	nd	

Alimento	Energia (kcal)	Umid (g)	Carb (g)	Prot (g)	G tot (g)	G poli (g)	G mono (g)	G sat (g)	G trans (g)	Col (mg)	Fib tot (g)	Fib sol (g)	Fib ins (g)	A (RE) (mcg)	D (mcg)	E (mg)	Fol (mcg)	C (mg)	B1 (mg)	B2 (mg)	B6 (mg)	B12 (mcg)	Nia (mg)	Pant (mg)	Ca (mg)	Cu (mg)	Fe (mg)	I (mcg)	Mg (mg)	Mn (mg)	K (mg)	P (mg)	Se (mcg)	Na (mg)	Zn (mg)
Sopinha desidratada cremosa legumes – Nestlé baby®	386.00	nd	55.8	17.7	10.2	nd	nd	nd	0	nd	6.1	nd	nd	nd	nd	nd	nd	nd	nd	nd	nd	nd	nd	nd	nd	nd	nd	nd	nd	nd	nd	nd	nd	nd	nd
Sorvete crocante – La Basque®	246.67	nd	28.33	3.5	13.17	nd	nd	7.33	0	nd	0	nd	nd	nd	nd	nd	nd	nd	nd	nd	nd	nd	nd	nd	nd	nd	nd	nd	nd	nd	nd	nd	nd	45	nd
Sorvete de abacaxi-do-cerrado	208.00	nd	34.2	2.7	6.8	nd	nd	nd	0	0	0	nd	nd	0	nd	nd	nd	0	nd	nd	nd	nd	nd	nd	0	nd	0	nd	nd	nd	nd	nd	nd	nd	nd
Sorvete de gueroba	182.49	nd	41.28	1.79	1.88	nd	nd	nd	0	6.82	0.1	nd	nd	13.41	nd	nd	nd	4.62	nd	nd	nd	nd	nd	nd	65.06	nd	0.57	nd	nd	nd	nd	nd	nd	nd	nd
Sorvete de massa baunilha – Häagen Dazs®	246.67	nd	20	4.17	1.67	nd	nd	10.33	0.83	nd	0	nd	nd	nd	nd	nd	nd	nd	nd	nd	nd	nd	nd	nd	nd	nd	nd	nd	nd	nd	nd	nd	nd	61.67	nd
Sorvete de massa brigadeiro Moça – Nestlé®	188.33	nd	31.67	2	5.83	nd	nd	3	0	nd	2	nd	nd	nd	nd	nd	nd	nd	nd	nd	nd	nd	nd	nd	nd	nd	nd	nd	nd	nd	nd	nd	nd	41.67	nd
Sorvete de massa Chicabon – Kibon®	198.33	nd	26.67	3	8.5	nd	nd	4.5	0	nd	0	nd	nd	nd	nd	nd	nd	nd	nd	nd	nd	nd	nd	nd	nd	nd	nd	nd	nd	nd	nd	nd	nd	93.33	nd
Sorvete de massa chocolate – La Basque®	258.57	nd	27.14	4	14.86	nd	nd	9.57	0	nd	2.86	nd	nd	nd	nd	nd	nd	nd	nd	nd	nd	nd	nd	nd	nd	nd	nd	nd	nd	nd	nd	nd	nd	35.71	nd
Sorvete de massa chocolate – Pão de Açúcar®	166.67	nd	23.33	3.33	6.67	nd	nd	3.33	0	nd	0	nd	nd	nd	nd	nd	nd	nd	nd	nd	nd	nd	nd	nd	nd	nd	nd	nd	nd	nd	nd	nd	nd	45	nd
Sorvete de massa chocolate 0% gordura Carte d'Or – Kibon®	45.00	nd	6.67	4.67	0	nd	nd	0	0	nd	6.17	nd	nd	nd	nd	nd	nd	nd	nd	nd	nd	nd	nd	nd	nd	nd	nd	nd	nd	nd	nd	nd	nd	56.67	nd
Sorvete de massa chocolate com amêndoas – La Basque®	265	nd	23.33	5.33	16.67	nd	nd	8.67	0	nd	2.17	nd	nd	nd	nd	nd	nd	nd	nd	nd	nd	nd	nd	nd	nd	nd	nd	nd	nd	nd	nd	nd	nd	56.67	nd
Sorvete de massa chocolate com cookies – Baden Baden®	220.00	nd	28.33	3.67	10.83	nd	nd	3.33	2.83	nd	1.67	nd	nd	nd	nd	nd	nd	nd	nd	nd	nd	nd	nd	nd	nd	nd	nd	nd	nd	nd	nd	nd	nd	65	nd
Sorvete de massa chocolate com raspas Carte d'Or – Kibon®	193.00	nd	25	3	9	nd	nd	4	nd	0	1	nd	nd	nd	nd	nd	nd	nd	nd	nd	nd	nd	nd	nd	84	nd	0.8	nd	nd	nd	nd	nd	nd	35	nd
Sorvete de massa chocolate com trufa – Baden Baden®	203.33	nd	25	3.5	10.33	nd	nd	3	2.67	nd	1.67	nd	nd	nd	nd	nd	nd	nd	nd	nd	nd	nd	nd	nd	nd	nd	nd	nd	nd	nd	nd	nd	nd	48.33	nd
Sorvete de massa coco com nozes – La Basque®	245	nd	20	4.17	16.5	nd	nd	11.17	0	nd	0.83	nd	nd	nd	nd	nd	nd	nd	nd	nd	nd	nd	nd	nd	nd	nd	nd	nd	nd	nd	nd	nd	nd	51.67	nd
Sorvete de massa creme – Barateiro®	155.55	nd	22.22	2.22	6.66	nd	nd	11.11	0	tr	0	nd	nd	nd	nd	nd	nd	nd	nd	nd	nd	nd	nd	nd	100	nd	tr	nd	nd	nd	nd	nd	nd	66.66	nd
Sorvete de massa creme – Kibon®	178.33	nd	25	2.67	7.50	nd	nd	4.50	0	nd	0	nd	nd	nd	nd	nd	nd	nd	nd	nd	nd	nd	nd	nd	nd	nd	nd	nd	nd	nd	nd	nd	nd	68.33	nd
Sorvete de massa creme – Pão de Açúcar®	153.33	nd	21.67	1.67	6.67	nd	nd	3.33	0	nd	0	nd	nd	nd	nd	nd	nd	nd	nd	nd	nd	nd	nd	nd	nd	nd	nd	nd	nd	nd	nd	nd	nd	48.33	nd
Sorvete de massa creme com cookies – Baden Baden®	218.33	nd	28.33	3	10.5	nd	nd	3.17	2.83	nd	0	nd	nd	nd	nd	nd	nd	nd	nd	nd	nd	nd	nd	nd	nd	nd	nd	nd	nd	nd	nd	nd	nd	61.67	nd
Sorvete de massa creme crocante – Baden Baden®	205.00	nd	26.67	3	9.5	nd	nd	2	2.67	nd	0	nd	nd	nd	nd	nd	nd	nd	nd	nd	nd	nd	nd	nd	nd	nd	nd	nd	nd	nd	nd	nd	nd	40	nd

Alimento	Energia (kcal)	Umid / Carb (g)	Prot (g) / G tot (g)	G poli (g) / G mono (g)	G sat (g) / G trans (g)	Col (mg) / Fib tot (g)	Fib sol (g) / Fib ins (g)	A (RE) / D (mcg)	E (mg) / Fol (mcg)	C (mg) / B1 (mg)	B2 (mg) / B6 (mg)	B12 (mcg) / Nia (mg)	Pant (mg)	Ca (mg) / Cu (mg)	Fe (mg) / I (mcg)	Mg (mg) / Mn (mg)	K (mg) / P (mg)	Se (mcg) / Na (mg)	Zn (mg)
Sorvete de massa creme gourmet – Nestlé®	171.67	nd	1.83	nd	3.67	nd	nd	nd	nd	nd	nd	nd	nd	nd	nd	nd	nd	nd	nd
		25	7.33	nd	0	0	nd	nd	nd	nd	nd	nd		nd	nd	nd	nd	38.33	
Sorvete de massa creme trufa Carte d'Or – Kibon®	208.33	nd	2.83	nd	5.33	nd	nd	nd	nd	nd	nd	nd	nd	nd	nd	nd	nd	nd	nd
		27.83	9.5	nd	0	0	nd	nd	nd	nd	nd	nd		nd	nd	nd	nd	44	
Sorvete de massa Diamante Negro – Kibon®	173.33	nd	2.83	nd	5.5	nd	nd	nd	nd	nd	nd	nd	nd	nd	nd	nd	nd	nd	nd
		20	9.17	nd	0	1.17	nd	nd	nd	nd	nd	nd		nd	nd	nd	nd	31.67	
Sorvete de massa doce de leite com brownie – Baden Baden®	241.67	nd	3.33	nd	4	nd	nd	nd	nd	nd	nd	nd	nd	nd	nd	nd	nd	nd	nd
		31.67	11.67	nd	2.17	0	nd	nd	nd	nd	nd	nd		nd	nd	nd	nd	73.33	
Sorvete de massa doce de leite com nozes – La Basque®	226.67	nd	4.17	nd	5.17	nd	nd	nd	nd	nd	nd	nd	nd	nd	nd	nd	nd	nd	nd
		28.33	11.17	nd	0	0	nd	nd	nd	nd	nd	nd		nd	nd	nd	nd	125	
Sorvete de massa flocos Classic – Nestlé®	186.67	nd	2.67	nd	4.83	nd	nd	nd	nd	nd	nd	nd	nd	nd	nd	nd	nd	nd	nd
		25	8.50	nd	0	0	nd	nd	nd	nd	nd	nd		nd	nd	nd	nd	53.33	
Sorvete de massa flocos – Kibon®	201.67	nd	2.83	nd	5.5	nd	nd	nd	nd	nd	nd	nd	nd	nd	nd	nd	nd	nd	nd
		26.67	9.5	nd	0	0	nd	nd	nd	nd	nd	nd		nd	nd	nd	nd	75	
Sorvete de massa flocos Qualitá – Pão de Açúcar®	183.33	nd	1.67	nd	5	nd	nd	nd	nd	nd	nd	nd	nd	nd	nd	nd	nd	nd	nd
		21.67	10	nd	0	0	nd	nd	nd	nd	nd	nd		nd	nd	nd	nd	30	
Sorvete de massa framboesa 0% gordura Carte d'Or – Kibon®	46.67	nd	5	nd	0	0	nd	nd	nd	nd	nd	nd	nd	0	0	nd	nd	nd	nd
		6.67	0	nd	nd	5.83	nd	nd	nd	nd	nd	nd		nd	nd	nd	nd	58.33	
Sorvete de massa Galak – Nestlé®	208.33	nd	3.33	nd	5	nd	nd	nd	nd	nd	nd	nd	nd	nd	nd	nd	nd	nd	nd
		25	10.67	nd	0	0	nd	nd	nd	nd	nd	nd		nd	nd	nd	nd	63.33	
Sorvete de massa iogurte com frutas vermelhas – Taeq®	118.33	nd	4	0	3.5	2.17	nd	nd	nd	nd	nd	nd	nd	nd	nd	nd	nd	nd	nd
		18.33	4.33	0.67	0	3.83	nd	nd	nd	nd	nd	nd		nd	nd	nd	nd	90	
Sorvete de massa Laka – Kibon®	198.33	nd	2.83	nd	5.50	nd	nd	nd	nd	nd	nd	nd	nd	nd	nd	nd	nd	nd	nd
		26.67	9	nd	0	0	nd	nd	nd	nd	nd	nd		nd	nd	nd	nd	73.33	
Sorvete de massa macadâmia – Häagen Dazs®	250.00	nd	4	nd	11.11	nd	nd	nd	nd	nd	nd	nd	nd	nd	nd	nd	nd	nd	nd
		24.44	18.89	nd	0.77	0	nd	nd	nd	nd	nd	nd		nd	nd	nd	nd	73.33	
Sorvete de massa maracujá 0% gordura Carte d'Or – Kibon®	50.00	nd	4.83	nd	0	nd	nd	nd	nd	nd	nd	nd	nd	nd	nd	nd	nd	nd	nd
		7.5	0	nd	0	5.83	nd	nd	nd	nd	nd	nd		nd	nd	nd	nd	66.67	
Sorvete de massa morango – Häagen Dazs®	250.00	nd	4	nd	9.67	nd	nd	nd	nd	nd	nd	nd	nd	nd	nd	nd	nd	nd	nd
		23.33	15.67	nd	0.83	0	nd	nd	nd	nd	nd	nd		nd	nd	nd	nd	55	
Sorvete de massa morango Qualitá – Pão de Açúcar®	153.33	nd	1.67	nd	3.33	nd	nd	nd	nd	nd	nd	nd	nd	nd	nd	nd	nd	nd	nd
		21.67	6.67	nd	0	0	nd	nd	nd	nd	nd	nd		nd	nd	nd	nd	48.33	
Sorvete de massa napolitano – Kibon®	180.00	nd	2.83	nd	4	nd	nd	nd	nd	nd	nd	nd	nd	nd	nd	nd	nd	nd	nd
		25	7.67	nd	0	0	nd	nd	nd	nd	nd	nd		nd	nd	nd	nd	80	
Sorvete de massa napolitano especialidades – Nestlé®	198.33	nd	3.33	nd	4.33	nd	nd	nd	nd	nd	nd	nd	nd	nd	nd	nd	nd	nd	nd
		26.67	8.83	nd	0	1	nd	nd	nd	nd	nd	nd		nd	nd	nd	nd	45	
Sorvete de massa napolitano Qualitá – Pão de Açúcar®	153.33	nd	1.67	nd	3.33	nd	nd	nd	nd	nd	nd	nd	nd	nd	nd	nd	nd	nd	nd
		21.67	6.67	nd	0	0	nd	nd	nd	nd	nd	nd		nd	nd	nd	nd	41.67	
Sorvete de massa papaya com cassis Carte d'Or – Kibon®	178.33	nd	2.33	nd	3.5	nd	nd	nd	nd	nd	nd	nd	nd	nd	nd	nd	nd	nd	nd
		26.67	6.83	nd	0	0	nd	nd	nd	nd	nd	nd		nd	nd	nd	nd	39.6	

TABELA DE COMPOSIÇÃO DE ALIMENTOS

Alimento	Energia (kcal)	Umid (g)	Carb (g)	Prot (g)	G tot (g)	G poli (g)	G mono (g)	G sat (g)	G trans (g)	Col (mg)	Fib tot (g)	Fib sol (g)	Fib ins (g)	A (RE) (mcg)	D (mcg)	E (mg)	Fol (mcg)	C (mg)	B1 (mg)	B2 (mg)	B6 (mg)	B12 (mcg)	Nia (mg)	Pant (mg)	Ca (mg)	Cu (mg)	Fe (mg)	I (mcg)	Mg (mg)	Mn (mg)	K (mg)	P (mg)	Se (mcg)	Na (mg)	Zn (mg)
Sorvete de massa passas ao rum – Kibon®	186.67	nd	28.33	2.50	7	nd	nd	3.67	0	nd	0	nd	nd	nd	nd	nd	nd	nd	nd	nd	nd	nd	nd	nd	nd	nd	0	nd	nd	nd	nd	nd	nd	68.33	nd
Sorvete de massa pavê de chocolate Carte d'Or – Kibon®	188.33	nd	25	2.83	8.5	nd	nd	5	0	nd	0	nd	nd	nd	nd	nd	nd	nd	nd	nd	nd	nd	nd	nd	nd	nd	nd	nd	nd	nd	nd	nd	nd	60.3	nd
Sorvete de massa pavê de creme crocante Carte d'Or – Kibon®	203.33	nd	28.67	2.83	8.5	nd	nd	4.67	0	nd	0	nd	nd	nd	nd	nd	nd	nd	nd	nd	nd	nd	nd	nd	nd	nd	nd	nd	nd	nd	nd	nd	nd	41.8	nd
Sorvete de massa pistache com pistache torrado – La Basque®	235.00	nd	21.67	4.17	14.5	nd	nd	76.67	0	nd	0.83	nd	nd	nd	nd	nd	nd	nd	nd	nd	nd	nd	nd	nd	nd	nd	nd	nd	nd	nd	nd	nd	nd	5.67	nd
Sorvete de massa prestígio – Nestlé®	213.33	nd	26.67	2.17	10.83	nd	nd	6	0	nd	0	nd	nd	nd	nd	nd	nd	nd	nd	nd	nd	nd	nd	nd	nd	nd	nd	nd	nd	nd	nd	nd	nd	40	nd
Sorvete de massa torta de morango Carte d'Or – Kibon®	200.00	nd	28.33	2.83	8.33	nd	nd	4.33	0	nd	0	nd	nd	nd	nd	nd	nd	nd	nd	nd	nd	nd	nd	nd	nd	nd	nd	nd	nd	nd	nd	nd	nd	46.67	nd
Sorvete de murici	120.19	nd	22.9	2.3	2.78	nd	nd	nd	0	0	1.74	nd	nd	5.54	nd	nd	nd	66.49	nd	nd	nd	nd	nd	nd	26.12	nd	1.58	nd	nd	nd	nd	nd	nd	nd	nd
Sorvete de palito abacaxi Fruttare – Kibon®	108.47	nd	27.12	0	0	nd	nd	0	0	nd	0	nd	nd	nd	nd	nd	nd	20.34	nd	nd	nd	nd	nd	nd	nd	nd	nd	nd	nd	nd	nd	nd	nd	0	nd
Sorvete de palito brigadeiro – Kibon®	259.61	nd	19.23	2.50	19.23	nd	nd	9.81	0	nd	1.15	nd	nd	nd	nd	nd	nd	nd	nd	nd	nd	nd	nd	nd	nd	nd	nd	nd	nd	nd	nd	nd	nd	42.31	nd
Sorvete de palito brigadeiro – Nestlé®	346.15	nd	42.31	3.08	18.46	nd	nd	11.73	0	nd	1.54	nd	nd	nd	nd	nd	nd	nd	nd	nd	nd	nd	nd	nd	nd	nd	nd	nd	nd	nd	nd	nd	nd	48.08	nd
Sorvete de palito chocolate Chicabon – Kibon®	166.13	nd	29.03	2.90	4.19	nd	nd	3.39	0	nd	0	nd	nd	nd	nd	nd	nd	nd	nd	nd	nd	nd	nd	nd	nd	nd	nd	nd	nd	nd	nd	nd	nd	66.13	nd
Sorvete de palito coco – Nestlé®	146.43	nd	25	2.86	4.12	nd	nd	3.75	0	nd	0	nd	nd	nd	nd	nd	nd	nd	nd	nd	nd	nd	nd	nd	nd	nd	nd	nd	nd	nd	nd	nd	nd	46.43	nd
Sorvete de palito coco Fruttare – Kibon®	140.00	nd	23.33	2	4.33	nd	nd	4	0	nd	0	nd	nd	nd	nd	nd	nd	nd	nd	nd	nd	nd	nd	nd	156.67	nd	nd	nd	nd	nd	nd	nd	nd	33.33	nd
Sorvete de palito limão Fruttare – Kibon®	89.65	nd	22.41	0	0	nd	nd	0	0	nd	0	nd	nd	nd	nd	nd	nd	20.69	nd	nd	nd	nd	nd	nd	nd	nd	nd	nd	nd	nd	nd	nd	nd	0	nd
Sorvete de palito Mega – Nestlé®	331.17	nd	33.77	4.02	19.48	nd	nd	10.52	0	nd	0.91	nd	nd	nd	nd	nd	nd	nd	nd	nd	nd	nd	nd	nd	nd	nd	nd	nd	nd	nd	nd	nd	nd	50.65	nd
Sorvete de palito morango Fruttare Caseiro – Kibon®	154.28	nd	24.28	2.14	5.42	nd	nd	2.86	0	nd	0	nd	nd	nd	nd	nd	nd	nd	nd	nd	nd	nd	nd	nd	nd	nd	nd	nd	nd	nd	nd	nd	nd	47.14	nd
Sorvete de palito Tablito – Kibon®	366.67	nd	26.98	3.97	26.98	nd	nd	15.87	0	nd	0	nd	nd	nd	nd	nd	nd	nd	nd	nd	nd	nd	nd	nd	nd	nd	nd	nd	nd	nd	nd	nd	nd	57.14	nd
Sorvete de palito uva Fruttare – Kibon®	101.69	nd	25.42	0	0	nd	nd	0	0	nd	0	nd	nd	nd	nd	nd	nd	25	nd	nd	nd	nd	nd	nd	20	nd	1.4	nd	nd	nd	nd	nd	nd	0	nd
Sorvete Eskibon – Kibon®	327.08	nd	27.08	3.33	22.92	nd	nd	14.37	0	nd	0	nd	nd	nd	nd	nd	nd	nd	nd	nd	nd	nd	nd	nd	nd	nd	nd	nd	nd	nd	nd	nd	nd	54.17	nd

S

Alimento	Energia (kcal) / Umid Carb (g)	Prot / G tot (g)	G poli / G mono (g)	G sat / G trans (g)	Col (mg) / Fib tot (g)	Fib sol / Fib ins (g)	A (RE) / D (mcg)	E (mg) / Fol (mcg)	C (mg) / B1 (mg)	B2 (mg) / B6 (mg)	B12 (mcg) / Nia (mg)	Pant (mg)	Ca (mg) / Cu (mg)	Fe (mg) / I (mcg)	Mg (mg) / Mn (mg)	K (mg) / P (mg)	Se (mcg) / Na (mg)	Zn (mg)
Spaghetti de quinoa real e amaranto, com vegetais e beterraba, sem glúten – Reserva Mundi®	373.00 / 77.90	9.80 / 1.70	nd / nd	0 / 0	0 / 3.20	nd / nd	nd / nd	nd / nd	nd / nd	nd / nd	nd / nd	nd	nd / nd	nd / nd	nd / nd	nd / nd	nd / 13.40	nd
Sportade® tangerina	29.00 / 7	nd / nd	nd / nd	nd / 0	nd / nd	nd / nd	nd / nd	nd / nd	nd / nd	nd / nd	nd / nd	nd	nd / nd	nd / nd	nd / nd	10 / nd	nd / 45	nd
Sprite Zero – McDonald's®	1.63 / 0	0 / 0	nd / nd	0 / 0	0 / 0	nd / nd	nd / nd	nd / nd	nd / nd	nd / nd	nd / nd	nd	0 / nd	0 / nd	nd / nd	nd / nd	nd / 19	nd
Steak de frango congelado – Aurora®	213.00 / 17	14 / 9.9	nd / nd	2.2 / 0.4	nd / 0	nd / nd	nd / nd	nd / nd	nd / nd	nd / nd	nd / nd	nd	nd / nd	nd / nd	nd / nd	nd / nd	nd / 826	nd
Steak de peixe congelado – Costa Sul®	89.17 / 10.83	7.25 / 2	nd / nd	0 / 0	nd / 1.08	nd / nd	nd / nd	nd / nd	nd / nd	nd / nd	nd / nd	nd	nd / nd	nd / nd	nd / nd	nd / nd	nd / 640	nd
Steak empanado de frango congelado – Perdigão®	312.00 / 19	18 / 18	nd / nd	4 / 1	nd / 3	nd / nd	nd / nd	nd / nd	nd / nd	nd / nd	nd / nd	nd	nd / nd	nd / nd	nd / nd	nd / nd	nd / 920	nd
Sticks de frango com presunto e queijo congelados – Perdigão®	249.23 / 30	7.69 / 10.77	nd / nd	3.85 / 0.8	nd / 2.31	nd / nd	nd / nd	nd / nd	nd / nd	nd / nd	nd / nd	nd	nd / nd	nd / nd	nd / nd	nd / nd	nd / 707.69	nd
Stiksy – Elma Chips®	350.00 / 75	10 / 2.5	nd / nd	0 / 0	0 / 0	nd / nd	nd / nd	nd / nd	nd / nd	nd / nd	nd / nd	nd	120 / nd	2.1 / nd	nd / nd	nd / nd	nd / 1800	nd
Suco concentrado de caju – Maguary®	50.00 / 10	0 / 0	nd / nd	nd / nd	nd / 3	nd / nd	nd / nd	nd / nd	nd / nd	nd / nd	nd / nd	nd	nd / nd	nd / nd	nd / nd	nd / nd	nd / nd	nd
Suco concentrado de caju – Serigy®*	50.00 / 11.50	nd / 0	nd / nd	nd / nd	nd / 0	nd / nd	nd / nd	nd / nd	nd / nd	nd / nd	nd / nd	nd	nd / nd	nd / nd	nd / nd	nd / nd	nd / nd	nd
Suco de abacaxi com açúcar	55.05 / 14.14	0.11 / 0.12	0.04 / 0.01	0.01 / 0	0.03 / 0.34	0.03 / 0.31	0.658 / 0	0.03 / 3.033	4.407 / 0.026	0.012 / 0.025	0 / 0.12	0.05	3.326 / 0.04	0.118 / tr	4.615 / 0.474	32.549 / 2.215	0.189 / 2.218	0.04
Suco de abacaxi com hortelã e açúcar	46.61 / 11.9	0.18 / 0.18	0.06 / 0.02	0.01 / 0	0.04 / 0.52	0.04 / 0.46	0.953 / 0	0.044 / 4.394	6.384 / 0.038	0.016 / 0.036	0 / 0.174	0.07	5.404 / 0.052	0.324 / tr	6.321 / 0.685	46.974 / 3.036	0.248 / 2.33	0.05
Suco de abacaxi com hortelã sem açúcar	22.07 / 5.56	0.2 / 0.19	0.06 / 0.02	0.01 / 0	0.04 / 0.56	0.04 / 0.49	1.022 / 0	0.047 / 4.71	6.844 / 0.041	0.016 / 0.039	0 / 0.187	0.07	5.721 / 0.052	0.343 / tr	6.777 / 0.734	50.213 / 3.111	0.244 / 2.426	0.05
Suco de abacaxi sem açúcar	21.79 / 5.52	0.17 / 0.19	0.06 / 0.02	0.01 / 0	0 / 0.53	0.04 / 0.49	1.023 / 0	0.047 / 4.715	6.849 / 0.041	0.016 / 0.039	0 / 0.187	0.07	4.225 / 0.052	0.17 / nd	6.783 / 0.734	50.259 / 3.113	0.245 / 2.113	0.05
Suco de abacaxi Tonyu – Yakult®	44.50 / 8	1.35 / 0.80	0.45 / 0.25	0.10 / 0	0 / 0	nd / nd	nd / nd	nd / nd	nd / nd	nd / nd	nd / nd	nd	nd / nd	nd / nd	nd / nd	nd / nd	nd / 12	nd
Suco de carambola	65.98 / 17.1	0.07 / 0.01	nd / nd	nd / 0	nd / 0.06	nd / nd	4.2 / nd	nd / nd	4.89 / nd	nd / nd	nd / nd	nd	4.44 / nd	0.41 / nd	nd / nd	nd / nd	nd / nd	nd
Suco de carambola C light – Nutra Sweet®*	3.00 / 0	0 / 0	nd / nd	0 / 0	0 / nd	nd / nd	nd / nd	nd / nd	nd / nd	nd / nd	nd / nd	nd	18 / nd	0 / nd	nd / nd	nd / nd	nd / 25	nd
Suco de cupuaçu	71.99 / 18.14	0.24 / nd	nd / nd	nd / 0	0 / 0.07	nd / nd	4.19 / nd	nd / nd	4.61 / nd	nd / nd	nd / nd	nd	3.46 / nd	0.37 / nd	nd / nd	nd / nd	nd / nd	nd
Suco de folha de vinagreira	382.74 / 98.13	1.16 / 0.1	nd / nd	nd / 0	nd / 0.56	nd / nd	242.4 / nd	nd / nd	1.9 / nd	nd / nd	nd / nd	nd	0.76 / nd	1.75 / nd	nd / nd	nd / nd	nd / nd	nd

Alimento	Energia (kcal)	Umid (g)	Carb (g)	Prot (g)	G tot (g)	G poli (g)	G mono (g)	G sat (g)	G trans (g)	Col (mg)	Fib tot (g)	Fib sol (g)	Fib ins (g)	A (RE) (mcg)	D (mcg)	E (mg)	Fol (mcg)	C (mg)	B1 (mg)	B2 (mg)	B6 (mg)	B12 (mcg)	Nia (mg)	Pant (mg)	Ca (mg)	Cu (mg)	Fe (mg)	I (mcg)	Mg (mg)	Mn (mg)	K (mg)	P (mg)	Se (mcg)	Na (mg)	Zn (mg)
Suco de laranja – Leco®	45.00	nd	10.5	0.6	0.2	nd	nd	nd	0	nd	0.03	nd	nd	nd	nd	nd	nd	30	nd	nd	nd	nd	nd	nd	nd	nd	nd	nd	nd	nd	nd	nd	nd	nd	nd
Suco de laranja – Natural One®	44.50	nd	10.50	0.50	0.18	nd	nd	nd	nd	nd	nd	nd	nd	nd	nd	nd	nd	nd	nd	nd	nd	nd	nd	nd	nd	nd	nd	nd	nd	nd	nd	nd	nd	nd	nd
Suco de laranja – Tang®*	11	nd	3.20	nd	nd	nd	nd	nd	nd	nd	nd	nd	nd	45	nd	nd	nd	3.40	nd	nd	nd	nd	nd	nd	nd	nd	1.05	nd	nd	nd	nd	nd	nd	3.55	nd
Suco de laranja Clight – Nutra Sweet®	321.43	nd	0	nd	nd	nd	nd	nd	nd	nd	nd	nd	nd	nd	nd	nd	nd	nd	nd	nd	nd	nd	nd	nd	nd	nd	nd	nd	nd	nd	nd	nd	nd	635.71	nd
Suco de laranja com acerola e açúcar	39.17	89.87	9.25	0.51	0.18	0.02	0.02	0.01	0	0	0.18	0.04	0.08	22.427	0	0.121	21.194	353.577	0.058	0.032	0.026	0	0.323	0.16	9.054	0.046	0.225	1.212	9.265	0.009	140.865	12.163	0.127	1.752	0.06
Suco de laranja com acerola sem açúcar	32.15	91.67	7.42	0.52	0.19	0.02	0.02	0.01	0	0	0.19	0.04	0.09	22.876	0	0.124	21.619	360.655	0.059	0.032	0.026	0	0.33	0.16	9.215	0.047	0.23	1.237	9.451	0.009	143.644	12.365	0.124	1.766	0.056
Suco de laranja com açúcar	55.83	85.56	12.31	0.68	0.19	0.03	0.03	0.02	0	0	0.19	0.06	0.13	19.38	0	0.193	29.36	48.45	0.087	0.027	0.036	0	0.387	0.18	10.691	0.0461	0.193	1.938	10.659	0.013	193.868	16.537	0.203	1.001	0.05
Suco de laranja com berinjela	35.61	90.83	8.24	0.66	0.17	0.04	0.03	0.02	0	0	0.55	0.21	0.34	15.302	0	0.15	24.226	35.052	0.072	0.028	0.042	0	0.378	0.18	9.091	0.042	0.186	1.391	10.112	0.031	175.098	15.475	0.32	1.611	0.06
Suco de laranja com cenoura e açúcar	51.06	86.41	12.07	0.81	0.19	0.05	0.03	0.03	0	0	1.09	0.45	0.64	1060.3	0	0.345	23.641	33.872	0.09	0.041	0.078	0	0.588	0.19	16.77	0.046	0.31	1.216	12.278	0.061	0.536	242.015	0.536	13.668	0.10
Suco de laranja com cenoura sem açúcar	44.26	88.14	10.29	0.83	0.19	0.05	0.03	0.03	0	0	1.11	0.46	0.66	1.081.595	0	0.352	24.116	34.553	0.092	0.041	0.08	0	0.6	0.19	17.086	0.044	0.313	1.241	12.525	0.062	246.834	27.268	0.541	13.922	0.11
Suco de laranja diet Clight – Nutra Sweet®*	3.00	nd	0	0	0	nd	nd	0	0	0	0	nd	nd	nd	nd	nd	nd	nd	nd	nd	nd	nd	nd	nd	19.5	nd	0	nd	nd	nd	nd	nd	nd	35	nd
Suco de laranja integral pasteurizado – Xandô®	43.00	nd	10	0.75	0	nd	nd	nd	nd	nd	nd	nd	nd	nd	nd	nd	29	nd	nd	nd	nd	nd	nd	nd	10	0.02	0.10	nd	4.5	nd	87	12	nd	0	nd
Suco de laranja sem açúcar – Fazenda Bela Vista®	46.00	nd	11.50	0	0	nd	nd	0	0	0	0	nd	nd	nd	nd	nd	nd	30	nd	nd	nd	nd	nd	nd	nd	nd	nd	nd	nd	nd	nd	nd	nd	0	nd
Suco de lima-limão Clight – Nutra Sweet®	27.78	nd	0	nd	nd	nd	nd	nd	nd	nd	nd	nd	nd	nd	nd	nd	nd	nd	nd	nd	nd	nd	nd	nd	nd	nd	nd	nd	nd	nd	nd	nd	nd	0	nd
Suco de lima-limão diet Clight – Nutra Sweet®*	3.00	nd	0	0	0	nd	nd	0	0	0	0	nd	nd	nd	nd	nd	nd	nd	nd	nd	nd	nd	nd	nd	20.5	nd	0	nd	nd	nd	nd	nd	nd	21	nd
Suco de limão – Tang®*	10.50	nd	2.85	nd	nd	nd	nd	nd	nd	nd	nd	nd	nd	45	nd	nd	nd	3.40	nd	nd	nd	nd	nd	nd	nd	nd	1.05	nd	nd	nd	nd	nd	nd	9.50	nd
Suco de limão MID – Ajinomoto®*	9.50	nd	2.35	nd	nd	nd	nd	nd	nd	nd	nd	nd	nd	nd	nd	nd	nd	6.50	nd	nd	nd	nd	nd	nd	nd	nd	nd	nd	nd	nd	nd	nd	nd	13.50	nd
Suco de maçã Tonyu – Yakult®	38	nd	6.50	1.35	0.75	0.45	0.25	0.10	0	nd	nd	nd	nd	nd	nd	nd	nd	nd	nd	nd	nd	nd	nd	nd	nd	nd	nd	nd	nd	nd	nd	nd	nd	12	nd
Suco de manga – Tang®	10.50	nd	2.70	nd	nd	nd	nd	nd	nd	nd	nd	nd	nd	45	nd	nd	nd	3.40	nd	nd	nd	nd	nd	nd	nd	nd	1.05	nd	nd	nd	nd	nd	nd	16.50	nd
Suco de maracujá – Tang®	10.50	nd	2.75	nd	nd	nd	nd	nd	nd	nd	nd	nd	nd	45	nd	nd	3.40	nd	nd	nd	nd	nd	nd	nd	nd	nd	1.05	nd	nd	nd	nd	nd	nd	22.50	nd
Suco de maracujá – Tial®	48.00	nd	12	0	0	nd	nd	0	0	nd	0	nd	nd	nd	nd	nd	nd	1.50	nd	nd	nd	nd	nd	nd	nd	nd	nd	nd	nd	nd	nd	nd	nd	1.20	nd

Alimento	Energia (kcal)	Umid (g)	Carb (g)	Prot (g)	G tot (g)	G poli (g)	G mono (g)	G sat (g)	G trans (g)	Col (mg)	Fib tot (g)	Fib sol (g)	Fib ins (g)	A (RE) (mcg)	D (mcg)	E (mg)	Fol (mcg)	C (mg)	B1 (mg)	B2 (mg)	B6 (mg)	B12 (mcg)	Nia (mg)	Pant (mg)	Ca (mg)	Cu (mg)	Fe (mg)	I (mcg)	Mg (mg)	Mn (mg)	K (mg)	P (mg)	Se (mcg)	Na (mg)	Zn (mg)
Suco de maracujá Clight – Nutra Sweet®	294.44	nd	33.33	nd	nd	nd	nd	nd	nd	nd	nd	nd	nd	nd	nd	nd	nd	nd	nd	nd	nd	nd	nd	nd	nd	nd	nd	nd	nd	nd	nd	nd	nd	266.67	nd
Suco de maracujá Tonyu – Yakult®	39.00	nd	6.50	1.35	0.85	0.5	0.25	0.15	0	0	0	nd	nd	nd	nd	nd	nd	nd	nd	nd	nd	nd	nd	nd	nd	nd	nd	nd	nd	nd	nd	nd	nd	12.50	nd
Suco de maracujá com açúcar	63.95	83.45	16.42	0.06	0.02	0	0	0	0	0	0.02	0.01	0.01	20.452	0	0	0	1.545	0	0.012	0	0	0.19	0.00	2.019	0.011	0.047	tr	2.206	0.002	23.896	2.426	0.045	2.953	0.03
Suco de melancia com açúcar	41.86	88.69	10.6	0.36	0.04	0.01	0.01	0.01	0	0	0.32	0.06	0.26	1.206	0	0.125	9.448	6.433	0.024	0.01	0.023	0	0.161	0.06	3.127	0.018	0.171	tr	3.734	0.01	84.592	2.977	0.225	6.458	0.05
Suco de melancia sem açúcar	28.02	92.61	6.3	0.54	0.38	0.19	0.07	0.1	0	0	0.2	0.13	0.07	32.048	0	0	1.926	8.406	0.07	0.018	0.125	0	0.175	0.19	7.255	0.03	0.15	tr	9.757	0.033	101.572	7.881	0.35	2.127	0.07
Suco de melão com açúcar	41.86	88.69	10.6	0.36	0.04	0.01	0.01	nd	0	0	0.32	0.06	0.26	1.206	0	0.125	9.448	6.433	0.024	0.01	0.023	0	0.161	0.06	3.127	0.018	0.171	tr	3.734	0.01	84.592	2.977	0.225	6.458	0.05
Suco de melão sem açúcar	11.38	96.52	2.72	0.39	0.04	0.01	0.01	0.01	0	0	0.35	0.07	0.28	1.313	0	0.136	10.282	7.001	0.026	0.009	0.025	0	0.175	0.06	3.314	0.016	0.181	tr	4.064	0.01	91.882	3.063	0.219	6.94	0.05
Suco de morango – Yakult®	40.00	nd	6.50	1.50	0.90	0.55	0.20	0.15	0	0	0	nd	nd	nd	nd	nd	nd	nd	nd	nd	nd	nd	nd	nd	nd	nd	nd	nd	nd	nd	nd	nd	nd	14.50	nd
Suco de pera diet Clight – Nutra Sweet®*	3.00	nd	0.5	0	0	nd	nd	0	0	0	0	nd	nd	nd	nd	nd	nd	nd	nd	nd	nd	nd	nd	nd	25	nd	0	nd	nd	nd	nd	nd	nd	14	nd
Suco de pêssego – Tial®	40.50	nd	10	nd	nd	nd	nd	0	0	nd	0.50	nd	nd	nd	nd	nd	nd	22.50	nd	nd	nd	nd	nd	nd	nd	nd	nd	nd	nd	nd	nd	nd	nd	0.50	nd
Suco de pêssego light – Del Valle®	10.00	nd	5	nd	nd	nd	nd	nd	0	nd	1	nd	nd	15.8	nd	nd	nd	28	nd	nd	nd	nd	nd	nd	7.1	nd	0.17	nd	nd	nd	nd	nd	nd	7	nd
Suco de tangerina Clight – Nutra Sweet®	288.89	nd	0	nd	nd	nd	nd	nd	nd	nd	nd	nd	nd	nd	nd	nd	nd	nd	nd	nd	nd	nd	nd	nd	nd	nd	nd	nd	nd	nd	nd	nd	nd	nd	nd
Suco de tomate integral – Superbom®	15.00	nd	3	1	0	nd	nd	nd	0	nd	0.40	nd	nd	nd	nd	nd	nd	11	nd	nd	nd	nd	nd	nd	nd	nd	nd	nd	nd	nd	nd	295	nd	nd	nd
Suco de uva – Tang®*	11.00	nd	2.45	nd	nd	nd	nd	nd	nd	nd	nd	nd	nd	45	nd	nd	nd	3.40	nd	nd	nd	nd	nd	nd	nd	nd	1.05	nd	nd	nd	nd	nd	nd	16.50	nd
Suco de uva integral – Superbom®	57.14	nd	14.28	0	0	0.06	0.03	0	0	nd	nd	nd	nd	nd	nd	nd	nd	nd	nd	nd	nd	nd	nd	nd	nd	nd	nd	nd	nd	nd	164.28	nd	nd	0	nd
Suco vitaminado (laranja, limão, cenoura, tomate, mamão e açúcar)	52.71	85.93	12.81	0.7	0.2	0.06	0.03	0.03	0	0	0.73	0.19	0.35	317.903	0	0.309	25.327	40.931	0.073	0.034	0.054	0	0.447	0.19	12.674	0.044	0.239	1.137	10.63	0.038	210.158	18.312	0.302	5.81	0.07
Sucrilhos – Kellogg's®	363.33	nd	86.67	4	0	nd	nd	0	0	0	0	nd	nd	480	nd	nd	nd	36.67	0.96	1.03	nd	nd	12.67	nd	nd	nd	11.33	nd	nd	nd	nd	nd	nd	586.67	5.67
Suflê de aspargos	178.53	68.18	8.04	9.57	12.05	1.92	4.43	4.89	0	92.39	0.37	0.07	0.12	119.368	0.835	2.416	23.092	2.123	0.365	0.265	0.073	0.557	0.412	0.51	237.622	0.046	0.69	21.487	18.551	0.08	150.211	192.072	8.265	582.533	0.90
Suflê de espinafre	60.39	85.82	4.99	4.2	3.05	0.27	0.92	1.55	0	45.32	1.56	0.47	1.06	552.177	0.335	1.393	99.969	6.659	0.077	0.235	0.181	0.177	0.368	0.29	129.283	0.118	2.445	10.611	59.625	0.604	344.682	80.963	4.243	294.541	0.70
Suflê de pinhão	128.52	nd	9.45	7.41	12.91	nd	nd	nd	0	108.18	1.38	nd	nd	95.25	nd	nd	nd	4.61	nd	nd	nd	nd	nd	nd	31.01	nd	1.06	nd	nd	nd	nd	nd	nd	nd	nd
Suflê de queijo	179.09	70.71	5.34	9.42	13.27	2.2	4.91	5.2	0	125.93	0.09	0.04	0.06	152.895	0.918	3.462	16.974	0.505	0.064	0.274	0.07	0.625	0.254	0.55	208.742	0.018	0.598	25.543	15.386	0.03	129.707	183.148	10.627	229.013	0.94

TABELA DE COMPOSIÇÃO DE ALIMENTOS

Alimento	Energia (kcal)	Umid / Carb (g)	Prot / G tot (g)	G poli / G mono (g)	G sat / G trans (g)	Col (mg) / Fib tot (g)	Fib sol / Fib ins (g)	A (RE) / D (mcg)	E (mg) / Fol (mcg)	C (mg) / B1 (mg)	B2 / B6 (mg)	B12 / Nia (mg)	Pant (mg)	Ca / Cu (mg)	Fe (mg) / I (mcg)	Mg / Mn (mg)	K / P (mg)	Se (mcg) / Na (mg)	Zn (mg)
Sundae de caramelo – McDonald's®	206.72	nd / 32.64	4.10 / 6.40	nd / nd	3.14 / 0.19	12.80 / 0.19	nd / nd	nd / nd	nd / nd	nd / nd	nd / nd	nd / nd	nd	83.20 / nd	0.13 / nd	nd / nd	nd / nd	nd / 112.00	nd
Sundae de chocolate – McDonald's®	197.20	nd / 27.2	4.76 / 7.48	nd / nd	3.27 / 0.82	12.92 / 1.02	nd / nd	nd / nd	nd / nd	nd / nd	nd / nd	nd / nd	nd	94.52 / nd	0.75 / nd	nd / nd	nd / nd	nd / 129.88	nd
Sundae de morango – McDonald's®	178.73	nd / 28.67	3.72 / 5.37	nd / nd	2.44 / 0.12	10.98 / 0.67	nd / nd	nd / nd	nd / nd	nd / nd	nd / nd	nd / nd	nd	73.2 / nd	0.20 / nd	nd / nd	nd / nd	nd / 70.15	nd
Suprinutri Sênior sabor baunilha – Sanavita®	336.67	nd / 50	24 / 4.67	nd / nd	0 / 0	nd / 10	nd / nd	1200 / 8	15 / 300	nd / nd	2.33 / nd	4 / 27	nd	1290 / 900	12 / nd	150 / 6	nd / 530	100 / 80	20
Sushi de atum	133.17	68.15 / 23.75	6.14 / 1.05	0.34 / 0.3	0.27 / 0	6.31 / 0.49	0.12 / 0.34	108.807 / 0.897	0.174 / 5.216	0 / 0.174	0.05 / 0.158	1.57 / 2.666	0.52	12.235 / 0.075	1.262 / 4.153	21.471 / 0.415	75.608 / 78.125	19.519 / 7.733	0.53
Sushi de salmão	128.52	69.53 / 23.75	5.57 / 0.81	0.29 / 0.22	0.16 / 0	8.64 / 0.49	0.12 / 0.34	5.814 / 1.968	0.399 / 5.565	0 / 0.166	0.025 / 0.108	0.498 / 2.392	0.47	13.065 / 0.075	1.221 / 4.153	17.484 / 0.415	87.403 / 74.138	13.705 / 12.384	0.52
Suspiro	257.72	33.69 / 61.88	4.17 / 0.03	0 / 0.02	0.01 / 0	0 / 0.19	0 / 0.19	0.022 / 0	0.038 / 17.24	0.503 / 0.016	0.219 / 0.011	0.077 / 0.306	0.12	3.355 / 0.033	0.164 / 20.437	4.825 / 0.011	69.376 / 14.934	6.781 / 61.906	0.07
Sustagem sabor banana – Sustagem®	382.50	nd / 62.5	24.25 / 3.75	nd / nd	2.25 / 0	nd / 0	nd / nd	855 / 2.12	11.50 / nd	100 / 2.47	1.90 / 2.40	3.25 / 27.50	6	852.50 / 1.70	18 / 260	210 / 4	1315 / 722.50	nd / 295	12
Táff Man-E – Yakult®	63.64	nd / 15.45	nd / nd	nd / nd	nd / 0	nd / nd	nd / nd	272.73 / nd	6.36 / nd	28.64 / 0.87	0.94 / 0.94	1.74 / nd	nd	nd / nd	nd / nd	nd / nd	nd / nd	nd / 10.91	nd
Taioba (refogada)	92.24	nd / 4.73	0.81 / 8.21	nd / nd	nd / 0	0 / 0.96	nd / nd	5.97 / nd	nd / nd	5.37 / nd	nd / nd	nd / nd	nd	19.11 / nd	0.27 / nd	nd / nd	nd / nd	nd / nd	nd
Tamarindo	239.00	31.4 / 62.5	2.81 / 0.6	0.06 / 0.18	0.27 / 0	0 / 5.1	tr / nd	3 / 0	tr / 14	3.5 / 0.43	0.15 / 0.07	0 / 1.94	0.14	74 / 0.09	2.81 / nd	92 / tr	628 / 113	tr / 28	0.10
Tamuatá no tucupi	101.36	nd / 14.61	6.61 / 1.84	nd / nd	nd / 0	nd / nd	nd / nd	nd / nd	nd / nd	nd / nd	nd / nd	nd / nd	nd	nd / nd	nd / nd	nd / nd	nd / nd	nd / nd	nd
Taperebá	70.00	nd / 13.8	0.8 / 2.1	nd / nd	nd / 0	nd / nd	nd / nd	23 / nd	nd / nd	28 / 0.08	0.06 / nd	nd / 0.5	0.12	26 / nd	2.2 / nd	nd / nd	nd / 31	nd / nd	nd
Tapioca – Massa Pronta®	240.00	nd / 60.00	nd / nd	nd / nd	nd / nd	nd / nd	nd / nd	nd / nd	nd / nd	nd / nd	nd / nd	nd / nd	nd	nd / nd	nd / nd	nd / nd	nd / nd	nd / nd	nd
Tapioca (com queijo e coco ralado)	430.53	10.14 / 62.2	7.58 / 18.94	0.25 / 1.86	15.74 / 0	11.13 / 4.37	0.67 / 3.68	24.47 / 0.101	tr / 5.719	0.342 / 0.025	0.076 / 0.089	0.202 / 0.177	0.34	213.078 / 0.202	1.898 / 0.683	28.316 / 0.696	145.755 / 165.492	5.643 / 272.303	0.99
Tapioquinha	361.04	nd / 72.81	1.89 / 7.41	nd / nd	nd / 0	6.32 / 3.49	nd / nd	21.92 / nd	nd / nd	11.9 / nd	nd / nd	nd / nd	nd	55.08 / nd	2.89 / nd	nd / nd	nd / nd	nd / nd	nd
Tempero Fondor – Maggi®	160.00	nd / 34	nd / nd	nd / nd	nd / nd	nd / nd	nd / nd	nd / nd	nd / nd	nd / nd	nd / nd	nd / nd	nd	nd / nd	nd / nd	nd / nd	nd / nd	nd / 21700	nd
Tempero Grill – Maggi®	160.00	nd / 28	nd / nd	nd / nd	nd / nd	nd / nd	nd / nd	nd / nd	nd / nd	nd / nd	nd / nd	nd / nd	nd	nd / nd	nd / nd	nd / nd	nd / nd	nd / 21120	nd
Tempero Sazón – Ajinomoto®	274.00	nd / 9.5	57.5 / 0.74	nd / nd	nd / 0	nd / nd	nd / nd	nd / nd	nd / nd	nd / nd	nd / nd	nd / nd	nd	nd / nd	nd / nd	nd / nd	nd / nd	nd / nd	nd
Tic Tac® menta	389.79	nd / 97.96	0 / 0	nd / nd	nd / nd	nd / nd	nd / nd	nd / nd	nd / nd	nd / nd	nd / nd	nd / nd	nd	nd / nd	nd / nd	nd / nd	nd / nd	nd / 0	nd
Tigernuts sem glúten – B-eatfood®	392.11	nd / 47.37	3.68 / 21.05	2.24 / 13.16	4.21 / tr	0 / 19.47	nd / nd	nd / nd	nd / nd	nd / nd	nd / nd	nd / nd	nd	nd / nd	4.47 / nd	105.26 / nd	676.32 / 271.05	nd / tr	2.00

S

Alimento	Energia (kcal)	Umid (g)	Carb (g)	Prot (g)	G tot (g)	G poli (g)	G mono (g)	G sat (g)	G trans (g)	Col (mg)	Fib tot (g)	Fib sol (g)	Fib ins (g)	A (RE) (mcg)	D (mcg)	E (mg)	Fol (mcg)	C (mg)	B1 (mg)	B2 (mg)	B6 (mg)	B12 (mcg)	Nia (mg)	Pant (mg)	Ca (mg)	Cu (mg)	Fe (mg)	I (mcg)	Mg (mg)	Mn (mg)	K (mg)	P (mg)	Se (mcg)	Na (mg)	Zn (mg)
Tikuwa	126.00	nd	14	12	2	nd	nd	0	0	0	0	0	0	nd	nd	nd	nd	nd	nd	nd	nd	nd	nd	nd	15	nd	2	nd	nd	nd	nd	nd	nd	nd	800	nd
Tilapia filé congelado – Copacol®	101.66	nd	0	17.5	3.5	nd	nd	1.25	0	nd	0	nd	nd	nd	nd	nd	nd	nd	nd	nd	0.23	1.41	nd	nd	nd	nd	nd	nd	23.3	nd	nd	nd	18.3	28.33	nd
Tiras de carne com legumes, purê de batata e arroz congeladas – Taeq®	129.67	nd	14.67	7	4.33	nd	nd	0.33	0.1	nd	1	nd	nd	nd	nd	nd	nd	nd	nd	nd	nd	nd	nd	nd	nd	nd	nd	nd	nd	nd	nd	nd	nd	30	nd
Tirinhas de frango congeladas – Seara®	228.00	nd	18	12	12	nd	nd	3	1	nd	0	nd	nd	nd	nd	nd	nd	nd	nd	nd	nd	nd	nd	nd	nd	nd	nd	nd	nd	nd	nd	nd	nd	740	nd
Toddy®	400.00	nd	95	0	0	nd	nd	0	0	nd	0	nd	nd	nd	nd	nd	nd	36	0.84	0.96	1.2	nd	12	nd	nd	nd	nd	nd	nd	nd	nd	nd	nd	140	nd
Toddynho®	92.50	nd	16	1.95	2.35	nd	nd	1.05	0	nd	0	nd	nd	67.5	3.75	nd	nd	33.5	0.9	0.95	0.95	nd	nd	nd	53.5	nd	0.9	nd	nd	nd	nd	nd	nd	65	nd
Tofu	73.00	85	0.7	8.1	4.2	2	0.8	0.5	0	0	0.3	nd	nd	0	0	0.95	15	0	0.06	0.02	0.07	0	0.01	0.05	81	0.2	1.2	nd	23	0.4	63	95	nd	4	0.70
Tomate	21.00	93.8	4.65	0.85	0.33	0.14	0.05	0.05	0	0	1.03	0.25	0.78	62.3	0	0.93	15	19.1	0.06	0.05	0.08	0	0.63	0.25	5	0.07	0.45	nd	11	0.11	222	24	0.4	9	0.09
Tomate-cereja	21.00	93.8	4.65	0.85	0.33	0.14	0.05	0.05	0	0	1.03	0.25	0.78	62.3	0	0.93	15	19.1	0.06	0.05	0.08	0	0.63	0.25	5	0.07	0.45	nd	11	0.11	222	24	0.4	9	0.09
Tomate seco	799.42	85.83	84.45	8.58	53.38	5.59	37.37	7.22	0	nd	10.41	2.5	7.8	628.18	nd	15.6	150	191.5	0.59	0.49	0.8	nd	6.28	2.47	63.61	0.8	5.05	nd	112.14	1.1	2233.7	242.87	4.4	2222.2	0.97
Tomilho (seco)	276.00	7.79	63.9	9.11	7.43	1.19	0.47	2.73	0	0	18.6	tr	tr	380	0	tr	150	tr	0.51	0.4	tr	0	4.94	tr	1889	0.86	124	nd	220	7.87	814	201	7	54.7	6.18
Tomilho fresco	95.00	69.3	15.1	3	2.5	tr	tr	tr	0	0	tr	tr	tr	126.7	tr	tr	tr	tr	0.16	tr	tr	0	tr	tr	630	tr	tr	nd	73	2.5	270	67	tr	18	2.10
Tonyu maçã – Yakult®	38	nd	6.5	1.35	0.75	0.45	0.25	0.1	0	0	0	nd	nd	nd	nd	nd	nd	nd	nd	nd	nd	nd	nd	nd	nd	nd	nd	nd	nd	nd	nd	nd	nd	12	nd
Top Sundae caramelo – McDonald's®	223.52	nd	33.88	4.84	7.48	nd	nd	3.34	0.17	14.08	0.57	nd	nd	nd	nd	nd	nd	nd	nd	nd	nd	nd	nd	nd	89.32	nd	0.28	nd	nd	nd	nd	nd	nd	117.04	nd
Top Sundae chocolate – McDonald's®	218.50	nd	29.90	5.52	8.74	nd	nd	3.45	0.60	13.80	1.01	nd	nd	nd	nd	nd	nd	nd	nd	nd	nd	nd	nd	nd	97.52	nd	0.74	nd	nd	nd	nd	nd	nd	129.72	nd
Top Sundae morango – McDonald's®	200.76	nd	30.66	4.62	6.72	nd	nd	2.81	0.18	12.76	0.84	nd	nd	nd	nd	nd	nd	nd	nd	nd	nd	nd	nd	nd	84.92	nd	0.34	nd	nd	nd	nd	nd	nd	90.64	nd
Toranja	39.00	88.9	9.5	0.7	0.3	nd	nd	0	0	0	0.4	nd	nd	5	nd	nd	nd	53	0.05	0.02	nd	nd	0.3	nd	27	nd	0.5	nd	nd	nd	nd	22	nd	nd	nd
Torrada com abóbora sem glúten, sem açúcar, sem lactose – Aminna®	280.00	nd	53.33	1.67	6.67	nd	nd	0	0	nd	1.67	nd	nd	nd	nd	nd	nd	nd	nd	nd	nd	nd	nd	nd	nd	nd	nd	nd	nd	nd	nd	nd	nd	200.00	nd
Torradas crocantes sem glúten – Schär®	371.43	nd	85.71	6.07	0	nd	nd	nd	0	nd	2.14	nd	nd	nd	nd	nd	nd	nd	nd	nd	nd	nd	nd	nd	nd	nd	nd	nd	nd	nd	nd	nd	nd	550.00	nd
Torrada de pão francês	428.20	85.16	14.12	2.4	—	nd	nd	nd	0	nd	4.19	nd	nd	nd	nd	0.856	55.62	nd	0.685	0.512	0.08	nd	5.997	0.54	166.416	0.217	4.617	nd	29.98	0	141.22	128.485	44.977	869.565	0.95

TABELA DE COMPOSIÇÃO DE ALIMENTOS

Alimento	Energia (kcal)	Umid (g)	Carb (g)	Prot (g)	G tot (g)	G poli (g)	G mono (g)	G sat (g)	G trans (g)	Col (mg)	Fib tot (g)	Fib sol (g)	Fib ins (g)	A (RE) (mcg)	D (mcg)	E (mg)	Fol (mcg)	C (mg)	B1 (mg)	B2 (mg)	B6 (mg)	B12 (mcg)	Nia (mg)	Pant (mg)	Ca (mg)	Cu (mg)	Fe (mg)	I (mcg)	Mg (mg)	Mn (mg)	K (mg)	P (mg)	Se (mcg)	Na (mg)	Zn (mg)
Torrada glúten light – D'aosta®	317.00	nd	56.2	19.3	0.8	nd	nd	nd	0	nd	nd	nd	nd	nd	nd	nd	nd	nd	nd	nd	nd	nd	nd	nd	nd	nd	nd	nd	nd	nd	nd	nd	nd	nd	nd
Torrada integral – Bauducco®	350.00	nd	56.67	14	8	nd	nd	4.33	0	0	5	nd	nd	nd	nd	nd	nd	nd	nd	nd	nd	nd	nd	nd	nd	nd	nd	nd	nd	nd	nd	nd	nd	536.67	nd
Torrada integral Pita Toast®	89.60	nd	17.6	3.2	0.56	nd	nd	0	0	nd	1.6	nd	nd	nd	nd	nd	nd	nd	nd	nd	nd	nd	nd	nd	nd	nd	nd	nd	nd	nd	nd	nd	nd	111.20	nd
Torrada integral sem glúten, sem açúcar, sem lactose – Aminna®	323.33	nd	56.67	1.67	10.00	nd	nd	0	0	nd	3.33	nd	nd	nd	nd	nd	nd	nd	nd	nd	nd	nd	nd	nd	nd	nd	nd	nd	nd	nd	nd	nd	nd	320.00	nd
Torrada integral sem glúten, sem lactose – Aminna®	336.67	nd	60.00	1.67	10.00	nd	nd	0	0	nd	3.33	nd	nd	nd	nd	nd	nd	nd	nd	nd	nd	nd	nd	nd	nd	nd	nd	nd	nd	nd	nd	nd	nd	320.00	nd
Torrada levemente salgada – Bauducco®	350.00	nd	56.67	13.67	8	1	2.67	3.67	0	0	3.67	nd	nd	nd	nd	nd	nd	nd	nd	nd	nd	nd	nd	nd	nd	nd	nd	nd	nd	nd	nd	nd	nd	536.67	nd
Torrada light Magic Toast – Marilan®	344.00	nd	68	11.2	2.4	1.2	0	0	0	0	3.6	nd	nd	nd	nd	nd	nd	nd	nd	nd	nd	nd	nd	nd	nd	nd	nd	nd	nd	nd	nd	nd	nd	492	nd
Torrada multigrãos – Bauducco®	466.67	nd	86.67	14.67	8	2	2.67	2.67	0	0	6	nd	nd	nd	nd	nd	nd	nd	nd	nd	nd	nd	nd	nd	nd	nd	nd	nd	nd	nd	nd	nd	nd	536.67	nd
Torrada original Magic Toast – Marilan®	364.00	nd	76	10.4	0	nd	nd	0	0	nd	2.8	nd	nd	nd	nd	nd	nd	nd	nd	nd	nd	nd	nd	nd	nd	nd	nd	nd	nd	nd	nd	nd	nd	512	nd
Torrada para canapé – Bauducco®	386.67	nd	66.67	11	8	2.33	2	3.33	0	0	3.67	nd	nd	nd	nd	nd	nd	nd	nd	nd	nd	nd	nd	nd	nd	nd	nd	nd	nd	nd	nd	nd	nd	553.33	nd
Torradas para canapés alho – Peter Pão®	396.67	nd	80	10	3.333	nd	nd	2.727	0	nd	tr	nd	nd	nd	nd	nd	nd	nd	nd	nd	nd	nd	nd	nd	nd	nd	nd	1.333	nd	nd	nd	nd	nd	nd	nd	nd
Torradas super finas – Slim Tost®	402.93	nd	79.92	10.32	3.33	nd	nd	0	0	nd	3.33	nd	nd	nd	nd	nd	nd	nd	nd	nd	nd	nd	nd	nd	nd	nd	nd	nd	nd	nd	nd	nd	nd	755.91	nd
Torrone – Montevergine®	400.00	nd	78.88	5.553	6.66	nd	nd	1.66	0	0	tr	nd	nd	nd	nd	nd	nd	nd	nd	nd	nd	nd	nd	nd	11.11	nd	0.77	nd	nd	nd	nd	nd	nd	55.55	nd
Torta 3 queijos congelada – Casino®	261.67	nd	21.67	9.5	15.33	nd	nd	7.83	0.33	nd	2	nd	nd	nd	nd	nd	nd	nd	nd	nd	nd	nd	nd	nd	nd	nd	nd	nd	nd	nd	nd	nd	nd	38.33	nd
Torta à la provençale congelada – Casino®	210.00	nd	21.67	4.67	12	nd	nd	6.33	1	nd	0.83	nd	nd	nd	nd	nd	nd	nd	nd	nd	nd	nd	nd	nd	nd	nd	nd	nd	nd	nd	nd	nd	nd	15	nd
Torta com recheio de frango com requeijão congelada – Massa Leve®	375.2	nd	33.6	7.04	24	nd	nd	9.6	1.12	nd	1.52	nd	nd	nd	nd	nd	nd	nd	nd	nd	nd	nd	nd	nd	nd	nd	nd	nd	nd	nd	nd	nd	nd	1172	nd
Torta com recheio de palmito com requeijão congelada – Massa Leve®	364.00	nd	33.60	6.72	22.40	nd	nd	10.4	1.12	nd	1.12	nd	nd	nd	nd	nd	nd	nd	nd	nd	nd	nd	nd	nd	nd	nd	nd	nd	nd	nd	nd	nd	nd	1040	nd
Torta de banana – McDonald's®	266.56	nd	39.27	2.10	11.07	nd	nd	3.81	0	0	1.55	nd	nd	nd	nd	nd	nd	nd	nd	nd	nd	nd	nd	nd	9.40	nd	1.09	nd	nd	nd	nd	nd	nd	165.41	nd
Torta de frango	197.73	61	15.49	13.94	8.61	2.53	3.52	1.88	0	59.97	1.3	0.32	0.95	104.005	0.273	4.241	17.967	3.739	0.179	0.173	0.253	0.221	5.815	0.57	28.904	0.081	1.46	5.669	20.107	0.181	189.617	129.126	16.843	284.599	0.69

T

Alimento	Energia (kcal)	Umid (g)	Carb (g)	Prot (g)	G tot (g)	G poli (g)	G mono (g)	G sat (g)	G trans (g)	Col (mg)	Fib tot (g)	Fib sol (g)	Fib ins (g)	A (RE)	D (mcg)	E (mg)	Fol (mcg)	C (mg)	B1 (mg)	B2 (mg)	B6 (mg)	B12 (mcg)	Nia (mg)	Pant (mg)	Ca (mg)	Cu (mg)	Fe (mg)	I (mcg)	Mg (mg)	Mn (mg)	K (mg)	P (mg)	Se (mcg)	Na (mg)	Zn (mg)
Torta de frango com catupiry – Sadia®	302.28	nd	18.57	10	20.85	nd	nd	7.42	0	55.42	2.57	nd	nd	nd	nd	nd	nd	nd	nd	nd	nd	nd	nd	nd	32	nd	0.548	nd	nd	nd	nd	nd	nd	405.14	nd
Torta de frango com catupiry congelada – Sadia®	319.20	nd	21.6	8.8	22.4	nd	nd	6.72	nd	17.6	2.48	nd	nd	nd	nd	nd	nd	nd	nd	nd	nd	nd	nd	nd	nd	nd	1.2	nd	nd	nd	nd	nd	nd	296.8	nd
Torta de iogurte de palmito com catupiry congelada – Sadia®	253.60	nd	16	7.12	18.40	nd	nd	4.88	0.48	13.6	0.8	nd	nd	nd	nd	nd	nd	nd	nd	nd	nd	nd	nd	nd	66.4	nd	1.68	nd	nd	nd	nd	nd	nd	352.80	nd
Torta de limão	341.02	28.81	50.16	6.63	13.26	0.68	3.98	7.82	0	88.55	0.68	0.2	0.34	133.841	0.352	0.507	26.412	3.778	0.179	0.341	0.055	0.316	1.201	0.59	126.975	0.42	1.077	40.574	16.073	0.115	201.114	150.177	9.608	152.622	0.67
Torta de maçã – McDonald's®	243.95	nd	32.13	1.67	11.90	nd	nd	4.40	0.36	0	0.952	nd	nd	nd	nd	nd	nd	nd	nd	nd	nd	nd	nd	nd	20.23	nd	0.82	nd	nd	nd	nd	nd	nd	159.46	nd
Torta de marmelada-de-cachorro	152.55	nd	33.72	2.5	1.16	nd	nd	nd	0	43.75	0.43	nd	nd	nd	nd	nd	nd	nd	nd	nd	nd	nd	nd	nd	20.62	nd	0.5	nd	nd	nd	nd	nd	nd	nd	nd
Torta de morango	211.38	59.03	24.12	4.36	11.27	0.92	3.57	6.19	0.22	44.11	0.22	0.13	0.09	93.293	0.482	0.725	7.368	5.386	0.08	0.203	0.032	0.25	0.509	0.34	132.082	0.022	0.511	27.792	14.38	0.05	182.864	118.733	5.464	189.711	0.43
Torta de pinhão	216.25	nd	22.93	6.42	11.91	nd	nd	nd	0	72.21	0.09	nd	nd	18.9	nd	nd	nd	0.34	nd	nd	nd	nd	nd	nd	129.15	nd	0.21	nd	nd	nd	nd	nd	nd	nd	nd
Torta de queijo de cabra congelada – Casino®	248.33	nd	20	6.83	15.83	nd	nd	7.83	0.67	nd	2	nd	nd	nd	nd	nd	nd	nd	nd	nd	nd	nd	nd	nd	nd	nd	nd	nd	nd	nd	nd	nd	nd	75	nd
Torta de sardinha	217.12	60.61	13.99	7.95	14.48	7.11	3.69	2.77	0	64.45	1.57	0.25	0.97	55.624	1.173	10.712	50.087	3.681	0.181	0.272	0.089	1.242	2.084	0.53	97.171	0.116	1.52	11.034	17.285	0.174	186.485	149.042	14.472	840.792	0.69
Torta napolitana – Nestlé®	181.67	nd	25	3.5	7.5	nd	nd	3.67	0	nd	0	nd	nd	nd	nd	nd	nd	nd	nd	nd	nd	nd	nd	nd	nd	nd	nd	nd	nd	nd	nd	nd	nd	48.33	nd
Toucinho (cru)	593.00	28	0	11.5	60.3	10.1	20.1	17.7	nd	73	nd	nd	nd	tr	nd	nd	nd	nd	tr	tr	nd	nd	5.1	nd	2	0.11	0.4	nd	4	tr	58	35	nd	50	0.20
Toucinho (frito)	697.00	0	0	27.3	64.3	14.6	26.2	20	0	89	0	nd	nd	tr	nd	nd	nd	nd	tr	tr	nd	nd	5.03	nd	9	0.1	0.9	nd	9	0.01	171	95	nd	125	0.80
Trigo para quibe	342.00	9.01	75.9	12.3	1.34	0.54	0.17	0.23	0	nd	18.3	3.1	15.2	0	0	1.7	27	0	0.23	0.12	0.34	0	5.11	1.05	35	0.34	2.47	nd	164	3.05	410	300	21	17	1.94
Trio banana, aveia e mel light – Grain Mills®	345.00	nd	75	4.5	3	0.5	1.5	1	0	0	3	nd	nd	nd	nd	7.5	nd	33	nd	nd	nd	nd	nd	nd	nd	nd	nd	nd	nd	nd	nd	nd	nd	270	nd
Trio cereais, morango com chocolate light – Grain Mills®	370.00	nd	70	4.5	8	1	1.5	5.5	0	0	3	nd	nd	nd	nd	7.5	nd	33	nd	nd	nd	nd	nd	nd	nd	nd	nd	nd	nd	nd	nd	nd	nd	205	nd
Trio light cereais, avelã e castanha com chocolate light – Grain Mills®	375.00	nd	65	5	9.5	1	2.5	6	0	0	2.5	nd	nd	nd	nd	7.5	nd	33	nd	nd	nd	nd	nd	nd	nd	nd	nd	nd	nd	nd	nd	nd	nd	210	nd
Trufa de chocolate	468.49	10.32	51.34	8.12	26.05	1.12	8.58	14.8	0	153.13	2.39	nd	nd	118.029	3.626	3.259	22.665	0.869	0.096	0.348	0.093	0.783	0.351	0.84	198.998	0.273	1.423	26.428	48.922	0.238	374.673	248.35	7.889	103.226	1.48
Trufão tradicional – Santa Edwiges®	511.63	nd	48.84	6.97	32.55	nd	nd	18.6	0	tr	tr	nd	nd	nd	nd	nd	nd	nd	nd	nd	nd	nd	nd	nd	185.813	nd	1.395	nd	nd	nd	nd	nd	nd	81.395	nd
Truta (cozida)	150.00	70.5	0	22.9	5.83	1.83	1.75	1.62	0	69	0	0	0	15	1	tr	19	2	0.15	0.1	0.35	6.3	5.77	1.07	86	0.06	0.38	tr	31	0.02	448	269	124	56	0.51

Alimento	Energia (kcal)	Umid (g)	Carb (g)	Prot (g)	G tot (g)	G poli (g)	G mono (g)	G sat (g)	G trans (g)	Col (mg)	Fib tot (g)	Fib sol (g)	Fib ins (g)	A (RE) (mcg)	D (mcg)	E (mg)	Fol (mcg)	C (mg)	B1 (mg)	B2 (mg)	B6 (mg)	B12 (mg)	Nia (mg)	Pant (mg)	Ca (mg)	Cu (mg)	Fe (mg)	I (mcg)	Mg (mg)	Mn (mg)	K (mg)	P (mg)	Se (mcg)	Na (mg)	Zn (mg)
Truta (crua)	150.30	70.64	0	22.95	5.84	1.83	1.75	1.62	0	69.14	0	0	0	15.03	1	tr	19.04	2	0.15	0.1	0.35	6.31	5.78	1.07	86.17	0.06	0.38	tr	31.06	0.02	448.9	269.54	124.25	56.11	0.51
Tubaína	31.00	nd	8	nd	nd	nd	nd	nd	0	nd	nd	nd	nd	nd	nd	nd	nd	nd	nd	nd	nd	nd	nd	nd	nd	nd	nd	nd	nd	nd	nd	nd	nd	nd	nd
Tucunaré (cru)	88.00	79.9	0	18	1.2	0.4	0.4	0.6	nd	47	nd	nd	nd	tr	nd	nd	nd	nd	tr	0.05	nd	nd	0.9	nd	19	0.1	0.3	nd	26	0.01	288	168	nd	57	0.40
Tucupi	138.98	nd	33.26	1.09	0.29	nd	nd	nd	0	0	1.09	nd	nd	1.71	nd	nd	nd	33.39	nd	nd	nd	nd	nd	nd	23.17	nd	0.94	nd	nd	nd	nd	nd	nd	nd	nd
Tutu à mineira	213.32	50.9	34.04	8.54	5.28	0.78	2.24	1.77	0	13.22	5	2.12	2.87	0.185	0.433	0.051	81.56	1.013	0.217	0.076	0.127	0.28	1.077	0.28	26.864	0.178	2.377	tr	30.744	0.331	309.041	118.637	3.9	207.588	1.10
Udon	360.00	nd	67	11	1	nd	nd	nd	nd	0	1	nd	nd	nd	nd	nd	nd	0	nd	0	nd	nd	nd	nd	30	nd	0.8	nd	nd	nd	nd	nd	nd	130	nd
Uísque	250.00	63.9	0.1	0	0	0	0	0	0	0	1	nd	nd	0	0	0	0	0	0.01	0	0	0	0.01	0.00	0	0.02	0.04	nd	0	0.02	2	4	tr	1	0.04
Umbu	44.00	87.9	10.6	0.6	0.4	nd	nd	nd	0	0	1.5	nd	nd	30	nd	nd	nd	33	0.04	0.04	nd	nd	0.5	nd	20	nd	2	nd	nd	nd	nd	14	nd	nd	nd
Umbuzada	328.04	nd	62.58	6.32	6.32	nd	nd	nd	0	21.07	nd	nd	nd	0	nd	nd	nd	0	nd	nd	nd	nd	nd	nd	253.37	nd	0.24	nd	nd	nd	nd	nd	nd	nd	nd
Uva-itália	71.00	80.6	17.8	0.66	0.58	0.17	0.02	0.19	0	0	0.6	0.1	0.5	7.3	nd	tr	3.9	10.8	0.09	0.06	0.11	0	0.3	0.02	11	0.09	0.26	nd	6	0.06	185	13	9.63	2	0.05
Uva-passa	300.00	15.4	79.1	3.23	0.46	0.14	0.02	0.15	0	0	3.47	1.05	2.42	0.8	0	tr	3.3	3.3	0.16	0.09	0.25	0	0.82	0.05	49	0.31	2.09	nd	33	0.31	751	97	6.67	12	0.27
Uva-rubi	49.00	86.1	12.7	0.6	0.2	nd	nd	nd	0	0	0.9	nd	nd	nd	nd	nd	nd	21	0.02	0.02	tr	nd	tr	nd	9	0.05	0.2	nd	6	0.07	159	23	nd	8	tr
Uva sugar crisp	71.17	nd	17.64	0.64	0.58	nd	nd	nd	0.17	nd	0.58	nd	nd	nd	nd	nd	nd	10.8	nd	nd	nd	nd	nd	nd	nd	nd	nd	nd	nd	nd	nd	nd	nd	nd	nd
Vagem (cozida)	35.00	89.2	7.9	1.9	0.28	0.15	0.01	0.06	0	0	3.2	1.3	1.9	66.6	0	tr	33.3	9.7	0.07	0.1	0.06	0	0.61	0.07	46	0.1	1.28	nd	25	0.29	299	39	0.4	3	0.36
Vagem (crua)	31.00	90.3	7.15	1.83	0.12	0.06	0.01	0.03	0	0	3.4	1.4	2	66.8	0	tr	36.5	16.3	0.08	0.11	0.07	0	0.75	0.09	37	0.07	1.04	nd	25	0.21	209	38	0.6	6	0.24
Vagem fina congelada – Daucy®	29.23	nd	4.77	2.38	0	nd	nd	nd	0	nd	3.61	nd	nd	nd	nd	nd	nd	nd	nd	nd	nd	nd	nd	nd	46.92	nd	0.77	nd	nd	nd	nd	nd	nd	0	nd
Vatapá	126.00	74.2	9.4	8.5	6.2	nd	nd	nd	0	nd	0.5	nd	nd	463	nd	nd	nd	1	0.05	0.04	nd	nd	1.6	nd	22	nd	1	nd	nd	nd	nd	124	nd	nd	nd
Vatapá paraense	245.47	nd	39.79	5.63	7	nd	nd	nd	0	17.73	0.65	nd	nd	1386.5	nd	nd	nd	3.9	nd	nd	nd	nd	nd	nd	63.28	nd	1.58	nd	nd	nd	nd	nd	nd	nd	nd
Vermouth doce	153.00	72.5	11.8	0.2	0	0	0	0	0	0	0	0	0	0	0	0	0.4	0	0.02	0.02	0	0	0.21	0.03	8	0.05	0.24	nd	9	0.12	92	9	0.25	9	0.07
Vermouth seco	120.00	77	5.5	0.1	0	0	0	0	0	0	0	0	0	0	0	0	0.39	0	0.02	0.02	0.01	0	0.04	0.03	6.99	0.06	0.34	nd	5	0.4	40	6.67	0	16.7	0.04
Vinagre	14.00	93.8	5.91	0	0	0	0	0	0	0	0	0	0	0	0	0	0	0	0	0	0	0	0	0.00	6	0.04	0.6	nd	22	0.01	100	9.01	0.45	1.01	0.00

Alimento	Energia (kcal)	Umid / Carb (g)	Prot / G tot (g)	G poli / G mono (g)	G sat / G trans (g)	Col (mg) / Fib tot (g)	Fib sol / Fib ins (g)	A (RE) / D (mcg)	E (mg) / Fol (mcg)	C (mg) / B1 (mg)	B2 (mg) / B6 (mg)	B12 (mcg) / Nia (mg)	Pant (mg)	Ca (mg) / Cu (mg)	Fe (mg) / I (mcg)	Mg (mg) / Mn (mg)	K (mg) / P (mg)	Se (mcg) / Na (mg)	Zn (mg)
Vinagre creme de balsâmico – Castelo®	130.00	nd / 240.0	nd / nd	nd / nd	nd / nd	nd / nd	nd / nd	nd / nd	nd / nd	nd / nd	nd / nd	nd / nd	nd	nd / nd	nd / nd	nd / nd	nd / nd	nd / nd	nd
Vinagre de arroz	0.00	nd / 0	0 / 0	0 / 0	0 / 0	0 / 0	0 / 0	nd / nd	nd / nd	nd / nd	nd / nd	nd / nd	nd	nd / nd	nd / nd	nd / nd	nd / nd	nd / 0	nd
Vinagre de maçã – Castelo®	0.00	nd / 0	nd / 0	nd / nd	nd / nd	nd / nd	nd / nd	nd / nd	nd / nd	nd / nd	nd / nd	nd / nd	nd	nd / nd	nd / nd	nd / nd	nd / nd	nd / 0	nd
Vinho branco seco	66.40	89.6 / 0.61	0.1 / 0	0 / 0	0 / 0	0 / 0	0 / 0	0 / 0	nd / 0.19	0 / 0	0.01 / 0.02	0 / 0.07	0.02	9.24 / 0.01	0.33 / nd	9.24 / 0.46	61.3 / 5.88	0.29 / 4.2	0.07
Vinho rosé	71.00	88.9 / 1.4	0.2 / 0	0 / 0	0 / 0	0 / 0	0 / 0	0 / 0	0 / 1.1	0 / 0	0.02 / 0.02	0.01 / 0.07	0.01	8 / 0.05	0.38 / nd	10 / 0.11	99 / 15	0.3 / 5	0.06
Vinho tinto	72.00	88.5 / 1.7	0.2 / 0	0 / 0	0 / 0	0 / 0	0 / 0	0 / 0	0 / 2	0 / 0.01	0.03 / 0.03	0.01 / 0.08	0.04	8 / 0.02	0.43 / nd	13 / 0.6	112 / 14	0.5 / 5	0.09
Virado à paulista	242.61	nd / 14.59	13.9 / 14.19	1.66 / 6.04	5.05 / 0	77.48 / 3.69	1.43 / 2.26	86.079 / 0.105	0.765 / 56.44	3.572 / 0.215	0.179 / 0.214	0.443 / 2.099	0.37	37.844 / 0.161	2.325 / 0.452	30.252 / 0.277	298.671 / 148.226	15.233 / 64.043	2.07
Virado de feijão lapiano	190.48	nd / 28.89	6.17 / 19.16	nd / nd	nd / 0	18.09 / 5.61	nd / nd	13.37 / nd	nd / nd	1.02 / nd	nd / nd	nd / nd	nd	29.6 / nd	0.99 / nd	nd / nd	nd / nd	nd / nd	nd
Vitamina (mamão, maçã, banana, leite e açúcar)	66.78	817.33 / 11.24	1.99 / 1.88	0.1 / 0.47	1.17 / 0	7.21 / 0.84	0.17 / 0.3	23.586 / 0.531	0.069 / 12.034	14.454 / 0.032	0.103 / 0.082	0.189 / 0.172	0.24	69.173 / 0.023	0.086 / 12.87	12.039 / 0.021	183.931 / 53.399	0.951 / 26.714	0.24
Vitamina de frutas (mamão, maçã e banana) – Batavo®	75.70	nd / 11.21	2.52 / 2.33	nd / nd	1.4 / 0	7 / 0	nd / nd	nd / nd	nd / nd	nd / nd	nd / nd	nd / nd	nd	84.11 / nd	0 / nd	nd / nd	nd / nd	nd / 46.73	nd
Vitamina de jenipapo	77.58	nd / 11.04	3.78 / 2.52	nd / nd	nd / 0	9.44 / 2.87	nd / nd	22.5 / nd	nd / nd	10.73 / nd	nd / nd	nd / nd	nd	94.86 / nd	1.3 / nd	nd / nd	nd / nd	nd / nd	nd
Vitela (assada) – carne bovina	160.00	66.1 / 0	27.7 / 4.66	0.35 / 1.74	1.85 / 0	103 / 0	0 / 0	0 / 0.3	tr / 16	0 / 0.06	0.32 / 0.31	1.18 / 9.93	0.99	6 / 0.13	0.91 / tr	28 / 0.03	389 / 234	tr / 68	3.05
Vitela filé (cru) – carne bovina	109.00	74.9 / 0	21.1 / 2.7	0.4 / 1.2	0.9 / 0	84 / 0	nd / nd	tr / tr	nd / 5	0 / 0.1	0.25 / 0.3	1 / 7	0.60	8 / 0.06	1.2 / nd	25 / 0.01	360 / 260	8 / 110	2.80
Vivonex plus – Nestlé®	101	nd / 16	5.0 / 1.7	nd / nd	1.00 /	nd / 0	nd / nd	nd / nd	nd / nd	nd / nd	nd / nd	nd / nd	nd	67 / nd	1.2 / nd	27 / nd	120 / 67	4.7 / 110	1.3
Waffles belgian congelados – Guli Guli®	333.33	nd / 43.33	6.67 / 13.33	nd / nd	3.33 / nd	50 / 0	nd / nd	nd / nd	nd / nd	nd / nd	nd / nd	nd / nd	nd	113.33 / nd	2 / nd	nd / nd	nd / nd	nd / 300	nd
Waffles congelados – Forno de Minas®	324.0	nd / 38.0	7.4 / 15.8	nd / nd	4.8 / 0	nd / 0	nd / nd	nd / nd	nd / 154.0	14.0 / 0.28	0.54 / 0.42	0.98 / nd	nd	324.0 / nd	6.4 / nd	nd / nd	nd / nd	nd / 506.0	2.4
Wassabi (pó)®	365.00	nd / 68	14 / 3	nd / nd	nd / 0	nd / nd	nd / nd	nd / nd	nd / nd	nd / nd	nd / nd	nd / nd	nd	nd / nd	nd / nd	nd / nd	nd / nd	nd / 513	nd
Xinxim de galinha	297.52	56.24 / 0	20.41 / 23.73	2.81 / 8.68	10.82 / 0	93.76 / 0	0 / 0	24.316 / 1.029	7.84 / 4.222	0.531 / 0.032	0.096 / 0.177	0.482 / 4.069	0.50	17.288 / 0.08	1.415 / tr	20.022 / 0.016	145.221 / 117.511	25.482 / 93.436	1.50
Yakissoba congelado – Sadia®	115.67	nd / 13.67	2.83 / 5.33	nd / nd	2.3 / nd	6.67 / 0.96	nd / nd	nd / nd	nd / nd	nd / nd	nd / nd	nd / nd	nd	12 / nd	0.33 / nd	nd / nd	nd / nd	nd / 510	nd
Yakult®	73.75	nd / 16.25	2 / nd	nd / nd	nd / nd	nd / nd	nd / nd	nd / nd	nd / nd	nd / nd	nd / nd	nd / nd	nd	86.25 / nd	nd / nd	nd / nd	nd / nd	nd / 37.5	nd
Yakult 40®	63.75	nd / 13.75	2 / nd	nd / nd	nd / nd	nd / nd	nd / nd	nd / nd	nd / nd	nd / nd	nd / nd	nd / nd	nd	86.25 / nd	nd / nd	nd / nd	nd / nd	nd / 37.5	nd

ÍNDICE REMISSIVO

A

Abacate 1
Abacaxi 1
Abacaxi (casca) 1
Abacaxi congelado – DeMarchi® 1
Abadejo em filé (congelado) 1
Abará 1
Abio 1
Abóbora (casca) 1
Abóbora-kabotcha (crua) 1
Abóbora-moranga (cozida) 1
Abóbora-moranga (crua) 1
Abóbora (semente) 1
Abobrinha-italiana (cozida) 1
Abobrinha-italiana (crua) 1
Abobrinha-italiana (empanada) 1
Abobrinha-italiana (frita) 1
Açaí 1
Açaí com banana – Açaí Frooty® 1
Açaí em pó – biO$_2$ Organic® 1
Açaí morango – Açaí Frooty® 1
Açaí natural – Açaí Frooty® 1
Açaí zero açúcar – Açaí Frooty® 2
Acarajé 2
Acelga (cozida) 2
Acelga (crua) 2
Acelga (talo) 2
Acém moído (cozido) – carne bovina 2
Acém moído (cru) – carne bovina 2
Acém sem gordura (cozido) – carne bovina 2
Acém sem gordura (cru) – carne bovina 2
Acerola 2
Acerola congelada – DeMarchi® 2
Achocolatado em pó diet – Gold® 2
Achocolatado Nescau 3.0 – Nestlé® 2
Açúcar cristal 2
Açúcar de coco vegano – Farovitta® 2
Açúcar de confeiteiro 2
Açúcar Fit – União® 2
Açúcar Glaçúcar – União® 2
Açúcar mascavo 2
Açúcar orgânico cristal – Native® 2
Açúcar orgânico demerara – Native® 2
Açúcar orgânico mascavo – Native® 3

Açúcar orgânico – União® 3
Açúcar refinado – União® 3
Adoçante em pó (aspartame) – Finn® 3
Adoçante em pó – Aspasweet® 3
Adoçante em pó – Linea Sucralose® 3
Adoçante em pó (stévia) – Finn® 3
Adoçante em pó (sucralose) – Finn® 3
Adoçante em pó – Tal & Qual® 3
Adoçante em pó – Zero-Cal® 3
Adoçante granular sucralose – Linea® 3
Adoçante líquido – Doce Menor® 3
Adoçante líquido – Linea® 3
Adoçante líquido – Zero-Cal® 3
Agrião 3
Agrião (talo) 3
Água 3
Água com gás – Prata® 3
Água de coco 3
Água de coco – Ducôco® 3
Água de coco – Kero Coco® 3
Água de coco – Socôco® 4
Água de coco – Trairi® 4
Água tônica – Antartica® 4
Água tônica citrus – Schweppes® 4
Água tônica diet – Antartica® 4
Aipo (cozido) 4
Aipo (cru) 4
Ajinomoto® 4
Aji-sal® 4
Alcachofra (cozida) 4
Alcachofra cozida (coração) 4
Alcaravia seca 4
Alcatra (crua) – carne bovina 4
Alcatra sem capa de gordura (crua) – carne bovina 4
Alecrim seco 4
Alface-americana 4
Alface-crespa 4
Alface-lisa 4
Alface-romana 4
Alga marinha desidratada (hijiki) – Sogobras® 4
Alho 4
Alho granulado – Liguanotto® 5
Alho-poró 5
All Bran – Kellogg's® 5
Almeirão 5

Almôndega bovina congelada – Sadia® 5
Almôndega com molho de tomate – carne bovina 5
Almôndega (frita) – carne bovina 5
Aluá de abacaxi 5
Aluá goiano 5
Amaciante de carnes – Maggi® 5
Ambrosia 5
Ameixa-preta seca 5
Ameixa-preta sem caroço – Celmar® 5
Ameixa-vermelha 5
Amêndoa 5
Amêndoa sem sal e sem casca – Qualitá® 5
Amêndoas – Mr. Valley Qualitá® 5
Amêndoa torrada com sal 5
Amêndoa torrada sem sal 5
Amendocrem – Fugini® 5
Amendoim com pele (cru) 5
Amendoim tipo japonês – Dori® 6
Amendoim torrado com sal 6
Amendoim torrado e salgado – Dori® 6
Amido de batata sem glúten – Bob's Red Mill® 6
Amido de milho – Maizena® 6
Amora 6
Amora congelada – DeMarchi® 6
Anchova 6
Angu de milho verde 6
Apresuntado 6
Aptamil 1 – Danone® 6
Aptamil 2 – Danone® 6
Aptamil 3 – Danone® 6
Aptamil sem lactose – Danone® 6
Aptamil soja 1 – Danone® 6
Arenque (cru) 6
Arenque (defumado) 6
Arroz branco (cozido) 6
Arroz branco (cru) 6
Arroz com guariroba 6
Arroz com jurubeba 6
Arroz com lentilhas 7
Arroz com pequi 7
Arroz de cuxá 7
Arroz de leite 7
Arroz-doce 7
Arroz-doce – Quase Pronto® 7

Arroz integral (cozido) 7
Arroz integral (cru) 7
Arroz integral (cru) – Tio João® 7
Arroz integral orgânico (cru) – Tio João® 7
Arroz integral parboilizado – Uncle Ben's® 7
Arroz japonês Momiji (cru) – Camil® 7
Arroz negro – Fazenda Tamanduá® 7
Arroz parboilizado (cru) – Tio João® 7
Arroz primavera legumes – Knorr®* 7
Arroz suíço – Knorr® 7
Arroz + Vita (cru) – Tio João® 7
Asa de frango com pele (crua) 7
Aspargo (conserva) 7
Aspargo (cozido) 7
Aspargo (cru) 7
Aspargo verde congelado – Daucy® 8
Atum em óleo 8
Atum em pedaços – Coqueiro® 8
Atum em pedaços light – Coqueiro® 8
Atum fresco (cru) 8
Atum ralado – Coqueiro® 8
Atum ralado em molho com tomate enlatado – Coqueiro® 8
Atum ralado light – Coqueiro® 8
Atum sólido ao natural – CPC® 8
Atum sólido – Coqueiro® 8
Atum sólido em óleo vegetal – Gomes da Costa® 8
Atum sólido light – Coqueiro® 8
Aveia em flocos finos – Quaker® 8
Aveia em flocos – Quaker® 8
Aveia integral em farinha – Mãe Terra® 8
Avocado 8
Avocado Baby – Jaguacy® 8
Avocado – Jaguacy® 8
Azeite de dendê 8
Azeite de oliva 8
Azeite de oliva – Andorinha® 8
Azeite de oliva – Carbonell® 9
Azeite de oliva – Casa de Bragança® 9
Azeite de oliva com alecrim – Borges® 9
Azeite de oliva com manjericão – Borges® 9
Azeite de oliva com molho shoyu e gengibre – Borges® 9
Azeite de oliva condi extra – Pietro Coricelli® 9
Azeite de oliva extravirgem 9
Azeite de oliva extravirgem Amabile – San Giuliano® 9
Azeite de oliva extravirgem – Andorinha® 9
Azeite de oliva extravirgem arbequina – Oliovita® 9
Azeite de oliva extravirgem – Borges® 9
Azeite de oliva extravirgem clássico – Oliovita® 9

Azeite de oliva extravirgem – Cocineiro® 9
Azeite de oliva extravirgem – Colavita® 9
Azeite de oliva extravirgem – Cordovil Esporão® 9
Azeite de oliva extravirgem – Costa D'Oro® 9
Azeite de oliva extravirgem – Cremonini® 9
Azeite de oliva extravirgem frantoio e arbequina – Oliovita® 9
Azeite de oliva extravirgem frantoio – Oliovita® 9
Azeite de oliva extravirgem – Gallo® 9
Azeite de oliva extravirgem – Hacienda Guzmán® 9
Azeite de oliva extravirgem – Il Grezzo® 10
Azeite de oliva extravirgem reserva da família – Borges® 10
Azeite de oliva extravirgem – Serrata® 10
Azeite de oliva extravirgem – Taeq® 10
Azeite de oliva extravirgem – Toscano® 10
Azeite de oliva extravirgem – Vila Flor® 10
Azeite de oliva extravirgem – Ybarra® 10
Azeite de oliva – Figueira da Foz® 10
Azeite de oliva fruttato gran classe – Pietro Coricelli® 10
Azeite de oliva – Gallo® 10
Azeite de oliva – Musa® 10
Azeitona azapa – La Violetera® 10
Azeitona preta 10
Azeitonas pretas – Rivolli® 10
Azeitonas verdes – Rivolli® 10
Azeitona verde 10

B

Babaganush – Derbak® 10
Bacalhau à ilhéu 10
Bacalhau (cru) 10
Bacalhau (refogado) 10
Bacalhau seco 10
Bacalhoada 11
Bacon 11
Bacon em cubos – Perdigão® 11
Bacon em cubos – Sadia® 11
Baconzitos – Elma Chips® 11
Bagel multigrãos – Wickbold® 11
Baião de dois 11
Bala de gelatina Minhoca – Fini® 11
Banana à milanesa 11
Banana caramelada 11
Banana (casca) 11
Bananada cremosa sem glúten, zero adição de açúcares – Flormel® 12
Banana-da-terra 11

Banana frita 11
Banana-maçã 11
Banana-nanica 11
Banana-ouro 11
Banana-pacovã 11
Banana passa – Banana Brasil® 11
Banana-prata 11
Banana split (banana, sorvete, calda, chantili, castanha-de-caju) 11
Banha de porco 12
Barra de banana, fibras e linhaça dourada light Supino – Banana Brasil® 12
Barra de banana passa coberta com chocolate branco, Supino – Banana Brasil® 12
Barra de banana passa coberta com chocolate branco, Zero, Supino – Banana Brasil® 12
Barra de banana passa coberta com chocolate preto, Supino – Banana Brasil® 12
Barra de banana passa com ameixa light – Banana Brasil® 12
Barra de banana passa com ameixa light – Villefrut® 12
Barra de banana passa com cereja light – Villefrut® 12
Barra de banana passa com coco light – Villefrut® 12
Barra de banana passa com damasco light – Villefrut® 12
Barra de banana passa com nozes light – Villefrut® 12
Barra de banana passa light – Villefrut® 12
Barra de cereais aveia, banana e mel Nutry – Nutrimental® 12
Barra de cereais chocolate Nutry – Nutrimental® 12
Barra de cereais de castanha-de-caju com cobertura sabor chocolate Nutry – Nutrimental® 12
Barra de cereais frutas vermelhas com biscoito de chocolate Nutry – Nutrimental® 12
Barra de cereais morango com chocolate Nutry – Nutrimental® 13
Barra de cereal ameixa passa e linhaça – Mandara® 13
Barra de cereal avelã com cobertura sabor chocolate – Nutry® 13
Barra de cereal banana, aveia e mel light – Taeq® 13
Barra de cereal banana, aveia e mel light – Trio® 13
Barra de cereal banana e chocolate – Quaker® 13
Barra de cereal brigadeiro – Trio® 13
Barra de cereal canela com gengibre Soyos – Woman Care® 13

ÍNDICE REMISSIVO

Barra de cereal castanha com chocolate Soyos – Woman Care® 13

Barra de cereal castanha e chocolate light – Taeq® 13

Barra de cereal castanha e chocolate – Quaker® 13

Barra de cereal chocolate com cookies – Hershey's® 13

Barra de cereal chocolate com soja sabor marzipan Soyos – Woman Care® 13

Barra de cereal coco com chocolate light – Trio® 13

Barra de cereal coco com cobertura sabor chocolate Nutry – Nutrimental® 13

Barra de cereal coco e cookies crocantes light – Hersheys® 13

Barra de cereal cookies com creme – Hershey's® 13

Barra de cereal laranja com chocolate light – Taeq® 13

Barra de cereal maçã, canela e uva passa light – Taeq® 14

Barra de cereal morango com chocolate e soja Soyos –
Woman Care® 14

Barra de cereal morango e chocolate light – Taeq® 14

Barra de cereal morango light – Taeq® 14

Barra de cereal mousse de chocolate light – Trio® 14

Barra de cereal orgânica – Quinua Real® 14

Barra de cereal pêssego e damasco light – Taeq® 14

Barra de cereal torta de limão – Quaker® 14

Barra de cereal torta de morango – Quaker® 14

Barra de fruta com castanha, damasco e açaí – Ebar Natural® 14

Barra de fruta orgânica açaí – Ebar biO$_2$® 14

Barra de fruta orgânica açaí – Ebar Organic® 14

Barra de fruta orgânica acerola e banana – Ebar biO$_2$® 14

Barra de fruta orgânica acerola – Ebar Organic® 14

Barra de fruta orgânica banana, abacaxi e maçã – Ebar Organic® 14

Barra de fruta orgânica banana – Power® 14

Barra de fruta orgânica cupuaçu – Ebar biO$_2$® 14

Barra de fruta orgânica cupuaçu – Ebar Organic® 14

Barra de fruta orgânica goiaba – Ebar biO$_2$® 14

Barra de fruta orgânica goiaba – Ebar Organic® 14

Barra de granola crocante com aveia e mel – Nature Valley® 15

Barra de granola crocante com banana e amêndoas – Nature Valley® 15

Barra Nuts com sementes – Nutry® 15

Barra Nuts sabor damasco – Nutry® 15

Barra Nuts sabor morango – Nutry® 15

Barra Nuts sabor original – Nutry® 15

Barreado 15

Batata assada com cream cheese e bacon 15

Batata chips 15

Batata (cozida) 15

Batata (crua) 15

Batata-doce branca (casca) 15

Batata-doce (cozida) 15

Batata-doce (frita) 15

Batata-doce palha, vegana – Fhom® 15

Batata-doce roxa (casca) 15

Batata frita 15

Batata frita Crocantex – Fritex® 15

Batata frita de creme de cebola – Pringles® 15

Batata frita de queijo – Pringles® 16

Batata frita – Fritex® 15

Batata frita – McDonald's® 15

Batata frita original – Pringles® 16

Batata noisette congelada – McCain® 16

Batata palha 16

Batata palha – Carrefour® 16

Batata palha extrafina – Yoki® 16

Batata palha – Fritex® 16

Batata palha – Yoki® 16

Batata palha zero adição de sal – Elma Chips® 16

Batata palito congelada – McCain® 16

Batata palito para forno congelada – McCain® 16

Batata palito pré-frita congelada – CAC® 16

Batata palito tradicional congelada – Bem Brasil® 16

Batata sauté 16

Batata smiles congelada – McCain® 16

Bebida à base de soja pêssego – All day® 16

Bebida à base de soja sabor abacaxi – Ades® 16

Bebida à base de soja sabor laranja – Ades® 16

Bebida à base de soja sabor maçã – Ades® 16

Bebida à base de soja sabor morango – Ades® 16

Bebida à base de soja sabor pêssego – Ades® 16

Bebida à base de soja sabor uva – Ades® 17

Bebida de arroz com amêndoas sem lactose – Amandin® 17

Bebida de arroz com cálcio, vitamina A e D, sem lactose – Amandin® 17

Bebida láctea Choco Milk – Batavo® 17

Bebida láctea Fast Neston – Nestlé® 17

Bebida láctea morango e banana Ninho Soleil – Nestlé® 17

Bebida láctea sabor baunilha com proteína de soro de leite (whey protein) Natural Whey – Verde Campo® 17

Bebida mista Kids de banana, maçã, laranja e quinoa, orgânica, sem glúten – biO$_2$ Organic® 17

Beijinho 17

Beijinho Moça Doceria – Nestlé® 17

Berinjela (casca) 17

Berinjela (cozida) 17

Berinjela (crua) 17

Beterraba (casca) 17

Beterraba (cozida) 17

Beterraba (crua) 17

Beterraba (folha) 17

Beterraba (talo) 17

Bife à cavalo – carne bovina 18

Bife à milanesa de coxão mole – carne bovina 18

Bife à rolê – carne bovina 18

Bife à rolê de contrafilé – carne bovina 18

Bife frito de contrafilé – carne bovina 18

Bife grelhado de contrafilé – carne bovina 18

Bifum 18

Big Mac – McDonald's® 18

Biomassa de banana verde integral, orgânica – La Pianezza® 18

Biomassa de banana verde polpa, orgânica – La Pianezza® 18

Biov arroz + cálcio orgânico em pó, sabor chocolate, sem glúten, sem lactose – Jasmine® 18

Biov arroz com amêndoas orgânico, vegano, sem glúten – Jasmine® 18

Biov arroz original orgânico, vegano, sem glúten – Jasmine® 18

Biov aveia original orgânico, vegano, sem glúten – Jasmine® 18

Bis Black – Lacta® 18

Bis – Lacta® 18

Bis Oreo – Lacta® 18

Bis BlackBiscoito água e gergelim – Piraquê® 18

Biscoito água e sal – Adria® 19

Biscoito água e sal Levíssimo – Bauducco® 19

Biscoito água e sal – Triunfo® 19

Biscoito água light – Piraquê® 19

Biscoito água Tostines – Nestlé® 19

Biscoito Amandita – Lacta® 19
Biscoito aveia e mel Nesfit – Nestlé® 19
Biscoito Bits Chipits Original – Nabisco® 19
Biscoito casadinho de goiabada sem glúten e zero lactose – Seu Divino® 19
Biscoito champanhe açúcar cristal – Bauducco Premium® 19
Biscoito champanhe açúcar fino – Bauducco Premium® 19
Biscoito chocolate ao leite e chocolate branco Trakinas – Mondelez Brasil® 19
Biscoito chocolate ao leite e morango Trakinas – Mondelez Brasil® 19
Biscoito chocolate Calipso – Nestlé® 19
Biscoito chocolate Trakinas – Mondelez Brasil® 19
Biscoito Club Social integral – Mondelez Brasil® 19
Biscoito Club Social original – Mondelez Brasil® 19
Biscoito Club Social recheado de pizza – Mondelez Brasil® 19
Biscoito Club Social recheado de queijo – Mondelez Brasil® 19
Biscoito coco Nesfit – Nestlé® 19
Biscoito cracker original – Adria® 20
Biscoito crackers reduced fat Ritz – Nabisco® 20
Biscoito cream cracker folhata – Adria® 20
Biscoito cream cracker integral Levíssimo – Bauducco® 20
Biscoito cream cracker Levíssimo – Bauducco® 20
Biscoito cream cracker light Levíssimo – Bauducco® 20
Biscoito cream cracker – Mabel® 20
Biscoito cream cracker – Marilan® 20
Biscoito cream cracker Tostines – Nestlé® 20
Biscoito cream cracker – Triunfo® 20
Biscoito cream cracker – Zadimel® 20
Biscoito crocante de banana passa com chocolate, sem glúten e zero lactose – Seu Divino® 20
Biscoito de 5 grãos sem glúten, lactose e zero açúcar – Seu Divino® 20
Biscoito de arroz com gergelim sem glúten, lactose e ovo – Kupiec® 20
Biscoito de arroz sem glúten, lactose e ovo – Kupiec® 20
Biscoito de aveia 20
Biscoito de brigadeiro sem glúten e zero lactose – Seu Divino® 20
Biscoito de cacau com laranja sem glúten, lactose e zero açúcar – Seu Divino® 20
Biscoito de castanha 21

Biscoito de castanha de caju sem glúten e zero lactose – Seu Divino® 21
Biscoito de castanha do Brasil e coco sem glúten, lactose e zero açúcar – Seu Divino® 21
Biscoito de chocolate com avelã sem glúten e zero lactose – Seu Divino® 21
Biscoito de chocolate com nozes sem glúten e zero lactose – Seu Divino® 21
Biscoito de chocolate recheado de morango Passatempo – Nestlé® 21
Biscoito de cupuaçu recheado 21
Biscoito de fécula de batata 21
Biscoito de maçã com canela sem glúten, lactose e zero açúcar – Seu Divino® 21
Biscoito de orelha de gato – Da Leth® 21
Biscoito de parmesão Bon Gouter – Mondelez Brasil® 21
Biscoito de pipoca de milho sem glúten, lactose e ovo – Kupiec® 21
Biscoito de polvilho 21
Biscoito de polvilho de queijo – Cassini® 21
Biscoito de polvilho doce – Carrefour® 21
Biscoito de polvilho salgado – Cassini® 21
Biscoito de polvilho salgado – Qualitá® 21
Biscoito de presunto – Piraquê® 21
Biscoito de provolone Bon Gouter – Mondelez Brasil® 22
Biscoito de queijo e tomate seco Bon Gouter – Mondelez Brasil® 22
Biscoito de queijo – Piraquê® 22
Biscoito de queijo suíço Bon Gouter – Mondelez Brasil® 22
Biscoito doce de polvilho – Globo® 22
Biscoito gergelim – Adria® 22
Biscoito integral com amaranto sem glúten e zero lactose – Seu Divino® 22
Biscoito integral com cacau e cereais Plus Life – Adria® 22
Biscoito integral com centeio Nesfit – Nestlé® 22
Biscoito integral com frutas vermelhas Plus Life – Adria® 22
Biscoito integral com leite e cereais Plus Life – Adria® 22
Biscoito integral Nesfit – Nestlé® 22
Biscoito leite Passatempo – Nestlé® 22
Biscoito maisena chocolate – Triunfo® 22
Biscoito maisena Tostines – Nestlé® 22
Biscoito mini recheado de chocolate – Trakinas® 22
Biscoito mini recheado de morango – Trakinas® 22
Biscoito mousse de chocolate – Adria® 22
Biscoito pit stop de queijo – Marilan® 22
Biscoito pit stop integral – Marilan® 22
Biscoito pit stop light em gorduras – Marilan® 23

Biscoito pit stop original – Marilan® 23
Biscoito pizzaquê – Piraquê® 23
Biscoito recheado chocolate Gulosos – Bauducco® 23
Biscoito recheado chocolate Passatempo – Nestlé® 23
Biscoito recheado de choco choco – Triunfo® 23
Biscoito recheado de chocolate Bono – Nestlé® 23
Biscoito recheado de chocolate branco Teens – Marilan® 23
Biscoito recheado de chocolate Carinhas – Trakinas® 23
Biscoito recheado de chocolate Chocolícia – Nabisco® 23
Biscoito recheado de chocolate Plug@dos – Adria® 23
Biscoito recheado de chocolate Turmix – Marilan® 23
Biscoito recheado de doce de leite Bono – Nestlé® 23
Biscoito recheado de flocos Plug@dos – Adria® 23
Biscoito recheado de goiaba – Bauducco® 23
Biscoito recheado de morango Carinhas – Trakinas® 23
Biscoito recheado de morango Plug@dos – Adria® 23
Biscoito recheado de morango – Trakinas Mais® 23
Biscoito recheado de morango – Triunfo® 23
Biscoito recheado morango Bono – Nestlé® 24
Biscoito recheado morango Gulosos – Bauducco® 24
Biscoito recheado Negresco – Nestlé® 24
Biscoito recheado Nescau – Nestlé® 24
Biscoito recheado Prestígio – Nestlé® 24
Biscoito roladinho de goiabinha – Piraquê® 24
Biscoito sabor chocolate com recheio sabor chocolate – Oreo, Mondelez® 24
Biscoito salgadinho – Piraquê® 24
Biscoito salgadinho gergelim – Piraquê® 24
Biscoito salgado de polvilho – Globo® 24
Biscoito salgado de polvilho – Pão de Açúcar® 24
Biscoito salgado wind – Panco® 24
Biscoito tipo pão de mel sem glúten e zero lactose – Seu Divino® 24
Biscoito tortinhas de chocolate – Adria® 24
Biscoito tortinhas de chocolate branco – Adria® 24
Biscoito tortinhas de chocolate e avelã – Adria® 24

ÍNDICE REMISSIVO

Biscoito tortinhas de chocolate suíço – Adria® 24
Biscoito tortinhas de limão – Adria® 24
Biscoito tortinhas de morango – Adria® 24
Biscoito tortini de chocolate – Triunfo® 24
Biscoito tortini morango – Triunfo® 25
Biscoito tortini trufa – Triunfo® 25
Biscoito três cereais – Triunfo® 25
Biscoito wafer brigadeiro – Bauducco® 25
Biscoito wafer chocolate – Bauducco® 25
Biscoito wafer chocolate com avelã – Bauducco® 25
Biscoito wafer chocolate com avelã – LU Wafer® 25
Biscoito wafer chocolate – LU Wafer® 25
Biscoito wafer chocolate Mabel – Pepsico® 25
Biscoito wafer coco Mabel – Pepsico® 25
Biscoito wafer limão Mabel – Pepsico® 25
Biscoito wafer morango – Bauducco® 25
Biscoito wafer morango Mabel – Pepsico® 25
Bisnaga – Seven Boys® 25
Bisnaga vitaminada – Seven Boys® 25
Bisnaguinha Bisnaguito – Pullman® 25
Bisnaguinha de leite – Nutrella® 25
Bisnaguinha – Panco® 25
Bisnaguinha – Pão de Açúcar® 25
Bisnaguinha Scooby-Doo – Wickbold® 25
Bisteca de porco (assada) 25
Bisteca de porco (crua) 26
Bisteca de porco (grelhada) 26
Blanquet de peru Califórnia – Sadia® 26
Bobó de camarão 26
Bobó de camarão congelado – Seara® 26
Body Protein – Equaliv® 26
Bolacha de araticum 26
Bolacha de jatobá 26
Bolinha de queijo 26
Bolinho de arroz 26
Bolinho de chuva 26
Bolinho de mandioca (frito) 26
Bolo branco simples 26
Bolo de abacaxi – Pullman® 26
Bolo de aipim 26
Bolo de algaroba 26
Bolo de arroz 26
Bolo de batata-doce 26
Bolo de baunilha – Dr. Oetker®* 26
Bolo de baunilha – Sol® 26
Bolo de cará 26
Bolo de carimã 27
Bolo de cenoura com cobertura de chocolate 27
Bolo de chocolate 27
Bolo de chocolate ao leite – Maizena®* 27
Bolo de chocolate Casa Suíça – Wickbold® 27

Bolo de chocolate com recheio de baunilha Ana Maria – Pullman® 27
Bolo de chocolate – Dona Benta® 27
Bolo de chocolate – Dr. Oetker®* 27
Bolo de chocolate – Pullman® 27
Bolo de coco – Dona Benta® 27
Bolo de coco – Dr. Oetker®* 27
Bolo de coco e chocolate Casa Suíça – Wickbold® 27
Bolo de coco – Maizena®* 27
Bolo de coco – Pullman® 27
Bolo de coco – Sol® 27
Bolo de farinha de macaúba 27
Bolo de festa (recheio de pêssego e cobertura) 27
Bolo de festa – Sol® 27
Bolo de fubá 27
Bolo de jatobá com fubá de milho 27
Bolo de laranja – Dr. Oetker®* 28
Bolo de laranja – Maizena® 28
Bolo de laranja – Panco® 28
Bolo de laranja – Pullman® 28
Bolo de laranja – Sol® 28
Bolo de páscoa com frutas – Pão de Açúcar® 28
Bolo de queijo 28
Bolo doce de abobrinha-italiana 28
Bolo suíço de laranja com recheio cremoso Casa Suíça – Wickbold® 28
Bomba de chocolate 28
Bombom Cherry Brandy – Kopenhagen® 28
Bombom chocolate ao leite Alpino – Nestlé® 28
Bombom chocolate ao leite crocante Diamante Negro – Lacta® 28
Bombom Chokito – Nestlé® 28
Bombom de chocolate 70% cacau zero açúcar, glúten e lactose, com Serenzo® – Nutrawell® 28
Bombom mousse de chocolate Bom o Bom – Arcor® 28
Bombom Ouro Branco – Lacta® 28
Bombom Sedução – Nestlé® 28
Bombom Sonho de Valsa – Lacta® 28
Bombom Surreal Amendoim – Garoto® 29
Braço sem capa de gordura (cru) – carne bovina 29
Brigadeirão 29
Brigadeiro 29
Brigadeiro Moça Doceria – Nestlé® 29
Broa de amendoim 29
Broa de cará 29
Broa de fubá 29
Broa especial 29
Brócolis congelado – Bonduelle® 29
Brócolis congelado – Pratigel® 29
Brócolis (cozido) 29

Brócolis (cru) 29
Brócolis (folha) 29
Brócolis-ninja – Ki-salada® 29
Brócolis (talo) 29
Broto de alfafa (cru) 29
Broto de bambu (cru) 29
Broto de feijão (cozido) 29
Broto de feijão (cru) 29
Buchada de bode 29
Bucho (cozido) – carne bovina 30
Bucho (cru) – carne bovina 30
Buri 30
Burrata de búfala – Búfalo Dourado® 30

C

Cação em posta (cozido) 30
Cação em posta (cru) 30
Cacau em pó – Garoto® 30
Cachaça da terra 30
Cachorro quente completo (1 salsicha) 30
Cachorro quente completo (2 salsichas) 30
Café com açúcar (infusão) 30
Café em pó 30
Café instantâneo em pó 30
Café sem açúcar (infusão) 30
Café solúvel – Melitta® 30
Café solúvel original Nescafé – Nestlé® 30
Café torrado e moído – Pelé® 30
Caipirinha 30
Caju 30
Caju-ameixa 30
Caju (polpa) 30
Caldeirada de tucunaré 31
Caldeirada paraense 31
Caldo de bacon Maggi – Nestlé® 31
Caldo de camarão à oliveira 31
Caldo de cana 31
Caldo de caridade 31
Caldo de carne Maggi – Nestlé® 31
Caldo de carne Sazón – Ajinomoto® 31
Caldo de galinha em pó (0% de gordura) – Maggi® 31
Caldo de galinha Maggi – Nestlé® 31
Caldo de legumes Sazón – Ajinomoto® 31
Camarão à milanesa 31
Camarão (cozido) 31
Camarão (cru) 31
Camarão frito com casca 31
Camarão na moranga 31
Canela em pó 31
Canelone à bolonhesa – Nestlé® 31
Canelone de ricota – Nestlé® 31
Canja de galinha 31
Canjica 31
Capa de contrafilé com gordura (crua) – carne bovina 32
Capa de contrafilé com gordura (grelhada) – carne bovina 32

Capa de contrafilé sem gordura (crua) – carne bovina 32

Capa de contrafilé sem gordura (grelhada) – carne bovina 32

Capelete de presunto tender com molho branco congelado – Sadia® 32

Cappuccino cremoso menta – Cacique® 32

Cappuccino em pó 32

Cappuccino em pó dietético – Doce Menor® 32

Caqui 32

Cará (cozido) 32

Cará (cru) 32

Carambola 32

Caramelo de goma de liquirizia Dietorelle – Colavita Brasil® 32

Caranguejo (cozido) 32

Caranguejo (cru) 32

Carcaça de frango 32

Caribéu 32

Carne bovina assada 32

Carne bovina assada com castanha 32

Carne bovina gorda (crua) 33

Carne bovina magra (crua) 33

Carne moída (crua) 33

Carne moída (refogada) 33

Carne seca bovina (cozida) 33

Carne seca bovina (crua) 33

Carpaccio de carne 33

Caruru 33

Caruru engrossado 33

Caruru paraense 33

Casquinha baunilha – McDonald's® 33

Casquinha chocolate – McDonald's® 33

Casquinha de caranguejo 33

Casquinha de siri 33

Casquinha mista – McDonald's® 33

Castanha-de-caju torrada com sal 33

Castanha-de-caju torrada sem sal 33

Castanha-do-pará sem sal 33

Castanha-portuguesa 33

Catchup 33

Catchup tradicional – Só Fruta® 33

Caviar 34

Cebola 34

Cebolinha verde 34

Cebolitos Elma Chips – Pepsico® 34

Cenoura baby congelada – Daucy® 34

Cenoura (casca) 34

Cenoura (cozida) 34

Cenoura (crua) 34

Cenoura (rama) 34

Cereal de milho com açúcar – Nutrifoods® 34

Cereal infantil de milho Mucilon – Nestlé® 34

Cereal infantil multicereais Mucilon – Nestlé® 34

Cereal integral granolas frutas light – Feinkost® 34

Cereal matinal Corn Flakes – Kellogg's® 34

Cereal matinal Corn Flakes – Nutrifoods® 34

Cereal matinal mix chocolate – Quaker® 34

Cereal matinal Nescau – Nestlé® 34

Cereal matinal Nuts Nutry – Nutrimental® 34

Cereal matinal sabor banana light Nutry – Nutrimental® 34

Cereal matinal sabor chocolate Nutry – Nutrimental® 34

Cereal matinal sabor morango com gotas sabor chocolate Nutry – Nutrimental® 35

Cereal shake morango light – Olvebra® 35

Cereal shake morango light – Olvebra® (com leite desnatado)* 35

Cereja em calda 35

Cereja fresca 35

Cerveja 35

Chá com pêssego Ice Tea Lipton Tea – Pepsico® 35

Chá com pêssego light Ice Tea Lipton Tea – Pepsico® 35

Chá em pó 35

Chá mate com açúcar (infusão) 35

Champignon (cogumelo paris) 35

Champignon em conserva (cogumelo paris) 35

Chamyto 1+1 cereais coloridos – Nestlé® 35

Chandelle chocolate ao leite – Nestlé® 35

Chandelle chocolate branco – Nestlé® 35

Chantibon para sorvete – Kibon® 35

Chantili 35, 36

Chá preto com limão Ice Tea Lipton Tea – Pepsico® 35

Chá preto sem açúcar (infusão) 35

Chantilly spray – Polenghi® 36

Charque (cozido) – carne bovina 36

Charque (cru) – carne bovina 36

Chá verde 35

Cheddar McMelt – McDonald's® 36

Cheeseburguer – McDonald's® 36

Cheetos bola Elma Chips – Pepsico® 36

Cheetos mix Elma Chips – Pepsico® 36

Chicken fillet tradicional congelado Mini Chicken – Perdigão® 36

Chicken popcorn congelado – Perdigão® 36

Chips de batata-doce, vegano – Fhom® 36

Chips de batata rústica com alecrim – Pic-Me® 36

Chips de côco – Flormel® 36

Chips de mandioquinha e batata-doce, vegano – Fhom® 36

Chips de mandioquinha, vegano – Fhom® 36

Chips mix de batatas-doces, vegano – Fhom® 36

Chocolate Amaro – Lacta® 36

Chocolate ao leite Bis – Lacta® 36

Chocolate ao leite Classic – Nestlé® 36

Chocolate ao leite com avelãs – Lindt® 36

Chocolate ao leite com passas ao rum – Diatt® 37

Chocolate Raisin & Nuts – Milka® 37

Chocolate ao leite Kinder Ovo – Kinder® 37

Chocolate ao leite – Lacta® 36

Chocolate ao leite M&M – M&M's® 37

Chocolate ao leite para cobertura – Nestlé® 37

Chocolate ao leite Suflair – Nestlé® 37

Chocolate branco Laka – Lacta® 37

Chocolate Charge – Nestlé® 37

Chocolate Chokito – Nestlé® 37

Chocolate com leite e avelãs Classic – Nestlé® 37

Chocolate com leite e caju Classic – Nestlé® 37

Chocolate com leite e castanha de caju – Nestlé® 37

Chocolate Crunch – Nestlé® 37

Chocolate Diamante Negro – Lacta® 37

Chocolate Diplomata – Nestlé® 37

Chocolate duo Suflair – Nestlé® 37

Chocolate em pó Dois Frades – Nestlé® 37

Chocolate em pó – Garoto® 37

Chocolate Galak – Nestlé® 37

Chocolate Gianduia – Perugina® 37

Chocolate Kit Kat – Nestlé® 37

Chocolate Lajotinha tablete – Kopenhagen® 38

Chocolate Lancy – Lacta® 38

Chocolate meio amargo e meio branco – Nestlé® 38

Chocolate Milkybar – Nestlé® 38

Chocolate negresco Galak – Nestlé® 38

Chocolate nuts ao leite – Kopenhagen® 38

Chocolate Prestígio – Nestlé® 38

Chocolate Sensação – Nestlé® 38

Chocolate Smarties – Nestlé® 38

Chocolate Smash – Nestlé® 38

Chocotone – Bauducco® 38

Chuchu (casca) 38

Chuchu (cozido) 38

Chuchu (cru) 38

Chucrute com salsicha 38

Chuleta com osso (crua) – carne bovina 38

Churros com doce de leite 38

ÍNDICE REMISSIVO

Cidra 38
Ciriguela 38
Clara de ovo de galinha 38
Coalhada seca – Alibey® 38
Coalhada seca light – Alibey® 39
Coca-Cola® 39
Coca-Cola® light 39
Coca-Cola® zero 39
Cocada 39
Cocada sem glúten – Flormel® 39
Coco fresco 39
Coco fresco ralado 39
Coco seco ralado 39
Coco seco ralado – Socôco® 39
Coelho (assado) 39
Coelho com molho 39
Coelho (cozido) 39
Coelho (cru) 39
Coentro seco 39
Cogumelo seco (shiitake) 39
Colomba Pascal – Bauducco® 39
Colorau 39
Cominho em pó 39
Compota de ananás 39
Compota de araticum 39
Compota de cagaita 40
Compota de goiaba 40
Compota de jenipapo 40
Compota de lobeira 40
Compota de mama-cadela 40
Conhaque 40
Contrafilé com gordura (cru) – carne
    bovina 40
Contrafilé com gordura (grelhado) –
    carne bovina 40
Contrafilé (cru) – carne bovina 40
Contrafilé de costela (cru) – carne bovina
    40
Contrafilé de costela (grelhado) – carne
    bovina 40
Contrafilé sem gordura (cru) – carne
    bovina 40
Contrafilé sem gordura (grelhado) –
    carne bovina 40
Cookies de baunilha com gotas de
    chocolate light – Good Pure® 40
Cookies integrais com castanha de caju –
    Vitao® 40
Coração bovino (cru) 40
Coração de frango (cru) 40
Coração de frango (grelhado) 40
Cordon bleu de presunto e queijo
    congelado – Perdigão® 40
Corimba (cru) 40
Corvina de água doce (crua) 41
Corvina do mar (crua) 41
Costela (assada) – carne bovina 41
Costela (crua) – carne bovina 41
Costela de porco (assada) 41

Costela de porco com chucrute 41
Costela de porco (crua) 41
Couve-de-bruxelas (crua) 41
Couve-flor congelada – Pratigel® 41
Couve-flor (cozida) 41
Couve-flor (crua) 41
Couve-flor florete congelada – Daucy® 41
Couve-flor gratinada 41
Couve-flor (talo) 41
Couve-manteiga congelada – Pratigel® 41
Couve-manteiga (cozida) 41
Couve-manteiga (crua) 41
Couve-manteiga fatiada congelada –
    Super Chef® 41
Couve-manteiga (refogada) 41
Couve (talo) 41
Coxa de frango com pele (assada) 42
Coxa de frango com pele (crua) 42
Coxa de frango (frita) 41
Coxa de frango inteira (assada) 42
Coxa de frango inteira (crua) 42
Coxa de frango sem pele (assada) 42
Coxa de frango sem pele (cozida) 42
Coxa de frango sem pele (crua) 42
Coxa de peru cozida à rolê Califórnia –
    Sadia® 42
Coxa de peru sem pele (crua) 42
Coxa e sobrecoxa de frango sem pele e
    sem osso (crua) 42
Coxão duro sem gordura (cozido) – carne
    bovina 42
Coxão duro sem gordura (cru) – carne
    bovina 42
Coxão mole sem gordura (cozido) – carne
    bovina 42
Coxão mole sem gordura (cru) – carne
    bovina 42
Coxinha de frango (frita) 42
Cranberry – Brasil Frutt® 42
Cravo-da-índia 42
Cream cheese light – Danúbio® 42
Cream cheese tradicional – Danúbio® 42
Creme de amendoim com whey – Holy
    Nuts® 42
Creme de amendoim original – Holy
    Nuts® 42
Creme de amendoim zero açúcar – Holy
    Nuts® 43
Creme de arroz – Colombo® 43
Creme de arroz (cozido) 43
Creme de avelã – Ritter® 43
Creme de cupuaçu 43
Creme de espinafre 43
Creme de graviola 43
Creme de leite fresco 43
Creme de leite Glória – Quatá® 43
Creme de leite – Itambé® 43
Creme de leite light – Nestlé® 43
Creme de leite – Nestlé® 43

Creme de milho 43
Creme vegetal com sal – Claybom® 43
Creme vegetal com sal e iogurte Yofresh –
    Doriana® 43
Creme vegetal com sal original – Becel®
    43
Creme vegetal extracremoso com sal
    Doriana – Seara® 43
Creme vegetal extracremoso sem sal
    Doriana – Seara® 43
Creme vegetal Proactiv – Becel® 43
Creme vegetal sem sal original – Becel®
    43
Creme vegetal Vital – Doriana Vital® 43
Cremogema chocolate – Maizena®* 44
Cremogema tradicional – Maizena®* 44
Crispy de grão de bico com ervas finas,
    vegano – Flormel® 44
Crispy de grão de bico com pimenta,
    vegano – Flormel® 44
Crispy de grão de bico com tomate e
    orégano, vegano – Flormel® 44
Croc Apple (maçã crocante) – Flora
    Frutt® 44
Croissant 44
Croissant de chocolate 44
Croissant de queijo 44
Croissant manteiga 44
Croquete de miolo 44
Croquete de ora-pro-nóbis 44
Cupim (cru) – carne bovina 44
Cupuaçu 44
Curau 44
Cúrcuma 44
Curry 44
Cuscuz com coco ralado 44
Cuscuz com leite de coco e queijo 44
Cuscuz paulista 44

D

Dadinho® 45
Damasco 45
Damasco seco 45
Damasco seco turco – Estrela do Oriente®
    45
Danette chocolate ao leite – Danone® 45
Danette chocolate branco – Danone® 45
Dextrose de milho – Dextrosol® 45
Diet Shake® tradicional morango 45
Dobradinha 45
Doce de abóbora 45
Doce de abóbora com coco 45
Doce de abobora com coco cremoso –
    Flormel® 45
Doce de amendoim 45
Doce de batata-doce 45
Doce de buriti 45
Doce de casca de jabuticaba 45
Doce de cupuaçu 45

Doce de frutas cristalizadas industrializado 45
Doce de guapeva 45
Doce de guariroba 45
Doce de jambo 45, 46
Doce de leite com coco cremoso, zero adição de açúcares – Flormel® 46
Doce de leite com zero adição de açúcares, sem glúten – Flormel® 46
Doce de leite cremoso – Moça Nestlé® 46
Doce de leite – Majestic® 46
Doce de mamão 46
Doce de murici 46
Donuts de chocolate congelados – Melhor Bocado® 46
Donuts de creme congelados – Melhor Bocado® 46
Donuts de doce de leite congelados – Melhor Bocado® 46
Doritos original Elma Chips – Pepsico® 46
Doritos queijo nacho Elma Chips – Pepsico® 46
Drageado de grão de café com cobertura de chocolate – Nutrawell® 46
Drink Herbalife - Skin® 46
Drops de laranja Vita C – Adams® 46

E

Empadão de palmito 46
Empadão goiano 46
Empadinha de camarão 46
Empadinha de frango congelada – Forno de Minas® 46
Empadinha de palmito 46
Endívia 47
Endro fresco 47
Endro seco 47
Enfamil A.R. Premium – Mead Johnson® 47
Enfamil H.A. – Mead Johnson® 47
Enfamil Premium 1 – Mead Johnson® 47
Enfamil Premium 2 – Mead Johnson® 47
Enfamil ProSobree Premium – Mead Johnson® 47
Enfamil Sem Lactose Premium – Mead Johnson® 47
Entrecot Angus – Frigorífico Silva® 47
Erva cidreira (folha) 47
Erva cidreira (talo) 47
Erva doce seca 47
Ervilha congelada – Boduelle® 47
Ervilha em conserva – Jurema® 47
Ervilha fina congelada – Daucy® 47
Ervilha fresca 47
Ervilha seca 47
Ervilha seca (cozida) 47
Ervilha seca – Supergrão® 47

Ervilha torta fresca 47
Escarola 48
Escarola (refogada) 48
Esfiha de carne 48
Esfiha de carne aberta congelada – Liban® 48
Esfiha de carne fechada assada – Arabia® 48
Esfiha de queijo 48
Espetinho de carne bovina com cebola e tomate 48
Espinafre (cozido) 48
Espinafre (cru) 48
Espinafre picado congelado – Daucy® 48
Espinafre (talo) 48
Estragão 48
Estrogonofe de carne bovina molho champignon – Swift Premium® 48
Estrogonofe de filé mignon 48
Estrogonofe de frango congelado – Sadia® 48
Estrogonofe de frango congelado – Seara® 48
Estrudel de maçã 48
Extrato de tomate Elefante – Cica® 48

F

Fandangos de presunto Elma Chips – Pepsico® 48
Fandangos de queijo Elma Chips – Pepsico® 48
Fanta laranja – Coca-Cola® 49
Farelo de aveia Oat Bran – Quaker® 49
Farelo de trigo 49
Farinha de amêndoa sem glúten, vegana – Holy Nuts® 49
Farinha de amendoim sem glúten – Holy Nuts® 49
Farinha de arroz marrom sem glúten – Bob's Red Mill® 49
Farinha de arroz – Mococa® 49
Farinha de arroz tradicional Arrozina – Maizena® 49
Farinha de aveia – Ferla® 49
Farinha de aveia – Quaker® 49
Farinha de castanha de caju sem glúten, vegano – Holy Nuts® 49
Farinha de castanha-do-pará sem glúten, vegano – Holy Nuts® 49
Farinha de centeio 49
Farinha de chia vegana – Farovitta® 49
Farinha de coco sem glúten, vegana – Holy Nuts® 49
Farinha de macadâmia sem glúten, vegana – Holy Nuts® 49
Farinha de mandioca (crua) 49
Farinha de mandioca (torrada) 49
Farinha de milho 49

Farinha de painço sem glúten – Bob's Red Mill® 49
Farinha de quinoa vegana – Farovitta® 50
Farinha de rosca 50
Farinha de semolina 50
Farinha de soja 50
Farinha de sorgo branco doce sem glúten – Bob's Red Mill® 50
Farinha de trigo com fermento – Dona Benta® 50
Farinha de trigo especial – Buquê ® 50
Farinha de trigo especial com fermento Qualitá – Pão de Açúcar® 50
Farinha de trigo especial com ferro – Rosa Branca® 50
Farinha de trigo especial Qualitá – Pão de Açúcar® 50
Farinha de trigo integral – Mais Vita® 50
Farinha de trigo integral orgânica – Jasmine® 50
Farinha de trigo – Renata® 50
Farinha de trigo reserva especial – Dona Benta® 50
Farinha de trigo – Sol® 50
Farinha láctea – Nestlé® 50
Farofa d'água 50
Farofa de carne seca 50
Farofa de farinha de mandioca 50
Farofa de mandioca pronta – Yoki® 50
Farofa doce crocante de amendoim – Linguanotto® 51
Farofa mineira 51
Fécula de araruta sem glúten – Bob's Red Mill® 51
Fécula de batata 51
Fécula de batata – Colombo® 51
Feijão branco com dobradinha 51
Feijão branco cozido (só grãos) 51
Feijão branco (cru) 51
Feijão branco enlatado – Bonduelle® 51
Feijão branco – Yoki® 51
Feijão com charque 51
Feijão cozido (50% grão/caldo) 51
Feijão cozido (só caldo) 51
Feijão cozido (só grãos) 51
Feijão (cru) 51
Feijão cru carioca – Camil® 51
Feijão sertanejo 51
Feijão tropeiro 51
Feijão verde com farofa de manteiga 51
Feijão verde (cozido) 51
Feijoada 51
Feijoada – Swift Premium® 52
Feno grego 52
Fermento biológico 52
Fermento biológico fresco – Fleischmann® 52
Fermento biológico seco – Fleischmann® 52

ÍNDICE REMISSIVO

Fermento químico em pó 52
Fiber mais suplemento de fibras – Nestlé® 52
Fibersource – Nestlé® 52
Fibrax® natural 52
Fibre 1 – Nestlé® 52
Fígado bovino (cozido) 52
Fígado bovino (cru) 52
Fígado bovino (frito) 52
Fígado bovino (grelhado) 52
Fígado de frango (cru) 52
Figo 52
Figo seco 52
Filé de frango à milanesa 52
Filé de frango à parmegiana – Sadia® 52
Filé de frango (cozido) 52
Filé de frango crispy – Sadia® 53
Filé de frango crocante com parmesão – Sadia® 53
Filé de frango (grelhado) 52
Filé mignon – carne bovina – Pão de Açúcar® 53
Filé mignon sem gordura (cru) – carne bovina 53
Filé mignon sem gordura (grelhado) – carne bovina 53
Filezinho de frango congelado Chikenitos Tradicional Turma da Mônica – Perdigão® 53
Flan chocolate – Royal® 53
Flanco sem gordura (cozido) – carne bovina 53
Flanco sem gordura (cru) – carne bovina 53
Flocos de milho 53
Flocos de trigo integral, arroz, milho e frutas Nesfit & Frutas – Nestlé® 53
FM 85 – Nestlé® 53
Folhado de banana com canela congelado – Forno de Minas® 53
Folhado de frango congelado – Forno de Minas® 53
Folhado de presunto e queijo congelado – Forno de Minas® 53
Fondue de chocolate – Serrabella® 53
Fondue de queijo – Serrabella® 53
Foundue de queijo suíço –Tigre® 53
Fraldinha com gordura (cozida) – carne bovina 54
Fraldinha (crua) – carne bovina 53
Framboesa congelada – DeMarchi® 54
Framboesa fresca 54
Frango ao molho de açafrão 54
Frango ao molho mediterrâneo – Sadia® 54
Frango ao molho rôti com jardineira de legumes e arroz congelado – Taeq® 54
Frango à passarinho 54
Frango à passarinho com alho e óleo 54

Frango caipira inteiro com pele (cozido) 54
Frango caipira inteiro sem pele (cozido) 54
Frango com feijão guandú 54
Frango com quiabo 54
Frango crocante com cream cheese – Sadia® 54
Frango ensopado com jambu 54
Frango inteiro com pele (cru) 54
Frango inteiro sem pele (assado) 54
Frango inteiro sem pele (cozido) 54
Frango inteiro sem pele (cru) 54
Frango molho paris – Swift Premium® 54
Frango no tucupi 54
Frango xadrez congelado – Sadia® 55
Fritada de maturi 55
Frozen iogurte 55
Frozen mousse de chocolate com raspas Miss Daisy – Sadia® 55
Frozen mousse sabor chocolate com coco e coco ralado Miss Daisy – Sadia® 55
Frozen mousse sabor maracujá Miss Daisy – Sadia® 55
Fruta-do-conde 55
Fruta pão (crua com casca) 55
Frutas vermelhas orgânicas congeladas – Fruta Fina® 55
Fubá 55
Fubá de milho escaldado 55
Fundo de alcachofra congelado – Daucy® 55
Funghi 55
Furrundu 55

G

Galinha à cabidela 55
Galinha ao molho pardo 55
Garoupa em posta 55
Gatorade de laranja – Pepsico® 55
Gatorade de limão – Pepsico® 55
Gelatina em pó sem sabor branca ou vermelha – Royal® 55
Gelatina limão – Royal® 56
Gelatina (qualquer sabor) – Royal® 56
Gelatina Zero (qualquer sabor) – Royal® 56
Geleia de amora – Vermont® 56
Geleia de cagaita 56
Geleia de lobeira 56
Geleia de mangaba 56
Geleia de maracujá light – Doce Menor® 56
Geleia de mocotó 56
Geleia de morango com pedaços – Ritter® 56
Geleia de morango – Ritter® 56
Geleia de pera do cerrado 56
Gemada com leite 56

Gemada sem leite 56
Gema de ovo de galinha 56
Gengibre 56
Gengibre em pó 56
Gergelim semente seca 56
Glucose de milho 56
Goiaba 56
Goiaba (casca) 56
Goiabada 57
Goiabada cascão – Zélia® 57
Goiabada cremosa – Flormel® 57
Goiabada – Doces da Christy® 57
Goiabada sem glúten – Flormel® 57
Gordura vegetal hidrogenada 57
Gordura vegetal – Mesa® 57
Gordura vegetal – Saúde® 57
Granola 57
Grão-de-bico com linguiça 57
Grão-de-bico (cozido) 57
Grão-de-bico (cru) 57
Grão-de-bico enlatado – Bonduelle® 57
Grapefruit branco 57
Grapefruit rosa 57
Graviola 57
Groselha vermelha fresca 57
Guabiroba 57
Guaraná – Antarctica® 57
Guaraná diet – Antarctica® 57
Guara Power® (energético) 57
Guariroba ao molho 58
Gyoza 58

H

Hadoque (cru) 58
Hambúrguer bovino com tempero de churrasco – Sadia® 58
Hambúrguer bovino (cru) 58
Hambúrguer bovino de fraldinha – Wessel® 58
Hambúrguer bovino de picanha – Wessel® 58
Hambúrguer bovino (frito) 58
Hambúrguer bovino (grelhado) 58
Hambúrguer bovino sabor suave – Perdigão® 58
Hambúrguer bovino – Sadia® 58
Hambúrguer bovino Tennessee – Sadia® 58
Hambúrguer bovino Texas burguer – Seara® 58
Hambúrguer de churrasco – Sadia® 58
Hambúrguer de filé mignon – Wessel® 58
Hambúrguer de frango – Perdigão® 58
Hambúrguer de frango – Sadia® 58
Hambúrguer de frango – Seara® 58
Hambúrguer de frango – Wessel® 58
Hambúrguer de peru – Sadia® 59
Hambúrguer grelhado 59

Hambúrguer – McDonald's® 58
Homus – Alibey® 59
Hondashi 59
Hortelã 59
Hot pocket x-frango – Sadia® 59
Hot pocket x-picanha – Sadia® 59

I

Impact frutas vermelhas pó – Nestlé® 59
Impact líquido – Nestlé® 59
Impact pêssego pó – Nestlé® 59
Ingá 59
Inhame (cozido) 59
Inhame (cru) 59
Iogurte batido açúcar e mel – Parmalat® 59
Iogurte com açúcar e cereais – Vigor® 59
Iogurte com ameixa Corpus – Danone® 59
Iogurte com granola e mel – Paulista® 59
Iogurte com laranja, cenoura e mel – Danone® 59
Iogurte Danio tradicional – Danone® 59
Iogurte de araticum 59
Iogurte de frutas vermelhas tipo islandês – Moo® 59
Iogurte de morango Corpus – Danone® 60
Iogurte de morango – Parmalat® 59, 60
Iogurte desnatado de frutas 60
Iogurte desnatado natural 60
Iogurte grego baunilha – Vigor® 60
Iogurte grego com frutas vermelhas – Nestlé® 60
Iogurte grego com pedaços de abacaxi – Nestlé® 60
Iogurte grego tradicional – Nestlé® 60
Iogurte grego tradicional – Vigor® 60
Iogurte integral com cenoura, suco de laranja e mel – Nestlé® 60
Iogurte integral com mel – Batavo® 60
Iogurte integral com mel – Nestlé® 60
Iogurte integral natural 60
Iogurte integral natural – Batavo® 60
Iogurte integral natural – Nestlé® 60
Iogurte limonada suíça Dan'up – Danone® 61
Iogurte líquido maçã e banana Ninho – Nestlé® 61
Iogurte líquido morango Ninho – Nestlé® 61
Iogurte natural desnatado – Batavo® 60
Iogurte natural desnatado – Danone® 60
Iogurte natural desnatado enriquecido com vitamina E – Parmalat® 61
Iogurte natural desnatado – Nestlé® 60
Iogurte natural parcialmente desnatado – Paulista® 61
Iogurte natural – Moo® 60

Iogurte natural – Parmalat® 60
Iogurte natural tradicional – Paulista® 61
Iogurte polpa de fruta coco – Danone® 61
Iogurte polpa de fruta coco – Nestlé® 61
Iogurte polpa de fruta frutas vermelhas Dan'up – Danone® 61
Iogurte polpa de fruta morango – Batavo® 61
Iogurte polpa de fruta morango – Danone® 61
Iogurte polpa de fruta morango e coco – Batavo® 61
Iogurte polpa de fruta morango – Nestlé® 61
Iogurte polpa de fruta morango – Paulista® 61
Iogurte polpa de frutas sortidas – Paulista® 61
Iogurte vitamina de banana Dan'up – Danone® 61
Ioiô Nut® cream com avelã 61
Ioiô Nut® cream com leite e avelã 61
Isca de frango picante – Sadia® 61
Isca de frango tradicional – Sadia® 61
Isca de pirarucu 62
Isca de pirarucu ao molho 62
Isosource 1,5 – Nestlé® 62
Isosource 1,5 sem sacarose – Nestlé® 62
Isosource HN – Nestlé® 62
Isosource soya – Nestlé® 62
Isosource standard – Nestlé® 62
Itokonyaku 62

J

Jabuticaba 62
Jaca 62
Jaca (casca) 62
Jaca (semente) 62
Jambo 62
Jaraqui (frito) 62
Jardineira 62
Jatobá 62
Jenipapo 62
Jiló 62
Jiló (casca) 62
Juice 3 Teas – biO$_2$ Organic® 62
Juice Banana orgânico – biO$_2$ Organic® 62
Juice Beta orgânico – biO$_2$ Organic® 63
Juice Tangerina orgânico – biO$_2$ Organic® 63

K

Kamaboko rosa 63
Kani kama (cru) 63
Katsuo bushi (casca de peixe desidratada) 63
Kibe bovino – Perdigão® 63

Kibe bovino – Sadia® 63
Kibinho de carne bovina – Seara® 63
Kinder Ovo – Kinder® 63
Kiwi 63
Kombu 63

L

Lagarto (cozido) – carne bovina 63
Lagarto (cru) – carne bovina 63
Lagosta (crua) 63
Lambari (cru) 63
Lambari (frito) 63
Lanche rápido congelado de carne com cheddar – Pão de Açúcar® 63
Lanche rápido congelado de pizza – Pão de Açúcar® 63
Laranja 63
Laranja-albuminada 64
Laranja (casca) 63
Laranjada 64
Laranja em calda – Empório Santo Antônio® 64
Laranja-kinkan 64
Laranja-lima 64
Laranja-pera 64
Laranja-seleta 64
Lasanha à bolonhesa congelada Qualitá – Pão de Açúcar® 64
Lasanha à bolonhesa congelada – Sadia® 64
Lasanha de calabresa congelada – Sadia® 64
Lasanha de camarão congelada – Costa Sul® 64
Lasanha de presunto e queijo ao sugo congelada – Sadia® 64
Lasanha (presunto, queijo e molho à bolonhesa) 64
Lasanha quatro queijos congelada – Pão de Açúcar® 64
Lasanha quatro queijos congelada – Sadia® 64
Leite chocolate Nesquik Nestlé Fast – Nestlé® 64
Leite com chocolate e açúcar 64
Leite condensado – Glória® 64
Leite condensado light Moça – Nestlé® 64
Leite condensado Moça – Nestlé® 64
Leite de cabra desnatado – Caprilat® 64
Leite de cabra integral – Caprilat® 65
Leite de cabra integral em pó – Caprilat® 65
Leite de cabra integral em pó instantâneo – Caprilat® 65
Leite de castanha-do-Brasil 65
Leite de coco – Ducôco® 65
Leite de coco – Socôco® 65
Leite de gergelim 65
Leite de soja 65

ÍNDICE REMISSIVO

Leite em pó desnatado – Glória® 65
Leite em pó de soja – Sobee® 65
Leite em pó integral de cabra com ácido fólico reconstituído – Scabra® 65
Leite em pó integral de cabra com ácido fólico – Scabra® 65
Leite em pó integral enriquecido Bônus – Nestlé® 65
Leite em pó integral enriquecido com ferro e vitamina – Nutril® 65
Leite em pó integral enriquecido – Nutricional (Posto de Saúde) 65
Leite em pó integral fortificado instantâneo Ninho – Nestlé® 65
Leite em pó integral fortificado – La Serenissima® 65
Leite em pó integral fortificado Ninho – Nestlé® 65
Leite em pó modificado
Enfalac – Prematuro® 66
Leite em pó modificado – Pregestimil® 65
Leite em pó modificado Sobee – Mead Johnson® 66
Leite em pó Nestogeno Soy – Nestlé® 66
Leite em pó semidesnatado Bônus – Nestlé® 66
Leite em pó semidesnatado enriquecido Svelty Soy – Nestlé® 66
Leite em pó total cálcio Molico – Nestlé® 66
Leite fermentado Chamyto – Nestlé® 66
Leite gelificado chocolate – Nestlé® 66
Leite integral em pó – La Serenissima® 66
Leite integral Nescau – Nestlé® 66
Leite longa vida desnatado – Cotochés® 66
Leite longa vida desnatado – Elegê® 66
Leite longa vida desnatado – Italac® 66
Leite longa vida desnatado – Leco® 66
Leite longa vida desnatado – Parmalat® 66
Leite longa vida integral – Cotochés® 66
Leite longa vida integral – Elegê® 66
Leite longa vida integral – Parmalat® 66
Leite longa vida integral – Paulista® 66
Leite longa vida integral zero lactose – Parmalat® 66
Leite longa vida semidesnatado – Cotochés® 67
Leite longa vida semidesnatado – Elegê® 67
Leite longa vida semidesnatado – Parmalat® 67
Leite materno 67
Leite morango Longuinho – Paulista® 67
Leite morango Nesquik – Nestlé® 67
Leite pasteurizado light – Paulista® 67
Leite semidesnatado – Paulista® 67

Leite tipo A integral pasteurizado – Bela Vista® 67
Leitoa à pururuca 67
Lentilha – Bonduelle® 67
Lentilha cozida (grãos) 67
Lentilha seca 67
Lentilha – Yoki® 67
Licor 67
Licor de jenipapo 67
Limão (casca) 67
Limão (suco) 67
Limonada com açúcar 67
Limonada sem açúcar 67
Língua bovina (cozida) 67
Língua bovina (crua) 68
Língua bovina salgada (crua) 68
Linguado (cozido) 68
Linguado (cru) 68
Linguiça de frango (crua) 68
Linguiça de frango (crua) – Aurora® 68
Linguiça de frango (frita) 68
Linguiça de frango (grelhada) 68
Linguiça de porco (crua) 68
Linguiça de porco (frita) 68
Linguiça de porco (grelhada) 68
Linguiça suína – Borussia® 68
Lombo assado Linha Festa – Seara® 68
Lombo de porco (assado) 68
Lombo de porco (cru) 68
Longan 68
Lula (cozida) 68
Lula (crua) 68
Lula ensopada recheada com camarão 68

M

Maçã (casca) 68
Maçã crocante – Croc Apple® 69
Macadâmia 69
Maca peruana em pó – biO$_2$ Organic® 68
Maçã red orgânica – IBD® 69
Macarrão à bolonhesa 69
Macarrão ao sugo 69
Macarrão (cozido) 69
Macarrão (cru) 69
Macarrão de sêmola de grão duro – Smurfs Delverde® 69
Macarrão instantâneo cru (sabor galinha) Lámen Maggi – Nestlé® 69
Macarrão massa cozida com ovos – Petybon® 69
Macarrão Nissin Lámen Miojo® cru (qualquer tempero) 69
Macarrão parafuso tricolor – Premiata® 69
Macarrão somen 69
Macarrão tipo lamen 69
Maçã (sem casca) 69
Maçã – Turma da Mônica® 69

Maçã vermelha 69
Macaxeira (cozida) 69
Macis em pó 69
Maionese com limão – Hellmann's® 69
Maionese com reduzido teor de lipídios – Oderich® 70
Maionese de alho e cebola – Hellmann's® 70
Maionese de alho – Jurema® 70
Maionese de atum – Hellmann's® 70
Maionese de atum – Oderich® 70
Maionese de azeitona – Hellman's® 70
Maionese de azeitona – Jurema® 70
Maionese de azeitonas verdes – Oderich® 70
Maionese de ervas finas – Oderich® 70
Maionese Deleite – Hellmann's® 70
Maionese de limão – Oderich® 70
Maionese de molho tártaro – Oderich® 70
Maionese de pimenta – Jurema® 70
Maionese de tártaro – Hellmann's® 70
Maionese de tártaro – Jurema® 70
Maionese de tofu com azeitona – Ecobras® 70
Maionese de tofu com chili – Ecobras® 70
Maionese de tofu – Ecobras® 70
Maionese de tomate seco – Oderich® 70
Maionese light – Carrefour® 70
Maionese light – GoodLight® 70
Maionese light – Hellmann's® 71
Maionese light – Jurema® 71
Maionese light – Liza® 71
Maionese light – Vigor® 71
Maionese sabor azeitona – Hellmann's Unilever® 71
Maionese sabor limão – Hellmann's Unilever® 71
Maionese sabor tártaro – Hellmann's Unilever® 71
Maionese tradicional
Capriccio – Cica® 71
Maionese tradicional – Gourmet® 71
Maionese tradicional – Hellmann's® 71
Maionese tradicional – Jurema® 71
Maionese tradicional – Liza® 71
Maionese tradicional – Maionegg's® 71
Maionese tradicional – Maria® 71
Maionese tradicional – Pão de Açúcar® 71
Maionese tradicional – Vigor® 71
Maisena (milho, aveia, arroz e centeio) – Nutre® 71
Maltodextrina – Nidex® 71
Mamão (casca) 71
Mamão formosa 71
Mamão natural desidratado – Fazenda Tamanduá® 71
Mamão papaia 72

Mamão verde 72
Mamão verde (casca) 72
Maminha (crua) – carne bovina 72
Mandioca 72
Mandioca (frita) 72
Mandioca (gratinada) 72
Mandioca palito congelada – Pratigel® 72
Mandioca tolete congelada – Daucy® 72
Mandioquinha 72
Maneco com jaleco 72
Mané pelado (bolo de mandioca) 72
Manga 72
Mangaba 72
Manga (casca) 72
Manga natural desidratada – Fazenda
  Tamanduá® 72
Maniçoba 72
Manjar branco com ameixa em calda 72
Manjericão fresco 72
Manjericão seco 72
Manjerona seca 72
Manjuba (crua) 73
Manjuba (frita) 73
Manteiga com margarina com sal –
  Vigor® 73
Manteiga com margarina extra cremosa
  com sal Leco – Vigor® 73
Manteiga com margarina extra cremosa
  sem sal Leco – Vigor® 73
Manteiga com margarina sem sal – Vigor®
  73
Manteiga com sal 73
Manteiga com sal – Aviação® 73
Manteiga com sal – Itambé® 73
Manteiga com sal – Teixeira® 73
Manteiga de coco sem glúten e lactose –
  Copra® 73
Manteiga extra com sal – Batavo® 73
Manteiga extra com sal – Elegê® 73
Manteiga extra com sal – La Seateníssima®
  73
Manteiga extra sem sal – Batavo® 73
Manteiga francesa com sal La Motte –
  Président® 73
Manteiga francesa com sal – Président®
  73
Manteiga francesa sem sal – Président®
  73
Manteiga sem sal 73
Manteiga sem sal – Aviação® 73
Maracujá 74
Maracujá (casca) 74
Maracujá (semente) 74
Margarina ao leite com sal – Leco® 74
Margarina ao leite sem sal – Leco® 74
Margarina com manteiga sem sal – Vigor
  Mix® 74
Margarina com sal Mila – Delícia® 74
Margarina cremosa com sal – Delícia® 74

Margarina cremosa com sal Qualy –
  Sadia® 74
Margarina cremosa com sal – Vigor® 74
Margarina cremosa sem sal – Delícia® 74
Margarina cremosa sem sal Qualy –
  Sadia® 74
Margarina cremosa sem sal – Vigor® 74
Margarina culinária – Vigor® 74
Margarina original com sal – Becel® 74
Margarina sabor manteiga – Becel® 74
Margarina Todo Dia – Primor® 74
Margarina vegetal com sal – Claybom® 74
Margarina vegetal cremosa com sal
  Doriana – Seara® 74
Margarina vegetal cremosa sem sal –
  Doriana® 74
Margarina vegetal culinária com sal
  Forno & Fogão – Primor® 74
Margarina vegetal light Doriana – Seara®
  75
Margarina vegetal líquida – Doriana® 75
Marmelada 75
Marmelo 75
Marrom glacê 75
Marshmellow com cobertura de chocolate
  e recheio de morango – Top Bel's 75
Massa alimentícia de milho com linhaça
  dourada, sem glúten – Tivva® 75
Massa alimentícia de milho com quinoa,
  tipo fusilli, sem glúten – Tivva® 75
Massa alimentícia de milho sabor
  original, tipo fusilli, sem glúten,
  vegana – Tivva® 75
Massa com ovos soltinho – Adria® 75
Massa de lasanha com ovos Italianíssima
  – Adria® 75
Massa de pizza – Frescarini® 75
Massa de sêmola grano duro spaghetti –
  Cardinale® 75
Massa de sêmola tipo parafuso – Dona
  Benta® 75
Massa de sêmola vitaminada cozida –
  Petybon® 75
Massa fresca capeletti com recheio de
  frango – Massa Leve® 75
Massa fresca para lasanha – Frescarini®
  75
Massa fresca para talharim – Frescarini®
  75
Massago (ovas de arenque) 76
Massa para lasanha – Frescarini® 75
Massa para talharim – Frescarini® 76
Maxi Bananinha – Bauducco® 76
Maxi Chocolate – Bauducco® 76
Maxixada 76
McChicken Junior – McDonald's® 76
McColosso caramelo – McDonald's® 76
McColosso chocolate – McDonald's® 76
McFish – McDonald's® 76

McShake flocos – McDonald's® 76
McShake morango – McDonald's® 76
McShake ovomaltine – McDonald's® 76
Medalhão de filé de peito de frango
  congelado – Aurora® 76
Medalhão de filé mignon (grelhado) –
  carne bovina 76
Mel 76
Melancia 76
Melancia (casca) 76
Melão 76
Melão-cantalupe 76
Melão (casca) 76
Melão (semente) 76
Merluza (assada) 77
Merluza (cozida) 77
Merluza (crua) 77
Merluza defumada 77
Mexerica 77
Mexerica (casca) 77
Mexilhão (cru) 77
Milharina – Quaker® 77
Milho (bagaço) 77
Milho (cabelo) 77
Milho doce congelado – Daucy® 77
Milho para canjica seco 77
Milho para pipoca light – Linguanotto® 77
Milho para pipoca – Yoki® 77
Milho verde 77
Milho verde congelado – Bonduelle® 77
Milho verde (cozido) 77
Milho verde em conserva – Jurema® 77
Milho verde – Etti® 77
Mingau de aveia 77
Mingau de couve 77
Mingau de jatobá 78
Mingau escocês sem glúten – Bob's Red
  Mill® 78
Mini cookies sabor cacau e castanhas –
  Mãe Terra® 78
Mini cookies sabor castanhas do Brasil –
  Mãe Terra® 78
Mini cookies sabor frutas vermelhas –
  Mãe Terra® 78
Mini cookies sabor granola 78
Mini hambúrguer de picanha – Wessel® 78
Mini kibe – Sadia® 78
Mini pão para hot dog – Casa Victoriana®
  78
Miolo de alcatra sem gordura (cru) –
  carne bovina 78
Miolo de alcatra sem gordura (grelhado)
  – carne bovina 78
Mirtilo congelado – DeMarchi® 78
Mirtilo orgânico congelado – Fruta Fina®
  78
Missô 78
Missoshiru (pó) – Sakura® 78
Misto frio 78

ÍNDICE REMISSIVO

Misto quente 78
Mistura caribenha congelada – Daucy®
78
Mistura para bolo sabor maracujá – Dona
Benta® 78
Mistura quatro legumes congelada –
Daucy® 78
Mix de goma guar e xantana sem glúten –
Sabor Alternativo® 79
Mix de grãos e sementes vegano –
Farovitta® 79
Mix de grãos, sementes e castanhas,
com colágeno, zero glúten e lactose –
Farovitta® 79
Mix de grãos, sementes e castanhas
com proteína de ervilha, vegano –
Farovitta® 79
Mix de nuts e superfrutas vegano –
Farovitta® 79
Mix fruta seca – Brasil Frutt® 79
Mix para bolo de cacau sem glúten, sem
lactose – Aminna® 79
Mix para pão integral sem glúten, sem
lactose – Aminna® 79
Modulen IBD pó – Nestlé® 79
Molho 3 em 1 – Hellmann's Unilever® 79
Molho à bolonhesa 79
Molho branco 79
Molho chinês 79
Molho de pimenta 79
Molho de soja – Sakura® 79
Molho de soja – Tozan® 79
Molho de tomate 79
Molho de tomate com pedaços – Etti® 79
Molho de tomate refogado receita italiana
– Etti® 79
Molho de tomate tradicional – Cirio® 80
Molho de tomate tradicional – Pomarola®
80
Molho inglês 80
Molho inglês – Opêrco® 80
Molho madeira 80
Molho mostarda escura – Hemmer® 80
Molho para salada caseiro – Hellmann's
Unilever® 80
Molho para salada italiano – Hellmann's
Unilever® 80
Molho para salada parmesão –
Hellmann's Unilever® 80
Molho para salada rosé – Hellmann's
Unilever® 80
Molho rosé – Gourmet® 80
Molho shoyu – Cepêra® 80
Molho tártaro – Gourmet® 80
Molho Ton Katsu 80
Molho vinagrete 80
Moqueca baiana 80
Moqueca de peixe 80
Moqueca de peixe e camarão 80

Morango 80
Morangos congelados – DeMarchi® 80
Mortadela 80
Mostarda – Arisco® 81
Mostarda folha (cozida) 81
Mostarda folha (crua) 81
Mostarda folha (refogada) 81
Mostarda – McDonald's® 81
Mostarda molho industrializado 81
Mostarda (talo) 81
Moyashi (broto de feijão cru) 81
Moyashi cru – Mizu® 81
Mucilon de arroz – Nestlé® 81
Mucilon de milho – Nestlé® 81
Muesli de frutas e castanhas sem glúten,
vegano – biO$_2$ Organic® 81
Muesli de frutas e sementes sem glúten,
vegano – biO$_2$ Organic® 81
Mungunzá 81
Músculo sem gordura (cozido) – carne
bovina 81
Músculo sem gordura (cru) – carne
bovina 81
Müsli – Kellogg's® 81
Muslix tradicional – Kellogg's® 81
Musse de açaí 81
Musse de chocolate 81
Musse de chocolate Semifredo – Offellê®
82
Musse de maracujá 82
Musse de maracujá Semifredo – Offellê®
82

N

Nabo (cozido) 82
Nabo (cru) 82
Nabo (folha) 82
Nabo (talo) 82
Namorado 82
Nan A.R. – Nestlé® 82
Nan Comfort 1 – Nestlé® 82
Nan Comfort 2 – Nestlé® 82
Nan H.A. – Nestlé® 82
Nan Pro 1 – Nestlé® 82
Nan Pro 2 – Nestlé® 82
Nan sem lactose – Nestlé® 82
Nan Soy – Nestlé® 82
Nata fresca – Odilon® 82
Nectarina 82
Nescau tradicional – Nestlé® 82
Nesquik em pó sabor morango – Nestlé®
82
Nesquik prontinho sabor morango –
Nestlé® 82
Nestogeno 1 – Nestlé® 83
Nestogeno 2 – Nestlé® 83
Nestogeno Plus – Nestlé® 83
Neston três cereais – Nestlé® 83

Neston vitamina banana, maçã e mamão
– Nestlé® 83
Neston vitamina morango, pêra e banana
– Nestlé® 83
Nhá Benta maracujá – Kopenhagen 83
Nhoque à bolonhesa congelado –
Perdigão® 83
Nhoque de batatas 83
Nhoque de batatas com molho de tomate
83
Nhoque recheado com tomate e muçarela
– Rana® 83
Nhoque tradicional – Frescarini® 83
Nhoque – Vigor® 83
Nira 83
Nori 83
Novasource – Nestlé® 83
Novasource pulmonary – Nestlé® 83
Novasource renal – Nestlé® 83
Novomilk® em pó chocolate 83
Novomilk® mamão e banana 83
Nozes 84
Nozes-pecãs sem casca 84
Noz moscada 84
Nugget frango – McDonald's® 84
Nuggets de frango com queijo – Sadia® 84
Nuggets de frango crocante – Sadia® 84
Nuggets de frango tradicional – Sadia® 84
Nuggets Vita Soja – Sadia® 84
Nutella® creme de avelã com cacau 84
Nutren Active sabor banana – Nestlé® 84
Nutren Active sabor baunilha – Nestlé®
84
Nutren Active sabor chocolate – Nestlé®
84
Nutren Active sabor morango – Nestlé®
84
Nutren kids sabor baunilha – Nestlé® 84
Nutren kids sabor chocolate – Nestlé® 84
Nutren Senior líquido – Nestlé® 84
Nutren Senior pó – Nestlé® 84
Nutri soup – Herbalife® 84

O

Óleo de babaçu 84
Óleo de canola 84
Óleo de canola, girassol e soja – Cyclus
Saúde® 85
Óleo de canola – Liza® 84
Óleo de canola – Purilev® 85
Óleo de canola Qualitá – Pão de Açúcar®
85
Óleo de canola – Salada® 85
Óleo de canola – Saúde® 85
Óleo de coco extravirgem sem glúten –
Copra® 85
Óleo de gergelim 85
Óleo de gergelim extravirgem – Pazze® 85

Óleo de girassol 85
Óleo de girassol – Becel® 85
Óleo de girassol – Liza® 85
Óleo de girassol Qualitá – Pão de Açúcar® 85
Óleo de girassol – Salada® 85
Óleo de girassol – Saúde® 85
Óleo de linhaça extravirgem – Pazze® 85
Óleo de milho 85
Óleo de milho – Liza® 85
Óleo de milho – Mazola® 85
Óleo de milho Qualitá – Pão de Açúcar® 85
Óleo de milho – Salada® 85
Óleo de milho – Saúde® 85
Óleo de pequi 86
Óleo de soja 86
Óleo de soja e oliva ervas finas – Maria® 86
Óleo de soja e oliva tradicional – Maria® 86
Óleo de soja – Liza® 86
Óleo de soja Qualitá – Pão de Açúcar® 86
Óleo de soja – Saúde® 86
Óleo de soja – Soya® 86
Óleo de soja – Veleiro® 86
Óleo misto tradicional – Olívia® 86
Omelete simples 86
Orégano fresco 86
Orelha de gato – Dorinha® 86
Orégano seco 86
Orelha de porco (crua) 86
Ostra (cozida) 86
Ostra (crua) 86
Ovas de salmão 86
Ovinho de amendoim – Elma Chips® 86
Ovinhos de amendoim – Fritex® 86
Ovo de codorna 86
Ovo de galinha 87
Ovo de galinha – Quality eggs® 87
Ovo de pata 87
Ovo frito 87
Ovomaltine flocos crocantes em pó – Ovomaltine® 87
Ovo poché 87

P

Paçoca 87
Paçoca de amendoim – Yoki® 87
Paçoca de carne de sol 87
Paçoca de castanhas com chocolate, sem glúten – Flormel® 87
Paçoca de macaúba 87
Paçoquinha sem glúten – Flormel® 87
Paella 87
Pãezinhos especiais fofinhos – Seven Boys® 87
Paleta com gordura (crua) 87

Paleta sem gordura (cozida) 87
Paleta sem gordura (crua) 87
Palitos salgados de linhaça marrom sem glúten e sem lactose – Sabor Alternativo® 87
Palitos salgados de mourisco com amaranto, sem glúten e sem lactose – Sabor Alternativo® 87
Palitos salgados de quinoa e gergelim sem glúten, lactose e ovos – Sabor Alternativo® 88
Palma ensopadinha 88
Palmiers – Casino® 88
Palmito em conserva 88
Palmito em conserva – YCaray® 88
Pamonha 88
Panetone com gotas de chocolate – Village® 88
Panetone de frutas – Bauducco® 88
Panetone – Village® 88
Panqueca de carne moída 88
Pão 7 grãos Fit – Pullman® 88
Pão 9 grãos Vitagrão – Pullman® 88
Pão alemão 3 grãos Korn Brot – Wickbold® 88
Pão alemão 100% integral Vollkorn Brot – Wickbold® 88
Pão alemão Fitness Brot – Wickbold® 88
Pão alemão – Pumpernickel® 88
Pão artesano – Pullman® 88
Pão caseiro 88
Pão caseiro de coco – Panco® 88
Pão caseiro de milho – Panco® 88
Pão com 10 grãos Estar Leve – Wickbold® 89
Pão com grãos Grão Sabor – Wickbold® 89
Pão com levain – Santa Luzia® 89
Pão com tucumã 89
Pão de alho temperado – Nosso Pão® 89
Pão de aveia e linhaça – Wickbold® 89
Pão de batata 89
Pão de centeio 89
Pão de centeio Os Clássicos – Wickbold® 89
Pão de forma 7 grãos Bom Humor – Nutrella® 89
Pão de forma 12 grãos Bom Humor – Nutrella® 89
Pão de forma 100% integral Fit – Pullman® 89
Pão de forma 100% integral linhaça Plus Vita – Pullman® 89
Pão de forma Artesano – Pullman® 89
Pão de forma aveia light – Pullman® 89
Pão de forma aveia – Wickbold® 89
Pão de forma baby – Pullman® 89
Pão de forma centeio – Pullman® 89
Pão de forma glúten light – Falkenburg® 89

Pão de forma integral 12 grãos Vitagrão – Pullman® 89
Pão de forma libanês – Maxifour® 90
Pão de forma light 100% integral cenoura Plus Vita – Pullman® 90
Pão de forma light 100% integral iogurte Plus Vita – Pullman® 90
Pão de forma light 100% integral linhaça e quinoa Plus Vita – Pullman® 90
Pão de forma light 100% integral trigo Plus Vita – Pullman® 90
Pão de forma light Plus Vita – Pullman® 90
Pão de forma – Panco® 89
Pão de forma sem casca Estar Leve – Wickbold® 90
Pão de forma sem casca original – Wickbold® 90
Pão de forma tradicional – Pullman® 90
Pão de forma tradicional – Wickbold® 90
Pão de girassol e castanha – Wickbold® 90
Pão de granola light 90
Pão de hambúrguer com gergelim – Wickbold® 90
Pão de hambúrguer original – Wickbold® 90
Pão de hambúrguer – Panco® 90
Pão de hambúrguer – Pullman® 90
Pão de hot dog – Panco® 90
Pão de hot dog – Pullman® 90
Pão de hot dog – Wickbold® 90
Pão de iogurte, cenoura e mel – Nutrella® 91
Pão-de-leite – Nutrella® 91
Pão-de-leite – Wickbold® 91
Pão de linhaça e kummel Grão Sabor – Wickbold® 91
Pão-de-ló 91
Pão de manteiga – Nutrella® 91
Pão de mel 91
Pão de mel – Pan® 91
Pão de mel – Panco® 91
Pão de milho – Seven Boys® 91
Pão de queijo 91
Pão de queijo coquetel – Forno de Minas® 91
Pão de queijo coquetel – Qualitá® 91
Pão de queijo lanche – Forno de Minas® 91
Pão de queijo minas tradicional – Forno de Minas® 91
Pão de queijo mini – Casa do Pão de Queijo 91
Pão de queijo preparado – Yoki® 91
Pão de trigo integral Grão Sabor – Wickbold® 91
Pão em folha – Maxifour® 91
Pão folha integral – Galeria dos Pães® 91

ÍNDICE REMISSIVO

Pão francês 91

Pão francês (só miolo) 92

Pão integral Graham Plus Vita – Pullman® 92

Pão integral Grão Sabor – Wickbold® 92

Pão integral – Wickbold® 92

Pão italiano 92

Pão italiano – Basilicata® 92

Pão misto com canela e passas – Nutrella® 92

Pão na chapa 92

Pão Nutrellinhas – Nutrella® 92

Pão ômega – Nutrella Vitta® 92

Pão preto com farinha integral de centeio e trigo integral – Wickbold® 92

Pão preto – Nutrella® 92

Pão preto Plus Vita – Pullman® 92

Pão preto – Wickbold® 92

Pão quadrado Grão Sabor – Wickbold® 92

Pão rápido de sorgo 92

Pão sírio – Kebal® 92

Pão sírio extrafino – Pita Bread® 92

Pão sírio integral – Pita Bread® 92

Pão sírio médio – Pita Bread® 92

Pão sírio mini – Pita Bread® 93

Pão sírio para beirute – Pita Bread® 93

Pão sírio pequeno – Pita Bread® 93

Pão sírio tipo caseiro – Gergelim® 93

Pão sovado – Lagoazul® 93

Pão sovado – Nutrella® 93

Pão sovado – Panco® 93

Papinha banana com aveia Papinhas Nestlé Etapa 2 – Nestlé® 93

Papinha banana e maçã Papinhas Nestlé Etapa 2 – Nestlé® 93

Papinha de creminho de milho com cenoura e peito de frango Papinhas Nestlé Etapa 3 – Nestlé® 93

Papinha de lentilha com arroz e peito de frango Papinhas Nestlé Etapa 3 – Nestlé® 93

Papinha de peito de frango, legumes e macarrão Papinhas Nestlé Etapa 2 – Nestlé® 93

Papinha de peito de peru, legumes e arroz Papinhas Nestlé Etapa 2 – Nestlé® 93

Papinha de purezinho Papinhas Nestlé Etapa Jr – Nestlé® 93

Papinha frutas sortidas – Nestlé Baby® 93

Papinha gema de ovo, carne e legumes Papinhas Nestlé Etapa 2 – Nestlé® 93

Papinha legumes com carne Papinhas Nestlé Etapa 2 – Nestlé® 94

Papinha maçã, goiaba e banana Papinhas Nestlé Purezinho de Frutas – Nestlé® 94

Papinha maçã Papinhas Nestlé Etapa 1 – Nestlé® 94

Papinha macarrão, carne e legumes Papinhas Nestlé Etapa 3 – Nestlé® 94

Papinha mix de frutas Papinhas Nestlé Purezinho de Frutas – Nestlé® 94

Papinha pêra e manga Papinhas Nestlé Purezinho de Frutas – Nestlé® 94

Papinha pêra Papinhas Nestlé Etapa 1 – Nestlé® 94

Papinha picadinho de carne Papinhas Nestlé Etapa Jr – Nestlé® 94

Papinha risotinho de frango Papinhas Nestlé Etapa Jr – Nestlé® 94

Páprica 94

Pasta de amêndoas sem glúten e lactose – Castanharia® 94

Pasta de amendoim com melado, sem glúten e lactose – Castanharia® 94

Pasta de amendoim sem glúten e lactose – Castanharia® 94

Pasta de avelã e cacau sem glúten e lactose – Castanharia® 94

Pasta de castanha de caju sem glúten e lactose – Castanharia® 94

Pasta de castanhas e cacau sem glúten e lactose – Castanharia® 94

Pasta de castanhas e sementes sem glúten e lactose – Castanharia® 95

Pasta de coco sem glúten e lactose – Castanharia® 95

Pasta de macadâmia com sal do himalaia, sem glúten e lactose – Castanharia® 95

Pasta de pistache sem glúten e lactose – Castanharia® 95

Pasta de semente de girassol sem glúten e lactose – Castanharia® 95

Pastel de carne 95

Pastel de palmito 95

Pastel de pizza 95

Pastel de queijo 95

Pastel especial 95

Patê de alcachofra com biomassa de banana verde – La Pianezza® 95

Patê de azeitonas com biomassa de banana verde – La Pianezza® 95

Patê de berinjela com biomassa de banana verde – La Pianezza® 95

Patê de castanha de caju com biomassa de banana verde – La Pianezza® 95

Patê de cutite 95

Patê de presunto – Sadia® 95

Patê de ricota 95

Patê de sardela com biomassa de banana verde – La Pianezza® 96

Patê de tomate com pimenta, com biomassa de banana verde – La Pianezza® 96

Patinho sem gordura (cru) – carne bovina 96

Patinho sem gordura (grelhado) – carne bovina 96

Pato assado sem pele e sem sal 96

Pato assado sem sal 96

Pato (cru) 96

Pato no tucupi 96

Pavê de amendoim 96

Pé de moleque sem glúten – Flormel® 96

Pé de moleque – Yoki® 96

Peito de frango com arroz e creme de milho congelado – Pão de Açúcar® 96

Peito de frango com pele (assado) 96

Peito de frango com pele (cru) 96

Peito de frango com pele, sem osso (cru) 96

Peito de frango em filé à milanesa 96

Peito de frango sem pele (cozido) 96

Peito de frango sem pele (cru) 96

Peito de frango sem pele (grelhado) 96

Peito de frango sem pele light – Seara® 97

Peito de frango sem pele, sem osso (cru) 97

Peito defumado de chester – Perdigão® 97

Peito de peru ao molho de ervas finas congelado – Pão de Açúcar® 97

Peito de peru (cru) 97

Peito de peru defumado Califórnia – Sadia® 97

Peito sem gordura (cozido) – carne bovina 97

Peito sem gordura (cru) – carne bovina 97

Peixada 97

Peixe-espada (cozido) 97

Peixe-espada (cru) 97

Peixe na telha 97

Penne de quinoa real e amaranto, com vegetais, sem glúten – Reserva Mundi® 97

Pepino 97

Pepino (casca) 97

Peptamen 1.5 líquido – Nestlé® 97

Peptamen Junior líquido – Nestlé® 97

Peptamen Junior pó – Nestlé® 97

Peptamen pó – Nestlé® 97

Peptamen Prebio líquido – Nestlé® 97

Peptamen UTI líquido – Nestlé® 98

Pequi ao molho 98

Pequizada 98

Pera 98

Pera (casca) 98

Perna de cordeiro assado sem sal 98

Pernil assado com molho 98

Pernil de porco (assado) 98

Pernil de porco (cru) 98

Peru (assado) 98

Peru assado sem pele sem sal 98

Peru (cru) 98

Pescada branca (crua) 98

Pescada branca (frita) 98
Pescada no tucupi 98
Pêssego 98
Pêssego em calda – Casino® 98
Pêssegos em calda diet – La Pastina® 98
Petit gateau de chocolate congelado –
    Alibey® 98
Petit gateau de chocolate light congelado
    – Alibey® 98
Petit gateau sabor chocolate – Swift® 98
Petit Suisse chocolate Maxi Chambinho –
    Nestlé® 99
Petit Suisse maçã, banana, cereais e uva
    Batavinho – Batavo® 99
Petit Suisse meio a meio (uva verde/uva
    roxa) Danoninho – Danone® 99
Petit Suisse morango Batavinho – Batavo®
    99
Petit Suisse morango Chambinho –
    Nestlé® 99
Petit Suisse morango Danoninho –
    Danone® 99
Petit Suisse morango e mel Ninho Soleil –
    Nestlé® 99
Petit Suisse morango, maçã e banana
    Ninho Soleil – Nestlé® 99
Petit Suisse morango Maxi Chambinho –
    Nestlé® 99
Petit Suisse morango Ninho Soleil –
    Nestlé® 99
Picadinho com ora-pro-nóbis 99
Picadinho de carne com frutas 99
Picadinho de tartaruga 99
Picanha com gordura (crua) – carne
    bovina 99
Picanha – Friboi® 99
Picanha sem gordura (crua) – carne
    bovina 99
Picanha sem gordura (grelhada) – carne
    bovina 99
Picles 99
Pimenta-caiena 99
Pimenta-do-reino em pó 100
Pimentão amarelo 100
Pimentão (miolo) 100
Pimentão verde 100
Pimentão vermelho 100
Pimenta – Tabasco® 99
Pinga 100
Pingado 100
Pingo D'ouro – Elma Chips® 100
Pinha 100
Pinhão (cozido) 100
Pinhão (cru) 100
Pintado ao molho de mandioca 100
Pintado (assado) 100
Pintado (cru) 100
Pintado na telha 100
Pipoca doce de milho caramelizada –
    Clac® 100

Pipoca doce industrializada 100
Pipoca doce, torrada e crocante –
    KiDelícia® 100
Pipoca para micro-ondas de manteiga
    suave – Yoki® 100
Pipoca para micro-ondas natural – Yoki®
    100
Pipoca salgada 100
Pipoca salgada com manteiga 101
Pipoca sem sal 101
Pirarucu de casaca 101
Pirarucu no leite de castanha 101
Pistache 101
Pistache torrado sem sal 101
Pitanga 101
Pizza de calabresa 101
Pizza de calabresa Apreciatta congelada –
    Perdigão® 101
Pizza de catupiry 101
Pizza de frango com catupiry e muçarela
    congelada – Sadia® 101
Pizza de lombo com catupiry e muçarela
    congelada – Sadia® 101
Pizza de muçarela 101
Pizza de muçarela congelada – Sadia® 101
Pizza de muçarela de búfala, rúcula e
    tomate seco 101
Pizza de quatro queijos congelada –
    Sadia® 101
Pizza vegetariana congelada – Pão de
    Açúcar® 101
Pólen apícola – biO$_2$ Organic® 101
Polenguinho light – Polenghi® 101
Polenguinho – Polenghi® 101
Polenta 102
Polenta à brasileira 102
Polenta básica 102
Polenta com dente-de-leão 102
Polenta com molho de carne 102
Polenta (frita) 102
Polenta palito congelada – Pratigel® 102
Polenta temperada 102
Polentina com sal – Quaker® 102
Polentina temperada – Quaker® 102
Polpa de abacaxi congelada – Maisa® 102
Polpa de açaí congelada – Maisa® 102
Polpa de açaí e guaraná congelada Açaí
    Sport – DeMarchi® 102
Polpa de açaí natural congelada – Frooty®
    102
Polpa de acerola congelada – Maisa® 102
Polpa de caju congelada – Maisa® 102
Polpa de cupuaçu congelada – Maisa®
    102
Polpa de fruta acerola – Maisa® 102
Polpa de fruta de açaí – Maisa® 102
Polpa de goiaba congelada – Maisa® 102
Polpa de graviola congelada – Maisa® 103
Polpa de manga congelada – Maisa® 103

Polpa de maracujá congelada – Maisa®
    103
Polpa de morango congelada – Maisa®
    103
Polpa de uva congelada – Maisa® 103
Polvilho 103
Polvo (cozido) 103
Polvo (cru) 103
Ponta de agulha (crua) – carne bovina
    103
Porco no rolete 103
Porco no tucupi 103
Porquinho (cru) 103
Pregestimil Premium – Mead Johnson®
    103
Pre Nan – Nestlé® 103
Protein Coffee – Herbalife® 103
Presunto de porco 103
Proteína de ervilha em pó sem glúten,
    lactose e ovo – Bob's Red Mill® 103
Proteína texturizada de soja 103
Proteína vegetal texturizada sem glúten –
    Bob's Red Mill® 103
Pudim de açaí 103
Pudim de bacuri 104
Pudim de chocolate – Royal® 104
Pudim de claras 104
Pudim de coco diet – Royal® (com leite
    desnatado) 104
Pudim de coco diet – Royal® (com leite
    integral) 104
Pudim de coco – Royal® 104
Pudim de leite condensado 104
Pudim de leite Moça – Nestlé® 104
Pudim de morango – Royal® 104
Pudim de tapioca 104
Pupunha 104
Pupunha (cozida) 104
Purê de abóbora ou jerimum 104
Purê de batatas 104
Purity 69A – Lorenal® 104

Q

Quarteirão com queijo – McDonald's®
    104
Queijadinha 104
Queijo brie 104
Queijo camembert 104
Queijo cheddar 104
Queijo cottage (1% gordura) 104
Queijo cottage – Lacreme® 105
Queijo cream cheese – Danúbio® 105
Queijo de coalho, espeto – Tirolez® 105
Queijo de coalho, fracionado – Tirolez®
    105
Queijo emental – Polenghi® 105
Queijo frescal light – Danúbio® 105
Queijo frescal tradicional – Danúbio® 105

ÍNDICE REMISSIVO

Queijo fundido 105
Queijo gouda 105
Queijo gruyère 105
Queijo mascarpone – Balkis® 105
Queijo minas 105
Queijo minas frescal 105
Queijo minas frescal – Président® 105
Queijo muçarela 105
Queijo muçarela com leite de búfala –
  Valle d'Oro® 105
Queijo muçarela de bolinha – Levitare®
  105
Queijo parmesão 105
Queijo parmesão – Quatá® 105
Queijo parmesão ralado 105
Queijo parmesão ralado – Keijobon® 105
Queijo parmesão ralado – Vigor® 106
Queijo pasteurizado emmental – Catari®
  106
Queijo port salut 106
Queijo prato 106
Queijo prato – Polenghi® 106
Queijo prato processado em fatias –
  Barateiro® 106
Queijo provolone 106
Queijo roquefort 106
Queijo serrano – Odilon® 106
Queijo suíço 106
Queijo tipo quark – Lac Lélo® 106
Queijo tipo quark ligtht – Lac Lélo® 106
Queijo tilsit com kümmel 106
Quentão 106
Quiabo 106
Quibe assado 106
Quibe de berinjela 106
Quiche de cebola congelada – Pão de
  Açúcar® 106
Quiche de frango congelada – Melhor
  Bocado® 106
Quiche de tomate seco congelada –
  Melhor Bocado® 106
Quiche de tomate seco congelada – Pão
  de Açúcar® 106
Quiche lorraine congelada – Melhor
  Bocado® 107
Quindim 107
Quirera lapiana 107

R

Rabanete (cru) 107
Rabanete (folha) 107
Rabo de porco (cozido) 107
Rã (cozida) 107
Rã (crua) 107
Ravióli de carne – Frescarini® 107
Ravióli de ricota e espinafre – Frescarini®
  107
Recheio de ameixa Moça Fiesta – Nestlé®
  107

Recheio de chocolate Moça Fiesta –
  Nestlé® 107
Recheio doce de leite com coco Moça
  Fiesta – Nestlé® 107
Red Bull® (energético) 107
Repolho-branco (cozido) 107
Repolho-branco (cru) 107
Repolho-roxo (cozido) 107
Repolho-roxo (cru) 107
Requeijão cremoso light – Danúbio® 107
Requeijão cremoso light – Poços de
  Calda® 108
Requeijão cremoso – Poços de Calda® 107
Requeijão cremoso tradicional –
  Danúbio® 108
Requeijão – Nestlé® 107
Resource breeze – Nestlé® 108
Resource diabetic – Nestlé® 108
Resource glutamina – Nestlé® 108
Resource just for kids – Nestlé® 108
Resource plus – Nestlé® 108
Resource protein – Nestlé® 108
Resource purê instant carne com ervilhas
  – Nestlé® 108
Resource purê instant peru com
  champignon – Nestlé® 108
Resource Thicken up – Nestlé® 108
Resource ultra plus – Nestlé® 108
Ricota 108
Ricota fresca – Odilon® 108
Rim bovino (cru) 108
Risoto à milanese com açafrão – Italian
  Pasta & Risotti® 108
Risoto com funghi porcini – Passarotti®
  108
Risoto de frango 108
Rissoles de carne 108
Rissoles de catupiri 108
Rissoles de palmito 108
Robalo 109
Rocambole recheio de doce de leite 109
Rocambole recheio de goiaba – Pullman®
  109
Rocambole recheio de morango –
  Pullman® 109
Romã 109
Rosquinha de jaracatiá 109
Rúcula 109
Ruffles cebola e salsa – Pepsico® 109
Ruffles original – Pepsico® 109

S

Sagu com vinho tinto 109
Sagu (cru) 109
Sagu sabor morango – Yoki® 109
Sake mirin® 109
Salada de fava 109
Salada de frutas completa com suco de
  laranja 109

Salada de frutas completa (laranja,
  banana, mamão, abacaxi, uva, melão,
  maçã, pera, kiwi) 109
Salada de frutas simples (banana, maçã,
  laranja, mamão) 110
Salada de maionese (batata, cenoura,
  vagem e maionese) 110
Salada de pinhão 110
Salada de repolho com abacaxi e uva
  passa 110
Salada russa congelada – Daucy® 110
Salada verão congelada – Daucy® 110
Salame 110
Salamito – Sadia® 110
Salgadinho de aipim (mandioca) –
  Naturabella® 110
Salgadinho de calabresa Torcida –
  Pepsico® 110
Salgadinho de churrasco Torcida –
  Pepsico® 110
Salgadinho de presunto – Piraquê® 110
Sal grosso – Lebre® 109
Salmão (cozido) 110
Salmão (cru) 110
Salmão defumado 110
Sal refinado 109
Sal refinado – Cisne® 109
Salsão 110
Salsicha 110
Salsicha de frango 110
Salsicha de frango – Seara® 110
Salsicha de peru – Sadia® 110
Salsichão com picles Santo Amaro –
  Eder® 111
Salsinha 111
Salsinha seca 111
Salsinha (talo) 111
Sálvia fresca 111
Sálvia seca 111
Sanduíche americano 111
Sanduíche de calabresa 111
Sanduíche de pernil 111
Sanduíche de sorvete baunilha – Häagen
  Dazs® 111
Sanduíche de sorvete caramelo – Häagen
  Dazs® 111
Sanduíche de sorvete chocolate – Häagen
  Dazs® 111
Sanduíche natural de atum 111
Sanduíche natural de frango 111
Sarapatel 111
Sarapatel de tartaruga 111
Sardinha (assada) 111
Sardinha em molho de tomate –
  Coqueiro® 111
Sardinha em óleo – Coqueiro® 111
Sardinha enlatada com molho de tomate
  111
Sardinha escabeche 112

Sardinha (frita) 111
Sardinha inteira (crua) 112
Sashimi de atum 112
Sashimi de salmão 112
Seleta de legumes em conserva – Jurema® 112
Sembereba 112
Semente de abóbora com sal 112
Semente de abóbora sem sal 112
Semente de girassol 112
Serralha (refogada) 112
Shake de chocolate – Herbalife® 112
Shake Natural Whey de banana – Verde Campo® 112
Shimeji 112
Shitake 112
Shoyu light – Sakura® 112
Shoyu – Sakura® 112
Snack Afternoon Beats mix de damasco, uva passa, tigernuts e semente de abóbora – B-eatfood® 112
Snack biscoitos integrais sabor alho e orégano – Jasmine® 112
Snack biscoitos integrais sabor cebola – Jasmine® 112
Snack biscoitos integrais sabor gergelim e linhaça – Jasmine® 112
Snack castanha de baru torrada sem sal – Monama® 113
Snack de banana crocante – Jasmine® 113
Snack de cacau nibs orgânico – Monama® 113
Snack de cereais com maçã e banana sem glúten – Monama® 113
Snack de maçã crocante – Jasmine® 113
Snack mix de sementes + frutas – Jasmine® 113
Snack mix de sementes + nuts – Jasmine® 113
Snack mix de sementes tradicional – Jasmine® 113
Snack Morning Sunshine mix de uva passa, castanha-do-Brasil, cranberry, castanha de baru e amêndoa – B-eatfood® 113
Snack Peaceful Night Mix de frutas secas e amêndoas – B-eatfood® 113
Snack Pitisko de cebola e salsa sem glúten e zero lactose – Seu Divino® 113
Snack Pitisko de presunto parma sem glúten e zero lactose – Seu Divino® 113
Snack Pitisko de queijo sem glúten e zero lactose – Seu Divino® 113
Snack Pitisko lemon pepper sem glúten e zero lactose – Seu Divino® 113
Snack sementes de abóbora – Jasmine® 113

Snack sementes de girassol – Jasmine® 113
Snack Soytoast sabor cebola e salsa – Jasmine® 113
Snack Soytoast sabor ervas finas – Jasmine® 113
Snack Soytoast sabor natural – Jasmine® 114
Snack Trail sabor marroquino – Jasmine® 114
Snack Trail sabor mexicano – Jasmine® 114
Snack Tribos azeite e ervas – Mãe Terra® 114
Snack Tribos chili – Mãe Terra® 114
Snack Tribos original – Mãe Terra® 114
Snack Tribos tomate – Mãe Terra® 114
Sobrecoxa de frango com pele (assada) 114
Sobrecoxa de frango com pele (crua) 114
Sobrecoxa de frango cozida com molho de tomate 114
Sobrecoxa de frango cozida sem pele com molho de tomate 114
Sobrecoxa de frango sem pele (assada) 114
Sobrecoxa de frango sem pele (crua) 114
Soja à grega 114
Soja (cozida) 114
Soja (crua) 114
Soja em grãos – Mais Vita® 114
Sopa creme de cebola – Knorr® 114
Sopa creme de cebola – Maggi® 114
Sopa creme de ervilha 114
Sopa creme de ervilha e bacon – Knorr® 115
Sopa creme de ervilha e bacon – Maggi® 115
Sopa creme de galinha – Knorr® 115
Sopa creme de legumes – Knorr® 115
Sopa creme de queijo – Knorr® 115
Sopa creme de tomate 115
Sopa de carne com pinhão 115
Sopa de carne conchinha – Maggi® 115
Sopa de carne espaguetinho – Maggi® 115
Sopa de carne, macarrão e legumes Sopão – Knorr® 115
Sopa de carne, macarrão e legumes Sopão – Maggi® 115
Sopa de cebola – Maggi® 115
Sopa de feijão branco 115
Sopa de feijão com macarrão 115
Sopa de feijão, macarrão e couve Sopão – Knorr® 115
Sopa de fruta-pão 115
Sopa de galinha com arroz e legumes Canjão – Knorr® 115
Sopa de galinha com arroz e legumes Canjão – Maggi® 115

Sopa de galinha com arroz – Maggi® 115
Sopa de galinha fideline – Maggi® 115
Sopa de galinha, macarrão e legumes Sopão – Knorr® 115
Sopa de galinha, macarrão e legumes Sopão – Maggi® 116
Sopa de legumes, carne e macarrão 116
Sopa de legumes e macarrão 116
Sopa de pinhão 116
Sopa infantil com carne 116
Sopa infantil sem carne 116
Sopinha com pedaços carne, caldo de feijão e arroz – Nestlé baby® 116
Sopinha com pedaços carne e legumes – Nestlé baby® 116
Sopinha com pedaços carne, legumes e macarrão – Nestlé baby® 116
Sopinha com pedaços galinha e legumes – Nestlé baby® 116
Sopinha desidratada carne, legumes e macarrão – Nestlé baby® 116
Sopinha desidratada com pedaços carne com legumes – Nestlé baby® 116
Sopinha desidratada com pedaços carne, legumes e macarrão – Nestlé baby® 116
Sopinha desidratada com pedaços galinha com arroz – Nestlé baby® 116
Sopinha desidratada cremosa carne com legumes – Nestlé baby® 116
Sopinha desidratada cremosa carne, legumes e macarrão – Nestlé baby® 116
Sopinha desidratada cremosa galinha com arroz – Nestlé baby® 116
Sopinha desidratada cremosa legumes – Nestlé baby® 117
Sorvete crocante – La Basque® 117
Sorvete de abacaxi-do-cerrado 117
Sorvete de gueroba 117
Sorvete de massa baunilha – Häagen Dazs® 117
Sorvete de massa brigadeiro Moça – Nestlé® 117
Sorvete de massa Chicabon – Kibon® 117
Sorvete de massa chocolate 0% gordura Carte d'Or – Kibon® 117
Sorvete de massa chocolate com amêndoas – La Basque® 117
Sorvete de massa chocolate com cookies – Baden Baden® 117
Sorvete de massa chocolate com raspas Carte d'Or – Kibon® 117
Sorvete de massa chocolate com trufa – Baden Baden® 117
Sorvete de massa chocolate – La Basque® 117

ÍNDICE REMISSIVO

Sorvete de massa chocolate – Pão de Açúcar® 117
Sorvete de massa coco com nozes – La Basque® 117
Sorvete de massa creme – Barateiro® 117
Sorvete de massa creme com cookies – Baden Baden® 117
Sorvete de massa creme crocante – Baden Baden® 117
Sorvete de massa creme gourmet – Nestlé® 118
Sorvete de massa creme – Kibon® 117
Sorvete de massa creme – Pão de Açúcar® 117
Sorvete de massa creme trufa Carte d'Or – Kibon® 118
Sorvete de massa Diamante Negro – Kibon® 118
Sorvete de massa doce de leite com brownie – Baden Baden® 118
Sorvete de massa doce de leite com nozes – La Basque® 118
Sorvete de massa flocos Classic – Nestlé® 118
Sorvete de massa flocos – Kibon® 118
Sorvete de massa flocos Qualitá – Pão de Açúcar® 118
Sorvete de massa framboesa 0% gordura Carte d'Or – Kibon® 118
Sorvete de massa Galak – Nestlé® 118
Sorvete de massa iogurte com frutas vermelhas – Taeq® 118
Sorvete de massa Laka – Kibon® 118
Sorvete de massa macadâmia – Häagen Dazs® 118
Sorvete de massa maracujá 0% gordura Carte d'Or – Kibon® 118
Sorvete de massa morango – Häagen Dazs® 118
Sorvete de massa morango Qualitá – Pão de Açúcar® 118
Sorvete de massa napolitano especialidades – Nestlé® 118
Sorvete de massa napolitano – Kibon® 118
Sorvete de massa napolitano Qualitá – Pão de Açúcar® 118
Sorvete de massa papaya com cassis Carte d'Or – Kibon® 118
Sorvete de massa passas ao rum – Kibon® 119
Sorvete de massa pavê de chocolate Carte d'Or – Kibon® 119
Sorvete de massa pavê de creme crocante Carte d'Or – Kibon® 119
Sorvete de massa pistache com pistache torrado – La Basque® 119
Sorvete de massa prestígio – Nestlé® 119

Sorvete de massa torta de morango Carte d'Or – Kibon® 119
Sorvete de murici 119
Sorvete de palito abacaxi Fruttare – Kibon® 119
Sorvete de palito brigadeiro – Kibon® 119
Sorvete de palito brigadeiro – Nestlé® 119
Sorvete de palito chocolate Chicabon – Kibon® 119
Sorvete de palito coco Fruttare – Kibon® 119
Sorvete de palito coco – Nestlé® 119
Sorvete de palito limão Fruttare – Kibon® 119
Sorvete de palito Mega – Nestlé® 119
Sorvete de palito morango Fruttare Caseiro – Kibon® 119
Sorvete de palito Tablito – Kibon® 119
Sorvete de palito uva Fruttare – Kibon® 119
Sorvete Eskibon – Kibon® 119
Spaghetti de quinoa real e amaranto, com vegetais e beterraba, sem glúten – Reserva Mundi® 120
Sportade® tangerina 120
Sprite Zero – McDonald's® 120
Steak de frango congelado – Aurora® 120
Steak de peixe congelado – Costa Sul® 120
Steak empanado de frango congelado – Perdigão® 120
Sticks de frango com presunto e queijo congelados – Perdigão® 120
Stiksy – Elma Chips® 120
Suco concentrado de caju – Maguary® 120
Suco concentrado de caju – Serigy®* 120
Suco de abacaxi com açúcar 120
Suco de abacaxi com hortelã e açúcar 120
Suco de abacaxi com hortelã sem açúcar 120
Suco de abacaxi sem açúcar 120
Suco de abacaxi Tonyu – Yakult® 120
Suco de carambola 120
Suco de carambola Clight – Nutra Sweet® 120
Suco de cupuaçu 120
Suco de folha de vinagreira 120
Suco de laranja Clight – Nutra Sweet® 121
Suco de laranja com acerola e açúcar 121
Suco de laranja com acerola sem açúcar 121
Suco de laranja com açúcar 121
Suco de laranja com berinjela 121
Suco de laranja com cenoura e açúcar 121
Suco de laranja com cenoura sem açúcar 121

Suco de laranja diet Clight – Nutra Sweet® 121
Suco de laranja integral pasteurizado – Xandô® 121
Suco de laranja – Leco® 121
Suco de laranja – Natural One® 121
Suco de laranja sem açúcar – Fazenda Bela Vista® 121
Suco de laranja – Tang® 121
Suco de lima-limão Clight – Nutra Sweet® 121
Suco de lima-limão diet Clight – Nutra Sweet® 121
Suco de limão MID – Ajinomoto® 121
Suco de limão – Tang® 121
Suco de maçã Tonyu – Yakult® 121
Suco de manga – Tang® 121
Suco de maracujá Clight – Nutra Sweet® 122
Suco de maracujá com açúcar 122
Suco de maracujá – Tang® 121
Suco de maracujá – Tial® 121
Suco de maracujá Tonyu – Yakult® 122
Suco de melancia com açúcar 122
Suco de melancia sem açúcar 122
Suco de melão com açúcar 122
Suco de melão sem açúcar 122
Suco de morango – Yakult® 122
Suco de pera diet Clight – Nutra Sweet® 122
Suco de pêssego light – Del Valle® 122
Suco de pêssego – Tial® 122
Suco de tangerina Clight – Nutra Sweet® 122
Suco de tomate integral – Superbom® 122
Suco de uva integral – Superbom® 122
Suco de uva – Tang® 122
Suco vitaminado (laranja, limão, cenoura, tomate, mamão e açúcar) 122
Sucrilhos – Kellogg's® 122
Suflê de aspargos 122
Suflê de espinafre 122
Suflê de pinhão 122
Suflê de queijo 122
Sundae de caramelo – McDonald's® 123
Sundae de chocolate – McDonald's® 123
Sundae de morango – McDonald's® 123
Suprinutri Sênior sabor baunilha – Sanavita® 123
Sushi de atum 123
Sushi de salmão 123
Suspiro 123
Sustagem sabor banana – Sustagem® 123

T

Taff Man-E – Yakult® 123
Taioba (refogada) 123
Tamarindo 123
Tamuatá no tucupi 123

Taperebá 123
Tapioca (com queijo e coco ralado) 123
Tapioca – Massa Pronta® 123
Tapioquinha 123
Tempero Fondor – Maggi® 123
Tempero Grill – Maggi® 123
Tempero Sazón – Ajinomoto® 123
Tic Tac® menta 123
Tigernuts sem glúten – B-eatfood® 123
Tikuwa 124
Tilapia filé congelado – Copacol® 124
Tiras de carne com legumes, purê de
   batata e arroz congeladas – Taeq® 124
Tirinhas de frango congeladas – Seara®
   124
Toddy® 124
Toddynho® 124
Tofu 124
Tomate 124
Tomate-cereja 124
Tomate seco 124
Tomilho fresco 124
Tomilho (seco) 124
Tonyu maçã – Yakult® 124
Top Sundae caramelo – McDonald's® 124
Top Sundae chocolate – McDonald's® 124
Top Sundae morango – McDonald's® 124
Toranja 124
Torrada com abóbora sem glúten, sem
   açúcar, sem lactose – Aminna® 124
Torrada de pão francês 124
Torrada glúten light – D'aosta® 125
Torrada integral – Bauducco® 125
Torrada integral Pita Toast® 125
Torrada integral sem glúten, sem açúcar,
   sem lactose – Aminna® 125
Torrada integral sem glúten, sem lactose
   – Aminna® 125
Torrada levemente salgada – Bauducco®
   125
Torrada light Magic Toast – Marilan® 125
Torrada multigrãos – Bauducco® 125
Torrada original Magic Toast – Marilan®
   125
Torrada para canapé – Bauducco® 125
Torradas crocantes sem glúten – Schär®
   124
Torradas para canapés alho – Peter Pão®
   125
Torradas super finas – Slim Tost® 125

Torrone – Montevergine® 125
Torta 3 queijos congelada – Casino® 125
Torta à la provençale congelada – Casino®
   125
Torta com recheio de frango com
   requeijão congelada – Massa Leve®
   125
Torta com recheio de palmito com
   requeijão congelada – Massa Leve®
   125
Torta de banana – McDonald's® 125
Torta de frango 125
Torta de frango com catupiry congelada –
   Sadia® 126
Torta de frango com catupiry – Sadia®
   126
Torta de iogurte de palmito com catupiry
   congelada – Sadia® 126
Torta de limão 126
Torta de maçã – McDonald's® 126
Torta de marmelada-de- -cachorro 126
Torta de morango 126
Torta de pinhão 126
Torta de queijo de cabra congelada –
   Casino® 126
Torta de sardinha 126
Torta napolitana – Nestlé® 126
Toucinho (cru) 126
Toucinho (frito) 126
Trigo para quibe 126
Trio banana, aveia e mel light – Grain
   Mills® 126
Trio cereais, morango com chocolate light
   – Grain Mills® 126
Trio light cereais, avelã e castanha com
   chocolate light – Grain Mills® 126
Trufa de chocolate 126
Trufão tradicional – Santa Edwiges® 126
Truta (cozida) 126
Truta (crua) 127
Tubaína 127
Tucunaré (cru) 127
Tucupi 127
Tutu à mineira 127

U

Udon 127
Uísque 127
Umbu 127

Umbuzada 127
Uva-itália 127
Uva-passa 127
Uva-rubi 127
Uva sugar crisp 127

V

Vagem (cozida) 127
Vagem (crua) 127
Vagem fina congelada – Daucy® 127
Vatapá 127
Vatapá paraense 127
Vermouth doce 127
Vermouth seco 127
Vinagre 127, 128
Vinagre creme de balsâmico – Castelo®
   128
Vinagre de arroz 128
Vinagre de maçã – Castelo® 128
Vinho branco seco 128
Vinho rosé 128
Vinho tinto 128
Virado à paulista 128
Virado de feijão lapiano 128
Vitamina de frutas (mamão, maçã e
   banana) – Batavo® 128
Vitamina de jenipapo 128
Vitamina (mamão, maçã, banana, leite e
   açúcar) 128
Vitela (assada) – carne bovina 128
Vitela filé (cru) – carne bovina 128
Vivonex plus – Nestlé® 128

W

Waffles belgian congelados – Guli Guli®
   128
Waffles congelados – Forno de Minas®
   128
Wassabi (pó) 128

X

Xinxim de galinha 128

Y

Yakissoba congelado – Sadia® 128
Yakult® 128
Yakult 40® 128